Springer

Berlin
Heidelberg
New York
Barcelona
Hongkong
London
Mailand
Paris
Singapur
Tokio

G. Stux · N. Stiller · B. Pomeranz

AKUPUNKTUR

Lehrbuch und Atlas

Übersetzung chinesischer Begriffe: Karl Alfried Sahm
Zeichnungen: Petra Kofen

5., überarbeitete und erweiterte Auflage

Mit 134 Abbildungen,
einem Akupunkturpunkteselektor und 3 Farbtafeln

Springer

Dr. med. Gabriel Stux
Akupunktur Centrum
Goltsteinstraße 26
D-40211 Düsseldorf

Dr. med. Niklas Stiller
Schumannstraße 17
D-40237 Düsseldorf

Prof. Bruce Pomeranz, M. D., Ph. D.
Dept. of Physiology (Faculty of Medicine)
Dept. of Zoology (Faculty of Arts and Science)
University of Toronto
25, Harbord Street, Toronto M5S1A1
Ontario, Canada

ISBN 3-540-64997-2 Springer-Verlag Berlin Heidelberg New York

ISBN 3-540-56793-3 4. Auflage Springer-Verlag Berlin Heidelberg New York

Die Deutsche Bibliothek – CIP-Einheitsaufnahme
Akupunktur : Lehrbuch und Atlas / Gabriel Stux ; Niklas Stiller ; Bruce Pomeranz. – 5., überarb. und erw. Aufl. – Berlin ; Heidelberg ; New York ; Barcelona ; Budapest ; Hongkong ; London ; Mailand ; Paris ; Singapur ; Tokio : Springer, 1999
ISBN 3-540-64997-2

Herstellung: PRO EDIT GmbH, D-69126 Heidelberg
Gesamtherstellung: Appl, D-86650 Wemding
SPIN 10662757 19/3133 - 5 4 3 2 1 0 – Gedruckt auf säurefreiem Papier

Vorwort zur 5. Auflage

Fünf Jahre nach dem Erscheinen der 4. Auflage dieses Lehrbuchs und Atlas der Akupunktur wird hier eine neu bearbeitete und erweiterte Auflage vorgelegt.
Die Aktualisierung der historischen Entwicklung der Akupunktur verdanken wir Prof. Paul Unschuld, München. Erweitert wurde dieser Abschnitt durch die Darstellung der neueren Entwicklungen in westlichen Ländern der letzten Jahre.
Prof. Bruce Pomeranz, Neurophysiologe von der Universität von Toronto, der bedeutendste Akupunkturforscher im Westen, stellt den aktuellen Stand der wissenschaftlichen Grundlagen der Akupunktur umfassend dar. Die Übersetzung und Bearbeitung dieses Kapitels nahm Niklas Stiller vor.
Neben der Aktualisierung der wissenschaftlichen Grundlagen der Akupunktur in dieser Auflage wurde auch der traditionelle Hintergrund besonders im Therapiekapitel (Kap. 15) deutlich erweitert. Bei zahlreichen Erkrankungen sind die traditionellen Therapieprinzipien, die sich aus einer chinesischen Diagnose ableiten, ausführlich dargestellt. Ergänzend dazu stellt das Kapitel über die Syndrome der chinesischen Medizin in didaktisch übersichtlicher Form die Ätiologie, Pathogenese, Symptomatik und Therapie der 31 wichtigsten Störungsmuster (Erkrankungen im chinesischen Sinne) dar (Kap. 16). Zusätzliche Methoden der Therapie (Kap. 17) wie die Chakrenakupunktur sowie ART dienen der Behandlung von schwierigen und sonst therapieresistenten Verläufen und bereichern das Therapiespektrum durch einen tieferen „energetischen" Zugang.
Wichtige Anregungen zum traditionellen Hintergrund der Akupunktur verdanken wir Dr. Wolfgang Heinke. Die bereits anschaulichen Abbildungen der Meridiane und Akupunkturpunkte wurden von Frau Petra Kofen durch Detailzeichnungen ergänzt, die die didaktische Anschaulichkeit weiter verbessern sollen. Für Schreibarbeiten sind wir Frau Britta Severin zu Dank verpflichtet.
In dieser Neuauflage wird die von deutschen Akupunkturgesellschaften erarbeitete deutsche Standardnomenklatur (s. Anhang A) sowie eine aktualisierte Indikationsliste der Akupunktur (s. Anhang C) abgedruckt.

Oktober 1998 — Gabriel Stux

Vorwort zum Lehrbuch der klinischen Akupunktur

Dieses Buch soll für die praktische Ausbildung und das klinische Training der Akupunktur eine klar strukturierte und einfache theoretische Grundlage schaffen. Wir haben uns im wesentlichen an die Ausbildungsinhalte der Akademie für Traditionelle Chinesische Medizin Peking und der Acupuncture Foundation of Sri Lanka gehalten. Der Seniorautor, Prof. Dr. A. Jayasuriya, ist Chef der Akupunkturabteilung des Colombo South General Hospital in Sri Lanka, in dem in den vergangenen Jahren über 30 000 Patienten mit Akupunktur behandelt wurden, und Präsident des International College of Acupuncture in Colombo, wo bereits 3000 Ärzte aus aller Welt in Akupunktur unterrichtet wurden. Die drei anderen Autoren haben jeweils in mehreren längeren Aufenthalten an diesem Krankenhaus gearbeitet und in Europa Akupunktur praktiziert, gelehrt und darüber publiziert.
Ausgangspunkt des Buchs war ein Werk des Seniorautors in englischer Sprache. Da dieses Buch jedoch auf den Gebrauch in der dritten Welt hin geschrieben war und für europäische Verhältnisse in vieler Hinsicht nicht ideal erschien, haben wir eine gründliche Neubearbeitung des Stoffs unternommen, so daß letzten Endes ein weitgehend neues Lehrbuch entstand (gekürzt).

Oktober 1980 — Die Autoren

Vorwort zum Atlas der Akupunktur

Graphische Abbildungen der Meridiane des menschlichen Körpers und der daraufliegenden Akupunkturpunkte existieren seit der Antike. Solche Darstellungen entdeckte man nicht nur in China, sondern auch in Südostasien und Sri Lanka. So finden sich Akupunkturpunkte auf der berühmten chinesischen Bronzestatue aus dem 16. Jahrhundert.

Schwierigkeiten bereitete von jeher der Versuch, die Dreidimensionalität des Körpers auf zweidimensionalem Papier darzustellen. Die Akupunkturpunkte liegen zwar auf der Hautoberfläche, sie sind jedoch anhand von Sehnen, Gelenkspalten und markanten Knochenstellen aufzufinden, die meist in einem Begleittext beschrieben wurden. Besonders die Beziehung vieler Akupunkturpunkte zu Knochenvorsprüngen oder Gelenkspalten ist für deren Lokalisation von entscheidender Bedeutung. Auch bei Punkten, die mit dem relativen chinesischen Körperzoll „Cun“ ausgemessen werden, bilden solche Knochenstellen oder Beugefalten von Gelenken den Ausgangspunkt.

In diesem Atlas der Akupunktur wurde bewußt auf photographische Abbildungen der Körperoberfläche verzichtet, weil auf diese Weise die unter der Haut liegenden Strukturen nicht sichtbar werden. Um eine übersichtliche und trotzdem exakte Darstellung zu gewährleisten, sind die Knochen im Hintergrund im Grauton gezeichnet, um nicht die Übersichtlichkeit der einzelnen Meridianverläufe zu stören. Aus unserer täglichen Praxis im Umgang mit Büchern sind wir es gewohnt, zweidimensionale Darstellungen in räumliche Bilder zu übertragen. Erfahrungsgemäß kann man sich zweidimensionale Bilder leichter einprägen als räumliche Darstellungen.

Die chinesischen Punktenamen und Begriffe sind in der Pin-Yin-Transkription von 1956 angegeben. Bei wichtigen Punktekategorien ist auch die früher gebräuchliche Wade-Giles-Transkription aufgeführt. In diesem Atlas fand die Punktebenennung und Numerierung der Akademie für Traditionelle Chinesische Medizin Peking Verwendung. Aus didaktischen Gründen wurde auf die Beschreibung der selten verwendeten Punkte verzichtet.

Dieser Atlas zeigt in konzentrierter Form die morphologischen Gegebenheiten und Zusammenhänge in der Akupunktur. Auf eine didaktisch einprägsame Darstellung der Meridiane unter Vermeidung von Unwichtigem wurde besonderer Wert gelegt. Bei der Beschreibung der Punkte mit ihrer Lokalisation, Indikation und Art der Nadelung stützen wir uns auf die Lehrerfahrung, die während der Ausbildung von mehreren tausend Ärzten aus Sri Lanka und Deutschland gewonnen wurde. Auch aus der Arbeit an Videolehrfilmen sind wichtige darstellerische Impuse in den Atlas eingeflossen (gekürzt).

November 1981

Die Autoren

Inhaltsverzeichnis

1 Geschichte der Akupunktur und neuere Entwicklungen

1.1 Geschichte

Die Ursprünge der Akupunktur sind nicht eindeutig feststellbar. Die früheste datierbare schriftliche Erwähnung einer Nadeltherapie findet sich in dem historischen Werk Shiji von Sima Qian aus dem Jahre 90 v. Chr., die einmalige Anwendung einer Nadel an einem Punkt am Kopf eines Patienten wird dort dem halblegendären Wanderarzt Bian Que aus dem 6.–5. Jh. v. Chr. zugeschrieben.

Zwar sind in urzeitlichen chinesischen Gräbern, wie in Gräbern anderer Kulturen auch, Nadeln gefunden worden, doch ist ein Zusammenhang zwischen diesen Horn- und Knochennadeln und einer therapeutischen Anwendung von Nadeln bislang nicht nachweisbar.

Die gegenwärtige historische Forschung sieht es als erwiesen an, daß das System der Akupunktur im Rahmen der Medizin der systematischen Entsprechungen im zweiten und ersten Jahrhundert v. d. Z. aus bislang nicht bekannten Anstößen, die auch aus Indien gekommen sein können, entwickelt wurde. Für diese Annahme spricht unter anderem, daß die Akupunktur in den frühesten bislang aufgefundenen chinesischen heilkundlichen Texten, das sind die Seidenmanuskripte aus dem Mawangdui Grab von 167 v. Chr. noch nicht erwähnt wird, obschon alle übrigen bekannten chinesischen Eingriffsweisen dort aufgeführt sind und obgleich offensichtliche theoretische Vorstufen zu dem späteren Klassiker der chinesischen Medizin, dem Huang Di Nei Jing, in diesen Texten enthalten sind. Das Huang Di Nei Jing ist eine Sammlung verschiedener und zum Teil untereinander widersprüchlicher Schriften aus dem späten zweiten und ersten Jahrhundert v. Chr., die mit wenigen Ausnahmen als Dialoge zwischen dem Gelben Kaiser (Huang Di) und verschiedenen Gesprächspartnern strukturiert sind. In diesen Dialogen wird die Akupunktur bereits recht systematisiert dargestellt.

Die praktischen Methoden der traditionellen chinesischen Medizin umfassen die Arzneikunde, die Akupunktur, die Moxibustion und die Massage. Kleinchirurgische Eingriffe etwa am Auge, für den Aderlaß oder bei Hämorrhoidalleiden spielten eine marginale Rolle.

Die Diagnostik umfaßte Bereiche, die für die moderne Medizin unverändert wichtig sind, wie Anamnese des Krankenverlaufs und der Lebensgewohnheiten, weiter die genaue Untersuchung und Beobachtung des Kranken. Hinzu kam die Methode der Zungen- und Pulsdiagnostik. Nach traditioneller chinesischer Auffassung läßt sich aus den Pulsen sehr viel mehr herauslesen, als die westliche Medizin annimmt; es sollen sich recht genaue Schlüsse auf den Zustand einzelner innerer Organe ziehen lassen. Die körperliche Untersuchung achtete besonders auf den Zustand von Akupunkturpunken: Druckempfindlichkeit kann dort eine viel spezifischere Aussage beinhalten als anderswo (z. B. „Alarmpunkte").

China ging zu Beginn unserer Zeitrechnung in eine lange Periode verhältnismäßig großer Stabilität über, die allmählich zu einer Erstarrung führte, was mit einzelnen Aspekten der konfuzianischen Philosophie in Verbindung gebracht wird. Durch die Opiumkriege im 19. Jahrhundert wurde das alte chinesische System aufgebrochen. Unter den

von nun an wirksamen westlichen Einflüssen wurden die traditionellen Methoden als Aberglaube und als Kennzeichen der unterlegenen Kultur verächtlich gemacht.
Erst unter Mao Tse Tung mit seinem Bestreben, die Eigenständigkeit Chinas wieder zu stärken, wurde auch im Bereich der Medizin an die traditionellen Methoden angeknüpft. Kombinationen mit westlichen Methoden wurden gesucht, sowohl in der Therapie als auch in der Diagnostik.
Der Erfolg, den die Chinesen damit auf einigen Gebieten erzielen konnten, vor allem aber die dramatischen Berichte und Dokumente von Operationen unter Akupunkturanästhesie, erzeugten Interesse sowohl in den westlichen Ländern als auch in der dritten Welt.
Für die dritte Welt tut sich hier die Chance auf, mit einfachen Mitteln die Gesundheitsversorgung großer Bevölkerungsmassen zu verbessern. Für den Westen bieten sich neue Therapiemöglichkeiten in einigen Bereichen, wo die westliche Schulmedizin wenig vermag oder ihre Mittel mit starken unerwünschten Nebenwirkungen behaftet sind, so bei psychosomatischen Erkrankungen oder bei chronischen Schmerzzuständen.

1.2 Neuere Entwicklungen in westlichen Ländern

In den 5 Jahren seit Erscheinen der letzten Ausgabe hat es einige bedeutende Entwicklungen und Fortschritte für die Akupunktur gegeben, vor allem was deren Akzeptanz in den westlichen Ländern betrifft. Vor allem die Entwicklung in den Vereinigten Staaten, die lange hinter der europäischen Entwicklung hinterherhinkte, ist durch zwei wichtige Schritte so stark in Gang gekommen, daß sie nun wiederum positiv ausstrahlt auf die Entwicklung der Akupunktur in der übrigen westlichen Welt.

1.2.1 USA

Das erste Ereignis, über das in diesem Zusammenhang zu berichten ist, war eine Entscheidung im März 1996 durch die amerikanische Food and Drugs Administration (FDA), den gesetzlichen Status der Akupunktur neu einzustufen [196c]. Die FDA ist die wichtigste Regulierungsinstanz für medizinische Produkte und Verfahren in den USA. Vor 1996 hatte die FDA Akupunkturnadeln in die Klasse III eingestuft (Klasse I umfaßt wirksame und sichere Instrumente, Klasse II beinhaltet Instrumente, die wirksam und sicher sind mit Einschränkungen, die entsprechend kenntlich gemacht werden müssen, und Klasse III umfaßt Instrumente im Versuchsstadium). Als Klasse III eingestuft, konnte die Akupunktur nur in anerkannten wissenschaftlichen Untersuchungszusammenhängen ausgeführt werden (z. B. Forschungsprogrammen in Universitätskrankenhäusern), und spezifische medizinische oder therapeutische Indikationen konnten nicht beansprucht werden. Obwohl diese Vorschrift der FDA nicht strikt durchgesetzt wurde, hinderte sie doch die Krankenversicherungen in beträchtlichem Ausmaß daran, die Kosten für Akupunkturtherapien zu erstatten.
Im April 1994 veranstaltete das Office of Alternative Medicine an den National Institutes of Health einen aufwendigen Workshop, um dieses Problem zu lösen. Dreizehn Akupunkturforscher aus aller Welt wurden eingeladen, wissenschaftliche Studien vor 22 leitenden FDA-Beamten vorzustellen, welche die Präsentation kritisieren und kommentieren durften. Die Vortragenden stellten die Ergebnisse klinischer Studien zu fünf großen Forschungsgegenständen vor: Schmerz, Drogenabhängigkeit, Schlaganfall, Asthma und Brechreiz/Übelkeit. Auch Ergebnisse zur Unbedenklichkeit der Methode wurden präsentiert, aus denen hervorging, daß in kundiger Hand die Akupunktur ein recht sicheres Verfahren ist. Einer der Autoren dieses Buchs, Bruce Pomeranz, trug die Grundlagenforschung vor, die einige der Akupunkturwirkungen erklären konnte

(s. dazu auch Kap. 2 dieses Werks). Im ganzen waren die FDA-Beamten recht beeindruckt von der umfangreichen Substanz an Grundlagenforschung und klinischer Forschung, wobei sie aber die Heterogenität der Arbeiten monierten. Es gab keine Multizenter-Studien, wie sie bei der Prüfung neuer Medikamente durchgeführt werden. Die Forschung zur antiemetischen Wirkung kam dieser Anforderung der FDA am nächsten, da alle Studien zum Brechreiz den Punkt Pe. 6 einsetzten und mit einer „Pseudoakupunktur" verglichen, bei der ein Nicht-Akupunkturpunkt in der Nähe von Pe. 6 auf dem Unterarm genadelt wurde. Auf der anderen Seite sah die FDA jedoch gerade das Problem der Pseudoakupunktur als kritischen Punkt an, da diese selbst Wirkungen hervorruft und daher als Placebokontrolle ungeeignet ist. Manche der FDA-Beamten empfahlen, zukünftige klinische Studien sollten eine Akupunktur gegen eine konventionelle Therapie in randomisierten Studien vergleichen, ohne Placebokontrolle. Denn schließlich ging es ihnen nur darum, die Wirksamkeit nachzuweisen, und nicht, den Wirkmechanismus aufzudecken. Wenn die Akupunktur bei geringeren Nebenwirkungen genauso gut wirkte wie Medikamente oder Chirurgie, dann würde sie das überzeugen, so die Beamten.
Aufbauend auf der Reaktion der FDA-Beamten bei dieser Konferenz legte die Akupunktur-Gemeinde in den USA der FDA ein Petitionsdokument von über 3000 Seiten Umfang vor, in dem die Neu-Klassifizierung der Akupunktur für fünf Indikationen verlangt wurde: Schmerz, Schlaganfall, Antiemesis, Drogenabhängigkeit und Asthma. Am 29. März 1996 reklassifizierte die FDA die Akupunkturnadeln von Klasse III zu Klasse II, allerdings ohne einen Hinweis auf eine Wirksamkeit bei irgendeiner medizinischen Indikation, womit sie die politischen Konsequenzen einer Unterstützung der Akupunktur gegenüber den Krankenversicherungen vermied. Dies war ein deutlicher Sieg für die Akupunktur in den Vereinigten Staaten, jedoch blieb noch viel Arbeit zu tun, um die Wirksamkeit für spezifische Erkrankungen nachzuweisen. Klasse-II-Instrumente unterliegen speziellen Einschränkungen, und für die Akupunkturnadeln sind das die folgenden: a) einmaliger Gebrauch, und Einsatz nur durch oder auf Veranlassung von qualifizierten Praktikern, die durch den Staat zertifiziert sind, b) Biokompatibilität des verwendeten Materials und c) Sterilität der Instrumente.
Das zweite große Ereignis war eine Konsens-Konferenz der NIH. Im November 1997 riefen die National Institutes of Health – das Bundes-Gesundheitsinstitut der Vereinigten Staaten – eine dreitägige Konsens-Konferenz über die wissenschaftliche Situation der Akupunktur in Washington zusammen. Solche Konferenzen halten die NIH jedes Jahr ab, um die medizinische Praxis optimieren zu helfen, im allgemeinen bezogen auf „westlich" orientierte Medizin. Zum Beispiel beschäftigte eine kürzlich abgehaltene Konferenz sich mit den derzeit besten Therapien für Aids. Bei diesen Konferenzen sitzt eine Kommission von 15 Experten (Dekane medizinischer Fakultäten, Leiter großer Krankenhäuser, Statistiker, Grundlagenforscher u. a.), die nicht mit eigenen Interessen dem zu prüfenden Gegenstand verbunden sind, zu Gericht über wissenschaftliche Präsentationen von 20 weltweit ausgesuchten Fachwissenschaftlern, die als führend auf dem zu untersuchenden Gebiet angesehen werden. Nach drei Tagen intensiver Kreuzverhöre der 20 Experten ziehen die Kommissionsmitglieder sich zurück, um in Abgeschiedenheit einen Konsens zu formulieren, der ihre Beurteilung der Qualität der vorgelegten wissenschaftlichen Ergebnisse und des Standes des betreffenden Gebiets wiedergibt. Dieser Konsens wird dann weitgestreut publiziert. Er entscheidet normalerweise darüber, in welcher Weise Krankenversicherungen für Behandlungen aufkommen, wie Krankenhäuser verschiedene Verfahren priorisieren und wie die Regierung medizinische Verfahren reguliert.
Als die Akupunktur für eine solche Konferenz als Thema ins Auge gefaßt wurde, war dies allein schon ein wichtiger Schritt. Pomeranz, auch hier wieder als einer der vortragenden Experten eingeladen, hatte zunächst Sorge, dieses skeptische Gremium werde schwer zu überzeugen sein. Denn bis zu dieser Konferenz war die Akupunktur von der großen Mehrheit der amerikanischen Ärzteschaft mit äußerster Skepsis gesehen worden.

Die präsentierten wissenschaftlichen Befunde umfaßten sowohl die Grundlagenforschung als auch klinische Studien. Nach drei Tagen intensiver Beratung kam die Kommission zu dem Ergebnis, daß die Akupunktur im wesentlichen wissenschaftliche Geltung beanspruchen kann und deswegen von der amerikanischen Ärzteschaft akzeptiert werden sollte. Auch wenn einige Einschränkungen gemacht wurden, fiel das Gesamturteil positiv aus.
Man muß dabei unterstreichen, daß nicht alle von der Akupunktur beanspruchten Indikationen unterstützt wurden. Die Kommission stellte fest, daß es klare Beweise für die Wirksamkeit von Akupunktur gibt bei Übelkeit und Brechreiz, postoperativ und in Begleitung einer Chemotherapie, bei Schwangerschaftsübelkeit und bei postoperativen Zahnschmerzen. Darüber hinaus empfahl die Kommission den Einsatz von Akupunktur als „zusätzliche Methode, als akzeptable Alternative oder als komplementäre Therapie" bei Suchterkrankungen, Kopfschmerzen, Menstruationsschmerzen, Tennisellbogen, Fibromyalgien, Rückenschmerzen, Karpaltunnelsyndrom, Asthma bronchiale und Rehabilitation nach Schlaganfällen. Für diese Indikationen wurden die Hinweise auf eine Wirksamkeit der Akupunktur in der vorgelegten Literatur bereits als substantiell eingeschätzt. Zugleich wurde weitere Forschung zur genaueren Bestimmung der Wirksamkeit empfohlen, ebenso wie für weitere Indikationen, für die noch weniger valide wissenschaftliche Ergebnisse vorliegen.
Die Kommission empfahl die Kostenübernahme für Akupunktur durch private Krankenversicherungen und staatliche Krankenkassen (Medicare, Medicaid) für die aufgeführten Indikationen. Die amerikanischen Medien brachten diese Nachricht in prominenter Weise, wogegen in Europa leider i.a. nur wenig präzise über diese Entwicklung berichtet wurde.
In den USA gibt es seit einigen Jahren ein dramatisches Wachstum im Bereich der alternativen (oder auch komplementären) Medizin. In Reaktion auf diese Entwicklung haben die National Institutes of Health das Office of Alternative Medicine mit mehr als zehn Millionen Dollar Jahresetat eingerichtet, um Forschung in diesem Bereich zu organisieren, darunter auch Akupunkturforschung. Zur Zeit werden 42 Forschungsarbeiten gefördert, außerdem werden 10 universitäre Zentren zur Erforschung der Alternativmedizin in den Vereinigten Staaten unterstützt. Kurse in Komplementärmedizin sind jetzt Bestandteil der Curricula an 27 amerikanischen medizinischen Fakultäten, darunter auch die renommiertesten wie Harvard, Stanford, Columbia, Johns Hopkins, Yale, UCLA.

1.2.2 Deutschland

Auch in Deutschland ist die Nachfrage nach Akupunktur dramatisch gestiegen, die Anwendung des Verfahrens hat in den letzten Jahren ein exponentielles Wachstum durchlaufen. Über 20000 Ärzte praktizieren heute die Methode. Mit der enormen Ausweitung der Anwendung ist jedoch weithin ein beunruhigender Qualitätsverfall einhergegangen. In letzter Zeit häufen sich Berichte von Patienten über mangelhaft durchgeführte Akupunkturen. Es werden zum Beispiel zu wenige Nadeln gesetzt, die Verweildauer der Nadeln ist zu kurz, oder es werden nur lokale Punkte eingesetzt, die wichtigen Fernpunkte dagegen weggelassen.
Viele Anwender – auch Ärzte – praktizieren Akupunktur offenbar bereits nach dem Besuch von wenigen Wochenendkursen oder von Mammutveranstaltungen mit bis zu 1000 Teilnehmern. In seriösen Ausbildungszentren wird dagegen davon ausgegangen, daß eine Ausbildung von 140 Stunden als Minimalqualifikation erforderlich ist. Für die in der Diskussion befindliche Zusatzbezeichnung „Akupunktur" beträgt der vorgeschlagene Ausbildungsumfang 350 Stunden mit einem Praxisanteil von 50 Prozent.
Die Sicherung der Qualität der Akupunktur in Deutschland wird für alle, die sich ernsthaft mit dem Verfahren beschäftigen, in den nächsten Jahren eine Aufgabe sein. Auch Aufklärung gegenüber den Patienten ist hier erforderlich.

Literatur s. Kap. 2

2 Wissenschaftliche Grundlagen der Akupunktur

B. POMERANZ

In diesem Kapitel werden über 400 neuere Forschungsarbeiten über Akupunktur aufgearbeitet. Da sich die Forschung in der Hauptsache auf die Akupunkturanalgesie (AA) konzentriert hat, wird diese das Hauptthema sein. Zwei wesentliche Schlußfolgerungen werden gezogen: Zum einen, daß die Akupunkturanalgesie in der Behandlung chronischer Schmerzzustände wirksam ist (besser als Placebo), und zum zweiten, daß die Einsicht in die neurologischen Wirkungszusammenhänge der AA rapide wächst. Wir kommen zu dem Ergebnis, daß Akupunktur dünne myelinisierte Nervenfasern im Muskel aktiviert, die Impulse zum Rückenmark leiten, wodurch drei in der Analgesie zusammenwirkende Zentren aktiviert werden: das Rückenmark, das Mittelhirn und die Funktionseinheit Hypothalamus-Hypophyse. Im Rückenmark werden die afferenten Schmerzreize mit Hilfe von Enkephalin und Dynorphin blockiert. Im Mittelhirn wird das absteigende Raphesystem durch Enkephalin aktiviert, welches die Schmerzweiterleitung im Rückenmark mit Hilfe der Monoamine Serotonin und Noradrenalin unterdrückt. Das dritte Zentrum, die Funktionseinheit Hypothalamus-Hypophyse, setzt β-Endorphin ins Blut und in den Liquor frei und übt so eine analgetische „Fernwirkung" aus. So spielen alle drei Endorphinarten (Enkephalin, β-Endorphin und Dynorphin) eine Rolle in der AA; außerdem sind zwei Monoamine (Serotonin und Noradrenalin) beteiligt. Wenn hochfrequente Stimulation mit niedriger Stromstärke angewendet wird, tritt ein nicht-endorphinabhängiger Typ von Analgesie ein.

Leider wurde den anderen Akupunkturwirkungen bislang sehr viel weniger wissenschaftlicher Aufwand gewidmet; deshalb werden diese auch hier weniger Raum einnehmen (s. 2.3 und 2.4). In Abschn. 2.5 wird schließlich die Frage der Spezifität von Akupunkturpunkten erörtert. Eine detailliertere Übersicht der Grundlagenforschung erscheint in Scientific Bases of Acupuncture von Pomeranz und Stux [151 a].

2.1 Akupunkturanalgesie – neurophysiologische Grundlagenforschung

Erst von 1972 an, als diplomatische Besuche in China häufiger wurden, begannen westliche Wissenschaftler, die Akupunktur ernst zu nehmen. Delegationen amerikanischer Ärzte waren in den folgenden Jahren besonders beeindruckt von größeren chirurgischen Eingriffen, die die Chinesen an Patienten bei wachem Bewußtsein durchführten, deren Schmerzempfindung durch die Akupunkturanalgesie im wesentlichen ausgeschaltet war. Anstatt die Akupunkturpunkte durch manuelles Drehen der Nadeln zu stimulieren, wurde die Stimulation hier durch elektrischen Strom von etwa derselben langsamen Frequenz (2–4 Hz) bewirkt. Dies ist natürlich sehr viel praktischer als unter die Operationstücher zu greifen, um stundenlang von Hand die Nadeln zu stimulieren. Die neue Methode nennt sich Elektroakupunktur (EA) oder Elektrostimulationsakupunktur. Besuchern wurde mitgeteilt, daß in den 60er Jahren über 400 000 größere chirurgische Eingriffe in China unter AA durchgeführt wurden. Heute, wo chemische Anästhetika auch in China leichter zu bekommen sind, werden weniger als 10% der Patienten mit AA operiert, weil die Methode verhältnismäßig schwierig in der Anwendung, zeitraubend und nicht hundertprozentig zuverlässig ist. Außerdem wird AA in der Bauchchirurgie wenig eingesetzt, da die notwendige Muskelrelaxation durch sie nicht geleistet wird. Die AA erfordert, daß die Patienten sorgfältig ausgewählt und vorbereitet werden, um sicherzustellen, daß ihnen nicht während der Operation schlecht wird. Auch wenn die AA den Schmerz zum größten Teil aufhebt, können viele Patienten doch bei wachem Bewußtsein den psychologischen Streß der Operation nicht ertragen. Aus diesem Grund wurden zahlreiche Operationen unter AA nach einer entsprechenden Prämedikation (Tranquilizer, Opiate) durchgeführt; dies hat dann zu beträchtlichen Kontroversen über die Wirksamkeit der AA im Zusammenhang mit chirurgischen Eingriffen Anlaß gegeben. Neuere Statements aus China deuten obendrein an, daß unter dem Mao-Regime Mogeleien vorgekommen sind, um die Möglichkeiten der Akupunkturanästhesie in übertrieben günstigem Licht darzustellen: Zusätzliche Medikamente waren oft im Spiel, wenn angeblich keine solchen verabreicht wurden.

In den westlichen Ländern war in den letzten Jahren die Indikation der Akupunktur im wesentlichen auf die Behandlung chronischer Schmerzzustände beschränkt; bei chirurgischen Eingriffen wurde sie bis auf wenige Ausnahmen kaum benutzt. In einer neueren Studie über Zahnextraktion erbrachte die Akupunktur keine Absenkung der Schmerzintensitäten [48 a]. In einigen westlichen Ländern wird allerdings die Akupunkturanalgesie in Kombination mit Lachgas eingesetzt, wobei dem Patienten genügend Anästhetikum gegeben wird, um ihn bewußtlos sein zu lassen, jedoch nicht genug für eine Analgesie [76, 83 b]. Auf der anderen Seite waren jedoch zunächst viele westliche Ärzte sogar skeptisch hinsichtlich der Behandlung chronischer Schmerzzustände, trotz der reichhaltigen kasuistischen Beobachtungen sowohl aus China als auch aus Europa.

Wie sollte eine in die Hand eingestochene Nadel einen Zahnschmerz lindern können? Da solche Phänomene nicht ohne weiteres in das vorhandene physiologische Wissen paßten, waren die Wissenschaftler verunsichert und skeptisch. Viele erklärten die beobachteten Wirkungen durch den wohlbekannten Placeboeffekt, der durch Suggestion, Ablenkung oder auch Hypnose funktioniert [199, 200]. So hatte Beecher 1945 gezeigt, daß Morphium bei 70% der Patienten chronische Schmerzen erleichterte, Traubenzuckerinjektionen (Placebo) dagegen nur bei 35% der Patienten, wenn sie glaubten, sie bekämen Morphium [11]. In derselben Weise, so nahmen viele medizinische Wissenschaftler in den frühen 70er Jahren an, könne auch die Akupunkturwirkung als Placebo – also als rein psychologischer Effekt – aufgefaßt werden. Aber mit dieser Deutung gab es verschiedene Schwierigkeiten. Wie wollte man sich denn dann den Gebrauch der AA in der Tiermedizin während der letzten 1000 Jahre in China und während etwa 100 Jahren in Europa, sowie ihre fortschreitende Verwendung bei Tieren auch in Westeuropa und den USA erklären? Tiere unterliegen nicht der Suggestion in diesem Sinn, und nur bei wenigen Arten beobachtet man die „still-reaction“ (sog. Tierhypnose). In ähnlicher Weise ist auch die AA-Wirkung bei kleinen Kindern zu beurteilen. Verschiedene psychologische Untersuchungen zeigten keine gute Korrelation zwischen der Suggestibilität der Patienten und der Akupunkturwirkung [98]. Die Hypnose wurde als Erklärung ebenfalls ausgeschlossen. In zwei Studien wurde gezeigt, daß Naloxon bei Hypnose und Akupunkturanalgesie unterschiedliche Reaktionen hervorruft: die Akupunkturanalgesie wird durch Naloxon aufgehoben, die Hypnose bleibt durch diesen Endorphinantagonisten unbeeinflußt.

Bis 1973 waren die Beweise für die AA hauptsächlich kasuistisch – eine ungeheure Masse von Einzelfallbeschreibungen von einem Viertel der Weltbevölkerung. Leider gab es nur wenige wissenschaftlich kontrollierte Experimente, um die Skeptiker zu überzeugen. In den letzten 20 Jahren hat sich die Situation jedoch grundlegend geändert. Die Wissenschaftler haben sich mit zwei wichtigen Fragen auseinandergesetzt:

1) Wirkt die Akupunkturanalgesie tatsächlich – also über einen physiologischen und nicht nur Placebo-/psychologischen Effekt?
2) Wenn sie wirkt, dann auf welchen physiologischen Wegen?

Die erste Frage (wirkt sie?) mußte mit Hilfe kontrollierter Studien angegangen werden, um Placeboeffekte, Spontanremissionen u.ä. mit statistischer Signifikanz aussieben zu können. Solche Studien wurden durchgeführt in der klinischen Praxis mit Patienten, die unter chronischen Schmerzsyndromen litten (s. 2.2); im Laboratorium mit Versuchspersonen, die akuten, experimentell induzierten Schmerzreizen ausgesetzt wurden (s. 2.5), und in Tierversuchen (s. 2.5). Aus zahlreichen Studien geht hervor, daß die Akupunkturanalgesie sehr viel besser wirksam ist als ein Placebo.
Hieraus folgt, daß die AA eine physiologische Basis haben muß. Aber welches sind ihre möglichen Mechanismen? Nur die Antwort auf diese Frage kann den tiefen Skeptizismus gegenüber der Akupunktur ganz zerstreuen.

2.1.1 Neurale Mechanismen der Akupunkturanalgesie

Zehn Jahre Forschung in unserem Laboratorium, in Verbindung mit über 100 Publikationen der westlichen wissenschaftlichen Literatur, haben zu einer zwingenden Hypothese geführt. (Nur 16 chinesische Arbeiten werden hier zitiert, ansonsten konzentriert sich dieser Überblick ganz auf westliche Literatur.) Die Abbildungen 2.1–2.3 fassen verschiedene Aspekte der Hypothese über die neurale Wirkungsweise der AA zusammen. Zuerst werden wir die Abbildungen erklären und dann detailliert die Beweise für die Hypothese vorstellen. Abbildung 2.1 zeigt, wie Schmerzreize von der Haut zur Hirnrinde geleitet werden. Links ist schematisch die Haut dargestellt mit

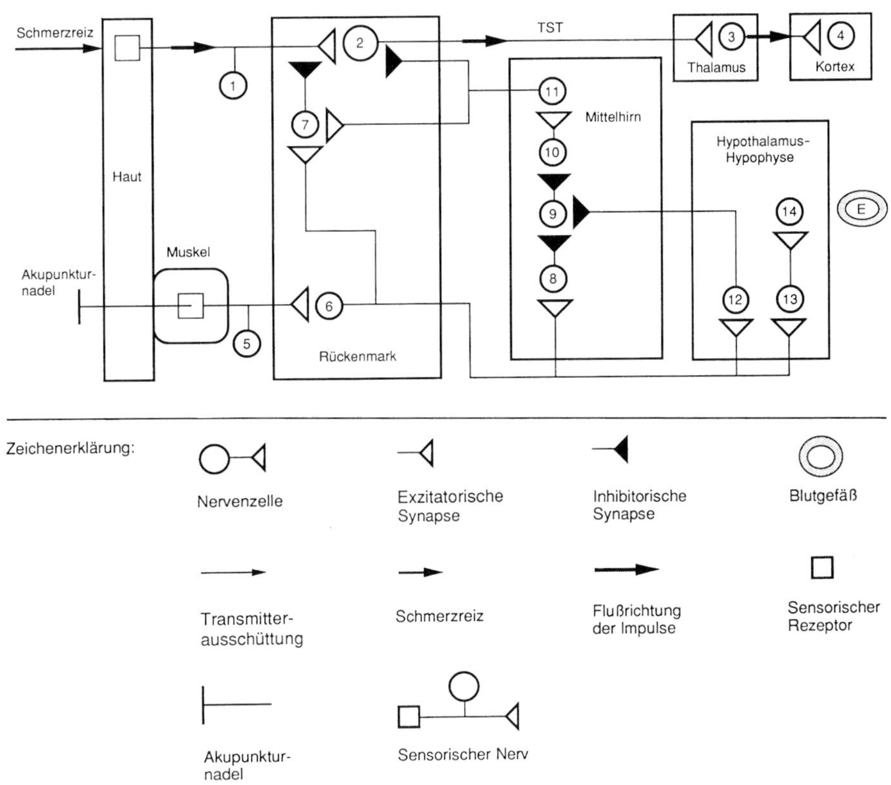

Abb. 2.1. Schmerzübertragung

(links unten) einem Muskel. Eine Akupunkturnadel dringt in ihn ein. Das Viereck rechts davon ist das Rückenmark, noch weiter nach rechts folgen weitere Rechtecke: Mittelhirn, Thalamus, Hypothalamus-Hypophyse und Hirnrinde (Kortex). Die offenen Dreiecke stehen für exzitatorische Synapsen, die ausgefüllten Dreiecke für inhibitorische Synapsen. Der schlanke Pfeil repräsentiert den Schmerzimpuls, die dicken Pfeile die Flußrichtung der Impulse in den Axonen.

Um die in Abb. 2.1 dargestellte Schmerzübertragung zu verstehen, verfolge man die dicken Pfeile oben. Eine Verletzung der Haut aktiviert die Rezeptoren (Quadrat) dünner afferenter Hautnervenfasern (als Zelle 1 gekennzeichnet) vom A-δ- und C-Typ. Nervenfasern sind nach Kaliber klassifiziert und danach, ob sie im Muskel oder in der Haut entspringen: dicke myelinisierte Fasern A-β (Haut) oder Gruppe I (Muskel) leiten Berührungsreiz bzw. Propriozeptionsreize. Dünne markhaltige Fasern A-δ (Haut) oder Gruppen II und III (Muskel) leiten „Schmerz". Die dünnen, marklosen Fasern C (Haut) und Gruppe IV (Muskel) leiten ebenfalls Schmerzreize. Die Gruppe II, III und IV sowie C leiten aber auch nichtschmerzhafte Reize. Zelle 1 gibt eine Synapse an eine Zelle des Tractus spinothalamicus (TST), die mit 2 gekennzeichnet ist. Der TST (Zelle 2) schickt sein Axon zum Thalamus und gibt dort eine Synapse auf Zelle 3 ab, die ihre Impulse an den Kortex leitet, wo sie Zelle 4 aktiviert (wahrscheinlich im primär somatosensorischen Kortex). Dieses Schema ist selbstverständlich stark vereinfacht, es gibt mindestens 6 mögliche neurale Verknüpfungen, die Schmerzimpulse vom Rückenmark zum Kortex leiten können, aber aus Gründen der Übersichtlichkeit ist hier nur der Tractus spinothalamicus dargestellt.

Was den Funktionszusammenhang der übrigen Nervenzellen (5–14) angeht, so wenden wir uns Abb. 2.2 zu. Hier stimuliert die Akupunkturnadel einen sensorischen Rezeptor (Quadrat) im Muskel, und dieser sendet Impulse an das Rückenmark über die Zelle 5, die afferente Nervenzellfasern der Gruppen II und III (Muskel) repräsentiert

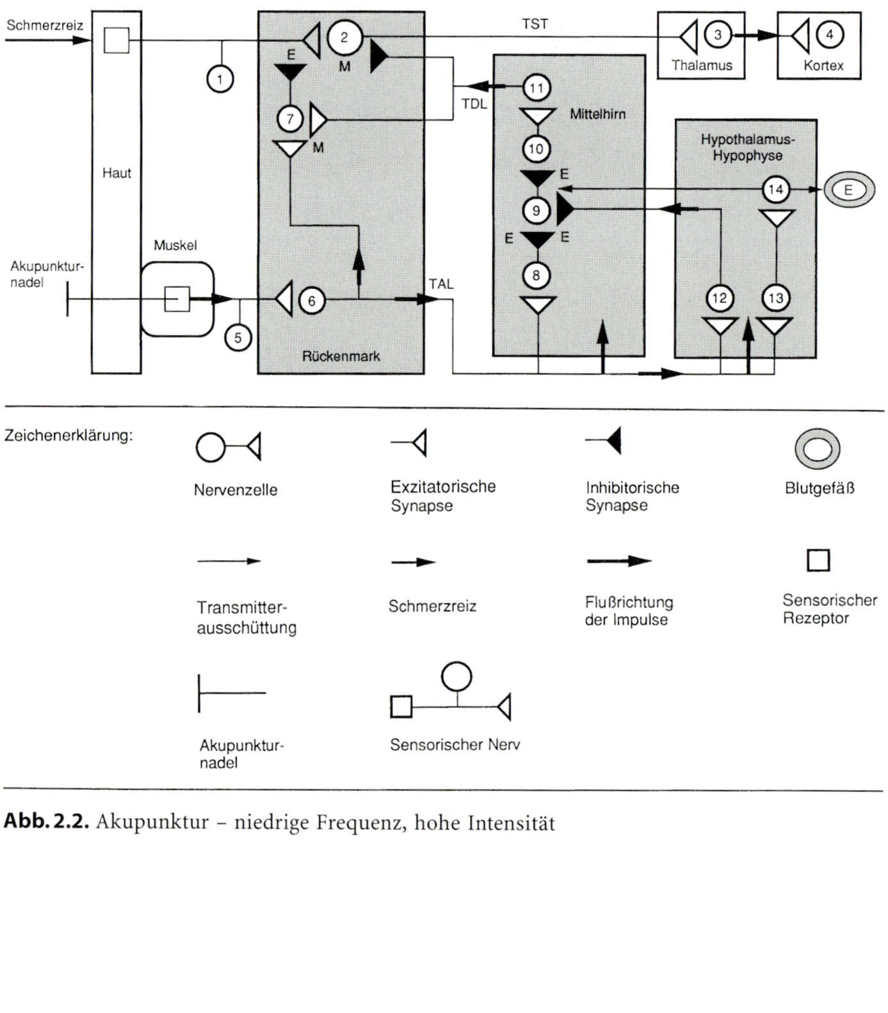

Abb. 2.2. Akupunktur – niedrige Frequenz, hohe Intensität

(also dünn myelinisierte Afferenzen). Gruppe-II-Fasern vermitteln, so nimmt man an, das Taubheitsgefühl (De Qi), das mit der Nadelung einhergeht, und Gruppe III das zugleich vorhandene Gefühl von Schwere. Wenn außerdem eine Schmerzempfindung entsteht, wird diese über marklose Gruppe-IV-Fasern vom Muskel geleitet (aber Schmerz gehört normalerweise nicht zum De-Qi-Gefühl). An einigen Akupunkturpunkten gibt es keine Muskulatur (z.B. an Fingerspitzen, über größeren Nervensträngen); hier sind andere Nervenfasertypen involviert. Wenn Hautnerven aktiviert werden, so handelt es sich dabei um A-δ-Fasern. Zelle 5 gibt im Rückenmark eine Synapse auf eine Zelle des Tractus anterolateralis (TAL) ab, Zelle 6, die zu einem bis drei Zentren weiterleitet, zum Rückenmark, zum Mittelhirn und zur hypothalamisch-hypophysären Funktionseinheit.
Innerhalb des Rückenmarks schickt Zelle 6 einen segmentalen Ast an Zelle 7, die eine endorphinerge Zelle ist. Diese Zelle setzt entweder Enkephalin oder Dynorphin frei, jedoch nicht β-Endorphin. Es gibt drei verschiedene Gruppen von Endorphinen: die Enkephaline, das β-Endorphin und das Dynorphin, alle drei werden in Abb. 2.2 und 2.3 mit einem E symbolisiert. Die Rezeptoren für Enkephalin, β-Endorphin und Dynorphin werden als δ-, μ- bzw. $\varkappa$-Rezeptoren (delta, my, kappa) bezeichnet. Die Rückenmarkendorphine bewirken eine präsynaptische Hemmung von Zelle 1, blockieren also die Weitergabe der Schmerzimpulse von 1 auf 2. Da es nur sehr wenige axon-axonale Synapsen von Zelle 7 auf Zelle 1 gibt, wird daran gedacht, daß die Endorphinpeptide einfach per Diffusion zu den Rezeptoren am Ende von Zelle 1 gelangen.
Es gibt auch postsynaptische Endorphinsynapsen, die unmittelbar von Zelle 7 auf Zelle 2 wirken, aber diese sind nicht dargestellt. So blockieren Enkephalin und Dynorphin die Schmerzübertragung auf der Rückenmarkebene. Man beachte aber auch, daß Zelle 7 ebenfalls durch absteigende Systeme von Zelle 11 über den Tractus dorsolateralis (TDL) aktiviert werden kann (s. Abb. 2.3), wie unten eingehender besprochen.

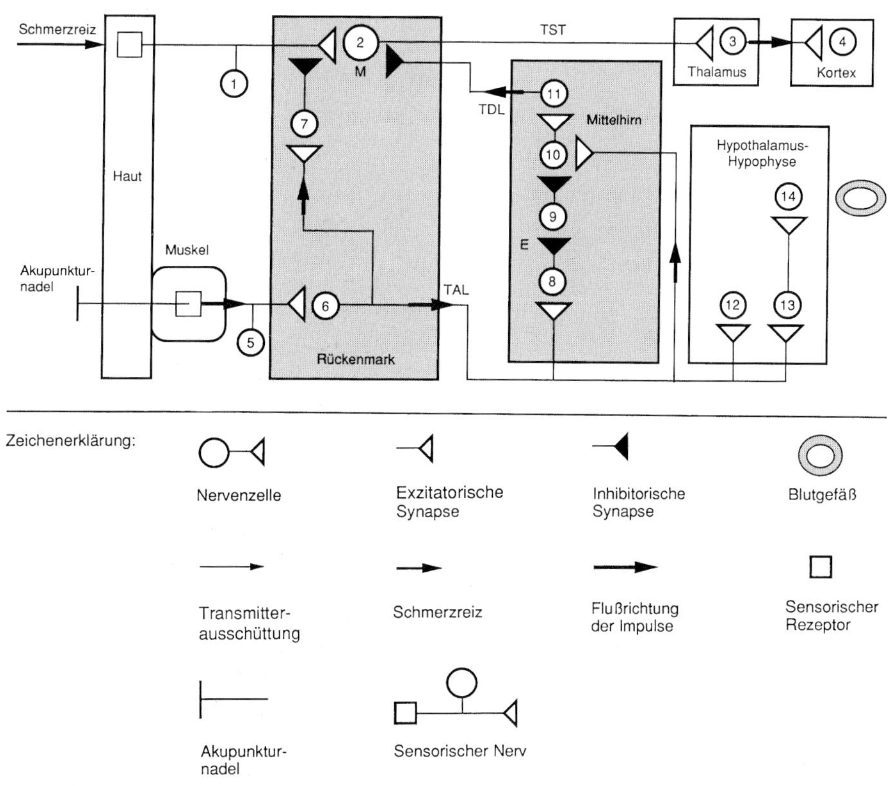

Abb. 2.3. Akupunktur – hohe Frequenz, geringe Intensität

Die präsynaptische Hemmung funktioniert wahrscheinlich über einen verminderten Kalziumeinstrom während des Aktionspotentials in den Endigungen von Zelle 1, der dann eine verminderte Ausschüttung des Transmitters nach sich zieht. Der Schmerztransmitter, der Zelle 1 mit Zelle 2 verbindet, ist nicht bekannt: Glutamat, Substanz P und ATP wurden vorgeschlagen; bekannt ist, daß Endorphine die Freisetzung von Substanz P vermindern.

Nicht in Abb. 2.2 dargestellt sind die zahlreichen Peptide, die in den Endigungen von Zelle 1 vorhanden sind unter ihnen Cholezystokinin (CCK), Somatostatin, Neurotensin, Bombesin, Calzitonin, „gene-related peptide", Angiotensin, Substanz P und vasoaktives Intestinalpeptid. Bislang konnte nur von Cholezystokinin gezeigt werden, daß es in der AA eine Rolle spielt [71]; wie der Opiatantagonist Naloxon blockiert es die endorphinvermittelte AA (möglicherweise ist das Verhältnis von CCK und Endorphinen die für die Analgesie entscheidende Veriable). Welche Bedeutung die anderen Peptide für den Schmerz und die Analgesie haben, ist nicht bekannt, u. a. deshalb, weil entsprechende Antagonisten nicht zur Verfügung stehen.

Zelle 6 entsendet auch einen Zweig über den Tractus anterolateralis (TAL) zum Mittelhirn, wo es Zellen im periaquäduktalen Grau (PAG; Zellen 8 und 9) reizt, was zu einer Enkephalinfreisetzung führt. Diese enthemmt Zelle 10 (die damit gereizt ist), was wiederum zu einer Erregung des Raphekerns, Zelle 11, führt (der Raphekern sitzt im kaudalen Ende der Medulla oblongata) und diesen dazu bringt, Signale über den Tractus dorsolateralis (TDL) abwärts zu entsenden und dort Monoamine freizusetzen (Serotonin und Noradrenalin), die auf die Rückenmarkzellen wirken [67]. Zelle 2 wird postsynaptisch gehemmt, während Zelle 1 präsynaptisch über Zelle 7 inhibiert wird (die ihrerseits durch die Monoamine gereizt wird). Jeder dieser beiden Monoaminmechanismen kann die Schmerzfortleitung unterdrücken. Zusätzlich zum serotonergen Einfluß des Nucleus raphe magnus auf das Rückenmark könnte auch der benachbarte Nucleus reticularis paragigantocellularis (nicht dargestellt) über den Tractus dorsolateralis durch Noradrenalinfreisetzung auf die Spinalzellen einwirken (Noradrenalin bindet an einen α-Rezeptor im Rückenmark und blockiert die Schmerzübertragung). Ein solcher Synergismus von Serotonin und Noradrenalin wird von einigen Autoren angenommen [65]. Einiges spricht dafür, daß es sich bei dem exzitatorischen Neurotransmitter zwischen Zelle 10 und 11 um Neurotensin handelt [9]. Die genaue Rolle dieser deszendierenden Monoamineinflüsse im Zusammenhang der Akupunkturanalgesie ist noch nicht abgeklärt; manche Ergebnisse sprechen dafür, daß ein Teil des serotonergen Rapheeinflusses auf die AA-Wirkung noch über aszendierende Fasern vom Raphekern zum Vorderhirn vermittelt sein könnte (nicht dargestellt). Weitere Arbeiten zum Verständnis des Monoaminsystems in der AA sind erforderlich.

Noch weniger wissen wir über die Wirkung von Zelle 6 auf die Zellen 12 und 13 (den Hypothalamus-Hypophysen-Komplex). Zelle 12 im Nucleus arcuatus könnte durch β-Endorphin die Raphekerne aktivieren und Zelle 13, im Hypothalamus, eine Endorphinfreisetzung aus der Hypophyse auslösen. Zwar ist man sich weitgehend darin einig, daß die Akupunkturanalgesie mit erhöhten Spiegeln von β-Endorphin im Liquor und im Blut einhergeht, und daß Hypophysenverletzungen die AA beeinträchtigen, jedoch besteht keine Einigkeit darüber, wie das β-Endorphin von der Hypophyse ins Gehirn gelangt und dort Analgesie verursacht. Zu wenig tritt ins Blut, als daß wiederum genügend große Mengen durch die Blut-Hirn-Schranke gelangen und die Analgesie verursachen könnten. Einiges spricht dafür, daß über das Hypophysenpfortadersystem Hormone retrograd direkt ins Gehirn transportiert werden können [13]. Vielleicht kann auch Zelle 14 unmittelbar auf Zelle 9 einwirken, wie durch den dünnen Pfeil (s. Abb. 2.2) angedeutet, ohne daß die Blut-Hirn-Schranke durchquert werden muß. Dann allerdings wäre die Funktion des im Blut zirkulierenden Endorphins unklar. – Dieses freigesetzte Endorphin ist aber obendrein noch begleitet durch eine höchst interessante Korrelation: Es werden nämlich ACTH und β-Endorphin gemeinsam und in äquimolaren Mengen aus der Hypophyse ins Blut freigesetzt (die beiden werden ja auch aus einem gemeinsamen Vorläufer synthetisiert) [161]. Das ACTH gelangt zur Nebennierenrinde und löst die Ausschüttung von Cortisol ins Blut aus, was erklären könnte, wieso Akupunktur bei Arthritis entzündungshemmend wirkt und bei Asthma Bronchospasmen löst. (Die Cortisolfreisetzung durch Akupunktur ist mengenmäßig gering und fein reguliert, so daß die Nebenwirkungen einer medikamentösen Steroidtherapie ausbleiben.)

Die Abb. 2.2 und 2.3 zeigen auch die Bedeutung verschiedener Stimulationsparameter. Niederfrequente Elektrostimulation von hoher Intensität aktiviert alle drei Zentren (Abb. 2.2) und setzt sämtliche Endorphinmechanismen in Gang [30]. Dementsprechend wird sie durch Naloxon antagonisiert. Hochfrequente Stimulation von geringer Intensität dagegen aktiviert nur zwei der Zentren (in Abb. 2.3), nämlich das Mittelhirn (dessen Endorphinsynapsen hier umgangen werden) und das Rückenmark. Auch für die weiteren Ausführungen dieses Kapitels gehören Niederfrequenz und hohe Intensität sowie Hochfrequenz und niedrige Intensität zusammen. Hochfrequenz-AA kann entsprechend nicht mit Naloxon blockiert werden, ist aber empfindlich für Manipulationen mit Monoaminen [33]. Außerdem hat Hochfrequenzstimulation eine ausgeprägte segmentale Wirkung, die nicht naloxonblockierbar ist, was dafür spricht, daß Zelle 7 mit nicht-endorphinergen Transmittern arbeitet (z. B. GABA, γ-Aminobuttersäure). Wegen der noch unzureichenden wissenschaftlichen Daten haben wir andere Zentren ausgelassen, die nach einigen Experimenten ebenfalls in der AA involviert sind, z. B. den Nucleus accumbens, Nucleus amygdala, Nucleus habenula und Nucleus caudatus anterior [75, 224]. Das Axon der TST-Zelle (Zelle 2) gibt eine Kollateralfaser an Zelle 8 im Mittelhirn ab, die Analgesie verursacht. 1979 entdeckten Le Bars et al. [90 a] ein Phänomen, das sie DNIC nannten („diffuse noxious inhibitory control"), bei welchem ein Schmerz den anderen hemmt. Eine Bedeutung für die AA ist jedoch nicht gesichert.

Neuere Untersuchungen an Ratten ergaben, daß die Zerstörung der C-Fasern (Gruppe IV) durch das Toxin Capsicain das DNIC blockiert, während die AA unbeeinträchtigt bleibt, was dafür spricht, daß es sich hier um unterschiedliche Systeme handelt [221 a]. Darüberhinaus würde eine Stimulation von ausreichender Stärke, um C-Fasern (Gruppe IV) zu aktivieren, unerträgliche Schmerzen hervorrufen, wogegen das De Qi der AA nur eine milde Empfindung und keinen eigentlichen Schmerz auslöst (s. unten, Abschn. 2.5.4). Le Bars et al. [13 a] haben kürzlich DNIC und AA an Ratten verglichen und behaupten, sie seien einander ähnlich: beide seien bei Ratten durch Naloxon zu blockieren, haben denselben zeitlichen Verlauf und blockieren nozizeptive konvergierende Neuronen im Rückenmark [13 a]. Es ist dann jedoch seltsam, daß Plazebo-Akupunktur (sham-acupuncture) dieselben Ergebnisse erbrachte [13 a].

Zusammengefaßt, aktiviert die Akupunktur Nervenfasern im Muskel, die Impulse ans Rückenmark entsenden und drei Zentren aktivieren (Medulla, Mittelhirn, Hypophyse-Hypothalamus) und damit Analgesie hervorrufen. Auf spinaler Ebene werden bei niederfrequenter Stimulation Enkephalin und Dynorphin freigesetzt, die die Schmerzafferenzen blockieren, bei Hochfrequenzstimulation sind es andere Transmitter, möglicherweise GABA. Im Mittelhirn wird mit Enkephalin das absteigende Raphesystem aktiviert, das die Schmerzfortleitung im Rückenmark durch synergistische Wirkung der Monoamine Serotonin und Noradrenalin verhindert. Das Mittelhirn verfügt außerdem über eine Schaltung, bei der, unter hochfrequenter Stimulation, die endorphinergen Stationen umgangen werden. Im dritten Zentrum, dem Funktionszusammenhang Hypothalamus-Hypophyse, sezerniert die Hypophyse β-Endorphin in den Liquor und das Blut und übt damit eine analgetische Fernwirkung aus, z. B. im Mittelhirn. Außerdem entsendet der Hypothalamus lange Axone zum Mittelhirn und aktiviert über β-Endorphin das absteigende Analgesiesystem. Diese dritte Ebene wird nur bei niederfrequenter Stimulation aktiviert.

Was ist nun die praktische Bedeutung dieses Schmerzhemmungssystems auf drei Ebenen? Wenn Akupunkturnadeln in der Nähe des Schmerzorts oder in druckempfindliche Stellen (Ah Shi) oder an sog. Triggerpunkten eingestochen werden, werden die segmentalen Mechanismen (Zelle 7) maximal aktiviert und gleichzeitig über die

Zellen 11 und 14 die beiden anderen Zentren ins Spiel gebracht (Abb. 2.2). Wenn man die Nadeln dagegen an distalen Punkten fern der Schmerzregion einsticht, aktivieren sie das Mittelhirn und das Hypothalamus-Hypophysen-System (Zellen 11 und 14), ohne die lokalen, segmentalen Wirkungen von Zelle 7 miteinzubeziehen. Die Zellen 11 und 14 bewirken Analgesie im ganzen Körper, während Zelle 7 eine lokale Analgesie hervorruft.

Die lokale, segmentale Nadelbehandlung ergibt i. allg. eine intensivere Analgesie als die distale nichtsegmentale Applikation, weil jene alle drei Ebenen aktiviert. Meistens werden beide Behandlungsprinzipien (lokal und distal) kombiniert verwendet und verstärken einander. Eine weitere wichtige praktische Konsequenz dieses Systems sind die Zusammenhänge Frequenz und Intensität. Wie in Abb. 2.2 dargestellt, wirkt die niederfrequente Stimulation mit hoher Stromstärke durch das gesamte Endorphinsystem und auf allen drei Ebenen, wohingegen Stimulation mit hohen Frequenzen (50–200 Hz) nur die Zellen 7 und 11 aktiviert und das Endorphinsystem umgeht, wie in Abb. 2.3 gezeigt. Zahlreiche Studien haben gezeigt, daß die Analgesieformen, die durch diese beiden Methoden erzeugt werden, höchst unterschiedlich sind [3]: Die niederfrequente Stimulation führt zu einer Analgesie von allmählichem Beginn und, was wichtiger ist, von langer Dauer, um 30 min bis viele Stunden über die Behandlungssitzung hinaus anhaltend. Außerdem kumuliert die Wirkung, wird also von Mal zu Mal intensiver. Dagegen erzeugt die hochfrequente Stimulation eine schnell einsetzende Analgesie von kurzer Dauer und ohne Kumulation.

Im Zusammenhang mit der transkutanen elektrischen Nervenstimulation (TENS – hier werden auf die Haut gelegte flache Elektroden statt Nadeln benutzt) haben manche Autoren die Analgesie durch niederfrequente Stimulation als „akupunkturähnliche“ TENS, die Analgesie durch hochfrequente Stimulation dagegen als „echte“ TENS bezeichnet. Diese Unterscheidung ist aber sehr willkürlich. Beide Methoden, die Elektroakupunktur (EA) und TENS, werden mit hohen und niedrigen Frequenzen angewendet und rufen dann beide, mit geringen Unterschieden, die entsprechenden Wirkungen hervor. Der wohl größte Unterschied liegt nicht in der Frage der Frequenz, sondern der Stromstärke und der erreichten Stimulationsintensität und damit der einbezogenen Nervenfasern. Um die „niederfrequente Analgesie“ zu erzielen, müssen bei TENS sehr hohe Stromstärken verwendet werden. AA geht mit De-Qi-Empfindungen einher, TENS nicht. Neue Untersuchungen haben gezeigt, daß Muskelafferenzen der Gruppe II und III während der De-Qi-Empfindung aktiviert werden, wobei das Taubheitsgefühl den Gruppe-II-Fasern und das Schweregefühl den Gruppe-III-Fasern zuzuordnen ist. Gelegentliche Schmerzempfindung („soreness“) ist dagegen Gruppe-IV-vermittelt. Dies wird in Abschn. 2.5 noch ausführlicher behandelt. An dieser Stelle soll genügen, daß TENS-Elektroden nur selten De-Qi-Empfindungen hervorrufen und daher wohl nur dickere Nervenfasern aktivieren. Kürzlich hatten wir Gelegenheit, an der Entwicklung eines TENS-Geräts mitzuwirken, das De-Qi-Gefühle erzeugen kann, und haben damit länger anhaltende analgetische Wirkungen erreicht [33].

Wie oben erwähnt, hat die niederfrequente Stimulation offenbar kumulative Wirkung, so daß wiederholte Anwendung mehr und mehr Analgesie für den Patienten [111, 156, 198] oder auch das Versuchstier [152] bedeutet. Dies dürfte der lang anhaltenden Wirkung der Endorphine im Niederfrequenzsystem zuzuschreiben sein. Die meisten TENS-Hochfrequenzgeräte müssen wegen der rasch nachlassenden Wirkung ständig getragen werden, und in über 70% der Fälle nimmt die Wirksamkeit nach einigen Monaten Dauergebrauch stark ab, da sich Toleranz herausbildet. Demgegenüber braucht niederfrequente Elektrostimulationsakupunktur wegen der anhaltenden und kumulativen Wirkung nur einmal täglich bis zweimal wöchentlich angewendet zu werden. Bei zu häufiger Applikation stellt sich allerdings auch gegenüber der Niederfrequenzstimulation Toleranz ein. So führt z. B. eine Daueranwendung von 6 h zu einem Schwächerwerden und Verschwinden der analgetischen Wirkung [70]. Es besteht Kreuztoleranz mit Morphium [70], was dafür spricht, daß der Mechanismus der Gewöhnung derselbe wie bei Morphinen sein könnte. Aus all dem folgt, daß ausreichende zeitliche

Intervalle zwischen den Akupunkturbehandlungen Toleranz verhindern und kumulative Effekte begünstigen. Möglicherweise sind die Mißerfolge mancher westlicher Kliniken auf zu seltene Anwendungen zurückzuführen (z. B. einmal pro Woche) und auf Beendigung der Behandlung schon nach 5 oder 10 Sitzungen. In manchen Zentren in Asien wird die Behandlung einen Monat lang täglich und dann 6 Monate lang einmal pro Woche durchgeführt, und die mitgeteilten Ergebnisse sind sehr gut. Natürlich gibt es einzelne Patienten, die, aus den verschiedensten Gründen, auf Akupunktur nicht ansprechen. Zum einen können Nonresponder einen genetisch determinierten Mangel an Opiatrezeptoren aufweisen; wir konnten zeigen, daß Mäuse mit einem erbbedingten Opiatrezeptormangel schlecht auf Akupunktur ansprechen [138]. Andere könnten zu wenig Endorphinmoleküle produzieren: Ratten mit Endorphinmangel zeigten ebenfalls eingeschränkte Akupunkturwirkung [126]. Aus diesen Gründen muß für die klinische Praxis eine Strategie entwickelt werden, wie man Nonresponder ausfindig macht, ohne bei Patienten mit verzögerter kumulativer Reaktion fälschlich die Therapie abzusetzen. Eine Möglichkeit wäre, nach 5 Sitzungen zu entscheiden; zeigt sich bis dahin überhaupt keine Wirkung, bricht man die Therapie ab, zeigt sich eine schwache Wirkung, behandelt man weiter und entscheidet erneut nach 10–15 Sitzungen.

Die meisten Abhandlungen beenden die Auseinandersetzung über die Akupunkturanalgesie an diesem Punkt. Da jedoch die Akupunktur für die westliche Medizin noch immer relativ neu ist und kontrovers diskutiert wird, mag es weiterer wissenschaftlicher Ergebnisse bedürfen, um den Studierenden davon zu überzeugen, daß die in Abb. 2.1–2.3 schematisierten Mechanismen der Akupunkturwirkungen wissenschaftlich wohlfundiert sind. Der eilige Leser mag die folgenden Seiten also überfliegen oder auslassen, er sollte aber auf jeden Fall das Literaturverzeichnis am Ende dieses Kapitels genau ansehen (wobei ein gewaltiger Corpus chinesischer Literaturstellen nicht berücksichtigt wurde; hätten wir ihn einbezogen, wäre die Liste mehr als doppelt so lang geworden). Es sollte genügend klar sein, daß die Akupunkturanalgesie wissenschaftlich besser untersucht ist als viele pharmazeutische Substanzen im Routinegebrauch – so wissen wir vergleichsweise wenig über die Wirkungsweise der meisten in der Anästhesie verwendeten Gase, fahren aber fort, diese regelmäßig zu gebrauchen. Der Leser sei außerdem auf ein paar neuere Übersichtsarbeiten hingewiesen [3 a, 67, 68 b, 74 a, 81 c, 94 a, 120, 143, 146, 146 a, 146 b, 151 a, 174 b, 179 a, 216 a, 223 a, 225 a].

2.1.2 Wissenschaftliche Belege für die Rolle der Endorphine in der Akupunkturanalgesie

Die wichtigsten und interessantesten Experimente, die das Feld der Akupunkturanalgesie für die Wissenschaft öffneten, waren wohl die, in welchen Endorphinantagonisten (z. B. Naloxon, Naltrexone) benutzt wurden. Zunächst waren es zwei Gruppen, die berichteten, daß man mit Naloxon die AA antagonisieren kann:

Mayer et al. [116] produzierten durch manuelle Stimulation von Akupunkturnadeln im Punkt Di. 4 (Musculus adductor pollicis) AA bei freiwilligen Versuchspersonen, bei denen vorher ein laborinduzierter Zahnschmerz erzeugt worden war. In einer Doppelblindstudie gaben sie einer Gruppe Naloxon i. v. und der Kontrollgruppe physiologische Kochsalzlösung. Die Kochsalzgruppe zeigte Akupunkturanalgesie in typischem zeitlichem Verlauf (30 min bis zum Beginn der Analgesie und dann anhaltende Schmerzfreiheit von mehr als 1 h). Die mit Naloxon behandelte Gruppe zeigte keine Analgesie. Da es keine zweite Kontrollgruppe gab, die Naloxon allein bekommen hätte, könnte man argumentieren, daß hier eine naloxoninduzierte Hyperalgesie vom Analgesieeffekt einfach nur abzuziehen sei. Dies trifft aber wahrscheinlich nicht zu, da zahlreiche Studien über akute experimentell induzierte Schmerzen gezeigt haben, daß Naloxon allein nur selten eine Hyperalgesie hervorruft [60] (was wiederum zu der Annahme führt, daß es keinen Ruheendorphinspiegel gibt). Mayer et al. arbeiteten mit einer Kontrollgruppe, die Placebo„schmerzspritzen“ erhielt und der gesagt wurde, daß eine starke analgetische Wirkung zu erwarten sei, aber eine solche wurde dann nicht beobachtet (wie in Beechers Arbeit über akuten Schmerz vorausgesagt, wo nur 3% der Versuchspersonen Placeboanalgesie aufwiesen [11].

Die andere frühe Naloxonstudie wurde von Pomeranz und Chiu [149] an Mäusen durchgeführt; die Latenzzeit bis zum Quieken der Mäuse unter definiertem Schmerzreiz und unter elektroakupunktur am Punkt Di. 4 wurde gemessen. Zahlreiche Kontrollgruppen gehörten zu diesem Experiment, um mögliche Artefakte auszuschließen. Die einzelnen Gruppen erhielten folgende Behandlung: EA allein; EA plus Kochsalzlösung; EA plus Naloxon i. v.; Pseudo-EA an Nicht-Akupunkturpunkten; Naloxon allein; Kochsalzlösung allein und gar keine Behandlung (nur die Schmerztests). Die Ergebnisse waren unzweideutig: Naloxon blockierte vollständig die AA; Pseudo-EA erbrachte keine Wirkung; Naloxon allein erbrachte eine sehr geringfügige Hyperalgesie (nicht genügend, um die Blockade der AA durch Subtraktion erklären zu können). Diese Ergebnisse an Mäusen und Menschen zeigten zum einen, daß die AA keine psychologische Wirkung war, und zum anderen, daß sie mit Naloxon blockiert werden konnte. In einer anderen Studie registrierten Cheng und Pomeranz [29] eine Dosis-Wirkungs-Kurve für Naloxon und fanden, daß steigende Naloxondosen eine steigende AA-Blockierung zur Folge hatten. In einer dritten Studie mit anästhesierten Katzen registrierten Pomeranz und Cheng [148] die Aktionspotentiale von Schicht-5-Zellen im Rückenmark (Zelle 2 in Abb. 2.1) und blockierten die Wirkung der Elektroakupunktur vollständig durch Naloxon i. v.

Seit diesen frühen Veröffentlichungen hat es zahlreiche Studien gegeben, in denen systematisch Endorphinantagonisten benutzt wurden, um die Endorphinhypothese der AA-Wirkung zu prüfen. Die meisten Untersucher berichteten über eine Naloxonblockierung der AA [17, 21, 26 c, 29, 30, 31, 39, 53, 63, 75 b, 88, 91 b, 92, 136, 138, 148, 149, 152, 166, 172, 173, 176, 177, 180 a, 181, 189, 194, 210, 213, 224, 225], jedoch gab es auch einige Studien, in denen keine Naloxonwirkung gefunden wurde [1, 23, 24, 140, 187, 198, 214]. Drei dieser sieben Naloxonversager wurden beobachtet bei Stimulation mit hoher Frequenz und niedriger Intensität, die wahrscheinlich nicht-endorphinerg ist [1, 198, 214]. In einem anderen Fall [24] wurde mit geringer Intensität stimuliert, was zum Ausbleiben der De Qi-Empfindung führt; trotzdem zeigten noch 4 von 7 Individuen einen Naloxonantagonismus. In den drei verbleibenden Studien sind die Gründe für die negativen Resultate nicht restlos geklärt, jedoch wurde kürzlich eine mögliche Erklärung gefunden. Antagonisten wirken nämlich am besten, wenn sie vor der analgetischen Behandlung appliziert werden [147, 202], dagegen können sie eine schon eingetretene Analgesie nicht mehr rückgängig machen. In den drei letzten negativen Studien versuchten die Untersucher aber, die AA nachträglich rückgängig zu machen, indem sie den Antagonisten nach und nicht vor der Akupunkturbehandlung verabreichten. Für die Unmöglichkeit, eine bereits eingetretene AA mit Naloxon wieder aufzuheben, gibt es eine plausible Erklärung: Naloxon bindet nur schwach an die κ-Rezeptoren und kann daher Dynorphin nicht von ihnen verdrängen. Nun ist, wie in Abb. 2.2 gezeigt, Dynorphin im Rückenmark entscheidend für die AA-Wirkung. Han et al. zeigten in einem eleganten Experiment, daß intrathekale Applikation eines Dynorphinantiserums die AA-Wirkung bei Kaninchen blockierte. In derselben Studie zeigten sie, daß intrathekal gegebenes Dynorphin einen der AA vergleichbaren Effekt hervorrief, der jedoch nachträglich kaum mit Naloxon aufgehoben werden konnte, wenngleich vorher angewendetes Naloxon die Analgesie verhindern konnte. Ähnlich beschrieben auch Basbaum et al. [9] daß sie die Analgesie durch intrathekal appliziertes Dynorphin zwar durch Naloxon verhindern, aber nicht im Nachhinein rückgängig machen konnten. Eine andere Deutung der Unmöglichkeit, endorphinerge Analgesie durch Naloxon aufzuheben, wird von Watkins und Mayer [202] vorgeschlagen: möglicherweise setzen die Endorphine eine biochemische Kaskade in Gang, bei denen die nachfolgenden Schritte durch andere Neurotransmitter vermittelt werden und die Endorphine nicht mehr benötigt werden. Watkins und Mayer

schlugen einen modulatorischen Einfluß des Endorphins auf Synapsen, die mit anderen Neurotransmittern funktionieren, vor. Da der Naloxoneffekt, auch bei κ-Rezeptoren, auf einer kompetitiven Hemmung beruht, sollte es möglich sein, durch Steigerung der Naloxonkonzentration die Dynorphinwirkung doch noch rückgängig zu machen. In einer eigenen Untersuchung applizierten wir 28 μg Naloxon intrathekal (14mal mehr als die übliche Dosierung); wir konnten jedoch noch immer nur die AA verhindern, nicht jedoch rückgängig machen [147]. Alles in allem läßt sich mit einer überwältigenden Menge von Beweisen zeigen, daß Naloxon die Wirkung der Akupunkturanalgesie antagonisiert und daß die wenigen negativen Ergebnisse auf ein ungünstiges Timing der Naloxonapplikation zurückgeführt werden können.
Ein paar Wochen, nachdem die ersten Naloxonergebnisse im Science veröffentlicht worden waren [112], wurde in einem Leserbrief kritisiert, daß die Naloxonwirkung der einzige Beweis für die Endorphinhypothese der Akupunktur sei [74]. Die Kritik stützte sich v.a. auf die Überlegung, daß Naloxon unbekannte (unspezifische) Nebenwirkungen haben könne, die nichts mit der (spezifischen) Opiatrezeptorblocckade zu tun hätten. Das war zunächst ein vertretbarer Gedanke; aber seit diesem Brief sind 17 verschiedene experimentelle Wege aufgetaucht, die unabhängig voneinander die AA-Endorphin-Hypothese stützen:

1. Viele verschiedene Opiatantagonisten blockieren die AA-Wirkung.
2. Die Naloxonwirkung ist stereospezifisch.
3. Mikroinjektionen von Naloxon (oder Endorphinantikörpern) blockieren die AA-Wirkung nur, wenn sie spezifisch an für die Analgesie wichtigen Stellen appliziert werden.
4. Mäuse mit erblich bedingtem Opiatrezeptormangel zeigen geringe AA-Wirkung.
5. Ratten mit erblich bedingtem Endorphinmangel zeigen geringe AA-Wirkung.
6. Die Endorphinspiegel steigen im Blut und im Liquor unter AA an, während sie gleichzeitig in bestimmten Gehirnarealen absinken.
7. Die AA-Wirkung wird verstärkt, wenn man den enzymatischen Abbau der Endorphine behindert.
8. Die AA-Wirkung kann sowohl durch Liquorübertragung als auch durch Zusammenkopplung der Blutkreisläufe von einem Tier auf ein anderes weitergegeben werden und ist dann auch im Empfängertier mit Naloxon zu blockieren.
9. Reduktion der Hypophysenendorphine dämpft die AA-Wirkung.
10. Die AA verursacht eine Vermehrung der messenger-RNS für Proenkephalin, was auf eine erhöhte Enkephalin-Synthese während der AA hinweist.
11. Es gibt Kreuz-Toleranz zwischen AA und Morphin-Analgesie; dies spricht für die Beteiligung von Endorphinen bei der AA (s. unten, S. 18).
12. AA ist wirksamer gegen die emotionalen Aspekte des Schmerzes. Dies ist typisch für Endorphine.
13. Verletzungen des Nucleus arcuatus des Hypothalamus (Standort von β-Endorphinen) unterdrücken die AA.
14. Verletzungen des periaquäduktalen Graus (Standort von Endorphinen) unterdrükken die AA.
15. Das C-fos-Gen-Protein (ein Maß für gesteigerte neurale Aktivität) ist während der AA erhöht in Gehirnarealen, die mit Endorphinen zu tun haben.
16. Neue Befunde sprechen dafür, daß auch bei der Elektrostimulation mit 100 Hz Dynorphin involviert ist.
17. Elektrostimulation von Akupunkturpunkten bei Ratten ließ Vorläufersubstanzen der 3 Endorphine ansteigen.

Zu diesen 17 experimentellen Beweislinien für die AA-Endorphin-Hypothese jeweils einige Details:

Zu 1: Cheng und Pomeranz [29] fanden bei Versuchen mit Mäusen (Mäusequieken-Latenzzeit), daß geringe Dosen der Opiatantagonisten Cyclazocine, Diprenorphin und Naltrexon jeweils die AA-Wirkung in derselben Weise wie Naloxon haben. Intrathekale Injektion dreier verschiedener Opioid-Antagonisten blockierte die niederfrequente AA; keine von diesen drei Substanzen war mit Naloxon verwandt (eine war der μ-Antagonist β-FNA, die zweite der δ-Antagonist ICI/74, 864, und die dritte war der κ-Antagonist Nor-BNI [26a]. Dies spricht gegen eine unspezifische Naloxonnebenwirkung, denn es ist sehr unwahrscheinlich, daß alle Endorphinantagonisten dieselben Nebenwirkungen aufweisen.

Zu 2: In derselben Versuchsreihe zeigten Cheng und Pomeranz [29], daß die Naloxonwirkung bei AA stereospezifisch ist. Wenn Dextronaloxon verwendet wurde (ein Stereoisomer von 1000fach geringerer Wirkung), fand sich keine Behinderung der AA-Wirkung. Dieses Ergebnis zeigt, daß ein stereospezifischer Endorphinrezeptor die AA-Wirkung vermittelt; folglich müssen Endorphine hier mit einer spezifischen Wirkung beteiligt sein.

Zu 3: Von verschiedenen Arbeitsgruppen wurde berichtet, daß Naloxonmikroinjektionen ins zentrale Höhlengrau (PAG) [224] oder intrathekal über dem Rückenmark [136, 137, 191a] die AA-Wirkung bei Ratten und Kaninchen reduzieren. Andere Zentren, die keine Endorphine enthalten, zeigen keine Beeinflussung durch Naloxon. Dies stützt die Annahme der Endorphinvermittlung der AA-Wirkung und gibt Hinweise auf die beteiligten Gehirnzentren.
Überzeugender noch ist vielleicht die Blockade der AA-Wirkung mit Hilfe von Antikörpern gegen jeweils eines der drei Hauptendorphinpeptide. Mikroinjiziert helfen die Antikörper, sowohl den spezifischen Wirkort der einzelnen Endorphine zu bestimmen als auch die Endorphinhypothese im Ganzen zu beweisen. So blockieren Antidynorphin [68] und Antienkephalin [72] – nicht aber Anti-β-Endorphin – die AA-Wirkung bei intrathekaler Gabe auf das Rückenmark, während die Mikroinjektion ins PAG von Antienkephalin und Anti-β-Endorphin – nicht aber von Antidynorphin – die AA-Wirkung unterbindet [68, 72, 217]. Diese Ergebnisse sind äußerst wichtig, da sie genau mit dem übereinstimmen, was über die Verteilung dieser Substanzen und über deren physiologische Wirkungen bekannt ist. So enthält das Rücckenmark Enkephalin und Dynorphin, aber sehr wenig β-Endorphin, während das PAG Enkephalin und β-Endorphin, jedoch sehr wenig Dynorphin beinhaltet. Zudem erzeugt die Mikroinjektion von Dynorphin nur im Rückenmark Analgesie, nicht im PAG [68]. Außerdem besteht inzwischen Klarheit darüber, daß es sich bei dem Endorphin, das unter AA lumbal in den spinalen Liquor abgegeben wird, hauptsächlich um Dynorphin handelt [175]. Diese Antikörperexperimente sind extrem kostspielig, da hier erhebliche Mengen hochgereinigter Antiseren benötigt werden; zugleich gehören sie zu den elegantesten Versuchen in der ganzen Literatur zur Akupunkturanalgesie. Han Jisheng führte sie durch, in Zusammenarbeit mit Lars Terenius und Avrum Goldstein, die die Antisera zur Verfügung stellten. Dies wirft im übrigen ein Licht darauf, welchen Stellenwert diese bedeutenden Endorphinforscher der Arbeit über die AA-Wirkung beimessen.
In unseren eigenen Experimenten mit intrathekal appliziertem Naltrexon (einem lang wirkenden Endorphinantagonisten) konnten wir die Möglichkeit der Verhinderung – nicht jedoch Aufhebung – der AA-Wirkung bestätigen (s. oben) [147]. Außerdem konnten wir ein neues Phänomen beobachten, nämlich das der Potenzierung der AA-Wirkung bei wiederholter Anwendung von Elektroakupunktur (die EA wurde 2mal angewendet, mit 90 min Pause dazwischen). Die Wirkung konnte nur durch intrathekale Gabe von Naltrexon vor der ersten EA-Anwendung verhindert werden [152]. Diese Potenzierung darf nicht mit der Toleranzentwicklung durcheinandergebracht werden, die sich einstellt, wenn die EA über 6 h ohne Unterbrechung durchgeführt wird, was letztendlich zu einem Zusammenbrechen der AA-Wirkung führt. Dieser Refraktärzustand hält dann 24 h lang an.
Auch Cholezystokinin, ein im Rückenmark vorhandenes Peptid, von dem angenommen wird, daß es ähnlich wie Naloxon morphin- und endorphinabhängige Analgesie

unterbindet [115], erbrachte bei intrathekaler Injektion ein ähnliches Ergebnis. Han et al. [71] zeigten, daß die intrathekale Applikation von CCK tatsächlich die AA-Wirkung bei Ratten blockiert, was wiederum die AA-Endorphin-Hypothese stützt. Außerdem stellten sie fest, daß Antisera mit CCK-Antikörpern die Toleranzentwicklung bei übermäßiger AA-Anwendung aufheben, was dafür spricht, daß zumindest bei Ratten CCK-Ausschüttung in der Toleranzentwicklung eine Rolle spielt. Außerdem konnten menschliche Nonresponder mit CCK-Antisera zu AA-Respondern konvertiert werden [71]; vielleicht sezernieren bestimmte Nonresponder zusammen mit den Endorphinen zu große Mengen von CCK.
Bei einer anderen Studie wurden Mikroinjektionen eines Metenkephalinvorläufers (Metenkephalin-arg-6-phe-7, MEAP) unter AA ins PAG von Kaninchen gespritzt. Wenn zusätzlich Captopril (ein Enzyminhibitor, der den Abbau dieses Peptids verhindert) appliziert wurde, zeigte sich eine gesteigerte AA-Wirkung [38]. Dieser Captoprileffekt ließ sich mit einem ins PAG mikroinjizierten Antiserum gegen MEAP aufheben. MEAP ist 3mal wirksamer als Enkephalin und 3mal weniger wirksam als Morphium. Die Frage, ob dies vielleicht der Haupttransmitter im PAG ist, bedarf weiterer Klärung.
Bei einer weiteren Intrathekalstudie der AA-Wirkung ließ sich sowohl mit Captopril als auch mit Bestatin die Analgesie steigern also durch Behinderung des enzymatischen Endorphinabbaus. Die Autoren meinten, daß Captopril die Zahl der vorhandenen MEAP-Moleküle vermehre (zu vermindern hindere) und Bestatin die der kürzeren Metenkephalinpeptide [38].

Zu 4: Peets und Pomeranz [138] entwarfen ein Experiment, um die AA-Endorphin-Hypothese ohne die Injektion irgendwelcher Pharmasubstanzen zu testen, und zwar durch den Einsatz genetischer Mittel, so daß Nebenwirkungen der Opiatblocker nicht ins Spiel kommen konnten. Sie züchteten einen Mäusestamm „CXBK", der wegen eines erblichen Mangels an Opiatrezeptoren nur wenig auf Morphin anspricht [8]. Diese Mäuse haben nur ungefähr 50% der normalen Endorphinrezeptoraktivität und zeigen weniger als die Hälfte der üblichen AA-Wirkung, woraus die Notwendigkeit von Endorphinrezeptoren erkennbar wird. Außerdem war die analgetische Nachwirkung der Behandlung wesentlich kürzer als normal. Roy et al. zeigten, daß die CXBK-Mäuse normale Endorphinspiegel im Gehirn haben, so daß der Defekt ausschließlich bei den Opiatrezeptoren liegen muß [162]. Peets und Pomeranz [138] spekulierten, daß jene 30% Patienten, die keine Morphiumanalgesie oder AA-Wirkung zeigen, einen genetischen Defekt im Endorphinsystem aufweisen könnten.

Zu 5: Dazu paßt auch der folgende Befund, der seinerseits das Versagen von Akupunkturanalgesie erklären kann: Takeshige et al. [126] studierten EA-Analgesie bei Ratten und beobachteten, daß 40% der Versuchtiere keine Wirkung zeigten. Diese Tiere wurden 14 Tage danach getötet; mit einem Rezeptorbindungsassay wurde festgestellt, daß sie unter einem Endorphinmangel litten. Auch diese Korrelation von AA-Wirkung und Endorphinspiegel stützt natürlich die AA-Endorphin-Hypothese. Außerdem konnte Takeshige Nonresponder zu Respondern machen, indem er ihnen D-Aminosäuren gab, um den enzymatischen Abbau der Endorphine durch Blockierung der Peptidase zu verhindern und so die Endorphineinwirkung zu steigern [181].

Zu 6: Wichtige Beweise für die AA-Hypothese lieferten Messungen der Endorphine im Gehirn, Liquor und Blut vor und nach Akupunktur. In der ersten Untersuchung gewannen Sjolund et al. [175] Liquor durch Lumbalpunktion von Patienten mit chronischen Schmerzzuständen, die mit („akupunkturähnlicher") TENS über Akupunkturpunkten behandelt wurden.
Sie maßen die Endorphinspiegel vor und unmittelbar nach der Behandlung. Wurden Rückenschmerzen mit lokalen Akupunkturpunkten (segmentale AA) in der Lumbalgegend behandelt, fanden sie nach 30minütiger Applikation eine Verdopplung der Endorphinspiegel im Liquor. Diese Ergebnisse sprechen für eine lokale (segmentale) Freisetzung von Endorphin bei diesen Patienten, da lumbal gelegene Akupunktur-

punkte benutzt wurden und im lumbalen Liquor gemessen wurde. Wenn dagegen Gesichtsschmerz über einen Akupunkturpunkt der Hand (Di. 4) behandelt wurde, gab es keinen Anstieg der Endorphine im Lumbalpunktat; hier ist das stimulierte Segment C8. Der verwendete Rezeptorbindungsassay ließ nicht erkennen, welches Endorphinpeptid im Spiel war. Die Spezifizierung der Endorphine durch Sephadexsäulen zeigte, daß nur Fraktion 1 durch die lumbale AA verändert wurde. Sehr wahrscheinlich war in Fraktion 1 v.a. Dynorphin vorhanden. In einer anderen Studie wurde Liquormetenkephalin mit Hilfe eines Radioimmunoassays (RIA) bei wachen Kaninchen nach Zysternenpunktion gemessen. Zou et al. [225] beobachteten hier nur dann einen Anstieg der Metenkephalinsekretion nach 30minütiger AA-Anwendung, wenn sie die Peptide durch Bacitracin vor der enzymatischen Zerstörung schützten. Eine Gruppe am National Institute of Health in Bethesda hat vor kurzem diese Ergebnisse bestätigt. Mit Push-pull-Kanülen bei wachen Ratten, die EA am Ohr erhielten, beobachteten sie einen Anstieg von Fraktion 1 im Liquor, gemessen im Rezeptorbindungsassay, und von β-Endorphin, gemessen im RIA. Nachdem die Tiere getötet worden waren konnten sie eine Senkung der lokalen Endorphinspiegel im Hypothalamus, medialen Thalamus und im PAG feststellen. Dies spricht dafür, daß die Endorphine von diesen Zentren freigesetzt wurden. In den Blutspiegeln gab es keine Veränderungen [139]. Mit einer Kanüle im lateralen Ventrikel wiesen He et al. eine Freisetzung von Endorphinen unter AA nach, gemessen im Rezeptorbindungsassay [75]. Neuere Untersuchungen am Rattenrückenmark zeigten erhöhte Metenkephalinspiegel unter AA, die mit der erreichten Anästhesie korrelierten [196]. Auch die lumbale Freisetzung von Enkephalin im Liquor unter AA wurde nachgewiesen, wenn das Peptid vor dem enzymatischen Abbau geschützt wurde [38] und, bei Freisetzung in den zervikalen Liquor, sogar ungeschützt [13b]. Anders als die Liquor- und ZNS-Gewebewerte waren jedoch die Ergebnisse der Endorphinmessungen im Blut eher verwirrend: In einer Studie waren die β-Endorphinwerte unverändert; dagegen stieg das Metenkephalin im Blut an, und zwar in Korrelation zur Schmerzerleichterung bei Patienten mit chronischen Schmerzzuständen [85]. Dies könnte die Freisetzung von Metenkephalin aus dem Nebennierenmark widerspiegeln; einige Studien über Analgesie nach Schmerzapplikation am Fuß haben dieses System nahegelegt. Dagegen waren in zwei Studien beim Menschen ACTH und β-Endorphin deutlich erhöht [109, 129]. Außerdem zeigte sich unter EA ein Anstieg des Blutcortisols bei Pferden [16, 35] und Kaninchen [99], während Pseudoakupunktur in Nicht-Akupunkturpunkte keinen Cortisolanstieg erbrachte. Streß als Ursache des Anstiegs konnte somit ausgeschlossen werden [35]. Bossut et al. fanden ebenfalls bei Pferden einen Anstieg von β-Endorphin und Cortisol unter EA, der aber nicht mit der beobachteten AA-Wirkung korrelierte [16]. Bei Patienten, denen eine Ohrelektroakupunktur als Operationsanästhesie gegeben wurde, stiegen Plasma-ACTH und β-Endorphin an; eine Vorbehandlung mit Hydrocortison aber unterdrückte diese Reaktion [113], was wohl dem negativen Feedback an die Hypophyse zuzuschreiben ist. Bei gesunden Versuchspersonen stieg das Blutcortisol um 50%; wenn dieselben Personen an Nicht-Akupunkturpunkten genadelt wurden, zeigte sich kein Anstieg [94]. Interessant ist auch, daß Patienten mit chronischen Kopfschmerzen niedrige Plasmaspiegel von β-Endorphin aufwiesen und unter Nadelbehandlung keinen Anstieg zeigten. Dagegen präsentierten gesunde Vergleichspersonen unter der Akupunktur einen Anstieg des β-Endorphins [50]. Die Autoren deuteten dies so, daß Kopfschmerzpatienten möglicherweise ein wenig reaktives Hypophysenendorphinsystem haben. Zwei neue Studien mit Radioimmunassays in menschlichem Liquor erbrachten Endorphin-Erhöhung nach Akupunktur [73a, 78b].

Solange, bis Turnoverstudien über Endorphin möglich werden, bleibt die exakte Deutung all der genannten Endorphinergebnisse schwierig. Bedeutet ein niedriger Spiegel im Gehirngewebe eine geringe Produktion, eine gesteigerte Abgabe oder einen beschleunigten Abbau? Die Betrachtung all dieser Ergebnisse zusammen zeigt dennoch ein signifikantes Muster: Ein erhöhter Liquorspiegel gemeinsam mit gesenktem Gewebsspiegel im Gehirn legt eine verstärkte Abgabe von Endorphin unter AA nahe.

Zu 7: Vielleicht noch eindrucksvoller als die Blockierung der AA-Wirkung durch Naloxon ist ihre Steigerung durch Verstärkung des Endorphinsystems (denn es ist i.allg. leichter, eine biologische Reaktion zu blockieren als sie zu verstärken). Eine starke Stützung erfährt somit die Endorphinhypothese durch Enzymblocker, die den biologischen Abbau der Endorphinpeptide verhindern. Als erstes wurden D-Leucin und D-Phenylalanin verwendet (normal vorkommende Aminosäuren sind L-Isomere). Sowohl Ehrenpreis et al. [49] als auch unsere eigene Gruppe [28] konnten zeigen, daß man mit diesen Stoffen eine Analgesie hervorrufen kann, die von Naloxon antagonisiert wird. Dies führte uns zu der Untersuchung, ob D-Aminosäuren in unserer Versuchsanordnung bei Mäusen die AA-Wirkung verstärken könnten. Dies war tatsächlich der Fall [31]. Anschließend zeigten Ehrenpreis et al. [49] und Hyodo et al. [79f], daß D-Phenylalanin bei Menschen die AA-Wirkung verstärkt. Da D-Phenylalanin – seit 1940 im Gebrauch und von der amerikanischen FDA gebilligt – als ungefährliches Pharmakon gilt, könnte diese Substanz eine klinisch nützliche Ergänzung zur EA bringen. Takeshige et al. zeigten kürzlich in einer Serie eleganter Experimente in Japan folgende Wirkungen von D-Phenylalanin bei Ratten:
a) Nonresponder (Ratten mit niedrigen Endorphinspiegeln im Gehirn, die geringe AA-Wirkung zeigen) [126] werden zu Respondern gemacht [64], und dieser Effekt wird von Naloxon antagonisiert [181]. Das dadurch D-Phenylalanin verstärkte Endorphinsystem wird also reagibel auf AA.
b) Bei Ratten führt die Nadelung von Nicht-Akupunkturpunkten normalerweise nicht zu analgetischer Wirkung. Jedoch können diese Punkte wirksam werden, wenn Läsionen am zentromedianen Thalamuskern (dem sog. Analgesieinhibitorsystem) gesetzt werden. D-Phenylalanin scheint gleichfalls dieses System auszuschalten, da es ebenfalls zur analgetischen Wirksamkeit von Nicht-Akupunkturpunkten führt [54, 78, 181]. Einige In-vitro-Experimente weisen darauf hin, daß D-Aminosäuren nur mäßig potente Inhibitoren des Endorphinabbaus sind. So wurden Substanzen, die als wirksamer gelten, eingesetzt um die AA-Wirkung zu potentieren; z.B. ließ sich bei Kaninchen durch intrazerebroventrikuläre Injektion von Bacitracin die AA-Wirkung naloxonreversibel potenzieren [225]. Dieselbe Studie zeigte, daß ein Enkephalinanstieg im Liquor nur nachzuweisen war, wenn Bacitracin zur Verhinderung des enzymatischen Abbaus zugegeben wurde. In einer anderen Studie wurden Captopril und Bestatin als Enzymblocker intrathekal appliziert; beide erwiesen sich als wirksam zur Verstärkung der EA-Analgesie [38]. Indem sie intrathekal den Liquor perfundierten, konnten dieselben Autoren zeigen, daß Captopril den Abbau von Enkephalin-arg-phe verhindert, während Bestatin das reguläre Enkephalin vor dem enzymatischen Abbau schützt. Sie folgerten daraus, daß beide Formen der Enkephaline an der AA-Wirkung beteiligt sind [38]. Dynorphin und β-Endorphin sind weniger dem schnellen enzymatischen Abbau unterworfen und waren von diesen Verstärkungsexperimenten nicht betroffen.

Zu 8: Hier sollen einige historische Experimente erwähnt werden, die in China vor der Entdeckung der Endorphine durchgeführt wurden und retrospektiv die Endorphinhypothese der AA-Wirkung stützen. In einem Experiment wurde Akupressur bei Kaninchen am Punkt Bl.60 angewendet, um Analgesie zu erzeugen. Dem behandelten Tier wurde Liquor entnommen, dieser wurde auf ein waches, unbehandeltes Tier übertragen, das daraufhin Analgesiewirkung zeigte. Beide Kaninchen zeigten denselben zeitlichen Verlauf der Analgesiewirkung, verzögerten Beginn und anhaltende Wirkung [159]. In einem anderen chinesischen Experiment [105] wurden die Blutkreisläufe von Ratten paarweise aneinandergekoppelt – über eine Arteria und Vena carotis communis. Jeweils einer Ratte dieser Paare wurde 70 min lang eine EA gegeben. Auch die nichtbehandelte Ratte zeigte dann Analgesiewirkung mit dem typischen zeitlichen Verlauf. Nach der Entdeckung der Endorphine und ihrer möglichen Verbindung zur AA-Wirkung wurde eine modernere Version dieser Kreislaufkoppelungsexperimente, unter Verwendung von Naloxon, durchgeführt. Kaninchenpaare wurden über die Arteria und Vena femoralis kreislaufgekoppelt. EA wurde am Punkt Ma.36 (N.tibialis anterior) und Ma.7 (N.facialis) appliziert. Wurde vor der EA-Behandlung Naloxon i.v. gegeben, zeigten jeweils beide Kaninchen eine völlige Blocckade der AA-Wirkung [92]. Diese Arbeit legt nahe, daß Endorphine aus der Hypophyse im Blut zirkulieren und die AA-Wirkung vermitteln.

Zu 9: Eine weitere Nachweiskette, aus der die Bedeutung der Hypophysenendorphine hervorgeht, wurde mit Experimenten an Mäusen erbracht. Pomeranz et al. [153] und Cheng et al. [34] zeigten, daß die Reduktion der hypophysären Endorphine zu einer Reduktion der AA-Wirkung führt. In einer Arbeit wiesen sie nach, daß Hypophysenablation die AA-Wirkung aufhebt (s. aber [53]), wogegen eine Kontrolloperation, bei der die Hypophyse belassen wurde, die AA-Wirkung nicht beeinträchtigte. In einer anderen Studie unterdrückten sie die Endorphinfreisetzung durch eine Dexamethasoninjektion. (Dabei machten sie sich den negativen Feedback von Steroidhormonen auf die ACTH-Sekretion zunutze: da ACTH und Endorphin gemeinsam ins Blut sezerniert werden, ließ sich mit Dexamethasoninjektionen die Abgabe beider Substanzen durch negativen Feedback unterbinden.) Dexamethasonapplikation 4 h vor EA führte zur Unterdrückung der AA-Wirkung bei Mäusen. Auch bei Menschen verhinderten Steroidinjektionen den Anstieg des Plasma-β-Endorphins durch EA [113]. In einem dritten Experiment unterdrückten diese Autoren das β-Endorphin mit einer chemischen Methode, indem sie Mäusen 3 Tage lang 2%ige Kochsalzlösung statt Wasser zu trinken gaben. Danach war die AA-Wirkung vollständig anulliert. Wie schon oben angemerkt, zeigten die Experimente, daß die AA oft mit einem Anstieg des Blutcortisols, des ACTH und des β-Endorphins einhergeht, der die Hypophyse zugeschrieben werden muß. So führte Hypophysektomie an Rattten auch zur Anullierung der AA [182b, 182d, 182e, 182f].

Zu 10: Beobachtet wurde ein Anstieg der Messenger-RNS für Proenkephalin im Gehirn und der Epiphyse. Dieser hielt 24–48 h nach einer 30-minütigen Elektroakupunktur an, was auf eine für längere Zeit angestiegene Syntheserate des Enkephalins hinwies. Dies wiederum könnte die anhaltenden Wirkungen der EA und die Potentierung der Wirkung durch täglich wiederholte Behandlungen erklären [223a].

Zu 11: Ratten, in denen eine Opiatgewöhnung induziert wurde (durch wiederholte Opiat-Injektionen, bis sie süchtig wurden) zeigen eine verminderte Wirksamkeit von AA [26a, 70]. Ähnlich zeigen Ratten, in denen durch wiederholte Akupunktur über Stunden eine Gewöhnung an AA induziert wurde, eine erhöhte Toleranz gegen Morphine [70]. Diese Kreuztoleranz zwischen AA und Morphingewöhnung spricht für die Beteiligung von Endorphinen in der AA (N.b.: Nicht zu Verwechseln ist die Toleranz gegenüber AA, die durch kontinuierliche AA über Stunden induziert wird, und die Potenzierung der AA-Wirkung durch täglich wiederholte 30-Minuten-Behandlungen wie unter Nr.3 oben beschrieben). Paradoxerweise können morphinsüchtige Tiere und Menschen erfolgreich mit Akupunktur behandelt werden (s. 2. 3, unten).

Zu 12: Neuere Befunde sprechen dafür, daß die AA stärker auf die emotionalen Komponenten des Schmerzes wirkt als auf die sensorische Schwelle für akuten Schmerz [218a, 156a]. Dieses Phänomen ist charakteristisch für Morphin-(und Endorphin-) Analgesie, und spricht wiederum für die Beteiligung von Endorphinen bei der AA.

Zu 13: Chirurgische oder chemische Verletzung des Hypothalamus in der Nachbarschaft des Nucleus arcuatus annuliert in der Ratte die niederfrequente AA, jedoch nicht die hochfrequente AA. Da dies der Standort des meisten β-Endorphins im Gehirn ist, spricht es für die Beteiligung des β-Endorphins in der niederfrequenten AA (s.Zelle 12 in Abb.2) [201a, 182b, 182c].

Zu 14: Elektrolytische oder andere chemische Verletzungen des periaquäduktalen Graus (PAG) anullieren die AA sowohl vom nieder- als auch vom hochfrequenten

Typ. Da das PAG sowohl an der endorphinergen als auch an der katecholamin-vermittelten Analgesie beteiligt ist, unterstützt auch dies weiter die Hypothese [201 a, b].

Zu 15: Kürzlich wurde eine neue Methode entwickelt, lang anhaltende Veränderungen im Gehirn nach Stimulation zu identifizieren: man mißt dazu Anstiege des C-fos-Gen-Proteins und ermittelt damit Regionen von hoher neuronaler Aktivität. Diese Technik wurde bei Ratten während AA angewandt, und die betreffenden Gehirnregionen wurden verglichen mit denen von Ratten, die Pseudoakupunktur oder keine Akupunktur erhielten. Mehrere am Endorphingeschehen beteiligte Gegenden zeigten erhöhtes C-fos-Protein während der niederfrequenten AA (z.B. das PAG und der Nucleus arcuatus des Hypothalamus), während hochfrequente AA das C-fos-Protein in vielen Nuclei der Raphe im Hirnstamm erhöhte (die an der katecholaminvermittelten AA beteiligt sind). Pseudoakupunktur erhöhte das C-fos-Protein in diesen Gegenden nicht [91 a]. Dies belegt, daß niederfrequente AA Gehirnregionen aktiviert, in denen Endorphine involviert sind, während die Pseudoakupunktur dies nicht tut.

Zu 16: Neue Befunde sprechen dafür, daß zusätzlich zur Vermittlung von 100 Hz-EA-Wirkungen durch Monoamine auch Dynorphin (eines der 3 Endorphine) solche Wirkungen vermittelt. So gibt es bei 100 Hz eine Anhebung der Dynorphinspiegel im Hinterhorn des Rattenrückenmarks [217 a]. Bei Lumbalpunktionen an Menschen, die mit 100 Hz EA behandelt wurden, fanden sich ebenfalls erhöhte Dynorphinwerte [68 d]. Ratten, denen EA mit 100 Hz appliziert wurde, zeigten AA, die durch den Dynorphin-κ-Antagonisten Nor-Binaltorphimin geblockt werden konnte, wogegen EA mit 2 Hz durch μ- und δ-Antagonisten geblockt wird, was für die Beteiligung von Enkephalinen und β-Endorphin bei diesen niedrigeren Frequenzen spricht [26 c].

Zu 17: Elektroakupunktur bei Ratten führte zur Erhöhung der Spiegel von Vorstufen der 3 Endorphine, also Präproenkephalin-, Präprodynorphin- und Präproendorphin-mRNA. Außerdem ließ sich das durch EA induzierte Präprodynorphin-mRNA durch gegensinnige Nukleotide für C-fos oder C-jun blockieren [61 b].

Zusammenfassend ist zu sagen, daß 18 verschiedene Vorgehensweisen experimenteller Forschung hier beschrieben wurden (die 17 aufgelisteten und dazu die ursprünglichen Naloxonstudien), die gemeinsam einen substantiellen Beweis der AA-Endorphin-Hypothese darstellen. Warum gibt es, bei soviel konvergenter wissenschaftlicher Evidenz, noch immer Skeptiker?

1) Einige Skeptiker führen die Studien an, in denen es nicht möglich war, mit Naloxon die AA-Wirkung rückgängig zu machen. Wir haben oben schon erläutert, daß solche rückwirkenden Blockaden wegen der Eigenschaften des Dynorphins und des κ-Rezeptors wenig Aussichten auf Erfolg haben – Naloxon unterbindet die AA-Wirkung, hebt sie jedoch nicht nachträglich auf.
2) Andere Kritiker sagen, der Naloxonantagonismus sei ein notwendiger, aber kein hinreichender Beweis. Deswegen haben wir etliche Seiten damit gefüllt, 16 z.T. *sehr verschiedene* wissenschaftlich-experimentelle Nachweiswege darzustellen.
3) Manche Skeptiker greifen die Tierversuche zur Akupunkturanalgesie als „nicht auf den Menschen übertragbar" an. Erstens gibt es aber viele Versuche mit Menschen, deren Endorphinergebnisse mit denen der Tierversuche konform sind. Zweitens beweist die Übereinstimmung der Befunde durch viele Spezies die Allgemeingültigkeit des Phänomens. Drittens ist Schmerz beim Menschen schlechter meßbar und objektivierbar. Viertens müßte, wenn diese Skeptiker recht haben, die gesamte Schmerzliteratur mit Tieren verworfen werden, eine Literatur, die uns unsere ersten Einsichten über Endorphine vermittelte, über Analgesie durch Gehirnstimulation, TENS und andere Ergebnisse, die sich als hochgradig brauchbar zur Behandlung menschlicher Schmerzen erwiesen haben.
4) Manche Skeptiker haben Bedenken, die AA-Wirkung bei Tieren könne ausschließlich eine streßinduzierte Analgesie sein (bei der ebenfalls Endorphine freigesetzt

werden) und daher nichts mit Akupunktur beim Menschen zu tun haben. Auf einem Kongreß über streßinduzierte Analgesie an der New York Academie of Sciences hielten wir kürzlich einen Vortrag mit dem Titel „Das Verhältnis von streßinduzierter Analgesie zur Akupunkturanalgesie“ [144]. Hier einige Punkte daraus:

1) Pseudoakupunktur an Nichtakupunkturpunkten (nahe bei den echten) induziert keine AA-Wirkung und liefert damit die Kontrolle, was den Streß angeht.
2) AA-Phänomene, die in anästhesierten Ratten und Katzen oder auch in dezerebrierten Katzen objektiviert wurden, können nicht auf psychologischen Streß zurückgeführt werden.
3) Die AA-Wirkung wird bei einer bestimmten Stimulationsfrequenz von Endorphin vermittelt, bei einer anderen von Serotonin – aber der Streß ist derselbe.
4) Viele Mechanismen der Streßanalgesie sind ganz unterschiedlich von denen der AA.
5) Resultate in Mäusen und Ratten wurden erzielt mit milder Stimulation, die A-β-Nervenfasern aktiviert, eine schmerzlose Prozedur die nicht mehr Streß mit sich bringt als eine Stimulation von Pseudopunkten.

Zhang [223 d] stellte weitere Unterschiede zwischen AA und Stress-Analgesie zusammen:

1. AA ist naloxon-reversibel, während Stress-Analgesie auch durch hohe Dosen von Naloxon nur teilweise antagonisiert werden kann (20mal höhere Dosen als die zur Umkehrung der AA-Wirkung erforderlichen).
2. Während der AA nehmen Plasma-cAMP-Spiegel ab, nicht dagegen bei Stress-Analgesie.
3. Das periaquäduktale Grau (PAG) ist essentiell für die AA, nicht jedoch für die Stress-Analgesie.
4. Dorsolaterale Verletzungen des Rückenmarks eliminieren die AA, nicht jedoch die Stress-Analgesie.

Dennoch ist hier ein Hinweis zur Vorsicht angezeigt: Manche Tiermodelle der AA sind in der Tat als stress-intensiv für die Tiere anzusehen, vor allen solche, die im wachen Zustand durchgeführt werden und starke Stimulation der Nadeln erfordern. Ein solches Experiment liegt auch dem Rattenmodell von Prof. Han, Medizinische Universität Peking, zugrunde, das kürzlich von Prof. Mayer, Universität von Virginia, infrage gestellt wurde. In Mayers Labor ließen sich Hans Ergebnisse nicht reproduzieren, und so führten die beiden Autoren kombinierte Versuche durch, um die Widersprüche aufzulösen [16 d]. Ein Hauptfehler bestand in der Tatsache, daß „Lerneffekte“ die Hanschen Resultate an wachen Ratten beeinträchtigten [16 c]. Der andere Fehler war schwieriger nachzuweisen, kam aber nach Ansicht dieses Autors von dem starken Stress, den eine kräftige Stimulation der Akupunkturnadel bei wachen Ratten verursacht. Aus diesem Grund werden die besten AA-Studien an bewußtlosen Tieren durchgeführt, um den Stress zu minimieren (und zugleich auch die Lerneffekte). [137, 147, 148, 150, 152, 153].
Daraus folgt, daß die Einwände der Skeptiker leicht zurückzuweisen sind. Eine überwältigende Menge experimenteller Beweise spricht für die Richtigkeit der AA-Endorphin-Hypothese.

2.1.3 Experimentelle Belege für den Zusammenhang von Mittelhirnmonoaminen und Akupunkturanalgesie

In zahlreichen Arbeiten werden die Monoamine des Mittelhirns mit der akupunkturanästhesie in Verbindung gebracht, v.a. Serotonin und Noradrenalin. Da der Raphemagnus-Kern im Hirnstamm die meisten Serotoninzellen im Gehirn enthält, müßten Läsionen, die diese Zellen oder ihre Axone im Tractus dorsolateralis (TDL) zerstören, die AA-Wirkung beeinträchtigen, wenn Serotonin dabei eine Rolle spielt. (Solche

Läsionen unterdrücken gewöhnlich die Morphinanalgesie, die durch eine deszendierende Hemmung über das Raphe-TDL-Serotonin-System vermittelt wird [9].) Zahlreiche Experimente zeigen, daß Läsionen dieses Systems tatsächlich auch die AA-Wirkung blockieren: Verletzungen der medialen Medulla oblongata unterdrücken die AA vollständig, während Verletzungen des N. raphe magnus oder des TDL die AA-Wirkung reduzieren [45 a, 100 a, 171]. Ähnlich vermindern auch elektrolytische Schädigungen des Raphekerns oder chemische Läsion dieses Kerns durch 5,6-Dihydroxytryptamin [119] die AA-Wirkung.

Parachlorophenylalanin, das die Biosynthese des Serotonins blockiert, unterdrückt die AA beim Kaninchen [119] und bei Mäusen [32], ferner die Analgesie durch segmentale Nervenstimulation bei Ratten [215]. Methysergid, das Serotoninrezeptoren blockiert, unterdrückt die Analgesie durch periphere Nervenstimulation bei Mäusen [173], und Cinanserin (ein anderer Serotoninrezeptorblocker) verhindert die AA-Wirkung ebenfalls bei Mäusen [32]. Bei all diesen chemischen Versuchen zur AA-Serotonin-Hypothese wurden die verwendeten Substanzen systemisch gegeben, meistens intraperitoneal. Untersuchungen mit gezielten Mikroinjektionen erbrachten jedoch überraschende Ergebnisse, die nahelegten, daß das absteigende serotonerge Hemmsystem weniger wichtig sein könnte als die Rapheprojektionen auf das Vorderhirn: Intrathekale Cinanserininjektionen über dem Rückenmark erbrachten keine Blockade der AA-Wirkung bei Ratten [136], wogegen Läsionen des aszendierenden Raphetrakts durch Mikroinjektion von 5,6-Dihydroxytryptamin in die medialen Vorderhirnbündel eine selektive Abnahme des zerebralen Serotonins und eine korrelierende Abnahme der AA-Wirkung bei Ratten verursachte [66].

Mikroinjektionen von Cinanserin in verschiedene Gehirnzentren bestätigten die Bedeutung des aszendierenden Serotoninwegs; die AA ließ sich blockieren durch Injektionen ins limbische System und ins PAG des Mittelhirns [66]. Eine Verstärkung der AA-Wirkung wird beobachtet bei Ratten und Mäusen, wenn Serotonin systemisch oder intrazerebroventrikulär appliziert wurde, wobei der letztere Weg wirksamer als der intrathekale war [66]. Messungen von 5HT und seinem Metaboliten 5-Hydryindolessigsäure (5HIAA) in Gehirn und Rückenmark von Ratten unter AA zeigten Anstiege von Produktion und Verbrauch von 5HT [191 a, 223 c]. Die Bedeutung des Serotonins in der AA wurde auch klinisch bestätigt, in einer Doppelblindstudie mit Patienten, die den Serotoninresorptionsblocker Clomipramin einnahmen, und bei denen die AA potentiert war.

All dies wirft einige neue Fragen auf: Warum stört eine Läsion des Tractus dorsolateralis im Rückenmark die AA, wenn das Rückenmarkserotonin die AA-Wirkung nicht vermittelt? Enthält der TDL andere Transmitter, die dies tun? Mayer und Watkins unterstellen, daß ein Synergismus von Serotonin und Noradrenalin der entscheidende Faktor sein könnte [115]. Tatsächlich konnte Hammond [65] zeigen, daß eine Kombination intrathekaler Antagonisten (Methysergin für Serotonin und Phentolamin für Noradrenalin) die absteigende Analgesie durch Hirnstammstimulation am besten antagonisierte. Vielleicht sollte dies auch für die AA versucht werden.

Auch zum Noradrenalin (allein, ohne Serotonin) hat es eine Reihe von Arbeiten im Zusammenhang mit der AA gegeben. Yohimbine, ein α_2-Noradrenalinantagonist, blockierte, systemisch gegeben, die AA in Mäusen [32]. Intrathekales Phentolamin (ebenfalls ein α_2-Blocker) blockierte die AA, was die Bedeutung des absteigenden Noradrenalinwegs zeigt [67]. Eine neuere Studie [220] zeigte, daß eine Schädigung der absteigenden Noradrenalinbündel durch Mikroinjektion von 6-Hodroxydopamin in die Faserbündel die AA-Wirkung bei Ratten minderte. Ähnliche Experimente mit einer Schädigung der serotonergen Bahn durch 5,6-Dihydroxytryptamin erbrachten weniger deutliche Ergebnisse. Jedoch zeitigte die kombinierte Schädigung mit beiden Toxinen die beste Blockade der AA, was dafür spricht, daß der Synergismus beider Monoamine tatsächlich entscheidend ist [220]. Erwähnenswert ist, daß sich aufsteigende Noradrenalinaktivitäten im Zusammenhang mit der AA eher als hemmend denn verstärkend gezeigt haben: so hemmte eine Stimulation des Locus coeruleus im

Mittelhirn die AA, hingegen ließ sich die AA-Wirkung durch eine elektrolytische Schädigung des Locus coeruleus potentieren [46]. Dies paßt auch zum hemmenden Einfluß der noradrenergen Locus-coeruleus-Aktivität auf den Raphe-magnus-Kern [9]. Da Noradrenalin zentral und spinal entgegengesetzte Wirkungen entfaltet, ist es am besten, diese durch Mikroinjektionsexperimente getrennt darzustellen. Noradrenalinturnoverstudien haben einen gesteigerten Verbrauch erbracht, der zunächst einmal zu den gesteigerten Aktivitäten unter der AA passen würde [69]. Sicher ist, daß das gesamte Monoaminsystem nach weiterer Forschung verlangt. Wenn der Synergismus absteigender Noradrenalin- und Serotoninaktivitäten von Wichtigkeit ist, dann sollten alle zukünftigen Studien hierzu mit kombinierten intrathekalen Blockern arbeiten. Außerdem müssen die Bedeutungen aszendierender und deszendierender Systeme weiter abgeklärt werden.

Ein wesentlicher Parameter der EA (und der TENS) ist die Frequenz der Stimulation, da diese entscheidet, welche Neurotransmitter freigesetzt werden. Es wurde verschiedentlich gezeigt, daß niederfrequente Stimulation endorphinerg ist und durch Naloxon antagonisiert wird [30, 176]. Hochfrequenzinduzierte AA ist dagegen nicht naloxonempfindlich [30, 176], sondern vielmehr monoaminerg und infolgedessen durch den Serotoninrezeptorblocker Cinancerin und den Syntheseblocker PCPA antagonisierbar; ferner ist die Hochfrequenz-AA durch den Serotoninvorläufer 5HTP zu verstärken [32]. Diese Frequenzeinflüsse wurden in Abschn. 2.1, Abb. 2.2 und 2.3, zusammengefaßt.

Neuere Befunde weisen darauf hin, daß hochfrequente AA durch Dynorphine vermittelt sein könnte (eine der drei Endorphingruppen). Dynorphine binden an κ-Rezeptoren Metenkephalin bindet an δ-, und β-Endorphin an μ-Rezeptoren, die weniger empfänglich für eine Naloxon-Blockade sind als die anderen Endorphinrezeptoren. Hieraus folgert man, daß Hochfrequenz-AA nicht durch Naloxon blockiert wird, obwohl sie durch Dynorphine (also eine endorphinergische Substanz) vermittelt wird [68 c]. Obwohl diese Experimente an hochgradig gestressten Ratten durchgeführt wurden (s. auch oben, Abschnitt 2. 1. 2) und in dieser Hinsicht angreifbar sind, konnten sie kürzlich an menschlichen Patienten reproduziert werden (bei denen Stress in diesem Zusammenhang ein geringeres Problem darstellt). Es ließ sich in menschlichem lumbalem Liquor zeigen, daß Stimulation mit 2 Hz eine metenkephalin-immunoreaktive Substanz freisetzte, während 100 Hz zur Freisetzung von Dynorphin A führten [68 d]. Um die Dynorphin-Verhältnisse weiter zu verkomplizieren, zeigten Takeshige et al. [182 a] kürzlich an Ratten, daß mit niederfrequenter Stimulation an Nicht-Akupunkturpunkten (also durch Pseudo- bzw. sham-Akupunktur) erzeugte Analgesie durch Antiseren gegen Dynorphin blockiert werden kann, ebenso wie durch κ-Rezeptorenblocker, wogegen die niederfrequente AA von echten Akupunkturpunkten mithilfe von Antiseren gegen Metenkephalin und durch Naloxon blocckiert wird. All dieses spricht dafür, daß Dynorphin-Analgesie möglicherweise keine echte Akupunkturwirkung ist. Vielleicht stellt sie lediglich eine stressinduzierte Art von Analgesie dar.

Aus all dem ergibt sich, daß die Monoamine Serotonin und Noradrenalin in der AA ohne Zweifel eine Rolle spielen. Serotoninerge Projektionen vom Raphekern auf höhergelegene Zentren könnten AA-Wirkung vermitteln. Deszendierende Projektionen auf das Rückenmark (via TDL) scheinen in Synergismus mit deszendierenden Noradrenalinaktivitäten die Schmerzübertragung im Rückenmark zu blockieren. Die Rolle des Dynorphins in der Hochfrequenz-AA bleibt fraglich.

2.1.4 Experimentelle Belege für die Beteiligung des Hypothalamus-Hypophysen-Systems an der Akupunkturanalgesie

Die dritte mögliche Ebene der Endorphinanalgesie mit Niederfrequenzstimulation ist das Hypothalamus-Hypophysen-System. Der Nucleus arcuatus des ventromedialen Hypothalamus und die Hypophyse enthalten alle Endorphinzellen des Gehirns [14].

Da die Zellen des Nucleus arcuatus lange Axone haben, findet man β-Endorphin in anderen Gehirngegenden, aber dieses stammt sämtlich aus den Hypothalamuszellen [203]. Die Arcuatuszellen können über diese langen Axone Analgesie bewirken, beispielsweise indem sie das PAG stimulieren. Läsionen des Arcuatuskerns unterdrücken die AA bei Ratten [167].
Was die mögliche Rolle der humoralen β-Endorphine aus der Hypophyse in der Schmerzmodulation angeht, besteht einige Verwirrung. Die Beweise für eine Beteiligung der hypophysären Endorphine an der AA (Läsions- und Blutspiegeluntersuchungen) haben wir bereits angeführt. Die Beteiligung der Hypophyse an anderen Formen von Analgesie ist ebenfalls untersucht worden. Zum Beispiel führt die Entfernung der Hypophyse zu einem Verschwinden der streßinduzierten Analgesie; ferner kann Naloxon diese Streßanalgesie teilweise aufheben; Hirn- und Blutspiegel der β-Endorphine steigen unter Streß; und jedes Mol ACTH, das unter Streß ins Blut ausgeschüttet wird, ist von 1 mol β-Endorphin begleitet [161]. Diese Resultate lassen vermuten, daß Streßanalgesie mindestens teilweise durch die Hypophysen-β-Endorphine vermittelt ist. Die Hypophysenablation ist jedoch eine ziemlich unsichere Technik; und die Injektion von Naloxon könnte Nebenwirkungen haben. Schlimmer noch, bei manchen Tieren ist die Blut-Hirn-Schranke für β-Endorphin wenig durchlässig, z.B. bei Ratten [161], wenn auch Mäuse, Kaninchen und Menschen eine weniger wirksame Barriere haben [193]. Kürzlich wurde ein neuer Weg entdeckt, auf der die hypophysären Endorphine das Gehirn erreichen können [13, 124], nämlich das hypothalamisch-hypophysäre Pfortadersystem mit umgekehrter Strömungsrichtung. Vielleicht können die Endorphine den dritten Ventrikel erreichen und über den Liquor Strukturen wie den Nucleus caudatus, den Thalamus und das PAG beeinflussen. Der Zusammenhang von Hypophyse und AA-Wirkung bedarf weiterer Erforschung.

2.1.5 Schlußfolgerungen

Unter dem Strich ist zu sagen, daß die experimentelle Evidenz für die Vermittlung der AA-Wirkung durch Endorphine sehr stark ist, wogegen die Erforschung der Beteiligung der Monoamine Serotonin und Noradrenalin weiterer Arbeit bedarf. Des weiteren sind die Nervenschaltungen, wie sie in den Abb. 2.1–2.3 dargestellt sind, wohlfundiert, auch wenn über die Rolle der Hypophyse noch einige Unsicherheit besteht.

2.2 Akupunkturanalgesie bei chronischen Schmerzzuständen

Dieser Abschnitt wird uns zu zwei wichtigen Schlußfolgerungen bringen: 1) Wir werden zeigen, daß Akupunktur in der Behandlung chronischer Schmerzzustände sehr wirksam ist, indem sie 55–85% der Patienten hilft; damit hält sie ohne weiteres den Vergleich mit starken Medikamenten aus (z.B. helfen Morphine in 70% der Fälle) [11]. 2) Wir kommen zu dem Schluß, daß die Akupunkturanalgesie wirksamer ist als Placebo, was auf einen tatsächlichen physiologischen Effekt hinweist.
Diese Folgerungen beruhen auf Befunden aus drei verschiedenen Arten von Studien (s. auch neuere Übersichten [160, 197]). Untersuchungen, bei denen den Patienten weniger als zwei Behandlungen appliziert wurden, haben wir nicht aufgenommen.

Klasse A: Studien ohne Kontrollgruppe oder mit einer Kontrollgruppe, die keinerlei Behandlung erhielt.

Klasse B: Studien, bei denen die Kontrollgruppe mit Pseudoakupunktur – also Nadelung von Nicht-Akupunkturpunkten – behandelt wurde.

Klasse C: Studien mit einer Placebokontrollgruppe – nichteingeschaltete TENS-Geräte oder auf die Haut mit Pflaster aufgeklebte Akupunkturnadeln (die also nicht eingestochen wurden) stellten die Placebos in dieser Kontrollgruppe zum Vergleich mit echter Akupunkturbehandlung dar.

In den Studien der Klassen B und C wurden die Experimente i. allg. „einfach-blind" durchgeführt, d. h. die Patienten wußten nicht, ob es sich hier um eine richtige oder eine Placebobehandlung handelte, während die Ärzte Bescheid wußten. Wir werden im folgenden zeigen, daß die Qualität der Experimente von C über B nach A abnimmt. Zunächst nahm man an, daß Studien der Sorte B von ähnlicher Qualität wie die Untersuchungen der Klasse C wären; man hoffte, daß die Pseudoakupunktur eine gute Kontrolle für Placebowirkungen darstellte; daher wurden viele Studien nach dieser Anordnung angelegt [160, 197]. Nun hat aber die Erfahrung gezeigt, daß Pseudoakupunktur bei ungefähr 33–50 % der Patienten hilfreich ist, wogegen die Placebobehandlung nach Klasse C nur 30–35 % der Patienten etwas brachte. Die Quote der Placebowirkungen deckt sich in Klasse C genau mit den Placebobehandlungserfolgen Bleechers durch Injektion von Glukoselösung, zur Kontrolle gegen Morphininjektionen [11]. Auch er fand Placebowirksamkeit von 35 %, wogegen das Morphin bei 70 % der Patienten wirksam war. Dies spricht dafür, daß es sich bei den 33- bis 50 %-Erfolgen unter Pseudoakupunktur in Klasse B nicht um reine Placebowirkungen handelt.

Echte Akupunktur hilft hingegen bei 55–85 % der Patienten [160, 197]. Die Arbeit von Lawith und Machin [96] legt überzeugend die statistischen Schwierigkeiten der Klasse-B-Experimente dar, wo z. B. die Kontrollgruppe in 40 % Behandlungserfolge zeigte (unter Pseudoakupunktur), wogegen die Verumgruppe eine Erfolgsrate von 70 % aufwies (unter echter Akupunktur).

Das erhöht die Zahl der Patienten, die notwendig sind, um eine statistische Signifikanz zu erhalten, auf 122 pro Studie. In statistischer Terminologie ausgedrückt, brauchen wir ein n von 61 pro Gruppe, um zu einer Irrtumswahrscheinlichkeit von $p < 0{,}2$ zu kommen, und ein n von 90 Patienten pro Gruppe (insgesamt also 180 Patienten für die gesamte Studie) für eine Irrtumswahrscheinlichkeit von $p < 0{,}05$ [96].

Hingegen hilft die Placebobehandlung nach Klasse C nur bei 30–35 % der Patienten, was den Nachweis eines signifikanten Unterschieds zur echten Behandlung in den Experimenten dieser Klasse deutlich leichter macht. Um die 30 %-Erfolgsrate der Placebogruppe mit der 70 %-Erfolgsquote der echt Behandelten zu vergleichen, sind nur 70 Patienten insgesamt ($n = 35$) für eine Irrtumswahrscheinlichkeit von $p < 0{,}2$ oder 102 Patienten ($n = 51$) für $p < 0{,}05$ Irrtumswahrscheinlichkeit nötig. Aus diesen Gründen ist es nicht übermäßig erstaunlich, daß bei den Untersuchungen der Klasse C drei von drei Studien zu signifikanten Unterschieden zwischen Behandlungs- und Kontrollgruppen kamen [104, 141, 160 a], wogegen dies bei den Untersuchungen der Klasse B nur für vier von neun Studien möglich war [6 b, 48, 57, 58, 186 a, 222, s. jedoch 43 b, 64 a, 73, 97 b, 114]. Die 33- bis 50 %-Erfolgsrate unter Pseudoakupunktur in den Studien der Klasse B dürften, wie gesagt, keine reinen Placeboeffekte gewesen sein – sie zeigen möglicherweise nur, daß es auch bei Nadelung von Nichtakupunkturpunkten eine unspezifische analgetische Restwirkung der Akupunktur geben könnte. Um hier statistische Klarheit zu gewinnen, sind Studien der Klasse B mit größeren Patientenkollektiven (122 Patienten) nötig, um die Spezifität der echten Akupunkturpunkte deutlich gegen die unspezifischen Wirkungen aus der Nadelung von Nichtakupunkturpunkten abzugrenzen.

Die Studien der Klasse A würde man normalerweise ganz außer Betracht lassen; jedoch zeigen diese Studien vielfach die charakteristische Erfolgsrate von 55–85 %, von der wir aus den Klasse-C-Untersuchungen wissen, daß sie weit über dem Placebolevel liegt. Streng genommen ist ein solcher Vergleich über die Grenzen der Untersuchungen hinweg natürlich nicht zulässig; man kann jedoch kaum umhin, von der hohen Übereinstimmung aller Ergebnisse der Studien der Klassen A, B, und C beeindruckt zu sein.

Zusätzlich zu diesen drei Kategorien gibt es einige Untersuchungen, bei denen die Akupunktur mit einer Standardbehandlung gegen chronischen Schmerz verglichen wurde. Diese Studien weisen dieselben statistischen Probleme wie die Klasse-B-Untersuchungen auf: Die beobachteten Unterschiede sind so klein, daß es zu ihrer statistischen Sicherung sehr große Stichprobenumfänge bedürfte. Trotzdem zeigen verschiedene dieser Studien, daß die Akupunkturanalgesie die medikamentösen Standardtherapien an Wirksamkeit übertrifft [62, 101, 103, 180], wogegen sich in anderen [2, 99 a, 99 b, 99 c] kein Unterschied zwischen Akupunktur und konventioneller Therapie ausmachen ließ – was aber gerade auf einen zu kleinen Stichprobenumfang zurückzuführen sein dürfte.

Allerdings würde auch eine gleichgroße Wirksamkeit schon sehr stark für die Akupunktur sprechen, v. a. weil die gravierenden Nebenwirkungen einer medikamentösen analgetischen Dauerbehandlung hier wegfallen (s. dazu auch Kap. 15).

Einer der wichtigeren Fehler in vielen klinischen Studien vom Typ A, B, und C war, daß die De Qi-Empfindung nicht hervorgerufen wurde. Wenn dagegen bewußte Anstrengungen gemacht wurden, die Typ-III-Fasern anzuregen und De Qi zu erzeugen, lagen die Erfolgsraten bei 85–90 %, auch noch nach 4–8 Monaten Follow up [33].

Eine Meta-Analyse über 14 kontrollierte Studien benutzte eine neue statistische Methode, die den Autoren erlaubte, Daten auf vielen verschiedenen Studiendesigns zu verwenden. Diese Metaanalyse erbrachte eine statistische Signifikanz zugunsten der Akupunktur gegen die Kontrollgruppen [133 b].

Dagegen kam eine neuere Metaanalyse, gestützt auf 51 kontrollierte klinische Studien, zu dem Schluß, daß „die Wirksamkeit der Akupunktur in der Behandlung der chronischen Schmerzen zweifelhaft bleibt“ [187 b]. Es ist bedauerlich, daß diese letztere Publikation, in der sorgfältig „Kriterien“ für den Einschluß in die Untersuchung aufgelistet werden, weder De Qi, noch die Behandlungsintensität, noch die Zahl der Behandlungen als wichtige Kriterien benennt. Im Zusammenhang mit Statistik gibt es ein wohlbekanntes Schlagwort: „Wenn man Müll hineingibt, kommt auch Müll heraus“. Bei Metaanalysen ist dieser Merksatz besonders relevant. Indem Studien aufgenommen wurden, bei denen negative Resultate durch inkorrekte Akupunktur erzielt wurden, wurden die positiven Resultate anderer Studien „herauskalkuliert“ [187 b].

Zusammenfassend ist zu sagen: Akupunktur ist bei fast allen Schmerzarten wirksamer als Placebo (Klasse C), die Ausnahmen sind Neuralgien und Migräne [44, 97]; Akupunktur wirkt bei 55–85 % der Patienten. Diese Erfolgsrate ist sehr beachtlich, wenn man in Betracht zieht, daß auch Morphium nur bei 70 % der Patienten mit chronischen Schmerzen wirkt [11]. Wenn also Akupunktur den konventionellen medikamentösen Behandlungsweisen an Wirksamkeit gleichwertig oder sogar überlegen ist und wenn sie gleichzeitig erheblich weniger Nebenwirkungen aufweist, dann folgt daraus, daß die Akupunktur zur Behandlung bestimmter chronischer Schmerzzustände als die Methode der Wahl anzusehen ist. Weitere Studien der Klasse C dürften diese Schlußfolgerung erhärten. Studien der Klassen A und B sind von der Anlage her weniger geeignet, jedoch zeigen sich auch hier Wirksamkeitsquoten der Akupunktur, die weit jenseits derer von Placebobehandlungen liegen.

Zukünftige Studien sollten versuchen, die Erzeugung der De Qi-Empfindung zu optimieren, um festzustellen, ob dadurch eine höhere Erfolgsquote erzielt werden kann.

Zum Schluß mag noch ein Kommentar zur Natur des Plazebos hier angebracht sein. Die Halbwertszeit der AA-Wirkung ist 15 bis 17 Minuten beim Menschen und 7 bis 13 Minuten beim Kaninchen [68 a, b]. Dies kann nicht als Plazebowirkung gedeutet werden: Diese Zeitverläufe sind typisch für Morphinwirkungen und für Analgesie, die durch direkte Elektrodenstimulation des periaquäduktalen Graus erzeugt wird, hingegen nicht für Plazebo. Ein anderer wesentlicher Unterschied zwischen Akupunktur und Plazebowirkung liegt in der Tatsache, daß wiederholte Akupunktur die AA-Wirkung potentiert, während wiederholte Plazeboanwendung immer weniger wirksam ist [87 a].

Seit dieses Kapitel für die vorherige Ausgabe überarbeitet wurde, fand ich 13 zusätzliche Arbeiten über chronische Schmerzen [16 h, 17 e, 38 a, 38 c, 43 d, 76 a, 82 g, 88 g, 93 a, 125 b, 186 a, 188 a, 197 d]. Im wesentlichen bestätigen diese Arbeiten meine bisherigen Schlußfolgerungen. Außerdem wurden verschiedene Übersichtsarbeiten über Akupunktur bei chronischen Schmerzen verfaßt [13 d, 79 e, 156 b]. Darüber hinaus haben sich verschiedene inzwischen erschienene Arbeiten mit dem Problem der Pseudoakupunktur beschäftigt [97 a, 197 e], das ja darin besteht, daß Nadelung auch an Nicht-Akupunkturpunkten deutliche Wirkungen hervorrufen kann. Ironischerweise hat die große Menge der vorgelegten Schmerzforschung bei jener FDA-Konferenz in 1994, in deren Folge die Nadeln als sichere und wirksame Behandlungsinstrumente neu eingestuft wurden [s. im einzelnen dazu S. 2 (Kap. 1.2.1)], nicht ausgereicht, die FDA-Beamten zu überzeugen. Dagegen überzeugte sie die antiemetische Forschung, wahrscheinlich, weil die Studienprotokolle bei diesem Untersuchungsgebiet uniform und homogen waren, und auch weil die Pseudoakupunktur in der Umgebung von Punkt Pe. 6 gänzlich negative Ergebnisse erbrachte. Im Vergleich dazu war die Forschung über Schmerz sehr heterogen, und die Pseudoakupunktur erbrachte oft ausgeprägte Effekte. So empfahlen denn auch einige FDA-Beamte, daß zukünftige Schmerzforschung nicht mehr gegen Placebo angelegt werden solle (wie es für pharmakologische Studien besser geeignet ist), sondern statt dessen die Akupunktur „Kopf an Kopf" mit analgetischen Medikamenten in randomisierten kontrollierten Studien verglichen werden solle.

2.3 Akupunktur und Drogenentzug

Der bekannte Hongkonger Neurochirurg Wen entdeckte durch Zufall, daß Ohrakupunktur die Symptome des Drogenentzugs bessert. Dies wurde, wie im Kapitel zur klinischen Forschung eingehender dargestellt, in verschiedenen klinischen Untersuchungen erfolgreich reproduziert und auch praktisch genutzt.
Was den Grundlagen-Aspekt dieses Phänomens betrifft, so spekulierten verschiedene Autoren, daß dieser Effekt durch Endorphin vermittelt sei [170]. In einer Studie mit 30 Heroinabhängigen zeigten die Blut- und Liquorspiegel von β-Endorphin unter Akupunktur keine Veränderung, was für eine alterierte Reaktionslage der Opiatsüchtigen gegenüber den Normalpersonen spricht [209]. Man kann vermuten, daß das Endorphinsystem lahmgelegt wird durch das Heroin im Blut, welches ein negatives Feedback auf die Endorphin-Autorezeptoren ausübt. ACTH- und Cortisolspiegel werden bei Süchtigen in der Entzugsphase durch Akupunktur gesenkt, was die Reduktion von Stress und Entzugssymptomatik widerspiegelt [207]. Bei Mäusen gelang es, den Gesamtgehalt des Gehirns an β-Endorphin zu bestimmen; dieser ließ sich, unter Entzug, durch Akupunktur vermehren (während der Plasmaspiegel unbeeinflußt blieb). Außerdem wurden die Entzugssymptome bei diesen Mäusen durch Akupunktur gemindert, ein Ergebnis das sowohl durch unser eigenes Team [36] als auch durch andere mit Ratten reproduziert werden konnte [68 e, 127]. In Studien mit Drogensüchtigen konnte hingegen der Liquorspiegel des Metenkephalin durch EA erhöht werden [40 a]. So ist das Bild derzeit noch verwirrend, vielleicht auch aufgrund der komplexen Natur der Drogensucht. Zu beachten ist auch die Unterdrückung vegetativer Entzugssymptome durch EA.
Die vielleicht eindrucksvollste Studie war die kürzlich von Bullock vorgelegte [17 b], der chronische Alkoholiker mit Ohrakupunktur behandelte; von 50 Patienten erhielten 25 drei Nadeln in echte Ohrakupunkturpunkte, und 25 erhielten drei („sham"-)Nadeln in falsche Ohrpunkte (Pseudoakupunktur). Obwohl ihnen Alkohol ad libitum angeboten wurde, blieben unter echter Akupunktur 42 % der Alkoholiker 3 Monate alkoholfrei und weitere 28 % tranken weit weniger als sonst (also eine gesamte Erfolgsquote von 70 %). Die Akupunktur verminderte offenbar das Bedürfnis selbst und unterdrückte nicht allein die Entzugssymptome. Die Pseudoakupunktur hatte keine Wirksamkeit. Bullock et al. [17 c] reproduzierten kürzlich diese Studie mit 80 Patienten

und ähnlichen Ergebnissen, andere Studien laufen derzeit in mehreren anderen Zentren.
An dieser Stelle sollten wir eine kürzlich publizierte Metaanalyse von 22 Studien über die Wirksamkeit von Akupunktur bei Suchterkrankungen erwähnen. Ihre Schlußfolgerung war, daß „die Behauptung, daß Akupunktur als Therapie für diese Suchterkrankungen wirksam sein soll, nicht durch Ergebnisse guter klinischer Studien gestützt wird" [187a]. Die „Müll hinein – Müll heraus"-Kritik, die oben für eine Metaanalyse der Schmerzstudien zitiert wurde, trifft auch hier zu. Sind 20 schlechte Studien geeignet, 2 gute Studien zu widerlegen? Warum waren Anordnungen wie „kombinierte Akupunktur plus intensive Psychotherapie" nicht als Einschlußkriterium in die Metaanalyse vorgegeben? Hier sind weitere Arbeiten unbedingt erforderlich! Seit diese Metaanalyse vorgelegt wurde, hat das US-amerikanische NIDA (National Institute of Drug Abuse) starkes Interesse gezeigt, kontrollierte klinische Studien über Akupunktur zur Suchtbehandlung zu finanzieren. Dies hängt damit zusammen, daß weltweit der Einsatz von Akupunkturbehandlungen gegen Opiat- und Kokainsucht stark zugenommen hat. Basierend auf dem erfolgreichen Behandlungsprogramm, das von Michael O. Smith am New Yorker Lincoln Hospital während der 70-er-Jahre entwickelt wurde, sind weltweit über 400 Behandlungszentren gegründet worden [175a, 16f]. Die Behandlungsstrategie verbindet tägliche halbstündige Akupunkturbehandlungen mit Gruppenpsychotherapie. Verschiedene Rechtsinstanzen in Amerika stellen Drogenabhängige bereits vor die Wahl: Akupunkturbehandlung oder Haftstrafe.
Das gestiegene Interesse an Akupunktur zur Behandlung von Suchterkrankungen hat zu mehreren neuen Übersichtsarbeiten geführt [16g, 41a, 118a, 125a]. Diese Arbeiten stimmen alle darin überein, daß trotz der positiven und sehr überzeugend erscheinenden kasuistischen Berichte zu diesem Gegenstand, zum Beispiel von Margolin [110a] und Konefal [86a], weitere randomisierte kontrollierte Studien erforderlich sind, um die Wirksamkeit der Behandlung zu sichern. Die Verwendung von Pseudoakupunktur am Ohr bedeutet hier ein ernsthaftes Problem für das Studiendesign, da die Placebogruppe hier partielle Verum-Wirkung erfährt (meist wird etwa 5 mm vom echten Punkt gestochen) [100a]. Die National Acupuncture Detoxification Association, NADA, die 1985 in den USA gegründet wurde, hat heute mehr als 4000 Mitglieder, die Akupunktur zur Behandlung von Suchterkrankungen anwenden. Die von der Regierung geförderten Studien zu diesem Thema sollten in Kürze Ergebnisse zeitigen.
Zum Abschluß ein paar Worte zur Behandlung der Eßsucht mithilfe von Akupunktur. Unglücklicherweise gibt es kaum ordentliche kontrollierte Studien zu Akupunktur gegen Fettleibigkeit. Jedoch ergab eine neuere Studie mit Ratten ein vielversprechendes Ergebnis: Unter Ohrakupunktur reduzierte sich das Gewicht übergewichtiger Ratten auf normale Werte, während Pseudoakupunktur keine Wirkung zeigte. Darüberhinaus zeigten elektrophysiologische Messungen im Sattheits-Zentrum (d.i. der hypothalamische Nucleus retromedialis – HVM) evozierte Potentiale bei Anwendung der echten Akupunkturpunkte, jedoch keine Reaktion bei den Pseudopunkten. Schließlich führten Verletzungen des HVM zu einer Anullierung der gewichtsreduzierenden Akupunkturwirkung [6a]. All dies spricht dafür, daß Ohrakupunktur das Sattheits-Zentrum stimuliert, und damit bei Ratten Fettleibigkeit bekämpft werden kann. Studien mit Menschen zu diesem Thema sind jetzt zu fordern.

2.4 Neurologische, kardiovaskuläre, antiemetische, urogenitale, pulmonale, gastrointestinale und andere Akupunkturwirkungen

Die Stimulation der Nervenregeneration durch Akupunktur ist bislang noch nicht in regulären Doppelblindstudien untersucht worden. In China gibt es Kasuistiken mit über 100000 Fällen von Facialisparese, die unter Akupunkturbehandlung eine Remissionsrate von 92% zeigten. Nun liegt bei dieser Erkrankung die Quote der Spontanremissionen bei etwa 80%, so daß ohne eine Placebo-Kontrollgruppe keine klare Aussage zu machen ist. R. Cheng (1981, persönliche Mitteilung) hat 1500 Fallbeschreibungen zusammengestellt von Patienten mit (partieller) retinaler Blindheit, deren Sehvermögen durch Akupunktur wiederhergestellt werden konnte, jedoch gab es auch hier keine Kontrollen (allerdings ist bei dieser Erkrankung die Spontanremission nicht von wesentlicher Bedeutung für die Bewertung des Ergebnisses). Wen führt zur Zeit eine kontrollierte Studie mit (partiell) blinden Patienten durch, und die ersten Resultate sprechen dafür, daß bei der Akupunkturgruppe eine wesentliche Verbesserung des Sehvermögens erreicht wird, wogegen sich bei der Placebogruppe keine Verbesserung abzeichnet (H. L. Wen 1986, persönliche Mitteilung). Allerdings wird hier nur der Anspruch erhoben, daß die Therapie das Sehvermögen partiell blinder Patienten zu verbessern vermag, wogegen die gänzlich blinden nicht von der Therapie profitieren. Eigene Laborexperimenten zeigten, daß EA zu einer deutlich gesteigerten Regeneration motorischer und sensorischer Nerven führte, bei Ratten, deren Nervus ischiadicus verletzt worden war [118, 145, 154] (siehe dazu auch Abschn. 1.5).

Fünf kontrollierte klinische Studien wurden durchgeführt um die Wirksamkeit der Akupunktur in der Behandlung von Lähmungen infolge von Schlaganfall zu ermitteln [79 d, 82 d, 126 a, 126 b, 164 a]. In diesen Studien wurde die Akupunktur kombiniert mit physikalischer Therapie, und sie wurde zu verschiedenen Zeitpunkten von 36 Stunden bis zu 3 Monaten nach dem zerebrovaskulären Ereignis begonnen. In einer dieser Studien [82 d] wurde ausgerechnet, daß die Reduktion der Krankenhaustage eine Einsparung von 26000 US-Dollar pro Akupunkturpatient ausmachte. In einer Studie, in der CT-Untersuchungen eingesetzt wurden, um den Ort der Läsion zu bestimmen [126 b], erwies sich die Akupunktur nur bei solchen Patienten als wirksam, bei denen weniger als die Hälfte des motorischen Nervenstrangs beschädigt war, was dafür sprechen würde, daß die Plastizität der verbleibenden Hälfte verantwortlich für die Erholung war. Wenn auch 5 Studien nicht ausreichend sind, um solide Schlußfolgerungen zu ziehen, so mag doch der Hinweis interessant sein, daß in fernöstlichen Ländern Akupunktur bei Schlaganfallpatienten sehr häufig angewendet wird. In China sind viele Krankenhausstationen belegt mit Patienten, die Akupunktur erhalten gegen die Schlaganfallresidualzustände. In Seoul, Korea, führt ein modernes Regierungskrankenhaus, das auf Akupunktur spezialisiert ist, seit 20 Jahren Statistiken, die zeigen, daß in dieser Zeit 80% der Betten mit Schlaganfallpatienten belegt waren. Weitere kontrollierte Studien sind also dringend erforderlich, um diese vielversprechende Indikation für Akupunktur zu untersuchen.

Viele kardiovaskuläre Experimente wurden mit Tieren durchgeführt. In einem eleganten Versuch benutzen Yao et al. [219] eine akupunktur-artige Stimulation des Nervus ischiadicus, um bei spontan hypertensiven, wachen Ratten den Blutdruck über längere Zeit zu senken. Diese Wirkungen waren naloxon-reversibel und hatten eine Serotoninkomponente, sehr ähnlich wie die AA. Kürzlich zeigten Hoffman und Thoren, daß es eine Zirkadianrhythmik der Akupunkturwirksamkeit zur Blutdrucksenkung gibt, in dem Sinne, daß die Akupunktur nur tagsüber wirkt, nachts dagegen nicht [79]. Auch gab es keine Wirkungen bei Ratten mit renalem Hochdruck [79]. In einer anderen Studie zeigte Thoren, daß langdauerndes „Jogging" bei spontan-hypertensiven Ratten genau die gleichen Wirkungen hervorrief wie Akupunktur (Analgesie und Blutdruckabsenkung über Serotonin- und Endorphinmechanismen), was darauf hinweist, daß

Gruppe-III-Muskelafferenzen normalerweise dazu dienen könnten, Analgesie während verschärfter Körperbelastung zu bewirken [189]. (Zufällig lassen sich das bekannte „Jogger's High" und die durch Laufen induzierte Analgesie beim Menschen beide durch Naloxon antagonisieren). Vielleicht ist dieses Phänomen geeignet, die normale physiologische (und teleologische) Funktion des Systems zu verstehen, dessen die Akupunktur sich bedient.

Anästhesierte Hunde, die am Punkt Du 26 (an der Oberlippe) stimuliert wurden, zeigten einen Blutdruckanstieg, der nicht naloxonantagonisierbar war [91]. Darüberhinaus half die Stimulation dieses Punkts bei Hunden im hämorrhagischen Schock den Blutdruck durch erhöhte kardiale Förderleistung stabil zu halten [41]. Derselbe Autor beobachtete bei Hunden, daß die Absenkung der kardialen Förderleistung durch Stimulation des Punktes Ma. 36 mithilfe von Atropin blockiert werden könnte, was auf eine parasympathische Wirkung verweist. Neuere Studien an anästhesierten Katzen und Ratten zeigten, daß eine Stimulation von niedriger Intensität die Sekretion von Katecholaminen aus dem Nebennierenmark absenkte, wogegen eine intensive Aktivierung des peripheren Nerven die Sekretion steigerte. Dies führte dann weiter zur Blutdrucksenkung respektive Erhöhung [6].

Eine sehr interessante Studie aus der Sportmedizin zeigte kürzlich, daß richtige Akupunktur – überlegen im Vergleich mit einer Pseudoakupunktur – die körperliche Leistungsfähigkeit und kardiovaskuläre Funktion steigern konnte, gemessen mit Spiroergometrie bei 36 gesunden jungen Probanden [48 b].

Neuere Studien von Ernst und Lee sprechen dafür, daß die Akupunktur am Punkt Di. 4 und Ma. 36 bei normalen Versuchspersonen eine kutane Vasodilatation verursacht, nachgewiesen in Thermographieuntersuchungen [49 a, b]. Dies ist konsistent mit einer neueren randomisiert kontrollierten Studie, die zeigt, daß Akupunktur die Anfälle von Raynaud-Syndrom um 63 % reduzieren konnte, gegenüber 23 % in der Kontrollgruppe [5 a]. Jedoch gibt es 2 Studien mit Versuchspersonen, die nicht mit diesen Ergebnissen übereinstimmen. In einer Untersuchung führte die Elektroakupunktur an Punkten der Hand zu einer Abkühlung der Hauttemperatur dieser Hand [89 a]; in der anderen waren keinerlei Effekte festzustellen [6 c]. Eine neuere Studie an Ratten zeigte, daß Akupunktur die Sympathikusaktivität herabsetzte, gemessen an den renalen Nerven, und zugleich den Blutdruck absenkte. Dieser Effekt war unterdrückt bei spinalanästhesierten Tieren, ließ sich jedoch nicht mit Naloxon aufheben [132 a].

Eine weitere kardiovaskuläre Studie an Menschen ermittelte, daß Akupunktur die unter körperlichem Training erbrachte Leistung um 7 % zu steigern vermochte, mit einer verbesserten kardiovaskulären Leistungsfähigkeit, die an schnellerer Rückkehr zu Ausgangswerten von Herzfrequenz und Blutdruck abgelesen werden konnte. Dies war unter Pseudoakupunktur nicht zu beobachten [48 b]. Schließlich zeigten neuere Untersuchungen, daß manuelle und Elektro-Akupunktur die Überlebensaussichten von muskulokutanen Autotransplantaten erhöhten, indem sie lokale Ischämien verhinderten [81 a, b].

In einer kürzlich publizierten Reihe von Studien erwies sich deutlich eine Wirksamkeit der Akupunktur in der Behandlung von Übelkeit (Nausea), wobei der Punkt Pe. 6 genadelt wurde, d. h. der Nervus medianus am Unterarm. In 10 von 12 publizierten Studien war die Behandlung sehr wirksam. Von diesen 10 erfolgreichen Studien arbeiteten 6 mit Plazebo-Kontrollgruppen [8 a, 46 a, b, c, d, 78 a], zwei hatten eine Kontrolle ohne jede Behandlung [8 a, 79 a], und zwei hatten eine Kontrollgruppe mit medikamentöser Behandlung [1 a, 57 a]. Akupunktur erwies sich als wirksamer als Plazebo und als Behandlungslosigkeit, und war ebenso wirksam wie die medikamentöse Therapie. In den 10 Studien mit positiven Behandlungserfolgen wurden verschiedene Formen der Stimulation von Pe. 6 angewendet. Akupressur, manuelles Drehen der Nadel oder Elektroakupunktur erwiesen sich als etwa gleich wirksam. Von diesen 10 Studien hatten 6 die postoperative Nausea zum Gegenstand [8 a, 38 a, 46 a, c, 57 a], zwei handelten von morgendlichem Schwangerschaftserbrechen [46 d, 79 a] und zwei von Nausea infolge von Chemotherapie gegen Krebs [1 a, 46 b]. Eine erfolglose Studie wendete

die Akupunktur gegen experimentell induzierten Brechreiz an [17 a]. Eine weitere Untersuchung ohne Behandlungserfolg applizierte die Akupunktur zum falschen Zeitpunkt: Nach dem Beginn der Anästhesie und vor dem chirurgischen Eingriff [220 a]. Die Ergebnisse mit Akupressur am Punkt Pe. 6 waren weniger gut bei schwerem Erbrechen [49 g, 95 a] aber recht gut bei leichteren Problemen wie morgendlichem Brechreiz bei Schwangerschaft [11 a, 43 a]. In Anbetracht der enormen Risiken der medikamentösen Behandlung bei schwangeren Frauen könnte die Akupressur gegen morgendliche Übelkeit in der Schwangerschaft der medikamentösen Therapie vorzuziehen sein. Außerdem erwies Akupunktur sich als wirksam gegen milde Beschwerden im Sinne von „Autokrankheit" [12 a, 79 c]. Alles in allem gibt es hier bereits eine kritische Masse von Ergebnissen, die für die Wirksamkeit der Akupunktur gegen Brechreiz sprechen. Jedoch bleibt der Wirkmechanismus unklar. Die lokalanästhetische Blockade des Nervus medianus konnte die Wirkung unterbinden [46 f]. Vielleicht erreichen sensorische Afferenzen aus dem Nervus medianus auf irgendeine Weise die Area postrema des Hirnstamms, um dort den Brechreiz zu blockieren? Elektrophysiologische Untersuchungen können in dieser wichtigen Frage möglicherweise weiterhelfen.
Angesichts der gestiegenen Zahlen von Untersuchungen zur Antiemesis gibt es nun ein paar neuere Übersichtsarbeiten [142 a, 196 b]. Vickers zum Beispiel kommt zu dem Ergebnis, daß 27 von 29 randomisiert kontrollierten Studien positive Ergebnisse erbrachten, und wenn man die biometrisch besonders anspruchsvollen Studien allein betrachtet, zeigten 11 von 12 positive Ergebnisse [196 b]. So war dann auch Profitts Vortrag vor den FDA-Beamten [142 a] für diese so überzeugend, daß von den 5 diskutierten Indikationen (Schmerz, Sucht, Schlaganfall, Lungenerkrankungen und Antiemesis) die FDA nur die letztere als voll ausreichend überprüfte Indikation akzeptieren konnte. Dundee präsentiert in einer Übersichtsarbeit über seine eigenen Studienresultate zum Brechreiz bei Chemotherapie folgende Zahlen: Von 69 stationären Patienten zeigten 97 % gute bis sehr gute Ergebnisse, von 101 ambulanten Patienten zeigten 90 % gute bis sehr gute Ergebnisse nach Akupunktur [46 i].
In letzter Zeit sind einige klinische Studien über einen möglichen Nutzen der Akupunktur bei urogenitalen Störungen erschienen. In einer Studie erwies sich die richtige Akupunktur der Pseudoakupunktur in der Behandlung der Dysmenorrhö überlegen [75 b]. In zwei anderen Studien wurden Blasenprobleme gebessert [20 a, 141 a], aber nur in einer dieser beiden Untersuchungen gab es eine Kontrollgruppe. In der vierten Urogenitalstudie wurde TENS an Akupunkturpunkten eingesetzt, um ihre Wirksamkeit auf die Uteruskontraktionen in Schwangerschaften nach dem Termin zu ermitteln. Als Pseudo-TENS bekam die Kontrollgruppe ein abgeschaltetes TENS-Gerät angelegt. Die echte Behandlung ergab einen signifikant größeren Anstieg in der Intensität und Frequenz der Wehen gegenüber der Kontrollgruppe [47 a].
Eine neue kontrollierte Studie von Römer et al. untersucht den Einfluß von Akupunktur bei der Geburtsvorbereitung. Dabei zeigt sich eine hochsignifikante Verkürzung der Entbindungszeit bei Erstgebärenden in der Akupunkturgruppe (n = 329) im Vergleich zu einer Akupunkturkontrollgruppe mit psychisch wirksamen Punkten (n = 224) und zu einer weiteren Kontrollgruppe (n = 325) die nicht behandelt wurde. Die Entbindungszeit war mit durchschnittlich 470 min in der Akupunkturgruppe im Vergleich zu 536 min bzw. 594 min in den Kontrollgruppen signifikant verkürzt. Neben Zeichen einer Verbesserung der Zervixreifung wie Zervixlängenverkürzung zeigte sich in der Akupunkturgruppe eine Trichterbildung des Os internum als Zeichen für Geburtsreife bei 82 % der Patientinnen im Vergleich zu 30 % bzw. 29 % in den Kontrollgruppen [160 b].
In einer Untersuchung erwies sich Ohrakupunktur als ebenso wirksam wie eine Hormonbehandlung gegen Fertilitätsstörungen (mit geringeren Nebenwirkungen). Schwangerschaften traten bei 22 von 45 fertilitätsgestörten Frauen ein, die mit Akupunktur behandelt wurden, verglichen mit 20 von 45, die Hormone erhielten [57 b]. Eine Studie ergab, daß Akupunktur zur Behandlung der Nierenkolik ebenso wirksam war wie das Medikament Avafortan, das zahlreiche Nebenwirkungen aufweist [93 a].

Akupunktur war wirksamer als Placebo in der Behandlung von Inkontinenz bei älteren Patienten: 90% der Akupunkturgruppe zeigte verminderte nächtliche Entleerungen, wogegen 11% der Placebogruppe (Pseudo-TENS) eine Wirkung zeigten [49c]. In der Behandlung vasomotorischer menopausaler Symptome nahm die Häufigkeit von Hitzewallungen sowohl in der Verum- (Akupunktur) als auch in der Kontrollgruppe (subkutane Nadelung) um jeweils 50% ab, aber in der dreimonatigen Nachbeobachtungszeit hielten sich die Besserungen nur in der Verumgruppe [216b]. Dies könnte ein weiterer Hinweis auf eine „partielle Verum-Wirkung" unter Pseudoakupunktur sein. Offenbar sind weitere Arbeiten erforderlich, um diese urogenitalen Wirkungen der Akupunktur zu sichern.

Verschiedene Übersichtsarbeiten haben in letzter Zeit die Ergebnisse der Akupunkturanwendung in der Behandlung von Asthma und Lungenerkrankungen zusammengefaßt. Die kompetenteste Arbeit war die Übersicht, die K. Jobst 1994 für die FDA zusammenstellte [82b], die zu dem Ergebnis kam, daß 11 von 13 randomisiert kontrollierten Studien positive Wirkungen zeigten, wobei in 3 von diesen 11 positiven Studien Akupunktur aber nicht besser abschnitt als Pseudoakupunktur; beide jedoch waren besser als die unbehandelte Kontrollgruppe (was erneut die Frage aufwirft, ob Pseudoakupunktur nicht ein ungeeignetes Kontrollinstrument ist).

Diese 13 Studien beinhalten die Behandlung von Bronchialasthma [37a, 38b, 85a, 90c, 97a, 185, 197c), histamin- oder methylcholininduziertem Asthma [82a, 97a, 186], belastungsinduziertem Asthma [183, 221a] oder chronischer, leistungsmindernder Atemnot [43c]. Man muß allerdings anmerken, daß viele dieser Studien von geringer Qualität waren, trotz des randomisiert kontrollierten Studiendesigns. In einer früheren Metaanalyse über 18 Studien anhand eines Kriterienrasters wurde festgestellt, daß nur 8 Studien hinsichtlich der biometrischen Qualität auf über 50 von 100 möglichen Punkten kamen und daß die genauesten Studien die schlechtesten Ergebnisse erbrachten [85a]. Trotz dieser Einschränkung und trotz der 2 gänzlich negativ ausgefallenen Studien [185a, 186] kann die Arbeitshypothese, daß Akupunktur nützlich zur Behandlung von Asthma und Lungenkrankheiten sei, nicht als falsifiziert angesehen werden (s.a. Empfehlungen der NIH, Kap. 1.2.1, S. 3). Offenbar sind auch hier weitere Studien von guter Qualität erforderlich.

Kürzlich erschien eine sehr beeindruckende Arbeit im renommierten American Journal of Physiology, die zeigte, daß Elektroakupunktur bei Hunden die Magensekretion nach einer Mahlzeit blockieren kann. Erstaunlicherweise war der Effekt offenbar durch Endorphine vermittelt, die ihrerseits die Spiegel von 3 Plasmapeptiden zum Ansteigen brachten, nämlich Somatostatin, VIP und β-Endorphin [82e]. Eine andere Arbeit zeigte jedoch einen entgegengesetzten Effekt bei Ratten, bei denen Elektroakupunktur zu einem Ansteigen der Magenazidität führte; dies war durch den Vagusnerv vermittelt [130a]. Ein wesentlicher Unterschied zwischen den 2 Studien war, daß die erste mit wachen Hunden durchgeführt wurde und die zweite mit anästhesierten Ratten. Prinzipiell ist man geneigt, die Arbeit an wachen Tieren als aussagekräftiger einzuschätzen, wenn Streßfaktoren klein gehalten werden können. Eine weitere Studie mit Versuchspersonen im Wachzustand erbrachte, daß Elektroakupunktur die Magensäure verminderte, während Pseudoakupunktur keine Wirkung zeitigte [105a].

Zusätzlich zu den 6 bisher überblickten Themenkategorien (neurologisch, kardiovaskulär, antiemetisch, urogenital, pulmonal und gastrointestinal) wurden einige Studien über weitere Einzelthemen geschrieben. Zum Beispiel wurde in einer Arbeit Akupunktur als wirksam gegen Mundtrockenheit (Xerostomie) beschrieben. 12 Wochen Akupunkturbehandlung verbesserte den Speichelfluß für mindestens ein Jahr [13c]. Eine weitere Studie mit Ratten erbrachte, daß Akupunktur die motorische Aktivität vermehrte, möglicherweise vermittelt durch Monoamine im Gehirn [36a]. In einer anderen Arbeit jedoch sank die motorische Aktivität unter Akupunktur ab, und zwar in Korrelation mit gestiegenen Peptidspiegeln im Hippokampus (Substanz P, Neurokinin A und Neuropeptid Y) [17d].

In einer weiteren Arbeit verminderte die Akupunktur den vibrationsinduzierten Beugereflex bei spinalanästhesierten Patienten [181 a]. Auch gab es 2 Arbeiten zum Thema Akupunkturwirkungen auf das Immunsystem. In einer Arbeit mit anästhesierten Ratten zeigten die Killerzellen erhöhte lytische Aktivität nach Akupunktur [167 a]. In der anderen Studie wurde eine Überempfindlichkeitsreaktion vom Spättyp durch Akupunktur über einen Opioidmechanismus unterdrückt, wobei die Hypophyse eine entscheidende Rolle spielte [82 f]. Und schließlich noch ein ganz anderes Thema – Akupunktur der Oberlippe, am Punkt Du 26 Renzhong, reduzierte die durch Anästhetika induzierte Schlafzeit [19 a]. Offensichtlich bedarf es zu diesen Themen erheblicher weiterer Forschung, um die Aussagekraft dieser Arbeiten einzuschätzen.

2.5 Akupunkturpunkte – gibt es sie wirklich?

Die Frage nach der Existenz der Akupunkturpunkte – und nach deren anatomisch-physiologischen Grundlagen – wurde auf verschiedenen Wegen untersucht:

1. Durch Wirkungsvergleich der Nadelung echter Punkte gegen Pseudoakupunktur an Nicht-Akupunkturpunkten.
2. Durch die Suche nach speziellen anatomischen Strukturen an Akupunkturpunkten.
3. Durch die Untersuchung der elektrophysiologischen Eigenschaften der Haut an Akupunkturpunkten.
4. Durch Untersuchung der Nerven, die durch Akupunktur aktiviert werden.

2.5.1 Führt die Nadelung an den Akupunkturpunkten zu besseren Ergebnissen als an Nicht-Akupunkturpunkten?

Verschiedene Untersucher haben für den akuten, experimentell erzeugten Schmerz bei menschlichen Versuchspersonen gezeigt, daß die Nadelung an richtigen Akupunkturpunkten ausgeprägte Analgesie erzeugt, wogegen die Behandlung an Placebopunkten nur sehr schwache Wirkungen erbringt [16 e, 22, 179]. Die Ergebnisse waren eindeutig, da die Wirkung der Stimulation von Pseudopunkten bei experimentell induziertem akutem Schmerz praktisch nicht existent war (entsprechend haben Placebotabletten bei akuten Schmerzen wenig Wirkung, nur in 3 % der Fälle verursachen sie eine Analgesie). Im Gegensatz zu diesen sehr klaren Ergebnissen fielen die Untersuchungen an Patienten mit chronischen Schmerzen weniger deutlich aus. Wie in Abschnitt 1.2 erwähnt, hat Placebo-Anästhesie bei chronischen Schmerzzuständen eine erhebliche Wirkung, sie funktioniert bei 30–35 % der Patienten. Nadelbehandlung an Nicht-Akupunkturpunkten scheint sogar bei 33–50 % der Patienten zu wirken, während echte Punkte bei 55–85 % der Fälle wirksam sind [197]. Um die statistische Signifikanz dieser Differenzen zwischen Akupunktur und Pseudoakupunktur herauszuarbeiten, bedürfte es großer Patientenzahlen – mindestens 122 pro Studie – und solche Studien wurden noch nicht durchgeführt [197] (s. auch Abschn. 1.2). Es ist einigermaßen verwirrend, daß Pseudoakupunktur bei 33–35 % der Patienten mit chronischen Schmerzen wirksam ist, während sie bei akutem, laborinduziertem Schmerz praktisch gar nicht wirkt. Wegen dieser Probleme wurde die Spezifität der Akupunkturpunkte bisher nur in Studien bei Versuchspersonen mit akutem Schmerz nachgewiesen und muß für die chronischen Schmerzzustände erst noch schlüssig untersucht werden, da die Zahl der beteiligten Patienten hier noch nie die erforderlichen 122 erreichte.
In Tierversuchen mit Mäusen [149], Katzen [19, 56], Pferden [35], Ratten [182, 188] und Kaninchen [55, 99] haben viele Untersucher gezeigt, daß Verum-Akupunktur bei akuten Schmerzzuständen besser wirkt als Placebonadelung. Diese Ergebnisse sind

in Übereinstimmung mit der Forschung über den akuten Schmerz beim Menschen. Wichtig ist es bei solchen Tierversuchen, milde Stimulation beim wachen Tier anzuwenden, um streßinduzierte Analgesie auszuschließen; starke Stimulation auch an Pseudopunkten kann Streßanalgesie hervorrufen [144]. Die Streßanalgesie ist ein wohldokumentiertes Phänomen [108] und ist endorphin-vermittelt. Wenn die angewendete Stimulation sehr stark ist, wird der Stress sowohl unter echter als auch unter Pseudoakupunktur sehr groß. In Studien unter Narkose hingegen sind die Probleme aus psychogenem Streß reduziert [19, 55, 56, 137, 147, 148, 150, 152, 153, 188]. (S. hierzu auch oben, Abschn. 2.1.2).
So zeigen viele Studien über akuten Schmerz bei Tieren und Menschen in aller Deutlichkeit, daß AA unter Verwendung richtiger Akupunkturpunkte weitaus besser wirkt, als AA mit Pseudopunkten. Notwendig sind jedoch weitere Studien über chronische Schmerzen, um zu sehen, ob die echten Punkte auch hier wirksamer sind als beliebige Punkte.

2.5.2 Gibt es spezifische anatomische Strukturen an Akupunkturpunkten?

Obwohl verschiedene histologische Untersuchungen der Haut und der subkutanen Strukturen an Akupunkturpunkten durchgeführt worden sind, konnten keine spezifischen Strukturen gefunden werden. Jedoch haben verschiedene Autoren [62, 123] die scharfsinnige Beobachtung angestellt, daß die Mehrzahl der Akupunkturpunkte mit „Triggerpunkten" zusammenfällt: Zum Beispiel stellten Melzack et al. fest, daß 71 % der Akupunkturpunkte Triggerpunkten entsprechen [123]. Dies läßt vermuten, daß die Nadeln sensorische Nerven, die von Muskeln ausgehen, aktivieren. Dies wiederum stimmt überein mit Erkenntnissen, daß die Stimulation von Muskelafferenzen für die Erzeugung von Analgesie von Bedeutung ist [37, 104, 201]. Die Forschungsarbeit von Travell über Triggerpunkte, beginnend 1952 [190] und gipfelnd 1983 in einem umfangreichen Buch [191], zeigt, daß es in den myofascialen Strukturen kleine, hypersensitive Bezirke gibt, welche, wenn sie abgetastet oder gedrückt werden, eine größere schmerzhafte Fläche in einem anliegenden oder auch entfernten (korrespondierenden) Gebiet hervorrufen. Sie fand heraus, daß „trockenes Stechen" dieser Triggerpunkte mit Injektionsnadeln – also Stechen, ohne die Injektion eines Medikaments – Schmerzerleichterung hervorbrachte. Wenn Hautstellen druckempfindlich sind, nennen die Chinesen sie Ah-Shi-Punkte, und empfehlen deren Nadelung.
In einer kürzlich erschienenen Übersichtsarbeit zur Anatomie der Akupunkturpunkte zählt Dung [47] zehn Strukturen auf, die in der Nachbarschaft von Akupunkten gefunden werden (wobei vor allem 5, 6, und 9 den Triggerpunkten zuzuordnen sind). Mit abnehmender Wichtigkeit nennt er:

1. Größere periphere Nerven. Je größer der Nerv, desto besser.
2. Nerven, die von einer tieferen Lokalisation entspringen und in ihrem Verlauf mehr an die Oberfläche treten.
3. Hautnerven, die von tiefen Faszien entspringen.
4. Nerven, die aus Knochenforamina hervortreten.
5. Motorpunkte an neuromuskulären Verbindungsstellen: dies sind die Punkte, an denen die Nerven in die Muskelmasse eintreten. Mit dem Ort der eigentlichen synaptischen Verbindung, der neuromuskulären Endplatte, sind sie nicht immer identisch, diese kann ein paar Zentimeter weiter im Muskel liegen, nachdem der Nerv sich in kleinere Äste verzweigt hat. Die pathophysiologische Bedeutung dieser neuromuskulären Verbindungsstellen ist nicht bekannt.
6. Blutgefäße in der Nachbarschaft von neuromuskulären Verbindungsstellen.
7. Nerven, die sich aus Fasern verschiedener Stärke zusammensetzen. Dies ist bei muskulären Nerven häufiger als bei Hautnerven der Fall.
8. Verzweigungspunkte peripherer Nerven.

9. Sehnen und Bänder, Gelenkkapseln, Faszienblätter, Collateralbänder, da diese Strukturen reich an Nervenendigungen sind.
10. Knochennähte des Schädels.

Aus dieser Liste wird klar, daß es keine spezifische Struktur gibt, die an Akupunkturpunkten dominierend zu finden wäre. Das wichtigste Korrelat ist wohl die Präsenz von Nerven, seien es größere Bündel (Punkt 1–8 der Liste) oder Nervenendigungen (Punkt 9 u. 10). Nach einer neueren Veröffentlichung von Heine sollen 80% der Akupunkturpunkte mit Perforationen in der oberflächlichen Faszie von Leichen korrelieren. Durch diese Löcher treten kutane Gefäßnervenbündel zur Haut hindurch. Wenn diese Befunde sich reproduzieren lassen, könnten sie eine morphologische Basis für die Akupunkturpunkte liefern [75a]. Die Unterbindung der AA-Wirkung durch Injektion von Lokalanästhetika in den Akupunkturpunkt vor Beginn der Stimulation [37, 151] ist ein starker Beleg dafür, daß Nerven für dieses Phänomen von Bedeutung sind (s. a. Abschn. 1.5.4). Jedoch sollte man nicht vorschnell ausschließen, daß anderen Akupunkturwirkungen als der Anästhesie – zum Beispiel den immunologisch-antiallergischen Effekten der Akupunktur – ganz andere Mechanismen zugrundeliegen können. Man kann auf die mögliche Freisetzung von Arachidonsäure aus den bei der Nadelung verletzten Membranen spekulieren, die wiederum Leukotriene und Prostaglandine auf den Plan ruft, welche die Immunität beeinflussen. Auch könnten chemoelektrische Einflüsse infolge der Gewebsverletzung wichtig für die Nervenregeneration sein (s. Abschn. 1.5.3). Blockieren Lokalanästhetika alle anderen Akupunkturwirkungen ebenso wie die AA? Dies sollte leicht zu beantworten sein, aber bislang wurden die nicht-analgetischen Akupunkturwirkungen noch verhältnismäßig wenig untersucht (s. antiemetische Wirkungen, [46f]).

Neuere Ergebnisse sollen die Existenz von Kanälen belegen, die den Meridianen entsprechen könnten. Vernejoul et al. [196a] injizierten 130 menschlichen Versuchspersonen ein radioaktives Isotop (Technetium-99 in 0,05 ml Natriumpertechnetat) subkutan in einer Tiefe von 4 mm. Sie verglichen mit Hilfe einer Gamma-Kamera die Wanderung der Isotopen nach Injektion in Akupunkturpunkte mit der Wanderung nach Injektion in Nicht-Akupunkturpunkte. Sie behaupteten, daß vertikale Wanderungslinien nur von den Akupunkturpunkten zu beobachten waren. Diese verliefen bis zu 30 cm in 5 Minuten und ähnelten in ihrer Anordnung den Meridianen. Außerdem änderte sich die Wandergeschwindigkeit unter pathologischen Bedingungen. Aus den Fotos in der Veröffentlichung sind allerdings kaum irgendwelche Schlüsse zu ziehen. Außerdem wird man eine Drainage über Lymphbahnen ausschließen müssen. Verschiedene Stellungnahmen haben auch eine venöse Drainage als Erklärung für diese Wanderungsbewegung vorgeschlagen, und damit ernste Zweifel an dieser Methode zur Untersuchung der Meridiane geweckt [90a, 174a, 215a, b]. Wiederholung dieser Versuche durch andere Arbeitsgruppen ist sicher erforderlich, bevor hier irgendwelche Schlüsse gezogen werden können.

2.5.3 Besitzen Akupunkturpunkte spezifische physiologische Eigenschaften (z. B. niedrigen Hautwiderstand, hohes elektrisches Potential, Hautströme)?

Es hat eine Reihe von Berichten gegeben, daß der Hautwiderstand an Akupunkturpunkten niedriger sei als der der umgebenden Haut [10, 18], aber dieses Ergebnis ist oft als ein durch den Druck der Elektroden erzeugtes Artefakt in Zweifel gezogen worden [117, 131, 192]. Normalerweise hat trockene Haut einen Gleichstromwiderstand in der Größenordnung von 200 000 bis 2 Millionen Ohm. An Akupunkturpunkten liegt er dagegen – den Studien zufolge, die spezifische Eigenschaften von Akupunkten annehmen – bei 50 000 Ohm. Diese Beobachtungen hatten die Einführung kommerzieller „Punktsuchgeräte“ zur Folge, bleistiftförmige Abtastelektroden mit Metallspitze, über

Drähte mit einem Widerstandsmesser verbunden. Der Stromkreis wird vervollständigt durch eine zweite Elektrode in Form eines Metallzylinders, den der Patient in der Hand hält (mit ausgedehntem Hautkontakt auf der schweißfeuchten Handfläche: daher herrscht hier ein Widerstand von nur ca. 1000 Ohm). Das Punktsuchgerät mißt im allgemeinen den Gleichstromwiderstand nach dem Ohmschen Gesetz (U = IR): eine konstante Spannung wird angelegt und der resultierende Strom wird gemessen, woraus direkt der Widerstand (R) entnommen werden kann. Die meisten Geräte produzieren obendrein einen Piepton, dessen Frequenz (oder Intensität) dem gemessenen Widerstand proportional ist. Dies erlaubt es, mit der Stiftelektrode über die Haut zu wandern und dabei auf den Ton zu hören. Kasuistische Beschreibungen gehen davon aus, daß diese Geräte für bestimmte Gegenden besonders geeignet sind (zum Beispiel Hände, Gesicht, Ohren), wo nämlich Akupunkturpunkte und niedriger Hautwiderstand besonders gut korrelieren (s. dazu jedoch [121] mit negativen Ergebnissen am Ohr). Außerdem wird behauptet, daß die Erkrankung bestimmter Organe mit einer weiteren Senkung des Hautwiderstands an den entsprechenden Akupunkturpunkten einhergehen soll (s. jedoch [121]). Die japanische Methode (Ryodoraku) den Hautwiderstand an den Körper-Akupunkturpunkten zu messen, ist in Japan seit der Einführung 1950 durch Nakatani [128] sehr verbreitet, während Nogier und die französische Schule Beobachtungen an Ohr-Akupunkturpunkten angestellt haben (aber s. [121]). In Deutschland befaßt sich der Apparat nach Voll und Vega mit einem anderen hautelektrischen Phänomen, bei welchem die Messung der ursprünglichen Widerstandsminima aufgegeben wird und statt dessen das Ansteigen der gemessenen Werte zu einem steady-state (also höherem Widerstand) als diagnostisch verwertbar angesehen wird. In der UdSSR entwickelte Gaikin das „Toboskop" als Punktsuchgerät, das auf der Weltausstellung in Montreal 1967 ausgestellt wurde. Dies wurde von Nechuschkin in den 70er Jahren weiterentwickelt.

Zwei sorgfältige Experimente wurden angestellt um die Brauchbarkeit der Punktsuchgeräte am Ohr zu überprüfen [121, 133]. Oleson et al. [133] verglichen in einer Einfach-Blindstudie mit 40 Patienten die Diagnosen, die mithilfe eines Punktsuchgeräts (9 V Gleichstrom, 50 μA) durch Abtasten der Ohrpunkte erstellt wurden, mit den Diagnosen die bei denselben Patienten mit den Mitteln der westlichen Medizin gefunden wurden. Die Ohruntersucher wußten also die „westlichen Diagnosen" nicht. Interessanterweise betrug die Korrelation zwischen Ohrdiagnose und westlicher Diagnose 72,5 %, was hochsignifikant jenseits einer Zufallsübereinstimmung liegt [133]. Melzack und Katz [121] konnten jedoch keinen Unterschied im Hautwiderstand feststellen zwischen Akupunkturpunkten im Ohr und dicht danebenliegenden Kontrollpunkten, bei Patienten mit chronischen Schmerzzuständen. Unglücklicherweise wurden bisher weder Ryodoraku noch das Gerät nach Voll ähnlichen kontrollierten Studien unterworfen. Auch die Behauptung im Zusammenhang mit dem Voll-Apparat, daß parallel zur Untersuchung gegebene homöopathische Medikamente die Ergebnisse beeinflussen sollen, und die Methode sich deshalb eignet, die Wirksamkeit einer Behandlung für die diagnostizierte Krankheit festzustellen, ist bislang nicht wissenschaftlich untersucht worden [83 a].

Bis vor kurzem waren wir recht skeptisch gegenüber dem gesamten Phänomen „Hautwiderstand". Und zwar weil die Messungen nicht im Einklang mit anerkannten biophysikalischen Methoden durchgeführt wurden. Weder die publizierten Studien [10, 18, 157, 158] noch die berichteten klinischen Fälle standen im Rahmen ordnungsgemäß angelegter Studien, wie auch schon von anderen dargelegt wurde [18, 117, 131, 192]. Vor kurzem haben wir die Methodologie verbessern können. Um elektrochemische Potentiale auszuschließen, haben wir Ag/AgCl-Elektroden mit einer Salzbrücke verwendet; um Polarisation durch den Gleichstrom zu vermeiden, haben wir mit biphasischen Impulsen gearbeitet; um elektrische Schädigungen der Haut auszuschließen, arbeiteten wir mit schwachen (Mikroampère-) Strömen; um eine mechanische Schädigung der Haut zu vermeiden, benützten wir federgelagerte Untersuchungselektrodengriffel; und um Unterschiede der Hautfeuchtigkeit auszugleichen, ließen wir kleine Mengen von Kochsalzlösung durch einen Mikroporenfilter aus der Salzbrücke austreten. Mit diesen zusätzlichen Maßnahmen wurde eine zuverlässige Methodik erreicht [174]. Vorläufige Resultate lassen zur Zeit darauf schließen, daß Akupunkturpunkte manchmal einen niedrigeren Hautwiderstand haben als die umgebende Haut. Ganz gleich, ob sich letztlich herausstellt, daß Akupunkturpunkte allgemein einen niedrigeren Widerstand aufweisen, sind die marktgängigen Punktsuchgeräte jedenfalls von geringer Verläßlichkeit [174].

Wir haben keinerlei Vorstellung, welches die physiologische Bedeutung eines niedrigeren Hautwiderstandes der Akupunkturpunkte sein könnte. Bekannt ist, daß Schwitzen einen ausgeprägten Einfluß auf den Hautwiderstand besitzt; dies ist die Grundlage des Lügendetektortests. Stress löst über eine Sympathikusaktivierung Schwitzen und einen Abfall des Hautwiderstandes aus. In einer ersten Vorstudie haben wir ermittelt, daß das Schwitzen gleichmäßig über die Hautfläche erfolgt, also an Akupunkturpunkten und umgebender Haut in gleichem Ausmaß. Das Ohrläppchen ist praktisch frei von Schweißdrüsen, jedoch sollen die Hautwiderstandsphänomene sich auch dort abspielen [133] (s. jedoch [120]). Wir haben die Behauptung, daß bei Krankheit der Hautwiderstand an den entsprechenden Punkten absinkt, noch nicht überprüfen können; sollte sich dies bestätigen lassen, so wäre der pathophysiologische Mechanismus dieses Phänomens völlig unklar. Kann der Sympathikus bei Krankheiten lokal die Schweißabsonderung vermehren? Warum sollte dies umschrieben für Akupunkturpunkte der Fall sein, wenn doch das Schwitzen normalerweise diffus verteilt ist? Auch ist unklar, warum unter normalen Umständen Akupunkturpunkte einen niedrigen Hautwiderstand haben sollten. Könnte die Gegenwart großer Nerven, die aus tieferen Gewebeschichten in oberflächlichere übertreten, zu Veränderungen der Verhältnisse an der Haut führen?

Eine andere Beobachtung im Zusammenhang mit Akupunkturpunkten ist, daß diese ein elektrisches Potential gegenüber der umgebenden Haut besitzen [10] und damit sozusagen eine Stromquelle darstellen, wobei die Punkte um 5 mV positiver als die Umgebung sind. Leider wurden die meisten dieser Spannungsmessungen nicht mit kunstgerechten biometrischen Methoden durchgeführt, wie oben schon für die Widerstandsmessungen angemerkt. Dies ist besonders ungünstig, weil die möglichen chemoelektrischen Artefakte an der Elektrode/Haut-Kontaktstelle groß sind gemessen an den durch den Körper generierten Spannungen. Kürzlich wurde von Jaffe et al. [81] eine ausgezeichnete Studie veröffentlicht, die zeigt, daß die menschliche Haut ein Ruhepotential von 90 mV an ihrer Epidermalschicht besitzt (außen negativ, innen positiv). Diese Veröffentlichung ging nicht auf Akupunkturpunkte ein. Dennoch kann man spekulieren, daß die Akupunkturpunkte mit ihrem niedrigen Widerstand die epidermale Batterie kurzschließen, und auf diese Weise nach einem bestimmten Verteilungsmuster Ströme durch die Haut fließen, die durch das 90 mV-Ruhepotential aufrechterhalten werden. Dies wäre konsistent mit der oben erwähnten 5 mV-Beobachtung [10].

Eine wichtige Messung in der genannten Arbeit von Jaffe et al. [81] zeigt, daß eine Verletzung (ein Schnitt) in der Haut einen Verletzungsstrom zur Folge hat, der durch Kurzschließen der Hautbatterie zustandekommt. Vielleicht führt dann auch das Einstechen von Akupunkturnadeln zu Verletzungsströmen, die biologische Einflüsse auf die umliegenden Gewebe ausüben. Unser Team konnte kürzlich zeigen, daß sehr schwache Ströme (nur 1–10 μA), angelegt über Akupunkturnadeln oder als Batterieimplantate, das Nervenwachstum im Bein der erwachsenen Ratte fördern [118, 145, 147a, 154]. In China gibt es kasuistische Berichte von über 100 000 Patienten mit Facialisparese, die von EA und einfacher Akupunktur profitiert haben sollen (s. dazu auch Abschn. 1.4) [216]. Vielleicht fördert in diesen Fällen der Verletzungsstrom, verursacht durch die Nadelung und aufrechterhalten durch die 90 mV-Hautbatterie, die Nervenregeneration. Erwähnenswert ist hier auch die Beobachtung, daß Nerven, die in Zellkulturen gezüchtet werden, Äste auf die Elektroden eines schwachen Gleichstromfelds hin aussenden [134]. Dieses Wachstum ist am stärksten in Richtung auf die negative Elektrode [134]. Auch die Veröffentlichungen aus unserem Institut belegen ein verstärktes Nervenwachstum in Richtung auf den negativen Pol des angelegten Gleichstromfeldes [118, 145, 154]. Die Einstichlöcher von Akupunkturnadeln dürften ebenfalls eine Negativität am Einstichort erzeugen, verursacht durch den Verletzungsstrom.

Es wurde berichtet, daß auch die Regeneration amputierter Amphibiengliedmaßen durch elektrischen Strom oder ein in Richtung auf den negativen Pol angelegtes elektrisches Feld gefördert wird [15]. An erwachsenen Säugetieren sind solche Wirkungen noch nicht gezeigt worden, jedoch gibt es indirekte Hinweise auf entsprechende Effekte beim Menschen. Wenn Kinder bei einem Unfall eine distale Finger- oder Zehenphalanx verlieren, so wird diese unter der Bedingung, daß die Wundfläche feucht bleibt, komplett wieder regeneriert (mit Nagel, intakter Fingerbeere etc.). Dies erlaubt nämlich einen Verletzungsstrom, der distal negativ gepolt und etwa 1 μA stark ist [80].

Gleichströme und konstante elektrische Felder wurden auch im Zusammenhang mit Knochenheilung, Pflanzenwachstum, embryologischen Vorgängen und der Regeneration des Rückenmarks bei paraplegischen Meerschweinchen angewendet [132].

Erste Untersuchungen in unserem Institut weisen darauf hin, daß die Nadelung der Haut ein anhaltendes Absinken des lokalen Hautwiderstandes zur Folge hat. Eine einfache Berechnung nach dem Ohmschen Gesetz bringt uns zu der Annahme, daß ein kleines, durch die Akupunkturnadel hervorgerufenes Loch einen ausreichenden Verletzungsstrom zur Folge hat, um eine Förderung von Gewebewachstum und -Regeneration zu bewirken. Das Ohmsche Gesetz besagt daß $U = IR$ sei. Wenn U 90 mV beträgt (das Hautpotential), wenn weiter die Akupunktur für längere Zeit eine elektrische Leitungsbahn herstellt, wo der Widerstand (R) auf 9000 Ohm absinkt, würde dies einen Verletzungsstrom (I) von 10 μA zur Folge haben. Dies liegt im Bereich der Stromstärke, die das Nervenwachstum [145] und die Regeneration von Gliedmaßen [15] fördern kann. Diese winzigen Ströme wären übrigens nicht ausreichend, um Nervenimpulse auszulösen, so daß die Mechanismen, die in Abb. 2.1 und 2.2 dargestellt sind, hier keine Bedeutung haben.

Versuche, die Veränderungen im biomagnetischen Feld des Körpers unter Akupunktur zu messen, waren erfolglos, weil die magnetischen Felder des Körpers sehr schwach sind und kaum gemessen werden können [82 g]. Versuchen, mit Kirlian-Photographie die Akupunktur zu erforschen, kann kein Vertrauen entgegengebracht werden, da diese Methode mit Artefakten überfrachtet ist.

Vielleicht das seltsamste Phänomen im Zusammenhang mit den Meridianen ist die entlang den Meridianen fortgeleitete Empfindung („propagated sensations along the channels", PSC). Bei ungefähr 10% der Population verursacht die Nadelbehandlung eine Empfindung, die sich von der Nadel weg den Meridian entlang fortsetzt, unabhängig vom Verlauf der Nerven in der betreffenden Körpergegend (z. B. sollen sich Parästhesien grundsätzlich von proximal nach distal verbreiten, während PSC oft von distal nach proximal verläuft). Die Wandergeschwindigkeit von PSC beträgt ungefähr 10 cm pro Sekunde, damit ist sie 10mal niedriger als die Leitgeschwindigkeit der langsamsten C-Nervenfasern, die mit einer Geschwindigkeit von einem Meter pro Sekunde fortleiten [11 b, 11 c]. Außerdem folgt PSC nicht der Verteilung somatosensorischer Nerven und verbleibt auch nicht in einem oder zwei Dermatomen. Bossy hat einen plausiblen Mechanismus vorgeschlagen, der nicht auf dem chinesischen Qi beruht, sondern als neurologische Erklärung formuliert ist [16 i]. Er schlägt vor, daß die neurale Information vom Akupunkturpunkt zum Rückenmark geleitet wird und dort einige Rückenmarksegmente (also Dermatome ...) aufwärts und abwärts weitergegeben wird, über interneuronale Netze in den Laminae 2 und 3 des Hinterhorn nach Rexed. Das Gehirn würde dies dann wahrnehmen als eine Sensation, die sich in diese Dermatome hinein fortpflanzt (also eine Art Illusion).

2.5.4 Welche Nervenfasern werden durch Akupunktur aktiviert?

Elektrophysiologische Untersuchungen (s. u.) zeigen, daß die Stimulation von Muskelafferenzen (Fasern von Gruppe II und III) De Qi-Empfindungen hervorruft [201], wobei Signale ans Gehirn weitergeleitet werden, die zur Freisetzung von Neurotransmittern (Endorphinen, Monaminen, Kortison) führen. Vielleicht sind Akupunkturpunkte die Lokalisationen, wo Gruppe II und III-Fasern anzutreffen sind. In einer neueren Untersuchung unterstrich Omura, es sei von großer Bedeutung, starke Muskelkontraktionen zu erzeugen, um die AA zu optimieren. Dies, so schreibt er, erfordert niederfrequente EA, um tetanische Kontraktionen zu vermeiden [133 a]. Starke Kontraktionen werden hier aus dem Grund hervorgerufen, weil die für eine Aktivierung der afferenten Fasern vom Gruppe III erforderliche Reizintensität 5 bis 10 mal höher ist als der Schwellenreiz der Muskelafferenzen.

Eine der frühesten und aussagekräftigsten Veröffentlichungen zu diesem Thema wurde von dem ausgezeichneten chinesischen Physiologen Chiang 1973 publiziert [37]; er wies darin nach, daß das De Qi-Gefühl das entscheidende Korrelat der Analgesie ist: das Gefühl von Taubheit, von Schwere und manchmal von Wundsein (soreness) [37]. Indem er 2%ige Procainlösung an den Akupunkturpunkten Di. 4 und Di. 10 injizierte, gelang ihm beim Menschen der Nachweis, daß subkutane Injektion die De Qi-Empfindung nicht verhinderte, daß aber die intramuskuläre Injektion das De Qi-Gefühl annulierte. Mit der De Qi-Empfindung war gleichzeitig auch die Analgesie blockiert. Entsprechende Experimente mit Tieren [19, 55, 151] zeigten ebenfalls, daß mit Procaininjektionen die Analgesie aufgehoben wird. Um den Einfluß im Blut zirkulierender, durch Akupunktur freigesetzter Substanzen auszuschalten, wiederholte er diese Experimente mit Unterbindung der Blutzirkulation am Arm: Solange das De Qi-Gefühl vorhanden war, bestand auch die Analgesie. Ein weiteres wichtiges Ergebnis dieser Arbeit von Chiang ist das Fehlen einer lokalen Spezifität der Wirkung: Akupunkturpunkte am Arm produzierten gleiche Analgesie in allen Regionen des Körpers, wie entsprechende Hauttests erwiesen (den betreffenden Arm bezog er in diese Hauttests nicht mit ein; andernfalls hätte er hier einen stärkeren segmentalen Analgesieeffekt gefunden) [3]. Zwei andere Untersuchungen zeigten dasselbe Fehlen von Spezifität bei akutem, experimentell induziertem Schmerz [100, 106]. Diese Ergebnisse sind in Übereinstimmung mit den in Abb. 2 dargestellten Mechanismen. Es muß sehr deutlich darauf hingewiesen werden, daß die Autoren der beiden letztgenannten Arbeiten durch ihre im übrigen ausgezeichneten Untersuchungen zu falschen Schlußfolgerungen gelangt sein dürften: Sie folgerten nämlich aus dem Fehlen einer lokal umschriebenen Wirkrichtung der Akupunkturbehandlung, daß die gesamte beobachtete Analgesie eine reine Placebowirkung sei. Wie jedoch bereits oben erörtert, berichtet Beecher, daß bei akutem, experimentell hervorgerufenem Schmerz nur 3% der Versuchspersonen Placeboanalgesie empfinden [11]; die 60%-Wirksamkeit in der Studie mit akutem Schmerz [106] kann also nicht placebobegründet sein. Da diese Autoren echte Akupunkturpunkte stimulierten, beobachteten sie eine allgemeine Analgesie ohne lokale Wirkungsspezifität. Wir deuten all diese Ergebnisse folgendermaßen: Die Akupunkturatlanten geben als Akupunkturpunkte die Lokalisationen an, wo die De Qi-Empfindung am besten ausgelöst werden kann (also die Lokalisation von Gruppe II und III-Muskelafferenzen). Und in diesem Sinn sind die Akupunkturpunkte spezifisch. Hingegen könnte die weiterreichende Behauptung der traditionellen chinesischen Medizin, derzufolge die Punkte auch hinsichtlich des Wirkorts spezifisch seien, sich als falsch erweisen. Die Annahme, daß die Punktspezifität (in der ersten Bedeutung) nicht einfach Unsinn ist, ergibt sich aus vielen Studien über akuten Schmerz bei Tieren und Menschen, bei denen Pseudoakupunktur keine Analgesie erbrachte. Wobei „Pseudo-“ bedeutet, daß die Nadeln in Nicht-Akupunkturpunkte eingestochen wurden (s.a. Abschn. 1.2). Man beachte aber, daß Lynn und Perl [106] die Nadeln in echte Akupunkturpunkte einstachen, die nur für die angestrebten lokalen Analgesiewirkungen ungeeignet waren. Ihre Punkte waren also keine Pseudopunkte im Sinne von Nicht-

Akupunkturpunkten. Im Gegensatz dazu gibt es Untersuchungen am Menschen, in denen die Nadelung des ersten Musculus interosseus (Di. 4) zu einer Heraufsetzung der Schmerzschwelle für Zahnschmerz führte (geprüft unter einer Signal-Nachweis-Hypothese), wogegen die Nadelung des vierten Interossensmuskels (Pseudopunkt) keine Analgesie erbrachte [22]. Eine ähnliche Studie zur Schmerzschwelle des Halses beim Menschen erbrachte vergleichbare Ergebnisse [179]. In zahlreichen Tierstudien konnte diese Art von Spezifität ebenfalls nachgewiesen werden: Bei Mäusen [149], Katzen [19, 56], Pferden [35], Ratten [188] und Kaninchen [55, 99] ließ sich mit Pseudopunkten keine Analgesie erzeugen, wohl aber mit echten Akupunkturpunkten. Die umfassendste Reihe von Experimenten zur Pseudoakupunktur wurde jedoch von Takeshige et al. in Japan mit Ratten durchgeführt. Nicht nur zeigte diese Gruppe, daß Pseudoakupunktur keine Analgesie hervorrief (im Gegensatz zu richtiger Akupunktur bei denselben Tieren), sondern es gelang ihnen auch noch, eine einleuchtende Erklärung aufzuweisen [54, 77, 78, 86, 125, 142, 167, 181, 182a, c, f, 195]. In einer Serie von eleganten Experimenten (bei weitem zu kompliziert, um sie hier im Detail zu besprechen) kartografierten sie ein AA-Hemmungssystem im Gehirn, daß durch die Stimulation von Nicht-Akupunkturpunkten aktiviert wird: Und zwar über Nervenbahnen zum hinteren Hypothalamus, dann zum lateralen contromedianen Thalamuskern und schließlich zum lateralen PAG, wodurch das Mittelhirn-AA-System inhibiert wird. Eine Zusammenfassung dieses umfangreichen Forschungsprojekts bietet [182]. Die Verletzung dieses Hemmsystems setzt wiederum die unterdrückte AA-Wirkung frei, so daß Nicht-Akupunkturpunkte dann analgetisch wirksam werden. Schließlich zeigten Toda und Ichioka in einem eleganten Versuch mit Ratten, daß die Verletzung des Nervus ulnaris die über den Punkt Di. 4 erzeugte Analgesie nicht blockiert, daß aber Verletzungen des Nervus radialis und des Nervus medianus diese Analgesie unterdrücken [188]; umgekehrt brachte die elektrische Stimulation der Nn. radialis und medianus analgetische Wirkung, nicht hingegen die Stimulation des Nervus ulnaris [188]. Es scheint also, daß der Nervus ulnaris die analgetischen Zentren im Gehirn nicht erreicht, oder er aktiviert möglicherweise auch Takeshiges Hemmsystem.

Dies bringt uns zu den direktesten Experimenten auf diesem Gebiet durchgeführten: der Messung von Impulsen in den an der AA-Wirkung beteiligten Nervenfasern. Pomeranz und Paley [151] zeigten bei Mäusen mit Impulsmessungen in Afferenzen aus dem Punkt Di. 4, daß Gruppe II-Afferenzen zur Vermittlung der AA-Wirkung ausreichend sind. Die Aktivierung von Schmerzfasern (Gruppe III und IV) bei wachen Mäusen wurde bewußt vermieden, um die Erzeugung von Stress-Analgesie auszuschließen. Ähnliche Ergebnisse wurden von Toda und Ichioka berichtet, auch hier erwiesen sich die Gruppe II-Afferenzen als ausreichend zur Vermittlung der AA-Wirkung [188], das Einbeziehen von Fasern der Gruppen III und IV vermehrte die Analgesie nicht. Experimente mit Affen, bei denen A α- und A β- (= Gruppe I und II-) Fasern des Nervus tibialis gereizt wurden, erbrachten nur eine geringe Hemmung der Schmerzantwort des Tractus spinothalamicus [39a]. Wurde jedoch die Reizintensität erhöht bis zu einem Niveau, auf dem die A δ- (= Gruppe III-) Fasern erregt wurden, stellte sich eine starke Hemmung ein [39a]. Im übrigen ist zu betonen, daß es nicht erforderlich ist die Reizintensität soweit zu steigern, daß C-Fasern (Gruppe IV) erregt werden, zumal dies dem wachen Patienten unerträgliche Schmerzen verursacht. In einem Versuch mit Ratten, deren C-Fasern durch Capsicain (ein Toxin aus roten Pfefferschoten, das C-Fasern zerstört) ausgeschaltet waren, war die AA nicht beeinträchtigt: diese Fasern sind also bei der AA nicht beteiligt [221b].

In einer kürzlich erschienenen Arbeit zeigt Lu [104], daß Afferenzen vom Gruppe II und III bei Katzen und Kaninchen für die AA-Wirkung von Bedeutung sind: Die Blockade von Gruppe IV-Fasern durch 0,1 %ige Procainlösung hatte keine Wirkung auf die Analgesie, wogegen die ischämische (oder die anodale) Blockade von Gruppe II und III-Fasern die AA-Wirkung unterdrückte (alle Blockaden wurden durch direkte Impulsaufzeichnung aus den blockierten Nerven kontrolliert). Somit

vermitteln bei diesen beiden Spezies' die Fasertypen II und III die Akupunkturanalgesie.
Das vielleicht beste Experiment wurde kürzlich beim Menschen durchgeführt, mit direkten Mikroelektroden-Messungen in einzelnen Fasern des Medianusnervs, während distal davon Akupunkturpunkte appliziert wurde [201]. Wenn das De Qi-Gefühl eintrat, konnten folgende Beobachtungen angestellt werden: Gruppe II-Muskelafferenzen produzierten das Taubheitsgefühl, Gruppe III-Fasern die Empfindung von Schwere und Entspannung und marklose Gruppe IV-Fasern das Gefühl von Wundsein. Da dieses letztere Gefühl ein eher ungewöhnlicher Aspekt des De Qi ist, folgern wir, daß die Hauptkomponenten der De Qi-Empfindung von Gruppe II und III-Afferenzen fortgeleitet werden, also dünnen, markhaltigen Muskelafferenzen.
Eine kürzlich durchgeführte Studie über De Qi mit 65 Versuchspersonen stützt die Annahme einer solchen Empfindung im Zusammenhang mit der Nadelung. Jedoch wurde hier auch etwas Eigenartiges berichtet: Es scheint, daß Pseudoakupunktur, also die Nadelung von Nicht-Akupunkturpunkten, ebensosehr De Qi hervorrief wie die Nadelung echter, klassischer Akupunkturpunkte [197a]. Hier ist weitere Forschung erforderlich, um dieses Paradox zu überprüfen. Denn dies würde bedeuten, daß die Akupunkturpunkte nicht spezifisch sind im Hinblick auf AA – wenn nämlich AA immer in Verbindung mit De Qi zu sehen ist. Vielleicht könnte dies die mäßigen Erfolgsquoten in einigen Studien erklären, in denen „richtige" AA gegen Pseudoakupunktur-AA geprüft wurde.
Schließlich sollte auch das gelegentlich eintretende Gefühl des Akupunkteurs erwähnt werden, daß die Nadel von den Muskelfasern fester erfaßt wird, wenn das De Qi-Gefühl sich einstellt. Elektromyografische Aufzeichnungen am Akupunkturpunkt beim Eintritt des De Qi zeigten ausgeprägt Muskelaktivität zu dem Zeitpunkt, wenn der Therapeut das Gefühl hatte, jetzt werde die Nadel von den Muskelfasern umfaßt [5].
Die praktische Bedeutung von all dem könnte wie folgt zusammengefaßt werden: Für die Akupunkturanalgesie ist es wichtig, starke Stimulation zu verwenden um De Qi-Empfindungen hervorzurufen; Die Akupunkturatlanten sind spezifisch in dem Sinn, daß sie die Punkte mit Gruppe II und III-Fasern aufzeigen, die notwendig sind um De Qi zu erzeugen. Jedoch sind die Akupunkturpunkte möglicherweise nicht spezifisch im Hinblick auf angezielte Wirkungsorte, wie dies durch die Meridiantheorie behauptet wird. Die einzige lokale Wirkungsspezifität geht aus segmentalen Wirkungen durch Stimulation von Ah Shi-Punkten (druckempfindlichen Punkten) hervor, bei welchen es eine zusätzliche analgetische Wirkung durch spinale, segmental wirkende Endorphine gibt (s. Abb. 2, Zelle 7), zusätzlich zur Ganzkörperwirkung durch die Mittelhirn- und Hypophysen-Endorphine (s. Abb. 2, Zelle 11 und 14). Von den drei behaupteten Akupunkturwirkungen, der lokalen, der meridiangebundenen und der Ganzkörperwirkung, haben wir wissenschaftliche Nachweise für die lokale (Abb. 2, Zelle 7) und die Ganzkörperwirkung (Abb. 2, Zellen 11 und 14), jedoch bislang nicht für die Meridianwirkungen.

Übersetzt und bearbeitet von Niklas Stiller.

Literatur

1. Abrams SE, Reynolds AC, Cusick JF (1981) Failure of naloxone to reverse analgesia from TENS in patients with chronic pain. Anesth Analg 60: 81–84
1 a. Aglietti L, Roila F et al (1990) A pilot study of metoclopramide, dexamethasone, diphenhydramine and acupuncture in women treated with cisplatin. Cancer Chemother Pharmacol 26: 239–240
2. Ahonen E, Hakumaki M, et al (1983) Acupuncture and physiotherapy in the treatment of myogenic headache patients: Pain relief and EMG activity. In: Bonica JJ (ed) Advances in pain research and therapy, vol 5. Raven Press, New York, pp 571–576

3. Andersson SA (1979) Pain control by sensory stimulation. In: Bonica JJ (ed) Advances in pain research and therapy, vol 3. Raven Press, New York, pp 561–585
3a. Andersson SA, Lundeberg T (1995) Acupuncture – from empiricism to science: functional background to acupuncture effects in pain and disease. Med Hypotheses 45: 271–281
4. Anonymous (Shanghai Inst Physiol) (1973) Acupuncture sensations and electromyogram of the needled point in patients with nervous diseases. [in Chinese] Chin Med J 53: 619–622
5. Anonymous (Shanghai Inst Physiol) (1973) Electromyographic activity produced locally by acupuncture manipulation. [in Chinese] Chin Med J 53: 532–535
5a. Appiah R, Hiller S et al. (1997) Treatment of primary Raynaud's syndrome with traditional Chinese acupuncture. J Intern Med 241: 119–124
6. Araki T, Ito K, Kurosawa M, Sato A (1984) Responses of adrenal sympathetic nerve activity and catecholamine secretion to cutaneous stimulation in anesthetized rats. Neuroscience 12: 289–299
6a. Asamoto S, Takeshige C (1992) Activation of the satiety center by auricular acupuncture point stimulation. Brain Res Bull 29: 157–164
6b. Ballegaard S, Pedersen F et al (1990) Effects of acupuncture in moderate stable angina pectoris: a controlled study. J of Int Medicine 227: 25–30
6c. Balogun JA, Tang S et al. (1996) Effects of high-voltage galvanic stimulation of St 36 and St 37 acupuncture points on peripheral blood flow and skin temperature. Disabil Rehabil 18: 523–528
7. Barber J, Mayer DJ (1977) Evaluation of the efficacy and neural mechanism of a hypnotic analgesia procedure in experimental and clinical dental pain. Pain 4: 41–48
8. Baron A, Shuster L et al (1975) Mouse strain variations of opiate receptors. Life Sci 17: 633–640
8a. Barsoun G, Perry EP et al (1990) Postoperative nausea is relieved by acupressure. J R Soc Med 83: 66–89
9. Basbaum AI, Fields HL (1984) Endogenous pain control systems: brainstem spinal pathways and endorphin circuitry. Annu Rev Neurosci 7: 309–338
10. Becker RO, Reichmanis M et al (1976) Electrophysiological correlates of acupuncture points and meridians. Psychoenergetic Systems 1: 195–212
11. Beecher HK (1955) Placebo analgesia in human volunteers. J Am Med Assoc 159: 1602–1606
11a. Belluomini J, Litt RC et al. (1995) Acupressure for nausea and vomiting of pregnancy: a randomized blinded study. Obstet Gynecol 84: 245–248
11b. Bensoussan A (1994) Acupuncture meridians – myth od reality? Part 1. Comp Ther Med 2: 21–26
11c. Bensoussan A (1994) Acupuncture meridians – myth or reality? Part 2. Comp Ther Med 2: 80–85
12. Berger D, Nolte D (1975) Acupuncture – has it a demonstrable bronchospasmolytic effect in bronchial asthma? Med Klin 70: P 1827–1830
12a. Bertolucci LE, DiDario B (1995) Efficacy of a portable acustimulation device in controlling seasickness. Aviation Space Environ Med 66: 1155–1158
13. Bergland RM, Page RB (1979) Pituitary-brain vascular relations. Science 204: 18–24
13a. Birg Z, Villaneuva L, Le Bars D (1990) Acupuncture and diffuse noxious inhibitory controls: naloxone-reversible depression of activities of trigeminal convergent neurons. Neurosci 37: 809–818
13b. Birg Z, Le Bars D et al (1991) Acupuncture-like stimulation induces a heterosegmental relaxe of met-enkephalin-like material in the rat spinal cord. Pain 47: 71–77
13c. Blom M, Davidson I et al. (1992) The effect of acupuncture on salivary flow rates in patients with xerostomia. Oral Surg Oral Med Oral Pathol 73: 293–298
13d. Birch S, Hammerschlag R et al. (1996) Acupuncture in the treatment of pain. J Alt Compl Med 2: 101–124
14. Bloom F, Guillemin R et al (1978) Neurons containing β-endorphin in rat brain exist separately from those containing enkephalin: immunocytochemical studies. Proc Natl Acad Sci USA 75: 1591–1595
15. Borgens RB, Vanable JW, Jaffe LF (1979) Small artificial currents enhances *Xenopus* limb regeneration. J Exp Zool 207: 217–226
16. Bossut DF, Leshin LB, Stomberg MW (1983) Plasma cortisol and beta-endorphin in horses subjected to electro-acupuncture for cutaneous analgesia. Peptides 4: 501–507
16a. Bossut DF, et al (1986) Electroacupuncture-induced analgesia in sheep: measurement of cutaneous pain thresholds & plasma concentrations of prolactin & beta-endorphin immunoreactivity. Am J Vet Res 47: 669–676
16b. Bossut DF, Mayer DJ (1991) Electroacupuncture analgesia in naive rats: effects of brainstem and spinal cord lesions, and role of pituitary-adrenal axis. Brain Res 549: 52–58
16c. Bossut DF, Mayer DJ (1991) Electroacupuncture analgesia in rats: naltrexone antagonism is dependent on previous exposure. Brain Res 549: 47–51
16d. Bossut DF, Mayer DJ et al (1991) Electroacupuncture in rats: evidence for naloxone and naltrexone potentiation of analgesia. Brain Res 549: 36–46
16e. Brockhaus A, Elger CE (1990) Hypalgesic efficacy of acupuncture on experimental pain in man. Comparison of laser acupuncture and needle acupuncture. Pain 43: 181–185
16f. Brumbaugh AG. Acupuncture: new perspectives in chemical dependency treatment. J Substance Abuse Treatment 10: 35–43
16g. Brewington V, Smith M et al. (1994) Acupuncture as a detoxification treatment: an analysis of controlled research. J Subst Abuse Treat 11: 289–307
16h. Brattberg G (1983) Acupuncture therapy for tennis elbow. Pain 16: 285–288
16i. Bossy J (1984) Morphological data concerning the acupuncture points and channel network. Acupunct Electrother Res 9: 79–106

17. Boureau F, Willer JC, Yamaguchi Y (1979) Abolition par la naloxone de l'effect inhibiteur d'une stimulation électrique péripherique sur la composante tardive du reflex clignement. EEG Clin Neurophysiol 47: 322–328
17a. Bruce DG, Golding JF et al (1990) Acupressure and motion sickness. Aviat Space Environ Med 61: 351–365
17b. Bullock M, et al (1987) Acupuncture treatment of alcoholics. Alcoholism Clinical and Exp Res 11: 292–295
17c. Bullock ML et al (1989) Controlled trial fo acupuncture for severe recidivist alcoholism. Lancet 1 (8652): 1435–1439
17d. Bucinskaite V, Theodorsson E et al. (1996) Effect of repeated sensory stimulation (electro-acupuncture) and physical exercise (running) on open-field behaviour and concentrations of neuropeptides in the hippocampus in WKY and SHR rats. Eur J Neurol 8: 382–387
17e. Carlsson J, Fahlcrantz A et al. (1990) Muscle tenderness in tension headache treated with acupuncture or physiotherapy. Cephalagia 10: 131–141
18. Chan SHH (1984) What is being stimulated in acupuncture: evaluation of existence of a specific substrate. Neurosci Biobehav Rev 8: 25–33
19. Chan SHH, Fung SJ (1975) Suppression of polysynaptic reflex by electro-acupuncture and a possible underlying presynaptic mechanism in the spinal cord of the cat. Exp Neurol 48: 336–342
19a. Chang CL, Lee JC (1995) Decrease of anesthetics activity by electroacupuncture on Jenchung point in rabbits. Neurosci Lett 202: 93–96
20. Chang HT (1980) Neurophysiological interpretation of acupuncture analgesia. Endeavour 4: 92–96
20a. Chang PL (1988) Urodynamic studies in acupuncture for women with frequency, urgency and dysuria. J Urol 140: 563–566
21. Chapman CR, Benedetti C (1977) Analgesia following TENS and its partial reversal by a narcotic antagonist. Life Sci 21: 1645–1648
22. Chapman CR, Chen AC, Bonica JJ (1977) Effects of intrasegmental electrical acupuncture on dental pain: evaluation by threshold estimation and sensory decision theory. Pain 3: 213–227
23. Chapman CR, Colpitts YM et al (1980) Evoked potential assessment of acupuncture analgesia: attempted reversal with naloxone. Pain 9: 183–197
24. Chapman R, Benedetti C et al (1983) Naloxone fails to reverse pain thresholds elevated by acupuncture: Acupuncture analgesia reconsidered. Pain 16: 13–31
25. Charlton G (1982) Naloxone reverses electroacupuncture analgesia in experimental dental pain. South Afr J Sci 78: 80–81
26. Chen GS (1977) Therapeutic effect of acupuncture for chronic pain. Am J Chin Med 5: 45–61
26a. Chen XH, Han JS (1992) All three types of opioid receptors in the spinal cord are important for 2/15 Hz electroacupuncture analgesia. Europ J Pharmacol 211: 203–210
26b. Chen XH, Han JS (1992) Analgesia induced by electroacupuncture of different frequencies is mediated by different types of opioid receptors: another cross-tolerance study. Behav Brain Res 47: 143–149
26c. Chen XH, Geller EB et al. (1996) Electrical stimulation at traditional acupuncture sites in periphery produces brain opioid-receptor-mediated antinociception in rats. J Pharmacol Exper Ther 277: 654–660
27. Cheng ACK (1975) The treatment of headaches employing acupuncture. Am J Chin Med 3: 181–185
28. Cheng R, Pomeranz B (1979) Correlation of genetic differences in endorphin systems with analgesic effects of D-amino acids in mice. Brain Res 177: 583–587
29. Cheng R, Pomeranz B (1979) Electroacupuncture analgesia is mediated by stereospecific opiate receptors and is reversed by antagonists of type 1 receptors. Life Sci 26: 631–639
30. Cheng R, Pomeranz B (1980) Electroacupuncture analgesia could be mediated by at least two pain-relieving mechanisms: endorphin and non-endorphin systems. Life Sci 25: 1957–1962
31. Cheng R, Pomeranz B (1980) A combined treatment with D-amino acids and electroacupuncture produces a greater anesthesia than either treatment alone: naloxone reverses these effects. Pain 8: 231–236
32. Cheng R, Pomeranz B (1981) Monoamineergic mechanisms of electroacupuncture analgesia. Brain Res 215: 77–92
33. Cheng R, Pomeranz B (1987) Electrotherapy of chronic musculoskeletal pain: comparison of electroacupuncture acupuncture-like TENS. Clin J Pain 2: 143–149
34. Cheng RS, Pomeranz B, Yu G (1979) Dexamethasone partially reduces and 2% saline treatment abolishes electroacupuncture analgesia: these findings implicate pituitary endorphins. Life Sci 24: 1481–1486
35. Cheng R, Pomeranz B et al (1980) Electroacupuncture elevates blood cortisol levels in naive horses: sham treatment has no effect. Int J Neurosci 10: 95–97
36. Cheng R, Pomeranz B, Yu G (1980) Electroacupuncture treatment of morphine dependent mice reduces signs of withdrawal without showing cross tolerance. Eur J Pharmacol 68: 477–481
36a. Cheng YH, Hsieh MT et al. (1996) Increase of locomotor activity by acupuncture on Bai-Hui point in rats. Neurosci Lett 211: 121–124
37. Chiang CY, Chang CT et al (1973) Peripheral afferent pathway for acupuncture analgesia. Sci Sin 16: 210–217
37a. Chow OKW, So SY et al. (1983) Effect of acupuncture on exercise-induced asthma. Lung 161: 321–326
38. Chou J, Tang J, Yang HY, Costa E (1984) Action of peptidase inhibitors on methionine5-enkephalin-arginine6-phenylalanine7 (YGGFMRF) and methionine5-enkephalin (YGGFM) metabolism and on electroacupuncture antinociception. J Pharmacol Exp Ther 230: 349–352

38a. Christensen PA, Noreng M et al (1989) Electroacupuncture and postoperative pain. Br J Anaesth 62: 258–262
38b. Christensen PA, Lauren LC et al. (1984) Acupuncture and bronchial asthma. Allergy 39: 379–385
38c. Christensen BV, Iuhl IU et al. (1992) Acupuncture treatment of severe knee osteoarthrosis: a long-term study. Acta Anesthesiol Scand 36: 519–525
39. Chung JM, Willis WD et al (1983) Prolonged naloxone reversible inhibition of the flexion reflex in the cat. Pain 15: 35–53
39a. Chung JM, Willis WD et al (1984) Factor influencing peripheral nerve stimulation produced inhibition of primate spinothalamic tract cells. Pain 19: 227–293
40. Clement-Jones V, Wen HL et al (1980) Increased beta-endorphin but not met-enkephalin levels in human CSF after acupuncture for recurrent pain. Lancet II: 946–949
40a. Clement-Jones V, Wen HL et al (1979) Acupuncture in heroin addicts: changes in met-enkephalin and beta endorphin in blood and CSF. Lancet II: 380–383
41. Clifford DH, Lee MO, Lee DC (1977) Cardiovascular effects of atropine on acupuncture, needling with electrostimulation at Tsu San Li (St36) in dogs. Am J Vet Res 38: 845–849
41a. Culliton PD, Kiresuk TJ (1996) Overview of substance abuse acupuncture treatment research. J Alt Compl Med 2: 149–159
42. Coan RM, Wong G et al (1980) The acupuncture treatment of low back pain: a randomized controlled study. Am J Chin Med 8: 181–189
43. Coan RM, Wong G, Coan PL (1982) The acupuncture treatment of neck pain: a randomized controlled study. Am J Chin Med 9: 326–332
43a. de Aloysio D, Penacchioni P (1992) Morning sickness control in early pregnancy by Neiguan point acupressure. Obstet Gyn 80: 852–854
43b. Deluze C, Bosia L et al (1992) Electroacupuncture in fibromyalgia: results of a controlled trial. Brit Med J 305: 1249–1252
43c. Dias PLR, Subramaniam S et al. (1982) Effects of acupuncture in bronchial asthma: preliminary communication. J R Soc Med 75: 245–248
43d. Dickens W, Lewith GT (1989) A single blind, controlled and randomized trial to evaluate the effect of acupuncture in the treatment of trapezio-metacarpal osteoarthritis. Compl Med Res 3: 5–8
43e. Daly D (1995) Alternative medicine courses taught at US medical schools: an ongoing listing. J Alt Compl Med 1: 111–113
44. Dowson DI, Lewith GT, Machin D (1985) The effects of acupuncture versus placebo in the treatment of headache. Pain 21: 35–42
45. Du HJ, Chao YF (1976) Localization of central structures involved in descending inhibitory effect of acupuncture on viscero-somatic discharges. Sci Sin 19: 137–148
45a. Du HJ, Zimmerman M et al (1984) Inhibition of nociceptive neuronal responses in the cats spinal dorsal born by electrical stimulation and morphine microinjection in nucleus raphe magnus. Pain 19: 249–257
46. Du HJ, Chao YF (1979) Effect of destruction or stimulation of locus coeruleus on inhibition of viscero-somatic reflex activities. Acta Physiol Sin 31: 153–162
46a. Dundee JM, Chestnutt NM et al (1986) Traditional chinese acupuncture: a potentially useful antiemetic? Br Med J 233: 583–584
46b. Dundee JM, Ghaly RB et al (1989) Acupuncture prophylaxis of cancer chemotherapy induced sickness. J R Soc Med 82: 268–271
46c. Dundee JM, Ghaly RB et al (1989) Effect of stimulation of the P 6 antiemetic point on postoperative nausea and vomiting. Br J Anaesth 63: 612–618
46d. Dundee JM, Sourial FB et al (1989) P 6 acupressure reduces morning sickness. J R Soc Med 81: 456–457
46e. Dundee JW, Ghaly RG et al (1989) Effect of stimulation of the P6 antiemetic point on postoperative nausea and vomiting. Brit J Anesth 63: 612–618
46f. Dundee JW, Ghaly G (1991) Local anesthesia blocks the antiemetic action of P6 acupuncture. Clin Pharmacol Therap 50: 78–80
46g. Dundee JW, McMillian CM et al. (1992) P 6 acupressure and post-operative vomiting. Br J Anesth 67: 73–78
46h. Dundee JW, Ghaly RG et al. (1987) Acupuncture ro prevent cisplatin-associated vomiting. Lancet I: 1083
46i. Dundee JW, McMillan C (1991) Positive evidence for P 6 acupuncture antiemesis. Postgrad Med 67: 47–52
47. Dung HC (1984) Anatomical features contributing to the formation of acupuncture points. Am J Acupunct 12: 139–143
47a. Dunn PA, Rogers D, Halford K (1989) Transcutaneous electrical nerve stimulation at acupuncture points in the induction of uterine contractions. Obstet Gynecol 73: 286– 290
48. Edelist G, Gross AE, Langer F (1976) Treatment of low back pain with acupuncture. Can Anaesth Soc J 23: 303–306
48a. Ekblom A, Hansson P (1991) Increased postoperative pain and consumption of analgesics following acupuncture. Pain 44: 241–247
48b. Ehrlich D, Haber P (1992) Influence of acupuncture on physical performance capacity and hemodynamic parameters. Intul J Sports Med 13: 486–491
48c. Eisenberg DM, Kessler RC et al. (1993) Unconventional medicine in the United States. Prevalence, costs and patterns of use. N Engl J Med 328: 246–252
49. Ehrenpreis S (1985) Analgesic properties of enkephalinase inhibitors: animal and human studies. Prog Clin Biol Res 192: 363–370

49a. Ernst M, Lee MHM (1985) Sympathetic vasomotor charges induced by manual and electrical acupuncture of the Hoku point visualized by thermography. Pain 21: 25–33

49b. Ernst M, Lee MHM (1986) Sympathetic effects of manual and electrical acupuncture of the Tsousanli knee point: comparison with the Hoku hand point sympathetic effect. Exp Neurol 94: 1–10

49c. Ellis N, Briggs R et al. (1990) The effect of acupuncture on nocturnal urinary frequency and incontinence in the elderly. Compl Med Res 4: 16–17

49d. Eskinazi DP (ed) (1996) NIH technology assessment workshop on alternative medicine: acupuncture. J Alt Comp Med 2: 1–256

50. Facchinetti F, Nappi G et al (1981) Primary headaches: reduced circulating beta-lipotropin and beta-endorphin levels with impaired reactivity to acupuncture. Cephalalgia 1: 195–201

51. Facchinetti F, Sandrini G et al (1984) Concomitant increase in nociceptive flexion reflex threshold and plasma opioids following transcutaneous nerve stimulation. Pain 19: 295–303

51a. Fisher P, Ward A (1994) Complementary medicine in Europe. BMJ 309: 107–110

52. Fox EJ, Melzack R (1976) Transcutaneous electrical stimulation and acupuncture comparison of treatment for low back pain. Pain 2: 141–148

53. Fu TC, Halenda SP, Dewey WL (1980) The effect of hypophysectomy on acupuncture analgesia in the mouse. Brain Res 202: 33–39

54. Fujishita M, Hisamtsu M, Takeshige (1986) Difference between non-acupuncture point stimulation and AA after D-phenylalanine treatment. [In Japanese (English Abstract)] In: Takeshige C (ed) Studies on the mechanism of acupuncture analgesia based animal experiments. Showa University Press, Tokyo, p 638

55. Fung DTH, Chan SHH et al (1975) Electroacupuncture suppression of jaw depression reflex elicited by dentalgia in rabbits. Exp Neurol 47: 367–369

55a. Fung KP, Chow OKW et al. (1986) Attenuation of exercise-induced asthma by acupuncture. Lancet II: 1419–1422

56. Fung SJ, Chan SHH (1976) Primary afferent depolarization evoked by electroacupuncture in the lumbar cord of the cat. Exp Neurol 52: 168–176

57. Gaw AC, Chang LW, Shaw LC (1975) Efficacy of acupuncture on osteoarthritic pain. N Engl J Med 21: 375–378

57a. Ghaly RB, Fitzpatrick KT et al (1987) Antiemetic studies with traditional Chinese acupuncture. A comparison of manual needling with electrical stimulation & common antiemetics. Anaesthesia 42: 1108–1110

57b. Gerhard I, Postneek K (1992) Auricular acupuncture in the treatment of female infertility. Gyn Endocrin 6: 171–181

58. Ghia J, Mao W, Toomey T, Gregg J (1976) Acupuncture and chronic pain mechanisms. Pain 2: 285–299

59. Godfrey CM, Morgen P (1978) A controlled trial of the theory of acupuncture in musculoskeletal pain. J Rheumatol 5: 121–124

60. Goldstein A (1979) Endorphins and pain: a critical review. In: Beers RF (ed) Mechanisms of pain and analgesic compounds. Raven Press, New York, pp 249–262

61. Goldstein A, Hilgard EF (1975) Failure of the opiate antagonist naloxone to modify hypnotic analgesia. Proc Natl Acad Sci USA 72: 2041–2043

61a. Guo HF, Cui X et al. (1996) C-Fos proteins are not involved in the activation of preproenkephalin gene expression in rat brain by peripheral electric stimulation (electroacupuncture). Neurosci Lett 207: 163–166

61b. Guo HF, Tian J et al. (1996) Brain substrates activated by electroacupuncture (EA) of different frequencies (II): Role of Fos/Jun proteins in EA-induced transcription of preproenkephalin and preprodynorphin genes. Brain Res 43: 167–173

62. Gunn CC, Milbrandt WE et al (1980) Dry needling of muscle motor points for chronic low-back pain. Spine 5: 279–291

63. Ha H, Tan EC, Fukunaga H, Aochi O (1981) Naloxone reversal of acupuncture analgesia in the monkey. Exp Neurol 73: 298–303

64. Hachisu M, Takeshige C et al (1986) Abolishment of individual variation in effectiveness of acupuncture analgesia. [In Japanese (English abstract)] In: Takeshige C (ed) Studies on the mechanism of acupuncture analgesia based on animal experiments. Showa University Press, Tokyo, p 549

64a. Haker E, Lundeberg T (1990) Acupuncture treatment of epicondylalgia: a comparative study of two acupuncture techniques. Clin J Pain 6: 221–226

65. Hammond DL (1985) Pharmacology of central pain modulating networks (biogenic amines and nonopioid analgesics). In: Fields H et al (eds) Advances in pain research and therapy. Raven Press, New York, pp 499–511

66. Han CS, Chou PH, Lu CC, Lu LH et al (1979) The role of central 5-HT in acupuncture analgesia. Sci Sin 22: 91–104

67. Han JS, Terenius L (1982) Neurochemical basis of acupuncture analgesia. Annu Rev Pharmacol Toxicol 22: 193–220

68. Han JS, Xie GX (1984) Dynorphin: important mediator for electroacupuncture analgesia in the spinal cord of the rabbit. Pain 18: 367–377

68a. Han JS, Zhou ZF, Xuan YT (1983) Acupuncture has analgesic effect in rabbits. Pain 15: 83–91

68b. Han JS (1986) Physiology and neurochemical basis of acupuncture analgesia. In Cheng TO (ed). The international textbook of cardiology. New York: Pergamon Press p 1124–1132

68c. Han JS (1990) Differential release of enkephalin and dymorphin by low and high frequency electroacupuncture in the central nervous system. Acup Sci Intern J 1: 19–27

68d. Han JS, Terenius L et al (1991) Effect of low- and high-frequency TENS on met-enkephalin-arg-phe and dynorphin A immunoreactivity in human lumbar CSF. Pain 47: 295–298
68e. Han JS, Zhang RL (1993) Suppression of morphine abstinence syndrome by body electroacupuncture of different frequencies in rats. Drug Alcohol Dependence 31: 169–174
69. Han JS, Guan XM, Shu JM (1979) Study of central norepinephrine turnover rate during acupuncture analgesia in the rat. [in Chinese] Acta Physiol Sin 31: 11–19
70. Han JS, Li SJ, Tang J (1981) Tolerance to acupuncture and its cross tolerance to morphine. Neuropharmacology 20: 593–596
71. Han JS, Ding XZ, Fan SG (1985) Is cholecystokinin octapeptide (CCK-8) a candidate for endogenous antiopioid substrates? Neuropeptides 5: 399–402
71a. Han JS, Ding XZ, Fan SG (1986) Cholecystokinin octapeptide (DCK-8): antagonism to electroacupuncture analgesia and a possible role in electroacupuncture tolerance. Pain 27: 101–115
72. Han JS, Xie GX, Terenius L et al (1982) Enkephalin and beta endorphin as mediators of electroacupuncture analgesia in rabbits: an antiserum microinjection study. In: Costa E (ed) Regulatory peptides: from molecular biology to function. Raven Press, New York, pp 369–377
73. Hansen PE, Hansen JH (1983) Acupuncture treatment of chronic facial pain: a controlled crossover trial. Headache 23: 66–69
73a. Hardebo JE, Ekman R, Eriksson M (1989) Low CSF met-enkephalin levels in cluster headache are elevated by acupuncture. Headache 29: 494–497
74. Hayes R, Price DD, Dubner R (1977) Naloxone antagonism as evidence for narcotic mechanisms. Science 196: 600
74a. He L (1987) Involvement of endogenous opioid peptides in acupuncture analgesia. Pain 31: 99–121
75. He L, Lu R, Zhuang S et al (1985) Possible involvement of opioid peptides of caudate nucleus in acupuncture analgesia. Pain 23: 83–93
75a. Heine H (1988) Akupunkturtherapie – Perforationen der oberflächlichen Körperfaszie durch kutane Gefäß-Nervenbündel. therapeutikon 4: 238–244
75b. Helms JM (1987) Acupuncture for the management of primary dysmenorrhea. Obstet Gynecol 69: 51–56
75c. He LF, Dong WQ, Wang MZ (1991) Effects of iontophoretic etorphine, naloxone and electroacupuncture on noceceptive responses from thalamic neurones in rabbits. Pain 44: 89–95
76. Herget HF, L'Allemand H et al (1976) Combined acupuncture analgesia and controlled respiration. A new modified method of anesthesia in open heart surgery. Anaesthesist 25: 223–230
76a. Hesse J, Mogelvang B et al. (1994) Acupuncture versus metoprolol in migraine prophylaxis: a randomized trial of trigger point inactivation. J Intern Med 235: 451–456
77. Hishida F, Takeshige C et al (1986) Differentiation of acupuncture point and non-acupuncture point explorated by evoked potential of the central nervous system and its correlation with analgesia inhibitory system. [In Japanese (English abstract)] In: Takeshige C (ed) Studies on the mechanism of acupuncture analgesia based on animal experiments. Showa University Press, Tokyo, p 43
78. Hishida F, Takeshige C et al (1986) Effects of D-phenylalanine on individal variation of analgesia and on analgesia inhibitory system in their separated experimental procedures. [In Japanese (English abstract)] In: Takeshige C (ed) Studies on the mechanism of acupuncture analgesia based on animal experiments. Showa University Press, Tokyo, p 51
78a. Ho RT, Jawan B (1990) Electroacupuncture and postoperative emesis. Anaesthesia 45: 327–329
78b. Ho WK, Wen HL (1989) Opioid-like activity in the cerebrospinal fluid of pain patients treated by electroacupuncture. Neuropharmacology 28: 961–966
78c. Ho CM, Hseu SS et al. (1996) Effect of P-6 acupressure on prevention of nausea and vomiting after epidural morphine for post-cesarean section pain relief. Acta Anesthesiol Scand 40: 372–375
79. Hoffmann P, Thoren P (1986) Long-lasting cardiovascular depression induced by acupuncture-like stimulation of the sciatic nerve in unanaesthetized rats. Effects of arousal and type of hypertension. Acta Physiol Scand 127: 119–126
79a. Hyde E (1989) Acupressure therapy for morning sickness. A controlled clinical trial. J Nurse Midwifery 34: 171–178
79b. Hu S, Stern RM, Koch KL (1992) Electrical acustimulation relieves vection-induced motion sickness. Gastroenterology 102: 1854–1858
79c. Hu S, Stritzel R et al. (1995) P6 acupuncture reduces symptoms of vection-induced motion sickness. Aviation Space Environ Med 66: 631–634
79d. Hu HH, Chung C et al. (1993) A randomized controlled trial on the treatment for acute partial ischemic stroke with acupuncture. Neuroepidemiology 12: 106–113
79e. Hsu DT (1996) Acupuncture. A review. Reg Anesth 21: 361–370
79f. Hyodo M, Kitade T et al (1990) Studies on the enhanced effect of acupuncture analgesia and acupuncture anesthesia by D-phenylalanine. Schedule of administration and clinical effects in low back pain and tooth extraction. Acupunct Elektrother Res Int 515: 121– 135
80. Illingsworth CM, Barker CT (1980) Measurement of electrical currents emerging during the regeneration of amputated finger tips in children. Clin Phys Physiol Meas 1: 87–91
81. Jaffe L, Barker AT et al (1982) The glabrous epidermis of cavies contains a powerful battery. Am J Physiol 242: R358–R366
81a. Jansen G, Lundeberg T et al (1989) Increased survival of ischemic musculocutaneous flaps in rats after acupuncture. Acta Physiol Scand 135: 555–558
81b. Jansen G, Lundeberg T et al (1989) Acupuncture and sensory neuropeptides increase cutaneous blood flow in rats. Neurosci Lett 97: 305–309

81c. Janssens LA, Rogers PA, Schoen AM (1988) Acupuncture analgesia: a review. Vet Rec 122: 355–358
82. Jensen LB, Melsen B, Jensen SB (1979) Effect of acupuncture on headache measured by reduction in number of attacks and use of drugs. Scand J Dent Res 87: 373–380
82a. Jobst KA (1995) A critical analysis of acupuncture in pulmonary disease: efficacy and safety of the acupuncture needle. J Alt Compl Med 1: 57–85
82b. Jobst KA (1996), Acupuncture in asthma and pulmonary disease: an analysis of efficacy and safety. J Alt Compl Med 2: 179–206
82c. Jobst KA, Chen JH et al. (1986) Controlled trial of acupuncture for disabling breathlessness. Lancet II: 1416–1419
82d. Johansson K, Lindgren I et al. (1993) Can sensory stimulation improve the functional outcome in stroke patients? Neurology 43: 2189–2192
82e. Jin HO, Zhou L et al. (1996) Inhibition of acid secretion by electrical acupuncture is mediated via beta endorphin and somatostatin. Am J Physiol 271: G 524–G 530
82f. Johansson A, Wenneberg B et al. (1991) Acupuncture in treatment of facial muscular pain. Acta Odontol Scand 49: 153–158
82g. Jessl-Henyou J, Cheng N et al. (1992) Studies with acupuncture using a SQUID biomagnetometer: a preliminary report. Compl Med Res 6: 142–151
83. Kaada B, Jorum E, Sagvolden T (1979) Analgesia induced by trigeminal nerve stimulation (electroacupuncture) abolished by nuclei raphe lesions in rats. Acupunct Electrother Res 4: 221–234
83a. Kasahara T, Sakurai Y et al. (1995) Suppressive effect of central opioids on delayed type hypersensitivity: comparative study with morphine and electroacupuncture. In Vivo 9: 177–181
83b. Kenyon JM (1985) Modern techniques of acupuncture, Vol 3. Thorsons, Wellingsborough
83c. Kho HG, Eijk RJ et al (1991) Acupuncture and transcutaneous stimulation analgesia in comparison with moderate-dose fentanyl anesthesia in major surgery. Clinical efficacy and influence on recovery and morbidity. Anesthesia 46: 129–135
84. Kim KC, Yount RA (1974) The effect of acupuncture on migraine headache. Am J Chin Med 2: 407–411
85. Kiser RS, Khatam MJ et al (1983) Acupuncture relief of chronic pain syndrome correlates with increased plasma met-enkephalin concentrations. Lancet II: 1394–1396
85a. Kleijnen J, Ter Riet G et al. (1991) Acupuncture and asthma: a review of controlled trials. Thorax 46: 799–802
85b. Kishioka S, Miyamoto Y et al. (1994) Effects of a mixture of peptidase inhibitors on met-enkephalin, beta-endorphin, dynorphin (1–13) and electroacupuncture induced antinociception in rats. Jap J Pharmacol 66: 337–345
86. Kobori M, Mera H, Takeshige C (1986) Nature of acupuncture point and non-point stimulation produced analgesia after lesion of analgesia inhibitory system. [In Japanese (English abstract)] In: Takeshige C (ed) Studies on the mechanism of acupuncture analgesia based on animal experiments. Showa University Press, Tokyo, p 598
86a. Konefal J, Duncan R et al. (1994) The impact of the addition of acupuncture treatment program to an existing Metro-Dade County outpatient substance abuse treatment facility. J Addict Dis 13: 71–99
87. Kroenig R, Oleson TD (1984) Rapid narcotic detoxification in chronic pain patients treated with auricular electroacupuncture and naloxone. Int J Addict 20: 725–740
87a. Kubiena G (1989) Considerations on the concept of placebo in acupuncture. Refections on the usefulness, ethical justification, standardization and differentiated application of placebo in acupuncture. Wien Klin Wschr 101: 362–367
88. Lagerweij E, Van Ree J et al (1984) The twitch in horses: a variant of acupuncture. Science 225: 1172–1173
88a. Lao L, Bergman S et al. (1995) Efficacy of Chinese acupuncture on postoperative oral surgery pain. Oral Surg Oral Med Oral Pathol 79: 423–428
89. Laitinen J (1975) Acupuncture for migraine prophylaxis: a prospective clinical study with six months follow-up. Am J Chin Med 3: 271–274
89a. Landry MD, Scudds RA (1996) The cooling effects of electroacupuncture on the skin temperature of the hand. J Hand Ther 9: 359–366
90. Laitinen J (1976) Acupuncture and transcutaneous electric stimulation in the treatment of chronic sacrolumbalgia and ischialgia. Am J Chin Med 4: 169–175
90a. Lazorthes Y, Esquerre JP et al (1990) Acupuncture meridians and radiotracers. Pain 40: 109–112
90b. Le Bars D, Besson JM et al (1979) Diffuse noxious inhibitory controls (DNIC): II. Lack of effect on non-convergent neurones, supraspinal involvement and theoretical implications. Pain 6: 305–327
90c. Lane DJ, Lane TV (1991) Alternative and complementary medicine for asthma. Thorax 46: 787–797
91. Lee DC, Clifford DH et al (1979) Can naloxone inhibit the cardiovascular effect of acupuncture? Can Anaesth Soc J 26: 410–414
91a. Lee JH, Beitz AJ (1993) The distribution of brain-stem and spinal nuclei associated with different frequencies of electroacupuncture analgesia. Pain 52: 11–28
91b. Lee JH, Beitz AJ (1992) Electroacupuncture modifies the expression of C-fos in the spinal cord induced by noxious stimulation. Brain Res 577: 80–91
92. Lee Peng CH, Yang MMP et al (1978) Endorphin release: a possible mechanism of AA. Comp Med East West 6: 57–60
93. Lee PK, Andersen TW et al (1975) Treatment of chronic pain with acupuncture. J Am Med Assoc 232: 1133–1135

93a. Lee YH, Lee WC et al (1992) Acupuncture in the treatment of renal colic. J Urology 147: 16–18
94. Lee SC, Yin SJ, Lee ML, Tsai WJ (1982) Effects of acupuncture on serum cortisol level and dopamine beta-hydroxylase activity in normal Chinese. Am J Chin Med 10: 62–69
94a. Leong RJ, Chernow B (1988) The effects of acupuncture on operative pain and the hormonal responses to stress. Int Anesthesiol Clin 26: 213–217
95. Leung PC (1979) Treatment of low back pain with acupuncture. Am J Chin Med 7: 372–378
95a. Lewis IH, Pryn SJ et al (1991) Effect of P6 acupressure on postoperative vomiting in children undergoing outpatient strabismus correction. Brit J Anesth 67: 73–78
96. Lewith GT, Machin D (1983) On the evaluation of the clinical effects of acupuncture. Pain 16: 111–127
97. Lewith GT, Field J, Machin D (1983) Acupuncture compared with placebo in post-herpetic pain. Pain 17: 361–368
97a. Lewith GT, Watkins AD (1996) Unconventional therapies in asthma: an overview. Allergy 51: 761–769
97b. Lewith GT, Vincent C (1996) On the evaluation of the clinical effects of acupuncture: a problem reassessed and a framework for future research: J Alt Compl Med 2: 79–90
98. Liao SJ (1978) Recent advances in the understanding of acupuncture. Yale J Biol Med 51: 55–65
99. Liao YY, Seto K, Saito H et al (1979) Effect of acupuncture on adrenocortical hormone production: variation in the ability for adrenocortical hormone production in relation to the duration of acupuncture stimulation. Am J Chin Med 7: 362–371
99a. List T (1992) Acupuncture in the treatment of patients with craniomandibular disorders. Comparative, longitudinal and methodological studies. Swedish Dental J Suppl 87: 152–159
99b. List T, Hekimo (1992) Acupuncture and occlusal splint therapy in the treatment of craniomandibular disorders II. A one year follow up study. Acta Odontol Scand 50: 375– 385
99c. List T, Andersson S et al (1992) Acupuncture and occlusure splint therapy in the treatment of craniomandibular disorders. Part I. A comparative study. Swed Dent J 16: 125–141
100. Lim TW, Loh T, Kranz H, Scott D (1977) Acupuncture effect on normal subjects. Med J Aust 26: 440–442
100a. Liu X, Zhu B et al (1986) Relationship between electroacupuncture analgesia and descending pain inhibitory mechanism of nucleus raphe magnus. Pain 24: 383–396
100b. Lipton DS, Brewington V, Smith M (1994) Acupuncture for crack-cocaine detoxification: experimental evaluation of efficacy. J Subst Abuse Treat 11: 205–215
100c. Liu NJ, Bao H et al. (1996) Cholecystokinin octapeptide reverses the inhibitory effect induced by electroacupuncture on C-fiber evoked discharges. Int J Neurosci 86: 241–247
101. Loh L, Nathan PW et al (1984) Acupuncture versus medical treatment for migraine and muscle tension headaches. J Neurol Neurosurg Psychiatry 47: 333–337
102. Low SA (1974) Acupuncture and heroin withdrawal. Med J Aust 2: 341
103. Loy TT (1983) Treatment of cervical spondylosis. Med J Aust 2:32–34
104. Lu GW (1983) Characteristics of afferent fiber innervation on acupuncture point zusanli. Am J Physiol 245: R606–R612
105. Lung CH, Sun AC, Tsao CJ et al (1978) An observation of the humoral factor in acupuncture analgesia in rats. Am J Chin Med 2: 203–205
105a. Lux G, Hagel J et al. (1994) Acupuncture inhibits vagal gastric acid secretion stimulated by sham feeding in healthy subjects. Gut 35: 1026–1029
106. Lynn B, Perl ER (1977) Failure of acupuncture to produce localized analgesia. Pain 3: 339–351
107. Macdonald AJR, Macrae KD et al (1983) Superficial acupuncture in the relief of chronic low back pain. Ann R Coll Surg Engl 65: 44–46
108. Madden J, Akil H, Barchas JD et al (1977) Stress induced parallel changes in central opioid levels and pain responsiveness in rat. Nature 265: 358–360
109. Malizia F, Paolucci D et al (1979) Electroacupuncture and peripheral beta-endorphin and ACTH levels. Lancet II: 535–536
110. Man PL, Chuang MY (1980) Acupuncture in methadone withdrawal. Int J Addict 15: 921–926
110a. Margolin A, Avants KS et al. (1993) Acupuncture for the treatment of cocaine dependence in methadone-maintained patients. Am J Addict 2: 194–201
111. Martelete M, Fiori AM (1985) Comparative study of the analgesic effect of transcutaneous nerve stimulation (TNS), electroacupuncture (EA), and meperidine in the treatment of postoperative pain. Acupunct Electrother Res 10: 183–193
112. Marx JL (1977) Analgesia: how the body inhibits pain perception. Science 196: 471
113. Masala A, Satta G, Alagna S et al (1983) Suppression of electroacupuncture (EA)-induced beta-endorphin and ACTH release by hydrocortisone in man. Absence of effects on EA-induced anaesthesia. Acta Endocrinol (Copenh) 103: 469–472
114. Matsumoto T, Levy B, Ambruso V (1974) Clinical evaluation of acupuncture. Am Surg 40: 400–405
115. Mayer DJ, Watkins LR (1984) Multiple endogenous opiate and non-opiate analgesia systems. In: Kruger L (ed) Advances in pain research and therapy, vol 6. Raven Press, New York, pp 253–276
116. Mayer DJ, Price DD, Raffii A (1977) Antagonism of acupuncture analgesia in man by the narcotic antagonist naloxone. Brain Res 121: 368–372
117. McCarroll GD, Rowley BA (1979) An investigation of the existence of electrically located acupuncture points. IEEE Trans Biomed Eng 26: 177–181
118. Mcdevitt L, Fortner P, Pomeranz B (1987) Application of weak electric field to the hindpaw enhances sciatic motor nerve regeneration in the adult rat. Brain Res Brain Res 416: 308–314
118a. McLellan AT, Grossman DS et al. (1993) Acupuncture treatment for drug abuse: a technical review. J Subst Abuse Treat 10: 569–576

119. McLennan H, Gilfillan K, Heap Y (1977) Some pharmacological observations on the analgesia induced by acupuncture. Pain 3: 229–238
120. Melzack R (1984) Acupuncture and related forms of folk medicine. In: Wall PD, Melzack R (eds) Textbook of pain. Churchill Livingstone, Edinburgh, pp 691–701
121. Melzack R, Katz J (1984) Auriculotherapy fails to relieve chronic pain. JAMA 251: 1041–1043
122. Melzack R, Wall PD (1965) Pain mechanism: a new theory. Science 150: 971–979
123. Melzack R, Stillwell DM, Fox EJ (1977) Trigger points and acupuncture points for pain: correlations and implications. Pain 3: 3–23
124. Mezey E, de Weid D et al (1978) Evidence for pituitary-brain transport of a behaviourally potent ACTH analogue. Life Sci 22: 831–838
124a. Mitchel P, Wells JE (1989) Acupuncture for chronic asthma: a controlled trial with six months follow-up. Am J Acupunct 17: 5–13
125. Mizuno T (1986) The nature of acupuncture point investigation by evoked potential from the dorsal periaqueductal central grey in acupuncture afferent pathway. [In Japanese (English summary)] In: Takeshige C (ed) Studies on the mechanism of acupuncture analgesia based on animal experiments. Showa University Press, Tokyo, p 425
125a. Moner SE (1996) Acupuncture and addiction treatment. J Addict Dis 15: 79–100
125b. Molsberger A, Hille E (1994) The analgesic effect of acupuncture in chronic tennis elbow pain. Br J Rheumatol 33: 1162–1165
126. Murai M, Takeshige C et al (1986) Correlation between individual variations in effectiveness of acupuncture analgesia and that in contents of brain endogenous morphine-like factors. [In Japanese (English summary)] In: Takeshige C (ed) Studies on the mechanism of acupuncture analgesia based on animal experiments. Showa University Press, Tokyo, p 542
126a. Naeser MA, Alexander MP et al (In Press) Acupuncture in the treatment of paralysis in chronic and acute stroke patients. Improvement correlated with specific CT scan lesion sites. J of Neurol Neurosurg and Psychiatry
126b. Naeser MA, Alexander MP et al (In Press) Acupuncture in the treatment of hand paresis in chronic and acute stroke patients. Improvement observed in all cases. J Neurol, Neurosurg and Psychiatry
126c. Naeser MA, Alexander MP et al (In Press) Real versus sham acupuncture in the treatment of paralysis in acute stroke patients. A CT scan lesion site study. J Neurol Rehabilitation
127. Ng LK, Donthill TC, et al (1975) Modification of morphine withdrawal syndrome in rats following transauricular electrostimulation. Biol Psychiatry 10: 575–580
128. Nakatani Y, Yamashita K (1977) Ryodoraku acupuncture. Ryodoraku Research Institute, Osaka
129. Nappi G, Faccinetti F et al (1982) Different releasing effects of traditional manual acupuncture and electroacupuncture on propiocortin-related peptides. Acupunct Electrother Res Int J 7: 93–103
130. Nogier PFM (1972) Treatise of auriculotherapy. Moulin-les-Metz, Maisonneuve, France
130a. Noguchi E, Hayashi H (1996) Increases in gastric acidity in response to electroacupuncture stimulation of the hindlimb of anesthetized rats. Jap J Physiol 46: 53–58
131. Noodergraaf, Silage D (1973) Electroacupuncture. IEEE Trans Biochem Eng 20: 364–366
132. Nuccitelli R (1986) Ionic currents in development. (39 papers by various authors) Liss, New York
132a. Ohsawa H, Okada K et al. (1995) Neural mechanism of depressor responses of arterial pressure elicited by acupuncture-like stimulation to a hindlimb in anesthetized rats. J Auton Nerv Syst 51: 27–35
133. Oleson TD, Kroenig RJ, Bresler DE (1980) An experimental evaluation of auricular diagnosis: the somatotopic mapping of musculoskeletal pain at acupuncture points. Pain 8: 217–229
133a. Omura Y (1989) Basic electrical parameters for safe and effective electro-therapeutics (electroacupuncture, TES, TENMS, TEMS, TENS and electromagnetic field stimulation) for pain, neuromuscular skeletal problems, and circulatory disturbances. Acup Electrother Res 12: 201–225
133b. Patel M, Gutzwiller F et al (1989) A meta-analysis of acupuncture for chronic pain. Int J Epidemiol 18: 900–906
134. Patel N, Poo MM (1982) Orientation of neurite growth by extracellular electric fields. J Neurosci 2: 483–496
134a. Pan B, Castro-Lopes JM et al. (1994) C-Fos expression in the hypothalamic pituitary system induced by electroacupuncture or noxious stimulation. Neuroreport 5: 1649–1652
135. Patterson MA (1974) Electroacupuncture in alcohol and drug addictions. Clin Med 81: 9–13
136. Peets J, Pomeranz B (1985) Acupuncture-like transcutaneous electrical nerve stimulation analgesia is influenced by spinal cord endorphins but not serotonin: an intrathecal pharmacological study. In: Fields H et al (eds) Advances in pain research and therapy, Raven Press, New York, pp 519–525
137. Peets J, Pomeranz B (1987) Studies of suppression of nocifensive reflexes using tail flick electromyograms and intrathecal drugs in barbiturate anaesthetized rats. Brain Res 416: 301–307
138. Peets J, Pomeranz B (1978) CXBX mice deficient in opiate receptors show poor electroacupuncture analgesia. Nature 273: 675–676
139. Pert A, Dionne R, Ng L, Pert C et al (1981) Alterations in rat central nervous system endorphins following transauricular electroacupuncture. Brain Res 224: 83–93
140. Pertovaara A, Kemppainen P et al (1982) Dental analgesia produced by non-painful, low-frequency stimulation is not influenced by stress or reversed by naloxone. Pain 13: 379–384
141. Petrie JP, Langley GB (1983) Acupuncture in the treatment of chronic cervical pain. A pilot study. Clin Exp Rheumatol 1: 33–335
141a. Philp T, Shah PJ et al (1988) Acupuncture in the treatment of bladder instability. Br J Urol 61: 490–493

142. Pin Luo C, Takeshige C et al (1986) Inhibited region by analgesia inhibitory system in acupuncture non-point stimulation produced analgesia. [In Japanese (English summary)] In: Takeshige C (ed) Studies on the mechanism of acupuncture analgesia based on animal experiments. In: Takeshige C (ed) Showa University Press, Tokyo, p 613
142a. Profitt A (1996) Acupuncture as an antiemetic treatment. J Alt Compl Med 2: 167–173
143. Pomeranz B (1981) Neural mechanisms of acupuncture analgesia. In: Lipton S (ed) Persistent pain, vol 3. Academic Press, New York, pp 241–257
144. Pomeranz B (1985) Relation of stress-induced analgesia to acupuncture analgesia. In: Kelly J (ed) Stress-induced analgesia. Ann NY Acad Sci: 444–447
145. Pomeranz B (1986) Effects of applied DC fields on sensory nerve sprouting and motor-nerve regeneration in adult rats. In: Nuccitelli R (ed) Ionic currents in development. Liss, New York p 251–258
146. Pomeranz B (1987) Acupuncture neurophysiology. In: Adelman G (ed) Encyclopedia of neuroscience. Birkhauser, Boston pp 6–7
146a. Pomeranz B (1994) Acupuncture in America. APS Journal 3: 96–100
146b. Pomeranz B (1996) Scientific research into acupuncture for the relief of pain. J Alt Compl Med 2: 53–60
147. Pomeranz B, Bibic L (1988) Naltexone, an opiate antagonist, prevents but does not reverse the analgesia produced by electroacupuncture. Brain Res 452: 227–231
147a. Pomeranz B, Campbell JJ (1993) Weak electric field accelerates motoneuron regeneration in the sciatic nerve of ten month old rats. Brain Res 603: 271–278
148. Pomeranz B, Cheng R (1979) Suppression of noxious responses in single neurons of cat spinal cord by electroacupuncture and its reversal by the opiate antagonist naloxone. Exp Neurol 64: 327–341
149. Pomeranz B, Chiu D (1976) Naloxone blocks acupuncture analgesia and causes hyperalgesia: endorphin is implicated. Life Sci 19: 1757–1762
150. Pomeranz B, Nyguyen P (1986) Intrathecal diazepam suppresses nociceptive reflexes and potentiates electroacupuncture effects in pentobarbital rats. Neurosci Lett 77: 316–320
151. Pomeranz B, Paley D (1979) Electroacupuncture hyalgesia is mediated by afferent nerve impulses: an electrophysiological study in mice. Exp Neurol 66: 398–402
151a. Pomeranz B, Stux G (1989) Scientific Bases of Acupuncture. Springer, Berlin Heidelberg New York
152. Pomeranz B, Worma N (1988) Potentiation of analgesia by two repeated electroacupuncture treatments: the first opioid analgesia potentiates a second non-opioid analgesic response. Brain Res 452: 232–236
153. Pomeranz B, Cheng R, Law P (1977) Acupuncture reduces electrophysiological and behavioural responses to noxious stimuli: pituitary is implicated. Exp Neurol 54: 172–178
154. Pomeranz B, Mullen M, Markus H (1984) Effect of applied electrical fields on sprouting of intact saphenous nerve in adult rat. Brain Res 303: 331–336
155. Pontinen PJ (1979) Acupuncture in the treatment of low back pain and sciatica. Acupunct Electrother Res Int J 4: 53–57
156. Price DD, Rafii A et al (1984) A psychophysical analysis of acupuncture analgesia. Pain 19: 27–42
156a. Rieb L, Pomeranz B (1992) Alteration in electric pain thresholds by use of acupuncture-like TENS in pain-free subject. Physical Ther 72: 658–668
156b. Reed JC (1996) Review of acute and chronic pain published studies. J Alt Compl Med 2: 129–144
157. Reichmanis M, Marino AA, Becker RO (1975) Electrical correlates of acupuncture points. IEEE Trans Biomed Eng 22: 533–555
158. Reichmanis M, Marino AA, Becker RO (1979) Laplace plane analysis of impedence on the H meridian. Am J Chin Med 7: 188–193
159. Research Group Peking Med Coll (1974) The role of some neurotransmitters of brain in finger acupuncture analgesia. Sci Sin 17: 112–130
160. Richardson PH, Vincent CA (1986) Acupuncture for the treatment of pain: a review of evaluative research. Pain 24: 15–40
160a. Richter A, Herlitz J, Hjalmarson A (1991) Effect of acupuncture in patients with angina pectoris. Europ Heart J 12: 178–182
160b. Römer A, Weigel M, Zieger W, Melchert F (1998) Veränderung von Zervixreife und Geburtsdauer nach geburtsvorbereitender Akupunkturtherapie. In: Römer A (Hrsg) Akupunkturtherapie in Geburtshilfe und Frauenheilkunde. Hippokrates, Stuttgart
161. Rossier J, Guillemin R, Bloom FE (1977) Foot shock-induced stress increases β endorphin levels in blood but not brain. Nature 270: 618–620
162. Roy BP, Cheng R, Pomeranz B et al (1980) Pain threshold and brain endorphin levels in genetically obese ob/ob and opiate receptor deficient CXBK mice. In: Way EL (ed) Exogenous and endogenous opiate agonists and antagonists. Pergamon Press, Elmsford New York, p 297
163. Sainsbury MJ (1974) Acupuncture in heroin withdrawal. Med J Aust 3: 102–105
164. Salar G, Trabucchi M et al (1981) Effect of transcutaneous electrotherapy on CSF beta endorphin content in patients without pain problems. Pain 10: 169–172
164a. Sallstrom S, Kjendahl A (1996) Acupuncture in the treatment of stroke patients in the subacute stage: a randomized controlled study. Compl Ther Med 4: 193–197
165. Sato A, Sato Y, Schmidt RF (1986) Catecholamine secretion and adrenal nerve activity in response to movements of normal and inflamed knee joints in cats. J Physiol (Lond) 375: 611–624

166. Sato T, Takeshige C (1986) Morphine analgesia caused by activation of spinal acupuncture afferent pathway in the anterolateral tract. [In Japanese (English summary)] In Takeshige C (ed) Studies on the mechanism of acupuncture analgesia based on animal experiments. Showa University Press, Tokyo p 673
167. Sato T, Usami S, Takeshige C (1986) Role of the arcuate nucleus of the hypothalamus as the descending pain-inhibitory system in acupuncture point and non-point produced analgesia. [In Japanese (English summary)] In: Takeshige C (ed) Studies on the mechanism of acupuncture analgesia based on animal experiments. Showa University Press, Tokyo, p 627
167a. Sato T, Yu Y et al. (1996) Acupuncture stimulation enhances splenic natural killer cell cytotoxicity in rats. Jap J Physiol 46: 131–136
168. Sawynok J, Pinsky C, Labella FS (1979) Minireview on the specificity of naloxone as an opiate antagonist. Life Sci 25: 1621–1632
169. Schmidt RF (1971) Presynaptic inhibitions in the vertebrate central nervous system. Ergebn Physiol 63: 20–86
170. Severson L, Merkoff RA, Chun HH (1977) Heroin detoxification with acupuncture and electrical stimulation. Int J Addict 12: 911–922
171. Shen E, Ma WH, Lan C (1978) Involvement of descending inhibition in the effect of acupuncture on the splanchnically evoked potentials in the orbital cortex of cat. Sci Sin 21: 677–685
171a. Shibutani K, Kubal K (1979) Similarities of prolonged pain relief produced by nerve block and acupuncture in patients with chronic pain. Acup Electrother Res 4: 9–16
172. Shimizu S, Takeshige C et al (1986) Relationship between endogenous morphine like factor and serotonergic system in analgesia of acupuncture anesthesia. [In Japanese (English summary)] In: Takeshige C (ed) Studies on the mechanism of acupuncture analgesia based on animal experiments. Showa University Press, Tokyo, p 700
173. Shimizu T, Koja T et al (1981) Effects of methysergide and naloxone on analgesia produced by peripheral electrical stimulation in mice. Brain Res 208: 463–467
174. Shu R, Pomeranz B et al (1994) Electrical impedance measurements of human skin at acupuncture points and changes produced by needling. (to be published)
174a. Simon J, Giraud G et al (1988) Acupuncture meridians demystified. Contributions of radiotracer methodology. Presse Med 17: 1341–1344
174b. Sims J (1997) The mechanism of acupuncture analgesia: a review. Compl Ther Med 5: 102–111
175. Sjolund B, Terenius L, Eriksson M (1977) Increased cerebrospinal fluid levels of endorphins after electroacupuncture. Acta Physiol Scand 100: 382–384
175a. Smith MO, Khan I (1988) An acupuncture program for the treatment of drug-addicted persons. Bull Narc 40: 35–41
176. Sjolund BH, Erikson BE (1979) The influence of naloxone on analgesia produced by peripheral conditioning stimulation. Brain Res 173: 295–301
177. Sodipo JO, Gilly H, Pauser G (1981) Endorphins: mechanism of acupuncture analgesia. Am J Chin Med 9: 249–258
178. Spoerel W (1976) Acupuncture in chronic pain. Am J Chin Med 4: 267–279
179. Stacher G, Wancura I et al (1975) Effect of acupuncture on pain threshold and pain tolerance determined by electrical stimulation of the skin: a controlled study. Am J Chin Med 3: 143–146
179a. Stux G, Pomeranz B (1987) Acupuncture: textbooks and atlas. Springer, Berlin Heidelberg New York
180. Sung YF, Kutner MH et al (1977) Comparison of the effects of acupuncture and codeine on postoperative dental pain. Anesth Analg 56: 473–478
180a. Takagi J, Sawada T et al. (1996) A possible involvement of monoaminergic and opioidergic systems in the analgesia induced by electro-acupuncture in rabbits. Jap J Pharmacol 70: 73–80
181. Takahashi G, Mera H, Kobori M (1986) Inhibitory action on analgesic inhibitory system and augmenting action on naloxone reversal analgesia of D-phenylalanine. [In Japanese (English summary)] In: Takeshige C (ed) Studies on the mechanism of acupuncture analgesia based on animal experiments. Showa University Press, Tokyo, p 608
181a. Takakura N, Iijima S et al. (1996) Vibration-induced finger flexion reflex and inhibitory effect of acupuncture on this reflex in cervical spinal cord injury patients. Neurosci Res 26: 391–394
182. Takeshige C (1985) Differentiation between acupuncture and non-acupuncture points by association with an analgesia inhibitory system. Acupunct Electrother Res 10: 195–203
182a. Takeshige C, Luo CP et al (1990) Differentiation of acupuncture and nonacupuncture points by difference of associated opioids in the spinal cord in production of analgesia by acupuncture and nonacupuncture point stimulation. Acupunct Electrother Res 15: 193–209
182b. Takeshige C, Tsuchiya M et al (1991) Dopaminergic transmission in the arcuate nucleus to produce acupuncture analgesia in correlation with the pituitary gland. Brain Res Bull 26: 113–122
182c. Takeshige C, Zhao WH, Guo SY (1991) Convergence from the preoptic area and arcuate nucleus to the median eminence in acupuncture and nonacupuncture stimulation analgesia. Brain Res Bull 26: 771–778
182d. Takeshige C, Oka K et al (1993) The acupuncture point and its connecting central pathway for producing acupuncture analgesia. Brain Res Bull 30: 53–67
182e. Takeshige C, Nakamura A et al (1992) Positive feedback action of pituitary beta-endorphine on acupuncture analgesia afferent pathway. Brain Res Bull 29: 37–44
182f. Takeshige C, Kobori M et al (1992) Analgesia inhibitory system involvement in nonacupuncture point stimulation produced analgesia. Brain Res Bull 28: 379–391
183. Takishima T, Mue S, Tamura G et al (1982) The bronchodilating effect of acupuncture in patients with acute asthma. Ann Allergy 48: 44–49

184. Tanaka M (1986) Studies on analgesic enhancement by D-phenylalanine. [In Japanese (English summary)] In: Takeshige C (ed) Studies on the mechanism of acupuncture analgesia based on animal experiments. Showa University Press, Tokyo, p 440
185. Tashkin D, Kroenig R et al (1977) Comparison of real and simulated acupuncture and isoproteranol in comparison to methacholine-induced asthma. Ann Allergy 39: 379–387
185a. Tandon MK; Soh PFT et al. (1989) Comparison of real and placebo acupuncture in histamine-induced asthma; a double blind crossover study. Chest 96: 102–105
186. Tashkin D, Kroenig R et al (1985) A controlled trial of real and simulated acupuncture in the management of chronic asthma. J Allergy Clin Immunol 76: 855–864
186a. Tavola T, Gala C et al (1992) Traditional Chinese acupuncture in tension-type headache: a controlled study. Pain 48: 329–332
187. Tay AA, Tseng CK, Pace NL et al (1982) Failure of narcotic antagonist to alter electroacupuncture modification of halothane anaesthesia in the dog. Can Anaesth Soc J 29: 231–235
187a. Ter Riet G, Kleijnen J, Knipschild P (1990) A meta-analysis of studies into the effect of acupuncture on addiction. Brit J of Gen Practice 40: 379–382
187b. Ter Riet G, Kleijnen J, Knipschild P (1990) Acupuncture and chronic pain: a criteria based meta-analysis. J Clin Epidemiol 43: 1191–1199
188. Toda K, Ichioka M (1978) Electroacupuncture: relations between forelimb afferent impulses and suppression of jaw opening reflex in the rat. Exp Neurol 61: 465–470
188a. Thomas M, Lundberg T (1994) Importance of modes of acupuncture in the treatment of chronic nociceptive low back pain. Acta Anesthesiol Scand 38: 63–69
189. Thoren P, Floras JS et al (1989) Endorphins and exercise: physiological mechanisms and clinical implications. Med and Sci in Sports and Exercise 22: 417–428
190. Travell J, Rinzler SH (1952) Myofascial genesis of pain. Postgrad Med J 11: 425–434
191. Travell J, Simmons D (1983) Myofascial pain and dysfunction. The trigger point manual. William and Wilkins, Baltimore
191a. Tsai HY, Lin JG, Inoki R (1989) Further evidence for possible analgesic mechanism of electroacupuncture: Effects of neuropeptides and serotonergic neurons in rat spinal cord. Jpn J Pharmacol 49: 181–185
192. Tseng HL, Chang LT et al (1958) Electrical conductance and temperature of the cutaneous acupuncture points: a study of normal readings and bodily distributions. [In Chinese] J Trad Chin Med 12: 559–563
193. Tseng LF, Loh HH, Li CH (1976) Effects of systemic administration of endorphins. Nature 263: 239–240
194. Tsunoda Y, Ikezono E et al (1980) Antagonism of acupuncture analgesia by naloxone in unconscious man. Bull Tokyo Med Dent 27: 89–94
195. Usami S, Takeshige C (1986) The difference in analgesia producing central pathway of stress-induced analgesia and that of acupuncture point and non-point produced analgesia. [In Japanese (English abstract)] In: Takeshige C (ed) Studies on the mechanism of acupuncture analgesia based on animal experiments. Showa University Press, Tokyo, p 638
196. Vacca-Galloway LL et al (1985) Alterations of immunoreactive substance P and enkephalins in rat spinal cord after electroacupuncture. Peptides 6 [Suppl 1]: 177–188
196a. Vernejoul P de, Darras JC et al (1985) Etude des meridiens d'acupuncture par les traceurs radioactifs. Bull Acad Natl Med (Paris) 169: 1071–1075
196b. Vickers AJ (1995) Can acupuncture have specific effects on health? A systematic review of acupuncture antiemesis trials. J R Soc Med 89: 303–311
196c. Vickers A (1997) Acupuncture and the US food and drugs administration: how should complementary therapies be regulated? Compl Ther Med 5: 27–28
197. Vincent CA, Richardson PH (1986) The evaluation of therapeutic acupuncture: concepts and methods. Pain 24: 1–13
197a. Vincent CA, Richardson PH et al (1989) The significance of needle placement site in acupuncture. J Psychosom Res 33: 489–496
197b. Vincent CA (1989) A controlled trial of the treatment of migraine by acupuncture. Clin J Pain 5: 305–312
197c. Virsik K, Kristufek P et al. (1980) The effect of acupuncture on pulmonary function in bronchial asthma. Prog Respir Res 14: 271–275
197d. Vincent CA (1990) The treatment of tension headache by acupuncture: a controlled single case design with time series analysis. J Psychosom Res 34: 553–561
197e. Vincent C, Lewith G (1995) Placebo controls for acupuncture studies. J R Soc Med 88: 199–202
198. Walker JB, Katz RL (1981) Non-opioid pathways suppress pain in humans. Pain 11: 347–354
199. Wall PD (1972) An eye on the needle. New Sci July 20, pp 129–131
200. Wall PD (1974) Acupuncture revisited. New Sci Oct 3, pp 31–34
201. Wang K, Yao S, Xian Y, Hou Z (1985) A study on the receptive field of acupoints and the relationship between characteristics of needle sensation and groups of afferent fibres. Sci Sin 28: 963–971
201a. Wang Q, Mao L, Han J (1990) The arcuate nucleus of hypothalamus mediates low but not high frequency electroacupuncture in rats. Brain Res 513: 60–66
201b. Wang Q, Mao L, Han J (1990) The role of periaqueductal grey in mediation of analgesia produced by different frequencies electroacupuncture stimulation in rats. Internat J Neurosci 53: 167–172
201c. Warwick-Evan LA, Masters IJ, Redstone SB (1991) A double-blind placebo controlled evaluation of acupressure in the treatment of motion sickness. Aviation Space and Environ Med 62: 776–778

201 d. Washburn A, Keevan P, Nagareno J (1990) Preliminary findings: study of acupuncture assisted heroin detoxification. Multicultural Inquiry Res on AIDS Quarterly Newsletter 4: 3–6

202. Watkins LR, Mayer DJ (1982) Organization of endogenous opiate and non-opiate pain control systems. Science 216: 1185–1192

203. Watson SJ, Barchas JD (1979) Anatomy of the endogenous opioid peptides and related substances. In: Beers RF (ed) Mechanisms of pain and analgesic compounds. Raven Press, New York, pp 227–237

203 a. Weightman WM, Zacharias M et al. (1987) Traditional Chinese acupuncture as an antiemetic. Br Med 295: 1379–1380

204. Wen HL (1977) Fast detoxification of heroin addicts and electrical stimulation in combination with naloxone. Comp Med East West 5: 257–263

205. Wen HL, Cheung SYC (1973) Treatment of drug addiction by acupuncture and electrical stimulation. Asian J Med 9: 138–141

206. Wen HL, Teo SW (1974) Experience in the treatment of drug addiction by electroacupuncture. Mod Med Asia 11: 23–24

207. Wen HL, Ho WK, Wong HK et al (1978) Reduction of adrenocorticotropic hormone (ACTH) and cortisol in drug addicts treated by acupuncture and electrical stimulation (AES). Comp Med East West 6: 61–66

208. Wen HL, Ho WK, Ling N, Ma L, Chao GH (1979) Influence of electro-acupuncture on naloxone-induced morphine withdrawal: 2. Elevation of immunoassayable beta-endorphin activity in the brain but not the blood. Am J Chin Med 7: 237–240

209. Wen HL, Ho WK, Ling N et al (1980) Immunoassayable beta-endorphin level in the plasma and CSF of heroin addicted and normal subjects before and after electroacupuncture. Am J Chin Med 8: 154–159

210. Willer JC, Boureau F et al (1982) Comparative effects of EA and TENS on the human blink reflex. Pain 14: 267–278

211. Woolf CJ (1984) Transcutaneous and implanted nerve stimulation. In: Wall PD, Melzack R (eds) Textbook of pain. Churchill Livingstone, Edinburgh, pp 679–690

212. Woolf CJ, Fitzgerald M (1982) Do opioid peptides mediate a presynaptic control of C-fiber transmission in the rat spinal cord. Neurosci Lett 29: 67–72

213. Woolf CJ, Barrett G et al (1977) Naloxone reversible peripheral electroanalgesia in intact and spinal rats. Eur J Pharmacol 451: 311–314

214. Woolf CJ, Mitchell D et al (1978) Failure of naloxone to reverse peripheral TENS analgesia in patients suffering from trauma. S Afr Med J 53: 179–180

215. Woolf CJ, Mitchell J, Barrett GD (1980) Antinociceptive effect of peripheral segmental electric stimulation in the rat. Pain 8: 237–252

215 a. Wu CC, Jong SB (1989) Radionuclide venography of lower limbs by subcutaneous injection; comparison with venography by intravenous injection. Ann Nuclear Med 3: 125–131

215 b. Wu CC, Jong SB et al (1990) Subcutaneous injection of 99 mTc pertechnetate at acupuncture points K3 and B60. Radioistopes 39: 261–263

216. Wu C (1984) An experience on electroacupuncture therapy of facial palsy. See ref (abstract) Proceedings of the Second National Symposium on Acupuncture and Moxibustion. All China Society of Acupuncture, Beijing p 42

216 a. Wu DZ (1990) Acupuncture and neurophysiology. Clin Neurol Neurosurg 92: 13–25

216 b. Wyon Y, Lindgren R et al. (1995) Effects of acupuncture on climacteric vasomotor symptoms, quality of life and urinary excretion of neuropeptides among postmenopausal women. Menopause 2: 3–12

217. Xie GX, Han JS, Hollt V (1983) Electroacupuncture analgesia blocked by microinjection of anti-beta-endorphin antiserum into periaqueductal grey of the rabbit. Int J Neurosci 18: 287–291

217 a. Xue JI, Yu YX et al. (1995) Changes in the content of immunoreactive dynorphin in dorsal and ventral spinal cord of the rat in three different conditions. Int J Neurosci 82: 95–104

218. Yaksh TL, Noueihed R (1985) The physiology and pharmacology of spinal opiates. Annu Rev Pharmacol Toxicol 25: 433–462

218 a. Yang ZL, Cai TW, Wu JL (1989) Acupuncture and emotion: the influence of acupuncture anesthesia on the sensory and emotional components of pain. J Gen Psychol 116: 247–258

219. Yao TS, Andersson S, Thoren P (1982) Long lasting cardiovascular depression induced by acupuncture-like stimulation of the sciatic nerve in unanaesthetized spontaneous hypertensive rat. Brain Res 240: 77–85

220. Ye W, Feng X, Shen E (1984) Evaluation of the role played by different monoaminergic descending pathways in acupuncture analgesia effects in rats. (Abstract) Proceedings of the Second National Symposium on Acupuncture and Moxibustion, All China Society of Acupuncture. Beijing, p 416

220 a. Yentis SM, Bissonnette B (1991) P6 acupuncture and postoperative vomiting after tonsillectomy in children. Brit J Anesthesia 67: 779–780

220 b. Yentis SM, Bissonnette B (1992) Ineffectiveness of acupuncture and droperidol in preventing vomiting following strabismus repair in children. Canadian J Anesth 39: 151–154

221. Yi CC, Lu TH, Wu SH, Tsou K (1977) A study on the release of tritiated 5HT from brain during acupuncture and morphine analgesia. Sci Sinica 20: 113–124

221 a. Yu DC, Lee SP (1976) Effect of acupuncture on bronchial asthma. Clin Sci Mol Med 51: 503–509

221 b. Yu YX, Han JS et al (1987) C-fiber afferents are necessary for diffuse noxious inhibitory control (DNIC) but not for electroacupuncture analgesia. In Han JS (ed) The neurochemical basis of pain relief by acupuncture. A collection of papers 1973–87. Beijing Med Univ, Med Sci Press, p 76

222. Yue SJ (1978) Acupuncture for chronic back and neck pain. Acupunct Electrother Res Int J 3: 323–324
223. Yuen RWM, Vaughan RJ et al (1976) The response to acupuncture therapy in patients with chronic disabling pain. Med J Aust 1: 862–865
223 a. Zheng M, Yang SG, Zou B (1988) Electroacupuncture markedly increases proenkephalin mRNA in rat striatun & pituitary. Sci Sin B 31: 81–86
223 b. Zao FY, Han JS et al (1987) Acupuncture analgesia in impacted last molar extraction. Effect of clomipramine and porgyline. In Han JS (ed). The neurochemical basis of pain relief by acupuncture. A collection of papers 1973–87. Beijing Med Univ, Beijing Med Sci Press 96–97
223 c. Zhang WH, Shen YC (1981) Change in levels of monoamine neurotransmitters and their main metabolites in rat brain after electroacupuncture treatment. Intern J Neurosci 15: 147–149
223 d. Zhang AZ (1980) Endorphin and analgesia research in the Peoples Republic of China (1975–79). Acupunct Electrother Res Int J 5: 131–146
224. Zhou ZF, Du MY, Han JS et al (1981) Effect of intracerebral microinjection of naloxone on acupuncture- and morphine-analgesia in the rabbit. Sci Sin 24: 1166–1178
225. Zou K, Yi QC, Wu SX, Lu YX et al (1980) Enkephalin involvement in acupuncture analgesia. Sci Sin 23: 1197–1207
225 a. Zou K (1987) Neurochemical mechanisms of acupuncture analgesia. Pain Headache 9: 266–282

3 Hintergründe und Theorien der traditionellen chinesischen Medizin

In diesem Kapitel werden die Hintergründe und philosophischen Theorien der chinesischen Medizin vorgestellt. Diese sind z.T. schwer nachzuvollziehen, schon weil die zugrundeliegende ganzheitliche Denkweise für uns nicht ohne weiteres einfühlbar ist. Die verwendeten Begriffe haben komplexe Inhalte und lassen sich oft nur durch vielfache Umschreibung wiedergeben. Eine Erörterung von Parallelen zum westlichen Denken würde den Rahmen dieses Lehrbuchs überschreiten, deshalb beschränken wir uns darauf, im folgenden die traditionellen Vorstellungen meist ohne weiteren Kommentar oder Interpretation wiederzugeben.

3.1 Tao, Yin und Yang

Um 1500 v.u.Z., am Anfang der Shang-Dynastie, begann in China die Bronzezeit, in der sich aus der primitiven Schamanenmagie mit Dämonenkult und Ahnenverehrung die Wurzeln des Taoismus (im 5.Jahrhundert v.u.Z.) und der traditionellen chinesischen Medizin entwickelten. Schon um 200 Jahre vor unserer Zeitrechnung wurden die Grundlagen der chinesischen Medizin in einer klassischen Schrift ausführlich niedergelegt. Diese grundlegenden Erläuterungen im *Huang Di Nei Jing*, dem Lehrbuch der inneren (physischen) Medizin des Gelben Kaisers, sind in Form eines Dialogs zwischen Huang Di, dem legendären Gelben Kaiser, und seinem Arzt Qi Bo (Wade Giles: Chi Po) abgefaßt. Der Kaiser stellt Fragen über die Gesundheit und über die Ursachen sowie die Behandlung von Krankheit. Chi Po erläutert die Grundsätze einer gesunden Lebensweise, die zu langem Leben führt. Die Funktionen der verschiedenen Organsysteme bzw. Meridiane und deren harmonisches Zusammenspiel beim Gesunden als auch deren Störung bei Krankheiten werden in diesem Dialog ausführlich dargestellt. Eine Systematisierung der chinesischen Medizin erfolgt kurze Zeit später im *Nan Jing*, das auch die Therapie mit Akupunktur ausführlich beschreibt.
Die chinesischen Ärzte der Antike sahen in ihrem naturphilosophisch orientierten Weltbild den Menschen als Bestandteil der Natur in einer intensiven Wechselbeziehung zu seiner Umwelt. Die Natur befindet sich im ständigen Wandel, in fortwährender Umwandlung. So verändert sich die Vegetation abhängig von den Jahreszeiten in immer wiederkehrenden dynamischen Zyklen. Ähnlich durchläuft der Mensch in seinem Leben periodische Entwicklungsphasen von der Geburt über Wachstum und Reifung zum Tod.
Diese Wandlungen wurden von den Chinesen nicht als das Werk eines göttlichen Schöpfers betrachtet, sondern als Ausdruck der inneren Gesetzmäßigkeit der Natur, die **„Tao"** genannt wurde. Tao wird wie Dao gelesen. Das Wesen des Tao wird von Laotse im 5.vorchristlichen Jahrhundert im *Tao Te King* (neue chinesische *Pin Yin* Umschrift: Dao De Jing) indirekt beschrieben. Hier heißt es am Anfang:

Das Tao, das sich beschreiben läßt,
ist nicht das wirkliche Tao.

Das alle Gegenstände übergreifende Eine ist das Tao – das ungegliederte Kontinuum, von dem alles ausgegangen ist, und das nach dieser Philosophie zeitlos hinter dem gegliederten Universum – oder in ihm – weiterbesteht, in das das Bewußtsein durch Intuition oder meditative Stille eintauchen kann. Dieses Eine kann seinem Wesen nach nicht weiter begrifflich abgegrenzt werden, da es alles umschließt. Sehr ähnliches finden wir auch in den Fundamenten europäischer Philosophie, z. B. bei Platon. In den zahlreichen Übersetzungen des Tao Te King wird Tao als „Sinn“, „Der Weg“, „Das Eine“, „Das Absolute“ wiedergegeben. Das Tao ist Ursache und Motor der Schöpfung:

Das Tao schafft das Eine,
das Eine schafft die Zwei,
die Zwei erzeugt die Drei;
die Drei aber erzeugt
alle Dinge.

Das Tao bringt aus einem ungegliederten Urzustand (das Eine) die Polarität zwischen **Yin** und **Yang** (Yin wird Inn gelesen, Yang wie Jang) hervor. In diesem Spannungsfeld von Yin und Yang entstehen alle Dinge der Natur. Tao bleibt die schöpferische Kraft der Natur, die ständig wirkende Grundlage aller dynamischen Wandlung der Materie und der lebenden Wesen:

Das Tao ist immer strömend,
aber es läuft im Wirken doch nie über.
Tiefgründig ist es und Ahn aller Dinge.

Alle Gegensatzpaare der Natur werden im weiteren dieser dynamischen Yin-Yang-Polarität zugeordnet:

Der Himmel ist Yang, die Erde Yin;
männlich ist Yang, weiblich Yin;
warm ist Yang, kalt ist Yin;
aktiv Yang, passiv Yin.

Die ursprüngliche Bedeutung von Yang, die sich in alten chinesischen Schriftzeichen spiegelt, ist die sonnige (fruchtbare) Seite des Hügels, während Yin die Schattenseite symbolisiert.
Die Gegensätze ergänzen sich in dynamischem Wandel. Das eine kann ohne das andere nicht existieren. Laotse schreibt dazu:

Alle Dinge tragen das Yin in sich,
das Yang in den Armen.
Die Kraft der Leere erzeugt ihre Harmonie.

Das Universum wird so als komplexes Netzwerk ineinander verwobener Vorgänge im Wechselspiel polarer Kräfte betrachtet. Es gibt kein Yin ohne Yang, beide Kräfte bilden immer die Ganzheit, chinesisch Tai ji.
Dieses polare System durchdringt alle Teile des Universums und spielt in der Medizin bei der Beschreibung der Lebensvorgänge im menschlichen Körper und deren Störungen eine wichtige Rolle (Tabelle 3.1).
Die Vorstellungen der chinesischen Physiologie sind stark dadurch charakterisiert, daß anatomische Sektionen im alten China verboten waren. Zwar ist anzunehmen, daß man zumindest durch Unfälle mit schweren Verletzungen und ähnliche mehr zufällige Gelegenheiten Einblick in die anatomischen Verhältnisse des Körpers gewonnen hatte, und somit über die Lage der Organe gut orientiert war. Aber im wesentlichen beruht die chinesische Physiologie und Pathologie auf *genauesten Beobachtungen von Funktionen,* die durch naturphilosophische Hypothesensysteme verknüpft wurden. Manches an diesem System der chinesischen Medizin erscheint vom westlichen Wissensstand aus zunächst unverständlich – aber gerade durch die Konzentration auf die Betrachtung von Funktionen entstand auch eine Verfeinerung und Vertiefung der vorhandenen Beobachtungsmöglichkeiten.

Tabelle 3.1. Yin- und Yang-Entsprechungssystem

Yin		Yang
Empfangende		Schöpferische
Erde		Himmel
Negativ		Positiv
Körper		
Ventral		Dorsal
Innen		Außen
Unten		Oben
Körperinnere		Oberfläche
Innere Organe		Haut
Struktur		Funktion
Blut		Qi
Funktionen		
Hypofunktion		Hyperfunktion
Schwäche, Mangel, Leere	Energie	Fülle
Mangeldurchblutung		Hyperämie
Kälte		Hitze
Degeneration		Infektion

3.2 Die Lebensenergie Qi

Das Tao bringt im Wechselspiel der Gegensätze von Yin und Yang nach traditioneller Vorstellung der chinesischen Medizin die strömende Lebensenergie, **„Qi"** hervor. Diese Lebenskraft, Grundlage allen Lebens, bildet die Basis der chinesischen Naturbeschreibung. Qi, in der alten Wade Giles Transskription „Chi", ist überall in der Natur vorhanden, ist die Lebenskraft, die sich in allem Lebendigen in Form von Veränderung und Bewegung zeigt. Qi ist Leben, ständig in Bewegung, fließend, Veränderungen hervorbringend.
Die chinesische Konzeption von Qi geht über die westliche physikalische Energievorstellung weit hinaus. Deshalb ist die Übersetzung von Qi als Lebensenergie nicht befriedigend. Die Lebensenergie Qi ist *ein direkt erfahrbares Phänomen.* Durch das chinesische Qi Gong, d.h. Atem- und Meditationsübungen, läßt sich Qi fühlen, und zwar als Fließen im Körper oder als eine Art Ladung z.B. in den Händen. Dies ist für sensible Menschen in wenigen Minuten erfahrbar.
So wie Tao nicht direkt beschrieben werden kann, gibt es auch keine direkte Definition des Qi. Die ständig fließende Lebensenergie Qi kann nur umschrieben werden und ist aus ihren Wirkungen zu erfassen. Jede Stagnation führt zur Störung der Lebensvorgänge. Vollständiger Stillstand bedeutet den Tod. Das kosmische Qi fließt nach traditioneller Auffassung überall in der Natur, z.B. im Wasser der Flüsse. Im menschlichen Körper *sammelt* sich Qi in den Organen und *fließt in Bahnen,* die chinesisch *Jing* und *Luo* heißen. Jing bedeutet durchfließen oder Kanal, Luo bedeutet Verbindung. Die „Qi-Kanäle" wurden von den europäischen Ärzten aufgrund ihrer polaren Anordnung mit dem Meridiansystem der Erde verglichen und folglich **Meridiane** genannt.
Das *Qi gestaltet die Funktionen der Organe* und deren vielfältiges Wechselspiel. Jeder Lebensvorgang, jede *Organfunktion* ist Ausdruck des Wirkens und der Bewegung von Qi.

Im menschlichen Körper gibt es verschiedene *Formen von Qi:*
- In der Lunge wird das Qi aus der Atemluft aufgenommen. Dieses **„Qi des Atems"** wird chinesisch *„Zong-Qi"* genannt. Ähnliche Vorstellungen gibt es in der indischen Ayurvedischen Medizin, wo dieses „Atem-Qi" Prana genannt wird, aber eine umfassendere Bedeutung hat.
- Aus der Nahrung wird durch die Verdauung im Magen und Milz-Pankreas-System das **„Nähr-Qi"**, chinesisch *„Ying Qi"*, gewonnen.

- Die 3. wichtige Quelle des Qi im Körper ist das **„Erb-Qi"**, auch *„Yuan Qi"* genannt, die von den Eltern ererbte Lebenskraft, die das Wachstum und die Entwicklung des Menschen bewirkt. Dieses Ursprungs- oder Anzestrale Qi wird nach traditioneller Vorstellung im Nierensystem gespeichert.
- Eine vierte Form des Qi dient der Abwehr von pathogenen Einflüssen, ist auf der Oberfläche des Körpers konzentriert, und wird „Schutz-" oder **„Abwehr"-Qi,** chinesisch *„Wei-Qi"* genannt.

Die Funktionen der Organe werden von dem Qi, das den Organen innewohnt, hervorgebracht. Die Atmung als Funktion der Lungen, die Verdauung der Nahrung als Funktion des Magens und Darms sind Ausdruck des Wirkens vom Qi dieser Organe. Qi reguliert die Quantität der Funktionen. Ist das Qi eines Organs geschwächt, wird die Funktion dieses Organs nur unvollständig oder mangelhaft sein. Ist die Lebensenergie Qi jedoch in Fülle vorhanden, so hat dies eine überschießende Funktion zur Folge.
Nach antiker Vorstellung durchströmt Qi den Körper, ähnlich wie das Wasser der Flüsse die Kontinente durchzieht. Die Meridiane, die „Energieflüsse" des Körpers, führen das **„Meridian-Qi"**, das sog. *„Jing-Qi"*, das durchfließende Qi. Es gibt 2 chinesische Ideogramme, die mit Jing transkribiert werden: Jing, die Lebensessenz und Jing, die Meridiane, die den Körper überziehen. Jing-Qi ist das Qi, das durch die Meridiane fließt und nicht identisch mit dem Jing, der Lebensessenz.

Die Lebensenergie Qi hat im Körper folgende Hauptfunktionen zu erfüllen:
- Sie ist die Quelle der Bewegungen, nicht nur der willkürlichen, sondern auch der Bewegungsvorgänge der Atmung, der Kreislauffunktion und der Darmbewegung. Das chinesische Leber-System sorgt für ein ungestörtes Fließen von Qi und Blut und auch für harmonische Bewegungen der Muskeln und Sehnen.
- Auch die Erzeugung von Wärme im Körper ist eine der Aufgaben von Qi.
- Die psychische Aktivität und Vitalität ist Ausdruck der Lebensenergie Qi und wird **„Shen"** genannt. Nach traditioneller Vorstellung kontrolliert das Herz das Shen, den Geist.
- Eine weitere Funktion von Qi ist die Umwandlung von Nahrung in Blut und andere Körpersäfte. Dieser Vorgang erfolgt im Milz-Pankreas-System.
- Mit Hilfe von Qi sondert der Körper die giftigen Abfallprodukte aus und führt zu deren Ausscheidung. Diese Funktion schließt auch die Speicherung von wichtigen Nährstoffen ein.
- Daneben hat Qi auch die Aufgabe, den Körper vor äußeren schädlichen Einflüssen, z. B. vor krankmachenden Wettereinflüssen, zu schützen. Diese Schutzfunktion ist besonders wichtig in der Prophylaxe von Krankheiten. Dieses **„Schutz-Qi"** wird *„Wei-Qi"* genannt, und konzentriert sich hauptsächlich auf der Oberfläche des Körpers. Es fließt auch zwischen der Muskulatur und der Haut in der Peripherie und in den Außenschichten der Körperhöhlen. Da sich das Abwehr-Qi hauptsächlich an der Körperoberfläche konzentriert und einen dynamischen Charakter aufweist, wird es dem Yang zugeordnet, weil die Körperobefläche dem Yang entspricht, im Gegensatz zu den inneren Organen.

3.3 Jing, die Lebensessenz

Neben der Lebensenergie Qi kommt in der chinesischen Medizin dem Jing, der „Lebensessenz" eine wichtige Rolle in der Beschreibung der Lebensvorgänge zu. Die Lebensessenz wird als die *materielle Basis des Yuan-Qi,* des Erb-Qi betrachtet. Jing wird auch als „Feinstmaterie" als „Samen des Lebens" und als „Urkraft der Reproduktion" bezeichnet. Auch die Entwicklungsvorgänge im Körper, die Differenzierung der

Organe, und das Wachstum sind nach traditioneller Vorstellung eine Wirkung der Lebensessenz Jing. Aus der Vereinigung des Eltern-Jing entsteht das *Ursprungs-Jing,* das kongenitale Jing, das die Entwicklung des Individuums und seine spezielle Konstitution bestimmt. Dieses Ur-Jing ernährt sich nach traditioneller Vorstellung von dem erworbenen Jing, das aus der „gereinigten Nahrung" entsteht. Jing vermehrt sich nicht im Laufe des Lebens, sondern nimmt in der Alterungsphase kontinuierlich ab, bis zur völligen Erschöpfung beim Tod.

3.4 Shen, der Geist, die psychische Energie

Shen ist ein weiterer wichtiger Begriff der traditionellen chinesischen Medizin. Es ist die Kraft des Bewußtseins und wird oft mit Geist übersetzt. Shen bringt die Gedanken hervor. Das Denken und die Differenzierung der Persönlichkeit sind ebenfalls Funktionen des Shen. Nach traditioneller Vorstellung wird es im „Herzen" gespeichert und zeigt sich in den Augen. Wenn Shen gestört ist, werden die Augen trübe, „farblos" und verlieren ihren Glanz; der Patient wird vergeßlich, verlangsamt, der Schlaf ist gestört. Bei starken Störungen des Shen treten auch Bewußtseinsstörungen auf, bis zur Bewußtlosigkeit. Shen und Qi werden zu den Yang-Kräften des Körpers gezählt, während die Lebensessenz Jing dem Yin zugeordnet wird.
In der Zeit der Ming Dynastie (1368–1644) ist der Begriff *„3 Kostbarkeiten"* in Gebrauch gekommen. Diese aus dem taoistischen Gedankengut kommende Bezeichnung beinhaltet die Lebensenergie Qi, die psychische Energie Shen sowie Jing, die Lebensessenz. Nach traditioneller Vorstellung gewährleistet nur das harmonische Wechselspiel dieser 3 Lebenskräfte eine vollkommene Gesundheit. Wenn Jing, die Lebensessenz und die Lebensenergie Qi ausreichend vorhanden sind, kann die geistige Kraft Shen blühen. Jede Schwäche einer dieser Grundkräfte bedingt körperliche oder psychische Störung bzw. Krankheit.

3.5 Störungen des Qi

Nach traditioneller chinesischer Vorstellung beruhen die meisten Erkrankungen auf Störungen im Fließen von Qi. Entweder liegt eine Fülle oder eine Schwäche der Lebensenergie in den Organsystemen und Meridianen vor. Auch eine Blockade oder Stagnation des Qi in den Meridianen oder Organen ist möglich.
Schwächestörungen oder Leerestörungen, chinesisch *Xu* (Tabelle 3.2) sind gekennzeichnet durch einen Mangel an Qi und somit durch *unzureichende Funktion* der entsprechenden Organe. Dann ist z. B. die Verdauungstätigkeit des Darms unvollständig, unverdaute Nahrung wird ausgeschieden. Da Qi der Yang-Polarität entspricht, wird eine Schwäche von Qi als Yin-Zustand bezeichnet. Störungen und Erkrankungen vom Schwächetyp nennen die Chinesen „Xu-Erkrankungen".
Liegt eine allgemeine Schwäche der Lebensenergie im ganzen Körper vor, treten vielfältige Leitsymptome auf, wie Müdigkeit, schnelle Erschöpfbarkeit, Blässe, kalte Hände und kalte Füße, übermäßiges Frieren, niedriger Blutdruck, Antriebsmangel, verminderte Aktivität. Verlangsamung der Bewegungen und schlaffe Muskulatur sind weitere häufige Kennzeichen der Schwächestörung. Schwächestörungen können in den verschiedenen Anteilen der inneren Organe auftreten; man spricht von Schwäche des *Qi,* des *Yang* oder des *Yin* der Organe, z. B. Schwäche der Lungen-Yin. Unter *Yang eines Organs* versteht man in diesem Sinne die **Funktion,** unter *Yin* hingegen die **Struktur** bzw. **Substanz,** das Parenchym des Organs, das die Funktion hervorbringt. Die chine-

sische Medizin beschreibt ca. 50 definierte Störungsmuster, die auch „*Syndrome der chinesischen Medizin*" genannt werden (s. Kap. 16).
Typische Krankheiten mit Schwächestörungen sind:

- degenerative Erkrankungen,
- Alterskrankheiten,
- Psychische Depression,
- Rekonvaleszenz.

Die Therapie der Wahl in der chinesischen Medizin für Schwächestörungen ist die tonisierende Nadelung sowie die Moxibustion, das Anwärmen von Akupunkturpunkten. Auch die Anwendung von spezifischen Heilkräutern und Qi Gong hat eine tonisierende Wirkung bei Schwächestörungen.
Eine **Fülle der Lebensenergie,** chinesisch *Shi* ist die zweite wichtige Störung von Qi. Man spricht hier von einem Yang-Zustand. Er führt zu einer übermäßigen Funktion der entsprechenden Organsysteme, z. B. übermäßige Magensaftproduktion.
Hitze als Hauptsymptom einer Fülle kann beispielsweise auf ein Gelenk beschränkt sein oder sich in Form von Fieber im ganzen Körper äußern. Weitere wichtige Symptome bei Füllestörungen sind Blutfülle, Rötung, akuter, stechender oder krampfartiger Schmerz. Innere Unruhe, Nervosität, Übererregung sind die psychischen Auswirkungen dieses Fülle- bzw. Yang-Zustandes von Qi.

Tabelle 3.2. Schwäche- und Füllestörungen

Schwäche von Qi, *Xu*	Fülle von Qi, *Shi*
Yin-Zustand	Yang-Zustand
Unterfunktion von Organen	Überfunktion von Organen
Kältesymptome	Hitzesymptome
Blässe	Rötung
Mangeldurchblutung	Blutfülle
Frieren	Hitzegefühl
Schlaffe Muskulatur	Gespannte Muskulatur
Depressive Störungen	Erregungszustände
Aktivitätsmangel	Überaktivität
Dumpfe Schmerzen	Akute Schmerzen
Degenerative Erkrankungen	Entzündliche Erkrankungen

Bei **Blockaden** der Lebensenergie kommt es zu Störungen im Fließen von Qi. Schmerzen und Spannungsgefühle sind die Hauptsymptome bei Stagnation von Qi in den Meridianen. Die Lebensenergie innerer Organe, z. B. der Leber oder des Herzens, kann ebenfalls stagnieren (s. Kap. 16). Als Folge dieser Blockaden oder Stagnation (Qi Zhi Zheng) der Lebensenergie treten meist Füllezustände auf. Muskelverspannungen, Muskelschmerzen, Myogelosen und Bewegungseinschränkung sind typische Erscheinungen. Auch bei Kopfschmerzen liegt oft eine derartige Stagnation in den Yang-Meridianen des Kopfes vor und eine Fülle von Qi, die zu Spannungsgefühlen und akuten Schmerzen führt. In den inneren Organen kann durch Blockaden von Qi eine Störung der Organfunktionen, aber auch eine Umkehrung der normalen Bewegungsrichtung der Körpersäfte erfolgen. So tritt bei Blockaden des Qi im Magenbereich Erbrechen auf, also eine *Umkehr der normalen Bewegungsrichtung* des Mageninhalts („rebellisches Qi"). Auch Verstopfung ist oft die Folge einer Blocckade der Lebensenergie und durch typische Symptome wie Völlegefühl und Schmerzen bis hin zu Krämpfen gekennzeichnet.

3.6 Ätiologie der chinesischen Medizin

Nach traditioneller Vorstellung werden Krankheiten nach „äußeren" und „inneren" Ursachen unterteilt:

- **Krankheiten von außen** treten auf, wenn das Qi, die „Energie" der umgebenden Natur, etwa in Form von klimatischen Faktoren, auf den geschwächten Körper wirkt und so zu Qi-Störungen zunächst in den Meridianen und dann in den inneren Organen führt. Äußere klimatische Faktoren sind Hitze, Kälte, Trockenheit, Feuchtigkeit, Wind oder eine Kombination dieser Faktoren, z. B. kalter trockener Wind. Im alten China unterlagen die Menschen den Wettereinflüssen in einem viel höheren Maße, als dies in der modernen Industriegesellschaft der Fall ist. Klimatisch bedingte Erkrankungen, z. B. Erkältungen, treten gerade bei Wetterwechsel und nur bei geschwächter Abwehrkraft, *Zheng Qi,* auf. Die äußeren Ursachen für Krankheiten schädigen nach traditioneller Vorstellung zunächst die Peripherie und die oberflächigen Schichten des Körpers, besonders dann, wenn die normale Abwehrkraft, *Zheng Qi,* sowie die oberflächliche Schutzfunktion des Qi, *Wei Qi,* unzureichend sind.
  Nach längerer Einwirkung auf den geschwächten Körper können durch die äußeren klimatischen Einflüsse auch Störungen innerer Organe hervorgerufen werden. Die Zuordnung der klimatischen Faktoren zu den inneren Organen erfolgt nach dem Entsprechungssystem der fünf Wandlungsphasen. Zum Beispiel schädigt Kälte die Niere, Trockenheit die Lunge oder Hitze das Herz und den Kreislauf.
- Auch **„innere" Ursachen von Störungen** der Lebensenergie, wie Fehlernährung oder psychische Belastungen, kommen als Krankheitsursachen in Frage. Ein Übermaß an bestimmten Gefühlen, wie Angst, Wut, Zorn, Grübeln, Erregung oder Traurigkeit, führt zu einer Störung der Lebensenergie einzelner innerer Organe. Gerade wenn Gefühle plötzlich und besonders intensiv auftreten und unzureichend verarbeitet werden, kommt es zu Fülle- oder Schwächestörungen innerer Organe. Angst stört z. B. nach traditioneller Vorstellung die Niere, Wut und Zorn führen zu einer Disharmonie der Leber, Traurigkeit schwächt die Lungenenergie, übermäßige Erregung schädigt das Herz, Grübeln führt zu Störungen des Magens. Die Zuordnung von Gefühlsfaktoren zu Störungen der inneren Organe erfolgt ebenfalls nach dem System der fünf Wandlungsphasen.
  Zuviel oder zuwenig Nahrung sowie v. a. ihre falsche Zusammensetzung haben eine entscheidende Auswirkung auf die Energie der Organe und deren Störungen. Die Chinesen unterteilten auch die Nahrungsmittel in Yin und Yang. Kartoffeln, weißes Brot und Zucker werden zu „Yin-Nahrung" gezählt, Gemüse, Salate, Fleisch und Körner zu „Yang-Nahrung". Yin und Yang Anteile der Nahrungsmittel sollten nach chinesischer Auffassung ausgewogen sein.

3.7 Das System der fünf Wandlungsphasen

Neben dem Yin-Yang-System, das dem Verständnis polarer Vorgänge und polarer Kräfte diente, wurde das System der **„5 Wandlungsphasen"**, auch „5 Elemente" genannt, zur Kategorisierung von phasisch ablaufenden Vorgängen schon im 3. vorchristlichen Jahrhundert eingeführt. Bei dem System der 5 Wandlungsphasen oder 5 Elemente handelt es sich um ein Entsprechungssystem, in dem physische Abläufe oder Phänomene in „fünf Wandlungsphasen" eingeordnet werden. Dieses System trug zur Vereinheitlichung des antiken naturphilosophisch orientierten Weltbildes bei. Von der traditionellen chinesischen Medizin wurden verschiedenste Naturvorgänge und prozeßhafte Abläufe in dieses System von 5 abstrakten Grundfaktoren eingeordnet. Die fünf Wandlungsphasen sind Holz, Feuer, Erde, Metall, Wasser. Diese 5 Grundfaktoren stehen in einer innigen wechselseitigen Beziehung der gegenseitigen Förderung, wie auch der Hemmung bzw. Kontrolle zueinander. Jeder Faktor hat einen Gegenfaktor, jeder Faktor wird von einem anderen beherrscht und beherrscht gleichzeitig einen anderen.

Die Reihenfolge im **fördernden Zyklus, „Sheng-Zyklus"** ist:
Holz – Feuer – Erde – Metall – Wasser;

Die Reihenfolge im **Hemmungszyklus, „Ke-Zyklus"** ist:
Holz – Erde – Wasser – Feuer – Metall.

Der bekannte Sinologe Joseph Needham interpretiert die 5 Wandlungsphasen nicht materiell, sondern als 5 Eigenschaften der Materie:

Holz – Festigkeit und leichte Bearbeitbarkeit
Feuer – Brennbarkeit, Entwicklung von Hitze
Erde – Fruchtbarkeit
Metall – Schmelzbarkeit
Wasser – flüssig

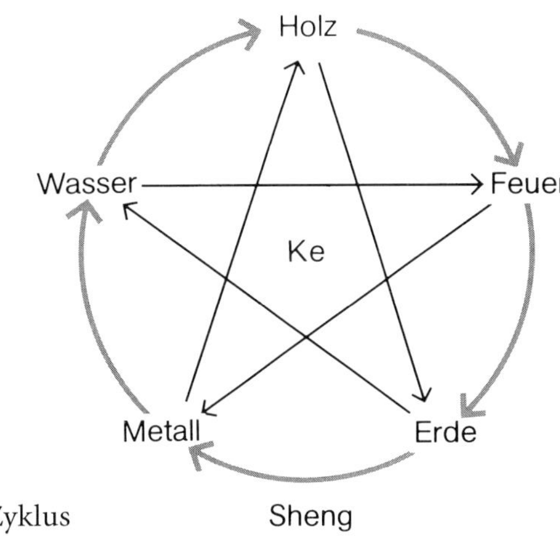

Fünf Wandlungsphasen, Sheng- und Ke-Zyklus

Die Beziehungen dieser fünf Wandlungsphasen sind nicht inhaltlich beim Wort zu nehmen; vielmehr handelt es sich um abstrakte Symbole, vergleichbar mit algebraischen Symbolen, wie A, B, C oder x und y, die zu einem logischen Entsprechungssystem angeordnet sind. Die Interpretation von Needham beinhaltet bereits eine Abstraktion gegenüber den ursprünglichen Begriffen – geht aber offenbar noch nicht weit genug, um ihre Bedeutung im Bereich des menschlichen Körpers einsichtig zu machen.
Mit diesem System lassen sich bestimmte empirisch gewonnene Erkenntnisse und Beobachtungen systematisieren und zwar auf ganz unterschiedlichen Gebieten (Tabelle 3.3).

Tabelle 3.3. Entsprechungssystem der fünf Wandlungsphasen

Elemente	Richtungen	Jahreszeiten	Klimatische Faktoren	Farben	Entwicklungsstufen
Holz	Osten	Frühling	Wind	Grün	Geburt
Feuer	Süden	Sommer	Hitze	Rot	Wachstum
Erde	Mitte	Spätsommer	Feuchtigkeit	Gelb	Wandlung
Metall	Westen	Herbst	Trockenheit	Weiß	Ernte
Wasser	Norden	Winter	Kälte	Schwarz	Sammlung

Viele Gegebenheiten und Vorgänge in der Medizin, z.B. die Funktion von inneren Organen, Geweben, Sinnesorganen usw., werden in die 5 Wandlungsphasen eingeordnet (Tabelle 3.4).

Tabelle 3.4. Klassifizierung nach den 5 Wandlungsphasen

Elemente	Innere Organe	Hohlorgan	Sinnesorgan	Körperschicht	Gefühl	Geschmack
Holz	Leber	Galle	Auge	Muskel	Zorn	Sauer
Feuer	Herz	Dünndarm	Zunge	Blutgefäße	Freude	Bitter
Erde	Milz	Magen	Mund	Bindegewebe, „Fleisch“	Besorgnis	Süß
Metall	Lunge	Dickdarm	Nase	Haut	Traurigkeit	Scharf
Wasser	Niere	Harnblase	Ohr	Knochen, Gelenke	Angst	Salzig

3.8 Äußere klimatische Faktoren

Nach der traditionellen Theorie der chinesischen Medizin entsprechen den fünf Wandlungsphasen u.a. 5 klimatische Faktoren: **Hitze, Kälte, Feuchtigkeit, Trockenheit und Wind.** Die 5 bzw. 6 „Wetterfaktoren“ („Hitze“ und „Sommerhitze“ getrennt gesehen) haben für die chinesische Medizin eine doppelte Bedeutung:

- Zunächst als klimatische, krankmachende Einflüsse (z.B. Kälte – Erkältung, Hitze – „Hitzschlag“) und als
- Beschreibungshilfen und Kennzeichnung für körperliche Beschwerden bzw. Symptomen.

Fieber ist ein Hitzesymptom, wandernde Schmerzen werden als „innerer Wind“ beschrieben, kalte Gliedmaßen und steife Gelenke als Ausdruck des „Kälte“-faktors. So dient das System der fünf Wandlungsphasen der Beschreibung von äußeren klimatischen Einflüssen und der Kennzeichnung von körperlichen Symptomen.
Nach traditioneller Vorstellung dringen die klimatischen Einflüsse von außen in den Körper ein, z.B. über den Mund, das Gesicht oder die Haut, besonders bei Wechsel der Temperatur oder der Jahreszeiten. Die Stärke der Abwehrreaktion des Körpers ist von großer Bedeutung für die Entstehung der Krankheiten und deren vielfältigen Symptomen. Die Beschwerden können sehr wechselhaft sein und von einem Faktor durch die Reaktionen der Körperabwehr (Wei Qi) in einen anderen übergehen, z.B. Kältesymptome in fieberhafte Hitzesymptome. Auch kommt es oft zur Kombination verschiedener Faktoren wie Kälte, Feuchtigkeit und Wind z.B. bei rheumatischen Erkrankungen (chinesisch Bi-Syndrom).

3.8.1 Beschreibung der einzelnen klimatischen Faktoren

Wind Feng
Wind als kennzeichnender Grundfaktor ist von aktivem Charakter, also ein Yang-Faktor, und wird dem Frühling zugeordnet. Er bewegt den Körper wie der Wind die Äste eines Baums.
Man unterscheidet den Wind der Natur als krankmachenden äußeren Klimafaktor vom Wind als Beschreibungshilfe für körperliche Symptome. Wind als Klimafaktor beeinflußt den oberen Teil des Körpers, das Gesicht, den Nacken, die oberen Atemwege und die Haut. Er führt zu Disharmonie im Körper und tritt meist in Verbindung mit anderen Faktoren, z.B. Kälte oder Feuchtigkeit auf.

„Windsymptome" sind gekennzeichnet durch plötzliches Auftreten und ständigen Wechsel von Symptomen. Plötzlich auftretende wandernde Schmerzen mit deutlicher Intensitätsänderung, aber auch schwankendes Fieber bei Infektionskrankheiten sind Windsymptome. „Innerer Wind" ist gekennzeichnet durch Schwindel, Ohrensausen, Zittern oder Mißempfinden.
Nach traditioneller Vorstellung führt intensiver und langdauernder Wind bei geschwächter körperlicher Verfassung zu einer „Disharmonie" der Leber.

Hitze Re
Der Hitzefaktor tritt in unterschiedlicher Stärke und Form auf: „Hitze", „Feuer" und „mäßige Hitze". „Sommerhitze" wird als krankmachender äußerer Einfluß aufgefaßt, der z. B. zum Hitzschlag führt. Feuer und mäßige Hitze dienen der Beschreibung körperlicher Beschwerden (z. B. „Herz-Feuer").
Hitzesymptome sind Schwellung, Rötung, Temperaturanstieg, Blutfülle und Schmerz, also typische Entzündungszeichen. Hitze verbraucht Qi und Yin des Körpers und führt so zu Yin-Schwäche und zu Yang-Fülle. Innere Hitze kann auch zu „Stillstand von Qi und Blut" führen. Sie schädigt die Gefäße und führt so zu Flüssigkeitsansammlung außerhalb der Gefäße. Die „Yin-Schädigung" bzw. Verbrauch an Yin-Flüssigkeit führt zur Durst, Trockenheit des Mundes und des Rachens sowie zu Konzentration des Urins.
„Hitze" und „Feuer" haben eine aufsteigende Tendenz im Körper. Sie führen bei langanhaltendem Einfluß zur Störung des „Herzens". Herz bedeutet nach traditioneller Vorstellung jedoch mehr psychische Funktionen, und so kommt es bei Hitzeeinfluß zu Störungen des Bewußtseins bis zur Bewußtlosigkeit (Hitzschlag). Mildere Symptome sind übermäßige Müdigkeit, Schwindel, körperliche Trägheit und schweres Atmen.

Feuchtigkeit Shi
Feuchtigkeit bedingt Trägheit, Schwere, Starre, Stillstand und entspricht somit der Yin-Polarität. Im Jahreszeitenzyklus wird die Feuchtigkeit dem Spätsommer zugeordnet. „Feuchte Luft" als krankmachender Faktor kann jedoch in jeder Jahreszeit wirksam sein. Dieser äußere klimatische Einfluß bewirkt im Körper eine Stagnation der Lebensenergie Qi und als Symptom Schweregefühl, Dumpfheit und Steifigkeit. Rheuma ist eine typische Krankheit, bei der „Feuchtigkeit" eine große Rolle spielt.
„Feuchtigkeit" als Kennzeichen körperlicher Symptome zeigt absteigende Tendenz im Körper. Die untere Körperhälfte wird gestört. Schwere Gliedmaßen, dumpfe Schmerzen, Müdigkeit, Abgeschlagenheit, Trägheit, Bewegungseinschränkung, Steifigkeit, rauhes, wundes Gefühl sind typische Symptome. Feuchtigkeitssymptome sind häufige Beschwerden im höheren Alter. Das Organsystem Milz-Pankreas wird bevorzugt von der Feuchtigkeit geschädigt.

Kälte Han
Kälte steht im direkten Gegensatz zur Hitze, ist somit der Yin-Polarität zugeordnet und entspricht dem Winter. In jeder Jahreszeit können jedoch Kälteeinflüsse zu Erkrankungen führen, wenn der Körper gestört oder geschwächt ist. Plötzliches Auftreten der Symptome ist kennzeichnend für den äußeren Kälteeinfluß. Neben dem Wind ist Kälte als äußerer klimatischer Faktor von besonderer krankmachender Bedeutung.
Typische „Kältesymptome" treten auf: Frösteln und Frieren, Wunsch nach Wärme, kalte Gliedmaßen oder kalte Körperteile, Blässe, Gänsehaut. Die Bewegungen sind verlangsamt, psychische Aktivitäten träge, Stimmung bedrückt, Handlungen gehemmt. Diese Kältesymptome können aber auch in Fieber, ein typisches Hitzesymptom, übergehen, und zwar als Ausdruck einer kräftigen Yang-Reaktion des Körpers.
Kälte als Yin-Symptom führt jedoch typischerweise zu Yang-Schwäche. Das Fließen von Qi und Blut in den Meridianen ist verlangsamt oder blockiert, dies äußert sich als kräftiger stechender, krampfartiger Schmerz sowie als Verlangsamung oder Hemmung der Bewegung. Degeneration bzw. arthrotische Erkrankungen sind typische

„Kälte-Yin-Erkrankungen“. Die wirksamste Therapie ist die Moxibustion. Kälte hat besonders auf die Nieren sowie Knochen und Gelenke eine schädigende Wirkung. Die Niere als Quelle der Yang-Energie im Körper wird geschwächt. Yang-Schwäche ist durch Kälte gekennzeichnet.

Trockenheit Zao
Trockenheit spielt im Vergleich zu den anderen klimatischen Faktoren nur eine untergeordnete Rolle. Sie kommt in Verbindung mit Hitze häufig vor und führt zur „Austrocknung“ sowie Hitzesymptomen wie Rötung und Hitzegefühl. Trockenheit der Nasenschleimhäute, der Lippen, des Mundes oder Haut sind die häufigsten Symptome, die unter diesem Ausdruck beschrieben werden. Äußere Trockenheit führt zu Störungen der Lungenfunktion mit trockenem Husten ohne Auswurf.

3.9 Innere emotionale Faktoren

Nach dem System der fünf Wandlungsphasen ordnet man den Yin- und Yang-Organen bzw. -Meridianen 5 Gefühle zu. Die Gefühlsfaktoren werden als „innere“ Ursachen von Störungen der Organfunktionen gewertet. Zuviel Trauer beeinflußt demnach die Funktion der Lunge, zuviel Wut die normale Funktion der Leber und besonders der Gallenblase. Angst schwächt das Nierensystem, Grübeln bringt Störungen in den Magen. Erregung und Freude führen zu einer Disharmonie des Herzens und so zu psychischer Unausgeglichenheit. Von den inneren emotionalen Faktoren werden sowohl die Yin- als auch die Yang-Organe beeinflußt, entsprechend dem System der fünf Wandlungsphasen (Tabelle 3.5).

Tabelle 3.5. Innere emotionale Faktoren im System der fünf Wandlungsphasen

Emotionale Faktoren	Yin-Organe	Yang-Organe	Wandlungsphasen
Zorn, Wut	Leber	Gallenblase	Holz
Erregung, Freude	Herz und Perikard	Dünndarm und SJ	Feuer
Grübeln, Sorgen	Milz-Pankreas	Magen	Erde
Traurigkeit, Depressionen	Lunge	Dickdarm	Metall
Angst, Schrecken	Niere	Blase	Wasser

4 Diagnostik in der traditionellen chinesischen Medizin

Schon sehr früh in der Entwicklung der chinesischen Medizin haben sich diagnostische Kategorien anhand des philosophischen Systems der Yin-Yang-Polarität herauskristallisiert. Auch die naturphilosophischen Vorstellungen des Taoismus und das Entsprechungssystem der fünf Wandlungsphasen trugen zur Differenzierung der Diagnostik in der traditionellen chinesischen Medizin bei. Die Entwicklung dieses diagnostischen Systems ging Hand in Hand mit der Entwicklung des Therapiespektrums der chinesischen Medizin. Im Westen war zunächst nur die Nadeltherapie bekannt geworden. Erst in den letzten Jahren wird auch dem diagnostischen System der chinesischen Medizin deutlich mehr Aufmerksamkeit gewidmet, obwohl beide, Diagnostik und Therapie, eng verzahnt sind.

4.1 Acht diagnostische Kategorien, Ba gang

Die traditionelle chinesische Medizin ordnet die individuellen Symptome und Krankheitsbefunde in polare Kategorien ein. Man kennt 8 diagnostische Kategorien, 4 polare Gegensatzpaare, die im Chinesischen „Ba gang" heißen:

- **Innen und Außen** chinesisch: Li und Biao
- **Schwäche und Fülle** chinesisch: Xu und Shi
- **Kälte und Hitze** chinesisch: Han und Re
- **Yin und Yang**

Die Symptomatik einer Funktionsstörung oder einer Erkrankung wird nach diesen 8 diagnostischen Kategorien analysiert. Funktionsstörungen werden als *Störungen der Lebensenergie Qi in den Meridianen oder Organen* interpretiert und in diesen 8 polaren Kategorien beschrieben. So entsteht eine Diagnose im chinesischen Sinne.
Der chinesische Arzt beurteilt die individuellen Symptome und Befunde in Kategorien einer Disharmonie von Yin und Yang in den Organen bzw. Meridianen und kommt so zur Feststellung von „Störungsmustern", die im Westen „Syndrome" im traditionellen Sinne genannt werden. Syndrome im chinesischen Sinne meint nicht nur die Summe der Symptome, sondern auch ihre Ursache und Interpretation nach den Vorstellungen des traditionellen Medizinsystems (siehe auch Kapitel 16).
Yin und Yang als übergreifende diagnostische Kriterien sind allgemeingültig und auf alle Phänomene anzuwenden. Sie bilden die primären Kategorien einer Diagnose im chinesischen Sinne, man spricht von Yin- oder Yang-Störungen auf verschiedenen Ebenen. Im folgenden werden die 4 polaren Gegensatzpaare für die chinesische Diagnose erläutert.

4.2 Innen und Außen

Innere Störungen, chinesisch Li, sind Disharmonien der 5 Zang-Organe und der 6 Fu-Organe (s. auch Kapitel 5). Die Störungen dieser inneren Organe sind oft chronischen Charakters, gekennzeichnet durch Schmerzen im Bereich des Brustkorbs oder des Abdomens, Fieber, Störungen der gastrointestinalen Funktionen wie Brechreiz, Durchfall, Übelkeit usw. Gleichzeitig können Schmerzen entlang der Meridiane ausstrahlen. Innere Erkrankungen sind meist durch innere Ursachen der chinesischen Medizin bedingt; so z.B. Störungen der Organsysteme durch ein Übermaß an Gefühlen wie Angst, Schrecken oder Erregung oder durch unzureichende oder kontaminierte Nahrung, selten auch durch langanhaltende Einwirkung pathogener klimatischer Einflüsse.

Äußere Erkrankungen, chinesisch Biao, sind gekennzeichnet durch Störungen der Meridiane und Kollaterale v.a. an der Peripherie und Oberfläche des Körpers. Meist ist die äußere Störung gekennzeichnet durch akute Schmerzen im Bereich der Extremitäten, der Gelenke oder des Kopfes, sowie Empfindlichkeit für Wetterfaktoren. Typische äußere Störungen sind periphere Neuralgien oder lokale Gelenkerkrankungen. Als Ursache betrachtet die chinesische Medizin äußere pathogene klimatische Einflüsse wie Kälte, Hitze, Feuchtigkeit, Wind oder Trockenheit. Die Therapie äußerer oder innerer Störungen in der chinesischen Medizin ist grundverschieden, weshalb diese diagnostische Kategorisierung entscheidende Konsequenzen für die Therapieplanung hat.

4.3 Schwäche oder Fülle

Schwächestörungen, chinesisch Xu-Erkrankungen, sind gekennzeichnet durch eine Schwäche oder einen Mangel an Lebensenergie Qi, des Yang, des Yin, des Blutes oder des Jing, der Lebensessenz. Schwächestörungen führen zu einer Minderfunktion von Organsystemen. Typische Symptome von Schwächestörungen sind übermäßige Müdigkeit, depressive Stimmungslage, Abgeschlagenheit, Schwindel, verlangsamte Bewegungen, Blässe der Haut, der Zunge oder der Schleimhäute, Hypotonie, Kollapsneigung, Mangeldurchblutung, plötzliche Schweißausbrüche, Mundtrockenheit, Oligurie, Mangel an Körperflüssigkeiten. Auch verlangsamte Darmpassage oder Verdauungsstörungen in Form einer Maldigestion sind typische Schwächestörungen der intestinalen Organe. Wichtige diagnostische Zeichen sind die Blässe der Zunge und schwacher Puls. Degenerative Erkrankungen werden zu den Schwächestörungen gezählt.

Tabelle 4.1. Typische Schwäche- und Füllesymptome

Schwäche, *Xu*	Fülle, *Shi*
Schwache und langsame Muskelbewegungen	Kräftige Muskelbewegungen
Müdigkeit, Abgeschlagenheit	Agitiertheit, Überaktivität
Leise Stimme	Laute Stimme
Gebückte Haltung	Aufrechte Haltung
Verlangsamtes Gehen	Schneller, aktiver Gang
Hypotonie	Hypertonie
Mangeldurchblutung	Hyperämie
Psychische Passivität	Psychisch aktiv
Depression, gedrückte Stimmung	Erregung, Manie
Aktivitätsmangel	Aktivitätsfülle
Viel Schlaf mit Schlafstörungen	Kurzer Schlaf, Einschlafstörung
Geringer Belag	Belegte Zunge
Schwacher Puls	Kräftiger Puls

Die Schwäche-Erkrankungen sind meist chronischen Charakters, oft gekennzeichnet durch eine lokale oder allgemeine Mangeldurchblutung. Die Ursache von Schwäche-Erkrankungen ist meist eine Erschöpfung des Qi nach langem Einfluß innerer oder äußerer pathogener Einflüsse.
Es gibt verschiedene Formen von Schwäche: Eine *Schwäche des Qi* bedeutet eine Minderfunktion z. B. von Organen. *Schwäche des Yang* ist durch Kältesymptome zusätzlich zu der Minderfunktion (Qi-Schwäche) des Organs gekennzeichnet. *Schwäche des Yin* beschreibt eine Schwäche des Yin-Anteils der inneren Zang-Organe, d. h. der *Substanz dieser Organe,* die die parenchymatöse Grundlage für die Organfunktionen bildet. Bei Karzinomen, Aids und Tuberkulose findet man eine Schwäche des Yin.
Füllestörungen, chinesisch Shi-Erkrankungen, sind gekennzeichnet durch einen Überschuß von Qi oder Blut in Organen und Meridianen. Auch Blockaden von Meridianen sind oft begleitet durch eine Fülle. Typische Symptome sind akuter Schmerz, Krämpfe, Hypertonie, Blutfülle, erhöhter Muskeltonus, vermehrte Absonderung von Körperflüssigkeiten. Die wichtigsten Zeichen sind gerötete Zunge, Rötung des Gesichts sowie kräftiger Puls. Im psychischen Bereich zeigen sich innere Unruhe, Nervosität, Übererregung, Rastlosigkeit, ungezielte Aktivitäten sowie oft Schlaflosigkeit.

4.4 Kälte und Hitze

Kältestörungen, chinesisch Han, treten auf, wenn äußere pathogene Kälte auf einen Körper einwirkt, dessen Qi geschwächt ist. Dann manifestieren sich typische Kältesymptome wie übermäßiges Frieren, kalte Gliedmaßen und Blässe. Nach längerem Bestehen entwickeln sich Erkältungskrankheiten, Verlangsamung der psychischen Aktivitäten oder wäßrige Durchfälle. Kältestörungen zeigen meist einen chronischen Charakter. Das aktive Yang-Qi im Körper wird immer mehr geschwächt. Oft können Kältestörungen in Fieber, einem Hitzesymptom, durch die übermäßige Yang Aktivität der Körperabwehr umschlagen. Man spricht von einer *Schwäche des Yang,* wenn Kältestörungen und eine Minderfunktion eines Organs gemeinsam auftreten.
Hitzestörungen, chinesisch Re, beruhen auf einer vermehrten Yang Aktivität des Qi im Körper. Qi ist für die Wärmeerzeugung im Körper verantwortlich. Durch die Überaktivität des Yang werden bei längerem Bestehen die Yin-Kräfte und Yin-Flüssigkeiten erschöpft, als Folge entwickelt das Yang-System Hitze. Typische Hitzesymptome sind Fieber, Rötung, Hyperämie, Juckreiz, brennender Schmerz oder innere Unruhe. Auch Obstipation, dunkler Urin (Erschöpfung der Yin-Flüssigkeit), rote Zunge und schneller Puls können auftreten.

Tabelle 4.2. Typische Kälte- und Hitzesymptome

Kälte, *Han*	Hitze, *Re*
Gesichtsblässe	Gesichtsröte
Blässe der Schleimhäute	Rötung der Haut und Schleimhäute
Kalte Extremitäten	Glühen bzw. Brennen der Extremitäten
Untertemperatur	Fieber
Frieren	Hitzegefühl
Verschlechterung der Symptome bei Kälte	Verschlechterung der Symptome durch Hitze (z. B. warmes Bad)
Verlangen nach warmen Getränken	Durst nach kalten Getränken
Verlangsamte Bewegungen	Schnelle Bewegungen
Dünner Urin	Dunkler spärlicher Urin
Wäßrige Stühle	Obstipation
Langsamer Puls	Schneller Puls
Blasse Zunge	Rote Zunge

Bei einer *Schwäche des Yin* kommt es oft u.a. zu Hitzesymptomen wie z.B. heiße Handflächen durch die überschießende Yang-Aktivität; Yang, das nicht vom Yin in Gleichgewicht gehalten wird.
Kälte- und Hitzesymptome kommen auch zusammen vor, wenn ein extremes Ausmaß der Störung von Qi im Körper vorliegt. So können z.B. bei hohem Fieber die Extremitäten wegen der Zentralisation des Kreislaufs kalt sein. Die traditionelle chinesische Medizin spricht dann von Hitzesymptomen bei „illusionärer" Kälte. Auch bei allgemeinen Kältesymptomen können „falsche" Hitzesymptome in Teilen des Körpers auftreten.

4.5 Yin und Yang

Yin und Yang sind die allgemeingültigen Kategorien im chinesischen Denken und auf alle Phänomene anwendbar. So sind die besprochenen diagnostischen Kategorien Innen, Außen, Fülle, Schwäche, Hitze, Kälte als Differenzierungen der allgemeingültigen Yin- und Yang-Kategorien zu verstehen. Außen, Fülle und Hitze sind Yang-Kategorien, während Innen, Schwäche und Kälte Yin-Charakter haben. Die 8 diagnostischen Kategorien helfen die Störungen von Qi in den Organen und Meridianen anschaulicher zu beschreiben. Diese Störungsmuster bzw. Syndrome im chinesischen Sinne sind individuell gefärbte Bilder, aus denen der kundige Arzt die differenzierte Therapie mit Nadeln, Moxa, Qi Gong oder Heilkräutern ableitet.
Die 8 diagnostischen Kategorien kommen selten in den beschriebenen reinen Formen vor, sondern sind in verschiedener Weise miteinandeer kombiniert. So treten oft Fülle und Hitze gemeinsam auf, als 2 Yang-Kategorien. Im klassischen Sinne spricht man dann von Yang im Yang. Typische Yang-Symptome herrschen vor wie kräftige, schnelle Körperbewegungen, akute Schmerzen, die durch Druck oder Wärme verstärkt werden, kräftiger, schneller Puls, Hyperämie, Unruhe und Fieber. Auch Fülle und Kälte können gemeinsam auftreten, oder auch Schwäche und Hitze. Man spricht von Yin im Yang oder auch von Yang im Yin. So treten Yin- und Yang-Symptome gleichzeitig auf, z.B. treten Fieber, Brennen, Harndrang als Yang-Symptome neben allgemeiner Schwäche, Müdigkeit, kalten Füßen (Schwäche-Yin-Symptome) bei Harnweginfekten auf. Nach traditioneller Vorstellung würde man von einem Fülle-, Yang-Zustand der Blase und einem Yin-, bzw. Schwächezustand der Niere sprechen. Oft ist es deshalb notwendig, die 8 diagnostischen Kategorien auf die Krankheitssymptome und Funktionsstörungen *der einzelnen Organsysteme* anzuwenden.

4.6 Vier Untersuchungen, Si jian

Der Weg zu einer Diagnose ist in der traditionellen chinesischen Medizin grundverschieden von dem Vorgehen in der heutigen westlichen Medizin. Der Arzt benutzt seine Sinne, um anhand der Symptome, v.a. den gestörten Funktionen von Organen, der äußeren Erscheinung des Patienten und der äußeren Untersuchung zu einem Störungsmuster von Qi gemäß den 8 diagnostischen Kategorien in den einzelnen Organen und Meridianen zu gelangen.
Seit der Zeit der Han Dynastie (202 v.u.Z.–220 n.u.Z.) wenden chinesische Ärzte 4 klassische Untersuchungsmethoden an, chinesisch *Si jian.* Die 4 Untersuchungsmethoden sind:

1. **Betrachten, Sehen** *(Wang)*
2. **Hören bzw. Riechen** *(Wen)*
3. **Erfragen** *(Wen)*
4. **Untersuchen, Tasten** *(Qie)*

Seit der Antike standen einige Untersuchungsmethoden im Mittelpunkt der Aufmerksamkeit, so die Betrachtung der Hautfarbe, die Untersuchung der Zunge, sowie das Pulsfühlen. Das Einordnen der spezifischen Symptome und Befunde in die klassischen Kategorien der Disharmonie wurde immer mehr verfeinert. Der ganzheitlichen Betrachtungsweise, sowie dem intuitiven Erfassen von Störungsmustern widmete man große Aufmerksamkeit beim diagnostischen Vorgehen.

4.7 Betrachten Wang

Zunächst betrachtet der Arzt die ganzheitliche **Erscheinung** des Patienten, sein Verhalten und seine Bewegungen. Eine robuste, kräftige Konstitution läßt auf kräftige Organe schließen; der Patient reagiert in der Regel mit Störungen vom Fülle- und Yang-Typ. Schwächliches Erscheinungsbild deutet auf eine Schwäche von Qi und Jing hin; die Patienten neigen zu Schwäche und Yin-Störungen. Übergewicht ist ein Hinweis auf Schwäche des Qi. Untergewichtige, schmale, leptosome Konstitution weist auf eine Schwäche von Yin und Blut hin. Die Patienten neigen dann zu aktivem Yang-Verhalten.

Nach traditioneller Vorstellung ist **Bewegung** Yang, Ruhe bzw. Passivität Yin. Patienten mit aktiven, kräftigen Bewegungen, extrovertierter Emotionalität, kräftiger, lauter Stimme neigen zu Yang- und Fülle-Störungen. Schnelle Bewegungen weise auf eine Hitzestörung hin. Langsame, unsichere und schwächliche Körperbewegungen zeigen eine Schwäche- bzw. Yin-Tendenz an mit Neigung zu Kältestörungen. Bei der Beurteilung der Muskelbewegungen spielt die Betrachtung des Ganges des Patienten eine wichtige Rolle.

Der traditionelle chinesische Arzt legt bei der Beobachtung besonderen Wert auf die **Beurteilung des Shen** des Patienten. Shen, die geistige Kraft, die psychische Energie, offenbart sich im wesentlichen im Leuchten der Augen. Auch der Ausdruck des Gesichts und die Klarheit der Gedanken sind ein wichtiger Hinweis auf den Zustand des Shen. Man sagt der „Patient hat Shen". Bei Schwäche von Shen sind die Augen trübe, ohne Glanz, der Gesichtsausdruck ist wenig ansprechend, die Gedanken zerrissen und ohne Überzeugungskraft. Da Shen vom Qi und vom Blut abhängt, deutet eine Schwäche von Shen auf eine Störung von Qi und Blut.

Als nächstes wird die **Farbe des Gesichts** beurteilt. Sie gibt wichtige Hinweise auf den Zustand von Qi und Blut. Auch läßt sie entscheidende Aussagen über den Zustand der inneren Organe zu. Die Farben werden nach der Theorie der fünf Wandlungsphasen den Yin- und Yang-Organen zugeordnet (Tabelle 4.3).

Tabelle 4.3. Zuordnung der Farben zu Organen und klimatische Faktoren

Farbe	Yin-Organ	Yang-Organ	Klimatische Faktoren
Grün,-Gelblich	Leber	Gallenblase	Wind
Rot	Herz	Dünndarm	Hitze, Feuer
Braun,-Gelblich	Milz-Pankreas	Magen	Feuchtigkeit
Weiß	Lunge	Dickdarm	Trockenheit
Grau (Schwarz)	Niere	Blase	Kälte

Ein „weißes Gesicht“, als Blässe, deutet auf eine allgemeine Tendenz zu Kältestörungen bzw. auf eine Schwäche- oder Yin-Störungen. Auch bei chronischen Lungenerkrankungen findet man ausgeprägte Blässe und oft „Farblosigkeit“ des Gesichts. Graue – „schwarze“ Gesichtsfarbe weist auf eine schwerwiegende Schwäche der Nierenenergie. Gelbgrünliche Gesichtsfarbe ist ein Hinweis auf Lebererkrankungen, während gelbbräunliche Farbe auf eine Störung der Verdauungsfunktion des Milz-Pankreas-Systems hindeutet. Rote Gesichtsfarbe ist typisch bei Herzerkrankungen und kann ebenfalls bei Hitzestörungen auftreten.
Der Betrachtung der **Zunge** widmete die traditionelle chinesische Medizin ein besonderes Augenmerk. Neben der Größe und Konsistenz spielt die Farbe der Zunge und der Zungenbelag eine wichtige Rolle.
Eine blasse Zunge zeigt eine Schwäche- bzw. Kältestörung an, während eine stärker gerötete Zunge auf Hitzestörungen der inneren Organe hindeutet. Trockene Zunge ist ein Hinweis für Hitze- bzw. Yin-Schwäche, sehr feuchte Zunge zeigt eine Kältestörung an. Der Funktionskreis Milz-Pankreas und Magen bestimmt die Qualität des Zungenbelages. Ein geringer Zungenbelag kann durchaus normal sein. Ein dicker Belag ist Ausdruck eines Füllezustandes, wenn sehr trocken Hinweis auf Yang-Fülle bzw. -Hitze und dadurch Verlust der Yin-Flüssigkeit. Gelblicher Belag zeigt Hitzestörungen an. Weißer wäßriger Belag kommt bei Fülle bzw. Hitze des Magens vor. Eine Schwellung oder Vergrößerung der Zunge ist kennzeichnend für Qi-Schwäche und Überschuß an Flüssigkeit meist bei Milz-Pankreas-Störungen.
Veränderungen der Zunge können auch auf einzelne Teile beschränkt sein. So zeigt die Zungenspitze Störungen des Herzens an, der Zungengrund Nierenstörungen, der seitliche Zungenrand Leber- und Gallenblasenstörungen, während die Mitte der Zunge bei Magen- und Milz-Pankreas-Störungen Veränderungen aufweist. Obwohl die Zungendiagnostik eine lange Tradition in der chinesischen Medizin hat, ist sie nur ein Baustein bei der traditionellen Diagnosestellung.
Die Beurteilung der **Sekretion** der Nase und des Rachens erfolgte ebenfalls nach den 8 traditionellen Kriterien. Klare dünnflüssige Sekretion ist z. B. Ausdruck einer Kälte- und Schwächestörung, während dickflüssiges, trübes oder gelbliches Sekret eine Hitze- bzw. Füllestörung anzeigt. Blutiger Auswurf zeigt eine Hitzeschädigung der Lunge an und eine große Sekretmenge eine Feuchtigkeitsstörung.

4.8 Hören und Riechen Wen

Bei dieser Untersuchungskategorie wird das Atmen, die Sprache, Husten, sowie der Körpergeruch und der Geruch der Ausscheidungen beurteilt. Lautes agitiertes Sprechen deutet auf eine Yang-Störung, leises, langsames und schüchternes Sprechen auf Schwäche und Yin-Störung. Tiefes kräftiges Atmen ist ein Hinweis auf eine Füllestörung, schnelle oberflächliche Atmung zeigt meist eine Schwäche an. Kräftiges Husten wird als Yang-Störung gewertet, während chronisches oberflächliches Hüsteln eine Schwächestörung anzeigt.
Bei der Geruchsbeurteilung wird zwischen Hitze- und Kälte- bzw. Schwächestörung differenziert. Faulige übelriechende Sekretion bzw. Stuhl deuten auf eine Hitzestörung, scharfer beizender oder fischartiger Geruch sind ein Hinweis auf Kälte- bzw. Schwächestörung.

4.9 Erfragen Wen

Der traditionelle Arzt befragt den Patienten nach dessen Krankengeschichte, dem Verlauf früherer und jetziger Störungen bzw. Erkrankungen und beurteilt sie nach den 8 diagnostischen Kategorien. Chronisch verlaufende Erkrankungen deuten eine Schwächestörung der Organe an, akute Erkrankungen weisen meist auf Füllestörungen. Oft zeigt sich in der Krankengeschichte, daß bestimmte Organschwächen immer wieder auftreten. So können häufig dieselben Störungsmuster in unterschiedlichen Erkrankungen wiederkehren. Weiterhin wird die Reaktion des Patienten auf Kälte bzw. Hitze, sowie der Charakter und genaue Lokalisation der Schmerzen erfragt.

Fieber, Hitzegefühl sowie Juckreiz sind ausgeprägte Zeichen einer Hitze- bzw. Yang-Störung. Wenn der Patient Wärme meidet oder wenn sich die Symptome durch Wärme verschlechtern, liegt ebenfalls eine Hitzestörung vor.

Schüttelfrost, Kälteschauer, Meidung von Kälte, kalte Extremitäten, übermäßige Kälteempfindlichkeit, Verschlechterung der Symptome durch Kälte sind typische Zeichen für Kälte-, bzw. Yin-Störungen. Häufig ist dann das Yang Qi deutlich geschwächt, der Patient ist inaktiv, friert leicht und zieht sich von der Umgebung zurück; man spricht von *Yang-Schwäche.*

Plötzliches und häufiges **Schwitzen** auch nach geringer Anstrengung sind Zeichen einer Yang-Schwäche. Nachtschweiß zeigt eine Schwäche von Yin an mit begleitender Yang-Fülle.

Übermäßiger **Durst** ist ein typisches Hitze- bzw. Yang-Symptom, wobei Yin-Flüssigkeit verbraucht ist. Heißhunger bzw. übermäßiger Appetit sind Ausdruck einer Schwäche von Qi. Appetitmangel mit Völlegefühl im Abdomen zeigen eine Schwäche des Funktionskreises Magen und Milz-Pankreas an. **Obstipation** bei älteren Menschen oder nach langer Erkrankung treten bei Schwäche von Qi und „Verbrauch" der Körperflüssigkeiten auf. Spastische Obstipation ist eine Fülle- bzw. Yang-Störung des Verdauungssystems.

Schmerzen sind nach traditioneller chinesischer Vorstellung auf *Störungen im Fließen von Qi* zurückzuführen. Akute Schmerzen oder Krämpfe werden auf eine Füllestörung von Qi oder auf eine Blockade bzw. Stagnation von Qi zurückgeführt. Dumpfe drükkende oder bohrende Schmerzen sind häufig von einer Schwäche von Qi verursacht. Da der Schmerz oft das Symptom ist, an dem der Patient am stärksten leidet, ist die Analyse der Schmerzen nach den Kriterien der chinesischen Medizin entscheidend für das spätere therapeutische Vorgehen.

Oft strahlen **Schmerzen entlang von Meridianen** aus, so z. B. Herzschmerzen bei Angina pectoris entlang des Herzmeridians. Auch äußere durch Kälte verursachte Erkrankungen wie z. B. Ischialgien ziehen entlang von bestimmten Meridianen. Man sagt das Qi des Meridians ist gestört. Die Zuordnung von Schmerzen zu den entsprechenden Meridianen ist entscheidend für die spätere Punktauswahl bei der Therapie. Wenn z. B. Kopfschmerzen im Bereich des Gallenblasenmeridians am Kopf lokalisiert sind, behandelt man mit Fernpunkten des Gallenblasenmeridians am Bein und Fuß, sowie mit Punkten des Sanjiao-Meridians am Arm (Meridianachse).

Neben der Schmerzlokalisation ist die Qualität der Schmerzen sowie die Änderungen der Schmerzempfindungen ausschlaggebend für die Diagnostik im traditionellen Sinne.

Akute, scharfe, stechende Schmerzen und Krämpfe finden sich bei Füllestörungen oder bei Blockade von Qi in den Meridianen, also bei Yang-Zuständen. Diese „Yang-Schmerzen" werden durch Druck, Massage oder durch Wärme verstärkt. Häufig sind diese Yang-Schmerzen durch äußere pathogene Wetterfaktoren oder durch Traumen verursacht und führen zu einer Stagnation von Qi und Blut, dadurch oft zu einem Füllezustand in der Peripherie des Körpers.

Dumpfe, drückende, tiefempfundene Schmerzen, begleitet von Völlegefühl oder Müdigkeit kennzeichnen Schwächestörungen und werden durch Massage, Druck oder

durch Wärme gelindert. Diese „Yin-Schmerzen" sind auf Störungen der inneren Zang- und Fu-Organe zurückzuführen und haben oft chronischen Charakter. Bei ihrer Behandlung ist die Stärkung der inneren Organe z. B. mit Moxibustion von entscheidender Bedeutung.
Bei der traditionellen Diagnostik von **Kopfschmerzen** und Migräne spielt neben der Beurteilung des Schmerzcharakters die Feststellung der Lokalisation der Schmerzen und ihrer Ausstrahlung eine große Rolle für die gezielte Akupunkturtherapie, Schläfenkopfschmerzen werden dem Magen- und Dickdarmmeridian zugeschrieben, parietale Kopfschmerzen (Gallenblasenmeridianverlauf) dem Gallenblasen- und Sanjiaomeridian und mit entsprechenden Punkten behandelt. Akute Kopfschmerzen sind meist auf äußere pathogene Wetterfaktoren zurückzuführen, während chronische Kopfschmerzen auf Disharmonien von inneren Organen und vor allem deren Meridiane beruhen.
Bei **Schlafstörungen** mit innerer Unruhe, Nervosität, Gedankenflut sprechen chinesische Ärzte von einer Hyperaktivität des Feuers des Herzens, die auf einer Fülle des Yang des Herzens beruht. Bei übermäßigem Schlafbedürfnis, oder zu langem Schlaf mit eingeschränkter Aktivität während des Tages liegt eine Schwäche von Yang bzw. Schwäche der Lebensenergie Qi vor.

4.10 Untersuchen

Die körperliche Untersuchung ist für die Diagnosefindung in der chinesischen Medizin von großer Bedeutung. Anhand der **tastenden Untersuchung** der Haut wird die Temperatur, der Spannungszustand des Gewebes und der Muskulatur beurteilt und ebenfalls in die 8 diagnostischen Kategorien eingeordnet. Stellen mit starken Schmerzen werden den Meridianverläufen zugeordnet und die spezifischen Nahpunkte ermittelt. So wählt man auch Punkte zur Nadelung aus, die keine Akupunkturpunkte des Meridiansystems sind. Diese unspezifischen druckdolenten Punkte nennt man im chinesischen **Ah-Shi-Punkte.** Auch Muskelverspannungen werden aufgesucht, zu den Meridianen zugeordnet und dann mit Nah- und Fernpunkten behandelt. Muskelverspannungen und Myogelosen wertet man als Yang-Störungen, als Füllezustände bei Blockaden von Qi. Schlaffe Muskulatur, aber auch weiche, teigige Haut ohne Spannung wird als Yin-, Schwäche-Zustand betrachtet.
Das Pulsfühlen wird schon im Huang Di Nei Jing 200 Jahre v. u. Z. minutiös beschrieben. Viele spätere Schriften der chinesischen Akupunkturliteratur räumen der klassischen **Pulsdiagnose** einen bedeutenden Platz ein. Der Radialispuls wird beidseits mit 3 Fingern getastet. An diesen 6 Pulsstellen werden die Zustände der 5 Yin- und der 6 Yang-Organe beurteilt. Die klassischen Taststellen werden im Chinesischen Cun, Guan und Chi genannt. Die Pulsdiagnose ist eine von subjektiven Faktoren stark abhängige Methode, auf die in diesem Lehrbuch nicht genauer eingegangen wird.

Tabelle 4.4. Zuordnung der Pulstaststellen zu den Yin-Organen

	Cun (distal)	Guan	Chi (proximal)
Rechts	Lunge	Milz-Pankreas	Yang-Niere
Links	Herz	Leber	Yin-Niere

5 Chinesisches System der Meridiane, Organe und Punkte

5.1 Meridiane und Organe

Die traditionelle chinesische Medizin kennt ein System von Bahnen, die wie ein geordnetes Netzwerk den menschlichen Körper überzieht. Diese Leitbahnen verlaufen polar in der Längsachse des Körpers; sie wurden von Europäern mit dem Meridiansystem der Erde verglichen und deshalb Meridiane genannt (engl. channels). Schon 200 Jahre vor unserer Zeitrechnung sind in der klassischen antiken Schrift, dem *Huang Di Nei Jing*, die Meridiane mit den darauf liegenden Akupunkturpunkten beschrieben. Hier werden sie mit den großen Flüssen Chinas verglichen, die das Land durchziehen und mit dem lebensnotwendigen Wasser beleben.

Nach den traditionellen Vorstellungen *fließt* durch dieses System von Meridianen die *Lebensenergie Qi* und reguliert die Körperfunktionen. Über die Akupunkturpunkte gelingt es, einen direkten therapeutischen Einfluß auf die Meridiane und Organe, somit auch auf die Körperfunktionen zu gewinnen. Punkte mit ähnlichen Wirkungen wurden zusammengefaßt, und so ergab sich das Konzept von Organ- bzw. funktionsbezogenen Meridianen.

Mit den Meridianen stehen die **11 Organe der chinesischen Medizin** in enger Wechselbeziehung. Die chinesische Vorstellung von den Organen ist nicht wie bei der westlichen Medizin auf den anatomischen Bau der Organe beschränkt, vielmehr bedeuten *Organe im chinesischen Sinne* die Funktionen von Organsystemen. Deshalb spricht man auch von **„Funktionskreisen"**. Der Bau der Organe tritt in der chinesischen Medizin in den Hintergrund. Der Funktionskreis des Organs Lunge bedeutet z.B. die gesamte Atemfunktion einschließlich der Riechfunktion. Der Funktionskreis des Dickdarms beinhaltet die Ausscheidungsfunktion. So entstand ein Konzept von Funktionszusammenhängen, die den Organen gleichgesetzt wurden. Die antike Medizin war weniger morphologisch als vielmehr funktionell orientiert und steht so im Gegensatz zum westlichen Medizinsystem, das in seiner Entwicklung zunächst stark auf anatomische und pathomorphologische Erkenntnisse aufbaute.

Die 11 Organe bzw. Funktionskreise wurden unterteilt in 6 Yang-Organe und 5 Yin-Organe. Die **6 Yang-Organe** werden im Chinesischen *Fu-Organe* genannt; es sind die **Hohlorgane** Dickdarm, Dünndarm, Magen, Blase, Gallenblase und „Sanjiao".

Die **5 Yin-Organe** sind die **Speicher-** oder *Zang*-**Organe** Lunge, Herz, (Perikard), Milz-Pankreas, Niere und Leber. Herz und Perikard wurden als ein Organ bzw. Funktionskreis gesehen, obwohl es einen Herz- und einen Perikardmeridian gibt. Die 5 Zang-Organe sind parenchymatöse Organe, die *„Speicherorgane"* genannt werden, weil sie nach traditioneller Vorstellung das Qi speichern.

Die traditionelle chinesische Medizin bezieht in die Funktion der 5 Zang- und der 6 Fu-Organe – Speicher- und Hohlorgane – die Wirkungen der Lebensenergie Qi ein. Die Funktionen der 5 Zang-(Speicher)Organe werden hier kurz dargestellt, weil sie zum Verständnis des traditionellen chinesischen Medizinsystems von großer Bedeutung sind:

Lunge, chinesisch **Fei**

Nach traditioneller Vorstellung entspricht die Lunge der Atmungsfunktion. Sie dient der Aufnahme der Lebensenergie und beherrscht somit das Qi, die Menge die zur Verfügung steht, und fördert auch deren kontinuierliches Fließen. Die Lunge ist „Herr des Qi". „Das Qi der Lungen ist klar und fließt nach unten ... zur Niere". Dies sind typische Zitate der traditionellen chinesischen Medizintheorie. Die Lunge beherrscht die Oberfläche des Körpers, die Haut und die Körperhaare. Die Kraft der Lunge drückt sich aus in der Stärke und im Ausdruck der Stimme. Das Riechen ist ebenfalls vom Zustand der Lunge abhängig.

Die Lunge ist ein „verletzliches" Organ, besonders empfindlich auf äußere pathogene Wettereinflüsse wie Kälte, Trockenheit, Wind oder Hitze. Störungen der Lungenenergie manifestieren sich im gesamten Respirationstrakt, (Nase, Nebenhöhlen, Rachen, Bronchien) und sind psychisch durch das Vorherrschen von Traurigkeit und Depression gekennzeichnet. Die chinesische Atemtherapie, Qi Gong genannt, dient der Aktivierung und Regeneration der Lungenenergie und so der Körperkräfte. Zur Lunge als Speicher- oder Zang-Organ (Yin) gehört das Hohlorgan Dickdarm (Fu, Yang).

Milz-Pankreas, chinesisch **Pi**

Das Milz-Organsystem (Pi) beinhaltet in der chinesischen Medizin die Funktion der Verdauung der Nahrung, schließt somit u.a. auch die Funktionen des Pankreas ein, und wird deshalb in der deutschen Terminologie Milz-Pankreas genannt. Zusammen mit dem verbundenen Hohlorgan Magen ist das Milz-Pankreas-System nach traditioneller Vorstellung verantwortlich für die Aufnahme, Umwandlung und den Transport der „Nahrungsessenz" die „Ying Qi" genannt wird. Die Nahrungsessenz wird aufgenommen und in Qi und Blut (Xue) umgewandelt. Nach traditioneller Vorstellung reguliert und nährt das Milz-Pankreas-System das Blut und führt ihm Qi zu. Die Aufnahme und der Transport von Flüssigkeiten ist eine weitere wichtige Funktion von Milz-Pankreas. Daneben wird auch die Muskulatur und das Bindegewebe von diesem traditionellen Milz-Pankreas-System genährt.

Bei Schwäche des Milz-Pankreas-Systems erschlafft das Bindegewebe, Anal- oder Uterusprolaps ist z.B. die Folge, auch die Muskulatur wird atrophisch oder Blutarmut tritt auf. Auch der Geschmackssinn ist vom Zustand des Milz-Pankreas-System abhängig.

Leber, chinesisch **Gan**

Nach traditioneller Vorstellung ist vom chinesischen Lebersystem das freie Fließen von Qi und Blut im Körper abhängig. Die Leber „speichert" das Blut und ist für dessen harmonisches Fließen in den Blutgefäßen verantwortlich. Auch die Regulation der Menstruation ist von der Leber abhängig. Die Muskelbewegungen und die Weichheit von Sehnen hängt von der ungestörten „Energie der Leber" ab.

Störungen der Leber führen zu Stagnation im Körper z.B. Schmerzen und Spannungen in der Muskulatur oder Stauungs- und Spannungsgefühle im Brustkorb oder im Kopf. Auch eine Verhärtung von Sehnen oder Muskeln ist die Folge von Leberstörungen. Nach traditioneller Vorstellung „nährt" die Leber die Augen. Nachtblindheit deutet z.B. auf eine Störung der Leber.

Niere, chinesisch **Shen**

Nach traditioneller Vorstellung speichert die Niere das „Jing", die Lebensessenz. Neben der „Reinigung der Körpersäfte" und der Wasserausscheidung ist die Sexualität und die Reproduktionsfunktion die wichtigste Aufgabe des chinesischen Nierensystems. Auch Wachstum und Entwicklung sowie die Wärmeproduktion und deren Kontrolle hängen von dem Nierensystem ab. Die Niere „programmiert" auch das Gleichgewicht zwischen Yin und Yang und bestimmt so auch die psychische Aktivität und den Willen.

Bei Schwäche der Nierenenergie kommt es zu Aktivitätsmangel, Müdigkeit, Angst, Depressionen, Impotenz, Fertilitätsstörungen oder zu psychischer Starre. Auch die Knochen und vor allem die Gelenke sind abhängig von dem Nierensystem. Degenerative Gelenkerkrankungen hängen nach Vorstellung der chinesischen Medizin mit einer physiologischen Schwäche der Nierenenergie im Alter zusammen. Auch die Funktion der Ohren und die Haare des Kopfes werden vom Nierensystem mitbestimmt. Bei Schwäche kommt es zu Schwerhörigkeit, Ohrensausen, zu Haarausfall oder Verlust der Haarfarbe.

Herz, chinesisch **Xin**

Nach traditioneller Vorstellung reguliert das Herz das Fließen von Blut und „kontrolliert" die Blutgefäße. Nach chinesischer Vorstellung ist das Herz der Sitz des Bewußtseins, des Geistes, chinesisch *Shen,* und verantwortlich für die psychischen Funktionen, für das Denken und das Gedächtnis. Das Herz ist Sitz des Shen und reguliert u.a. auch die Wachheit sowie den Schlaf. Viele vor allem vegetative Symptome, wie innere Unruhe, Rastlosigkeit, Nervosität, Herzjagen, Rhythmusstörungen werden von der chinesischen Medizin als Störung des Herzsystems interpretiert und mit Punkten des Herzmeridians behandelt. Mit dem Herzen ist das chinesische System der „Herzhülle" *Xin Bao* eng verbunden. In der westlichen Terminologie spricht man von Perikard. Dieses funktionelle System kontrolliert die Blutgefäße, reguliert nach traditioneller Vorstellung den Blutkreislauf und schützt das Herz vor äußeren pathogenen Einflüssen.

Die Hohl- oder Fu-Organe bzw. Funktionskreise Dickdarm, Dünndarm, Magen, Gallenblase, Blase und Sanjiao hängen funktionell eng mit dem gekoppelten Zang-Organ zusammen. Ihre Funktion ist ähnlich der in der westlichen Medizin.

Jeweils ein Yin- und ein Yang-Organ bzw. **Funktionskreis** bilden eine *Funktionseinheit,* z.B. Dickdarm (Yang) und Lunge (Yin). Dazu wird dann noch ein bestimmtes Gewebe gerechnet, wie hier die Haut sowie die zugehörigen Meridiane, also der Dickdarmmeridian und der Lungenmeridian. Der Meridian ist vergleichbar einem Ast, der am Baum des Organs abzweigt. Auf dem Meridian liegen die Akupunkturpunkte wie Knospen, über die man die Organfunktion therapeutisch mit Nadeln, Wärme oder Massage beeinflussen kann.

Die 12 Meridiane der 11 Organe und des Perikards werden **Hauptmeridiane** genannt. Zusammen mit den *Luo-Verbindungen,* die jeweils ein *Yin-Yang-Meridianpaar* verbinden, sprechen die Chinesen vom **Jing-Luo-System.** Jing bedeutet Meridian, Luo heißt Kollaterale (engl.: channels and collaterals). Die ursprüngliche Bedeutung des Jing-Schriftzeichens ist Kettfäden, d.h. die Längsfäden im Seidengewebe, die die Längsstruktur im Gewebe bilden. Die Hauptmeridiane sind symmetrisch, bilateral angeordnet und spielen eine wichtige Rolle in der Behandlung von Erkrankungen. Die meisten Akupunkturpunkte liegen auf diesen Hauptmeridianen.

Ein **Meridianpaar** besteht aus einem Yin- und einem Yang-Meridian, z.B. Lungen- und Dickdarmmeridian, die parallel an den Gliedmaßen verlaufen. Man nennt sie auch gekoppelte Meridiane, weil sie in der Peripherie mit Verbindungsgefäßen, den **Luo-Verbindungen** miteinander gekoppelt sind. Yang-Meridiane verlaufen außen oder an der Rückseite des Körpers, während Yin-Meridiane innen oder vorne verlaufen.

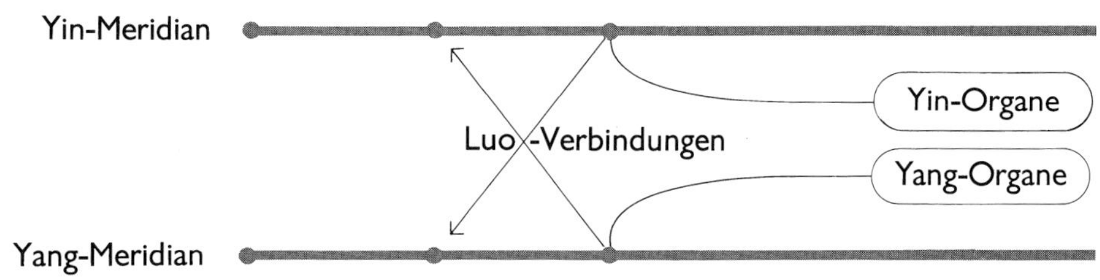

Organ- und Meridianpaar

Drei Hauptmeridiane mit Yin-Polarität - Lungen-, Perikard- und Herzmeridian - verlaufen von der seitlichen Thoraxwand an der Innenseite der Arme zu den Fingern. Von hier ziehen drei Yang-Meridiane - Dickdarm-, Sanjiao- und Dünndarmmeridian - außen über Arm, Schulter und Hals zum Gesicht. Vom Kopf verlaufen drei Yang-Meridiane - Magen-, Gallenblase- und Blasenmeridian - ventral, lateral und dorsal zu den Füßen. Geschlossen werden die Meridianumläufe von drei Yin-Meridianen - Milz-Pankreas, Leber- und Nierenmeridian -, die am Bein innen über den Bauch zurück zur seitlichen Thoraxwand ziehen (s. Darstellung auf dieser Seite).
Die **12 Hauptmeridiane** bilden an der Körperoberfläche ein System von 3 Meridianumläufen oder Kreisläufen. Ein **Meridianumlauf** wird von 4 Hauptmeridianen gebildet, 2 Yin und 2 Yang. Jeweils ein Yin-Yang-Meridianpaar verläuft parallel am Arm, und ein Yin-Yang-Paar am Bein. Von dem auf der Körperoberfläche verlaufenden Hauptmeridian zweigt ein innerer Meridianast zum jeweiligen Yin- oder Yang-Organ ab. So bildet ein Yin-Yang-Meridianpaar zusammen mit den entsprechenden Zang- und Fu-Organen eine funktionelle und morphologische Einheit.
Die Zang-Fu-Organe gehören so als Funktionskreis zusammen, während die entsprechenden parallel verlaufenden Yin-Yang-Meridianpaare in der Peripherie über die

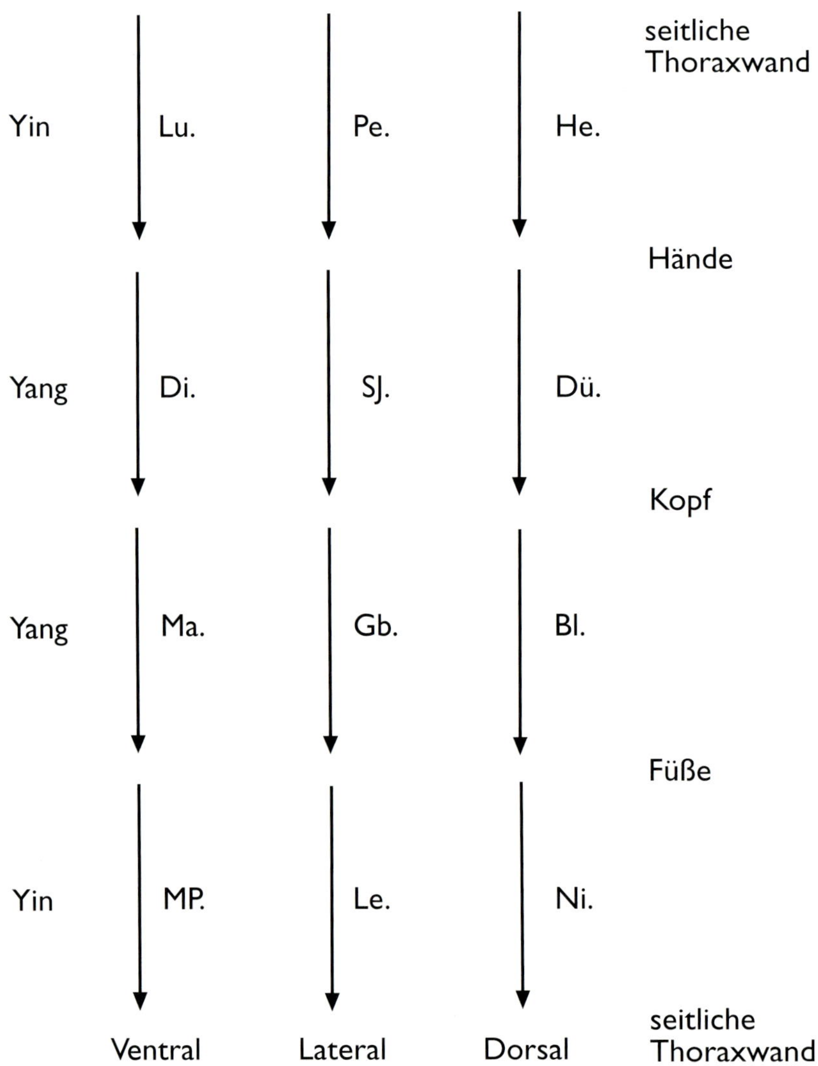

Luo-Verbindungen gekoppelt sind. Deshalb spricht man von einer inneren und äußeren Koppelung der Organe bzw. Meridiane.
Die **Verläufe der 3 Meridianumläufe** und deren Verbindungen werden im folgenden dargestellt: Der 1. Umlauf liegt an der Ventralseite des Körpers, der 2. dorsal und der 3. lateral.
Der 1. Umlauf wird vom Lungen-, Dickdarm-, Magen- und Milz-Pankreas-Meridian gebildet (s. nachfolgende Abb.).
Der Lungenmeridian beginnt an der seitlichen Thoraxwand und läuft zum Nagelwinkel des Daumens. Er verläuft palmar, also innen, und wird der Polarität Yin zugeordnet. Vom Zeigefinger zieht der Dickdarmmeridian dorsal, also außen, zum Gesicht und wird der Yang Polarität zugeordnet.
Vom Gesicht verläuft der Magenmeridian ventral zur 2. Zehe. Er entspricht ebenfalls der Yang Polarität. Schließlich zieht der Milz-Pankreas-Meridian vom Fuß über die Innenseite des Beines und über die Lateralseite des Abdomens zur Thoraxwand zurück und schließt so den 1. Umlauf der Meridiane. Der Milz-Pankreas-Meridian verläuft am Bein innen und entspricht der Yin Polarität. Hier wird eine einfache Regel erkennbar: *Yin-Meridiane verlaufen innen, also palmar oder medial, Yang-Meridiane verlaufen außen, d. h. dorsal oder lateral.*

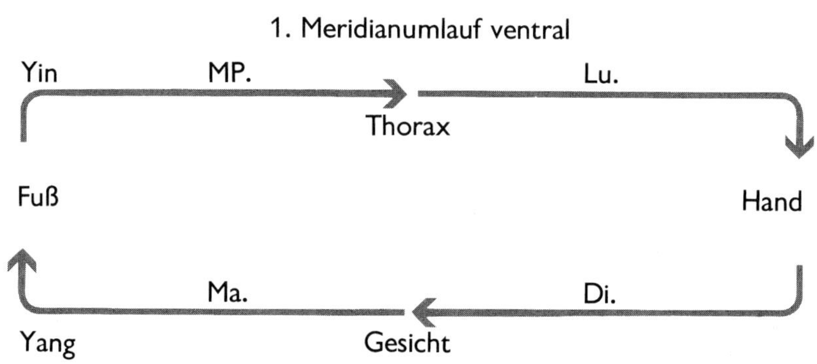

1. Umlauf

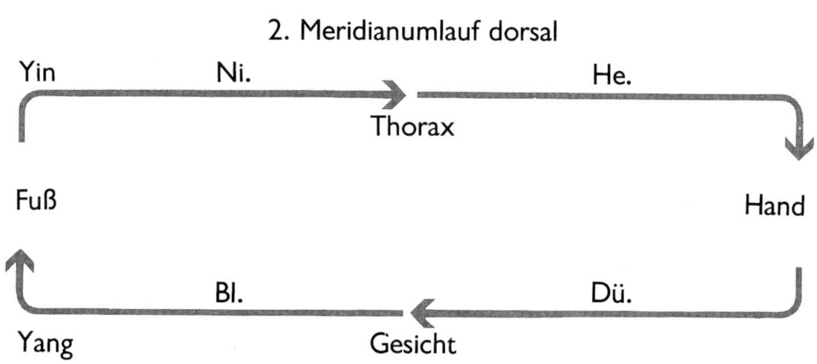

2. Umlauf

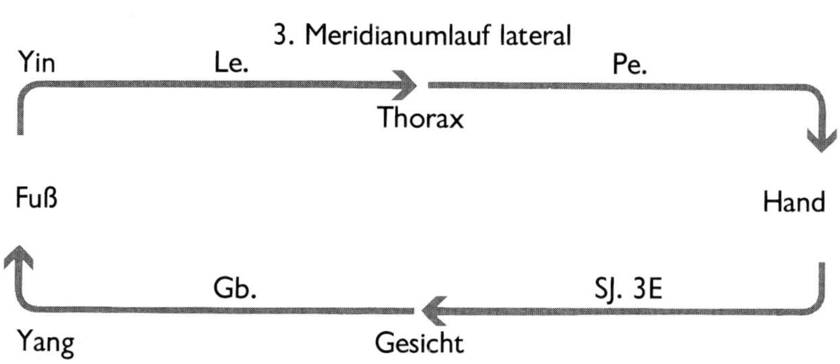

3. Umlauf

Ähnlich wie die Meridiane des 1. Umlaufs sind auch die Meridiane des 2. und 3. Umlaufs angeordnet. Der 2. dorsal liegende Umlauf wird vom Herz-, Dünndarm-, Blasen- und Nierenmeridian gebildet. Der 3. Umlauf besteht aus dem Perikard-, Sanjiao-, Gallenblasen- und Lebermeridian und liegt an der Lateralseite des Körpers. Der 3. Umlauf verläuft am Körper und an den Extremitäten in der Mitte, also lateral, zwischen dem ventral gelegenen 1. Umlauf und dem dorsal liegenden 2. Umlauf.
An der Innenseite des Armes ziehen die 3 Yin-Meridiane Lunge (radial), Herz (ulnar) und Perikard von der lateralen Thoraxwand distal und enden an den Nagelwinkeln der Finger. Von der Hand verlaufen die 3 Yang-Meridiane Dickdarm (radial), Dünndarm (ulnar) und Sanjiao am Arm außen zum Gesicht. Vom Kopf ziehen die 3 Yang-Meridiane Magen (ventral), Blase (dorsal) und Gallenblase (lateral) zum Fuß. Geschlossen wird der Umlauf der Meridiane mit den 3 Yin-Meridianen des Beines: Milz-Pankreas, Niere und Leber (Tabelle 5.1).
Es erscheint besonders wichtig, sich den Verlauf der Meridiane in ihren systematischen Zusammenhängen als Netzwerk, als „Meridianlandschaft" einzuprägen, und nicht nur Punkte zu lernen.

Tabelle 5.1. Drei Umläufe der Meridiane

	Yin	Yang	Yang	Yin
1. Umlauf	Lunge	Dickdarm	Magen	Milz-Pankreas
2. Umlauf	Herz	Dünndarm	Blase	Niere
3. Umlauf	Perikard	Sanjiao	Gallenblase	Leber

Jeweils 2 hintereinander liegende Yang- oder 2 Yin-Meridiane in einem Meridianumlauf bilden miteinander eine Yin- oder Yang-**Meridianachse.** Die Yang-Meridianachsen ziehen vom Arm über den Kopf und Rumpf zu den Beinen, also von oben nach unten. Die Yin-Meridianachsen verlaufen von unten nach oben, von den Füßen über den Rumpf zu den Armen. Die Yang-Merdidianachse Dickdarm- und Magenmeridian heißt Yang-Ming-Meridianachse. In chinesischen Quellen wird der Dickdarmmeridian oft Hand-Yang-Ming und der Magenmeridian entsprechend Fuß-Yang-Ming genannt. Alle Meridianachsen haben chinesische Namen, deren Bedeutung interessante Zusammenhänge verdeutlichen (Tabelle 5.2).

Tabelle 5.2. Meridianachsen

Tai Yin–	Größerer Yin	Milz-Pankreas- und Lungenmeridian
Shao Yin–	Kleinerer Yin	Nieren- und Herzmeridian
Jue Yin–	Absoluter Yin	Leber- und Perikardmeridian
Yang-Ming–	Leuchtendes Yang	Dickdarm- und Magenmeridian
Tai Yang–	Größerer Yang	Dünndarm- und Blasenmeridian
Shao Yang–	Kleinerer Yang	Sanjiao- und Gallenblasenmeridian

Die Meridianachsen spielen bei diagnostischen, aber auch bei therapeutischen Erwägungen z. B. bei Erkrankungen des Bewegungsapparates eine wichtige Rolle. So werden oft Schmerzen, die im Verlauf eines Meridians lokalisiert sind, über Punkte der Meridianachse behandelt; z. B. wird bei Schulter-Arm-Syndrom mit Schmerzen im Bereich des Dickdarmmeridians der Punkt Ma. 38 Tiaokou der Yang-Ming-Meridianachse genadelt.
Neben den 12 Hauptmeridianen gibt es weitere **Sekundärmeridiane,** die in diesem Lehrbuch nur kurz beschrieben werden:
Hier stehen an erster Stelle die **8 außerdeutliche Meridiane,** chinesisch *Qi Jingbamai,* engl. „extraordinary vessels" (s. Kap. 6.13–6.20). Im Gegensatz zu den Hauptmeridianen, die mit Flüssen verglichen werden, ähneln die außerordentlichen Meridianen

Reservoirs, die bei Fülle in den Hauptmeridianen das überschüssige Qi aufnehmen und bei Schwäche wieder abgeben. Sie sind mit dem chinesischen Nierensystem eng verbunden und speichern bzw. transportieren die Essenz, *Jing.* Auch in der Körperabwehr spielen sie eine wichtige Rolle, da sie reich an Abwehrkraft, *Wei Qi,* sind. Von dem System der **8 außerordentlichen Meridiane,** sind 2 Meridiane, die jeweils auf der Mittellinie an der Vorder- und Rückseite des Körpers verlaufen, von großer Bedeutung:
Ren Mai auf der vorderen Mittellinie verlaufend, wird auch **Konzeptionsgefäß** genannt. **Du Mai, das Lenkergefäß,** verläuft auf dem Rücken, in der Mittellinie, wird zu den Yang-Meridianen gezählt. Diese beiden außerordentlichen Meridiane bilden mit den 12 paarigen Hauptmeridianen das **System der 14 Meridiane,** auf denen die 361 klassischen Akupunkturpunkte liegen.

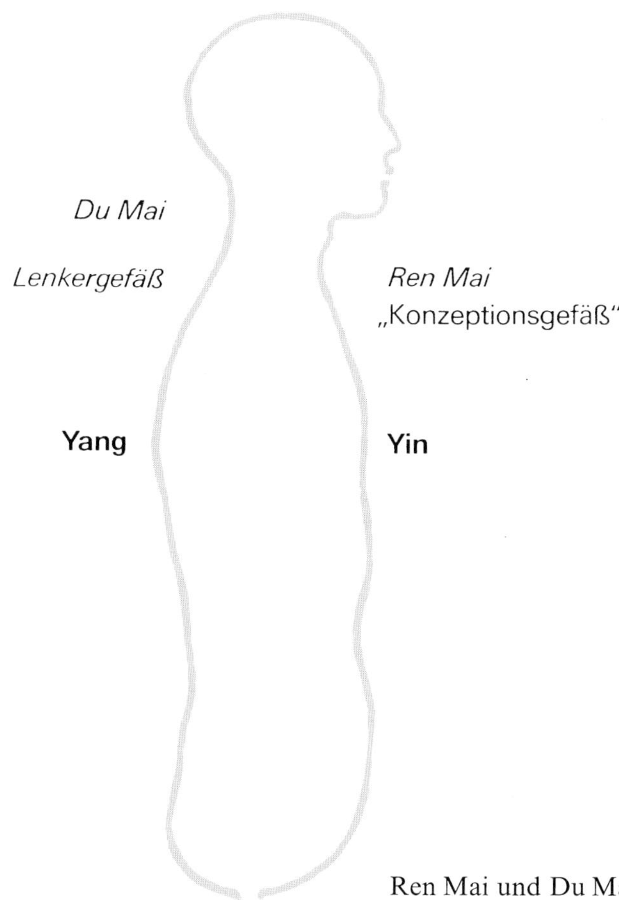

Ren Mai und Du Mai

Die anderen **Sekundärmeridiane** haben keine eigenen Punkte, sondern sind teils flächig, teils wie ein Netzwerk den Hauptmeridianen angegliedert. Es sind die Systeme der:

12 Jingbie, in der deutschen Nomenklatur Sondermeridiane
12 Jingjin, die tendinomuskulären Merdiane
12 Pibu, die Hautabschnitte der Hauptmeridiane und
15 Luomai, die Kollaterale der Hauptmeridiane

- Die **12 Sondermeridiane,** *Jingbie,* (engl.: distinct or *divergent channels*) haben eine enge Beziehung zu den Hauptmeridianen. Sie fördern die Beziehung zwischen der Peripherie des Körpers und den inneren Organen. Die Sondermeridiane verbinden die Extremitäten mit dem „Zentrum“ des Körpers, dem Herz. Sie stärken die Beziehung zwischen den Hauptmeridianen und den dazugehörigen inneren Organen, und bestärken besonders die zentrale Rolle des Herzens als „Wohnung“ der geistigen Aktivitäten („heart housing the mind“). Auch die Verbindung der 6 Yin-Meridiane zum Gesicht und Kopf wird durch die Sondermeridiane vermittelt, da keine Yin-Meridiane im Bereich des Kopfes verlaufen. Die Sondermeridiane haben keine eigenen Punkte, sondern benutzen die Punkte der Hauptmeridiane.

- Die **12 tendinomuskulären Meridiane, Jingjin,** beinhalten die Muskeln und Sehnen im Verlauf der Hauptmeridiane. Sie beginnen immer an den Extremitäten und laufen zentripetal zum Stamm und Kopf. Sie verbinden flächenhaft Muskeln und Sehnen mit den Hauptmeridianen und spielen eine wichtige Rolle in der Versorgung der Extremität mit der Lebensenergie Qi. So sind die tendinomuskulären Meridiane von großer Bedeutung für Bewegungsabläufe und deren Pathologie. Viele äußere Erkrankungen werden über das System der tendinomuskulären Meridiane behandelt.
- Die **12 Pibu** sind die Hautflächen, parallel zu den 12 Hauptmeridianen und verlaufen oberflächlich wie ein feingesponnenes Netzwerk in der Haut. Sie bringen die Abwehrkraft, Wei Qi, von den Hauptmeridianen in die Haut und schützen so die Oberfläche des Körpers vor dem Eindringen der pathogenen äußeren Klimaeinflüsse. Die Pibu bilden die oberste Schicht im System der Abwehr pathogener Einflüsse. Man behandelt die Pibu mit oberflächlicher Nadelung, mit Hilfe der Pflaumenblütennadeln, mit Massage, kalten oder heißen Packungen oder mit Schröpfen, neuerdings mit Laserakupunktur.

5.2 Akupunkturpunkte und Punktekategorien

Akupunkturpunkte heißen im Chinesischen *Xue,* was *Loch* oder *Öffnung* bedeutet. Die westliche Bezeichnung „Punkt“ ist also eine Abstraktion. Auf historischen Abbildungen chinesischer Meridiane findet man die Akupunkturpunkte als kleine Kreise dargestellt (s. Anhang H). Erst in der neuen chinesischen und westlichen Literatur findet man „Punkte“. Sie sind Öffnungen im „Energiesystem“, über die man therapeutische Wirkungen ausüben kann. Akupunkturpunkte sind genau definiert und haben einen *chinesischen Namen,* dessen Übersetzung häufig wichtige Aufschlüsse über die Lokalisation, Wirksamkeit oder Bedeutung des Punktes geben kann. Im Westen benennt man einen Punkt anhand des Meridians, auf dem er liegt. Die Punkte sind numeriert, so daß z. B. Di. 4 der 4. Punkt des Dickdarmmeridians ist. Die Akupunkturpunkte sind mit Menschen vergleichbar, die einen Namen haben und auf einer bestimmten Straße mit einer Hausnummer wohnen.

In diesem Standardlehrbuch sind ca. 200 wichtige und in der Praxis häufig verwendete Akupunkturpunkte beschrieben. Jeder Akupunkturpunkt hat eine genau beschriebene Lokalisation. Die verschiedenen Methoden der Punktelokalisation finden sich im Kap. 5.3. Die spezifischen *„Lokalisationen“* jedes Punktes sind in Kap. 6.1–6.14 beschrieben.

Jedem Akupunkturpunkt wird eine bestimmte Wirksamkeit zugeschrieben, aus der die Indikation abzuleiten ist. Ein wichtiges Prinzip der Akupunktur besagt, daß jeder Akupunkturpunkt als lokaler Punkt auf die Region wirkt, in der er liegt. Hieraus leitet sich die besondere Bedeutung der Nahpunkte z. B. in der Therapie schmerzhafter Erkrankungen ab. Daneben haben zahlreiche Punkte eine Wirkung auf Schmerzen entlang der zugehörigen Meridiane bzw. auf Erkrankungen zugeordneter Organe oder als sog. *Fernpunkte* auf bestimmte Regionen. Die Wirkungen und Indikationen der Akupunkturpunkte beruhen meist auf Akupunkturprinzipien bzw. -gesetzmäßigkeiten und sind, nach Wichtigkeit geordnet, bei der Beschreibung der einzelnen Punkte unter *„Indikationen“* aufgeführt (s. Kap. 6.1–6.14). Es gibt aber auch Indikationen, die nicht

auf nachvollziehbaren Gesetzmäßigkeiten, sondern auf „empirischer Erfahrung" beruhen. Im Kap. 6 sind unter „Indikationen" nur die wichtigsten aufgeführt.
Vielen Akupunkturpunkten wird ein traditionelles Wirkspektrum bzw. eine traditionelle Indikation zugesprochen. Die in Anlehnung an das Wirkspektrum von chinesischen Heilkräutern entstandenen *„traditionellen Indikationen"* bzw. traditionellen Wertungen für Akupunkturpunkte sind erst in diesem Jahrhundert erarbeitet worden. Sie sind mit einer gewissen Vorsicht bzw. Zurückhaltung zu betrachten. Auf bestimmte Symptome bzw. Erkrankungen wirkende *Gruppen von Punkten* bzw. *Punktekombinationen* stehen im klinischen Alltag im Vordergrund. Die extreme Festlegung auf die Wirkungen *einzelner* Punkte wird von Experten sehr kontrovers diskutiert.
Bei jedem Akupunkturpunkt wird unter *„Art der Nadelung"* die Stichrichtung - senkrecht oder schräg - sowie die Einstichtiefe in Zentimeter angegeben, sowie bei einigen Punkten besondere Vorsichtsgebote wegen der Verletzungsgefahr von sensiblen anatomischen Strukturen.
Eine große Zahl von klassischen Akupunkturpunkten läßt sich in **Punktekategorien** einordnen. In diesen Kategorien sind Punkte mit besonderen Funktionen zusammengefaßt. So dienen z. B. die Mu- oder Alarmpunkte der Diagnose und Therapie von Erkrankungen eines bestimmten Organs, die Jing-Punkte hingegen werden bei akuten Notfällen eingesetzt. Die Punkte einer Kategorie liegen meist auf verschiedenen Meridianen - eine Ausnahme bilden die rückwärtigen Shu-Punkte, die sich alle auf dem Blasenmeridian befinden. Auch kann man aus der Punktekategorie auf die Lokalisation schließen. So findet man die Mu-Punkte auf der Ventralseite des Rumpfes, während die Jing-Punkte an den Nagelwinkeln der Finger und Zehen lokalisiert sind. Die 5 „Antiken Punkte" liegen auf den einzelnen Meridianen distal von Ellenbogen und Knie, die Luo-Punkte proximal des Handgelenks oder des oberen Sprunggelenks; die Shu-Punkte sind paravertebral am Rücken auf dem Blasenmeridian angeordnet.
Die traditionelle chinesische Medizin kennt 13 *Punktekategorien*, in die sich ca. 120 Punkte einordnen lassen. Nachfolgend werden die einzelnen Punktekategorien nach ihrer semantischen Herkunft, funktionellen Bedeutung und Lokalisation, sowie der Zusammenhang zwischen den einzelnen Kategorien dargestellt und in den Abbildungen erläutert.

5.2.1 Shu-, Zustimmungspunkte, dorsale Segmentpunkte oder Transportpunkte 腧穴

Shu bedeutet im Chinesischen befördern oder transportieren. Man unterscheidet 2 Gruppen von Shu-Punkten:

- Die **12 Shu-Punkte** des Blasenmeridians (Tabelle 5.3) werden auch *Beishuxue* oder rückwärtige Transportpunkte (engl.: *back Shu points*) genannt. Sie befördern nach traditioneller Vorstellung die Lebensenergie Qi zu den zugehörigen Organen. Jedem der 5 Yin- oder Speicherorgane und den 6 Yang- oder Hohlorganen ist jeweils ein Shu-Punkt des Blasenmeridians zugeordnet. Diese Punkte liegen 1,5 Cun lateral der Mitte der Wirbelsäule segmental jeweils unter dem Dornfortsatz. Aufgrund ihres direkten Einflusses auf die entsprechenden Organsysteme sind diese Beishu-Punkte *bei Organerkrankungen* von herausragender Bedeutung. Hier werden sie häufiger bei der Behandlung von *Schwächestörungen* ausgewählt als bei Füllestörungen und Stagnationen. Ihre diagnostische *Anwendung* erklärt sich aus der Tatsache, daß sie bei Erkrankungen des korrespondierenden Organs druckempfindlich werden. Deshalb nennt man sie auch *Zustimmungspunkte.* Moxibustion der Shu-Punkte wird häufig zur Stärkung des zugehörigen Organs angewendet.
- Neben den 12 Beishu-Punkten auf dem medialen Ast des Blasenmeridians gibt es auf jedem Meridian die **5 Shu-Punkte,** *Wu Shu,* die in der deutschen Terminologie **Antike Punkte** genannt werden; sie werden später besprochen (s. 5.2.5).

5.2.2 Mu- oder segmentale Alarmpunkte 募穴

Mu bedeutet sammeln. Hier sammelt sich nach chinesischer Vorstellung das Qi innerer Organe an der Vorderseite des Körpers. Diese Punkte liegen an der Ventralseite des Rumpfes (engl.: Mu-front points). Jedem Organ ist ein Mu-Punkt zugeordnet (Tabelle 5.3). Die Mu-Punkte haben eine ähnliche Funktion wie die rückwärtigen Shu-Punkte, also die *Behandlung von Organerkrankungen,* und werden häufig gemeinsam mit diesen Shu-Punkten therapeutisch eingesetzt. Bei Erkrankungen des entsprechenden Organs wird auch dieser Punkt druckempfindlich oder verändert seine tastbare Konsistenz, weshalb ihm neben der therapeutischen auch eine diagnostische Bedeutung als Alarmpunkt zukommt.

Tabelle 5.3. Shu- und Mu-Punkte

Organ	Shu-Punkt			Mu-Punkt	
Lunge	Bl. 13	Fei Shu	Th 3	Lu.	1 – Zhongfu – 1. ICR
Perikard	Bl. 14	Jueyin Shu	Th 4	Ren	17 – Shanzhong – 4. ICR
Herz	Bl. 15	Xin Shu	Th 5	Ren	14 – Jujue
Leber	Bl. 18	Gan Shu	Th 9	Le.	14 – Qimen – 6. ICR
Gallenblase	Bl. 19	Dan Shu	Th 10	Gb.	24 – Riyue – 7. ICR
Milz-Pankreas	Bl. 20	Pi Shu	Th 11	Le.	13 – Zhangmen – 11. Rippe
Magen	Bl. 21	Wei Shu	Th 12	Ren	12 – Zhongwan
Sanjiao	Bl. 22	Sanjiao Shu	L 1	Ren	5 – Shimen
Niere	Bl. 23	Shen Shu	L 2	Gb.	25 – Jingmen – 12. Rippe
Dickdarm	Bl. 25	Dachang Shu	L 4	Ma.	25 – Tianshu
Dünndarm	Bl. 27	Xiaochang Shu	S 1	Ren	4 – Guanyuan
Blase	Bl. 28	Pangguang Shu	S 2	Ren	3 – Zhongji

5.2.3 Meisterpunkte, Hui Xue 会穴

Die 8 Meisterpunkte (engl.: influential points) haben neben ihren sonstigen Wirkungen einen spezifischen Einfluß auf die ihnen zugehörigen Gewebe bzw. Organsysteme (Tabelle 5.4). Hui bedeutet zusammenfügen oder sammeln. Nach traditioneller Vorstellung sind hier die Konzentrationsstellen des Qi der entsprechenden Organe oder Gewebe. Auch bei Hitzestörungen werden die Meisterpunkte eingesetzt. 5 Meisterpunkte liegen im Bereich des Rumpfes, 2 am Fuß (Gb. 34, Gb. 39) und Lu. 9 Taiyuan am Handgelenk. Einige Meisterpunkte werden im klinischen Alltag wegen ihrer starken Wirkungen häufig ausgewählt: Le. 13 Zhangmen, Ren 12 Zhongwan, Ren 17 Shanzhong, Gb. 34 Yanglingquan.

Tabelle 5.4. Meisterpunkte

Name	Organ, Gewebe	Meisterpunkte		
Zang hui	Yin-Organe	Le.	13	Zhangmen
Fu hui	Yang-Organe	Ren	12	Zhongwan
Qi hui	Atmungsorgane	Ren	17	Shanzhong
Xue hui	Blut	Bl.	17	Geshu
Gu hui	Knochen	Bl.	11	Dashu
Sui hui	Knochenmark	Gb.	39	Xuanzhong
Jiu hui	Muskel, Sehnen	Gb.	34	Yanglingquan
Mai hui	Gefäßsystem	Lu.	9	Taiyuan

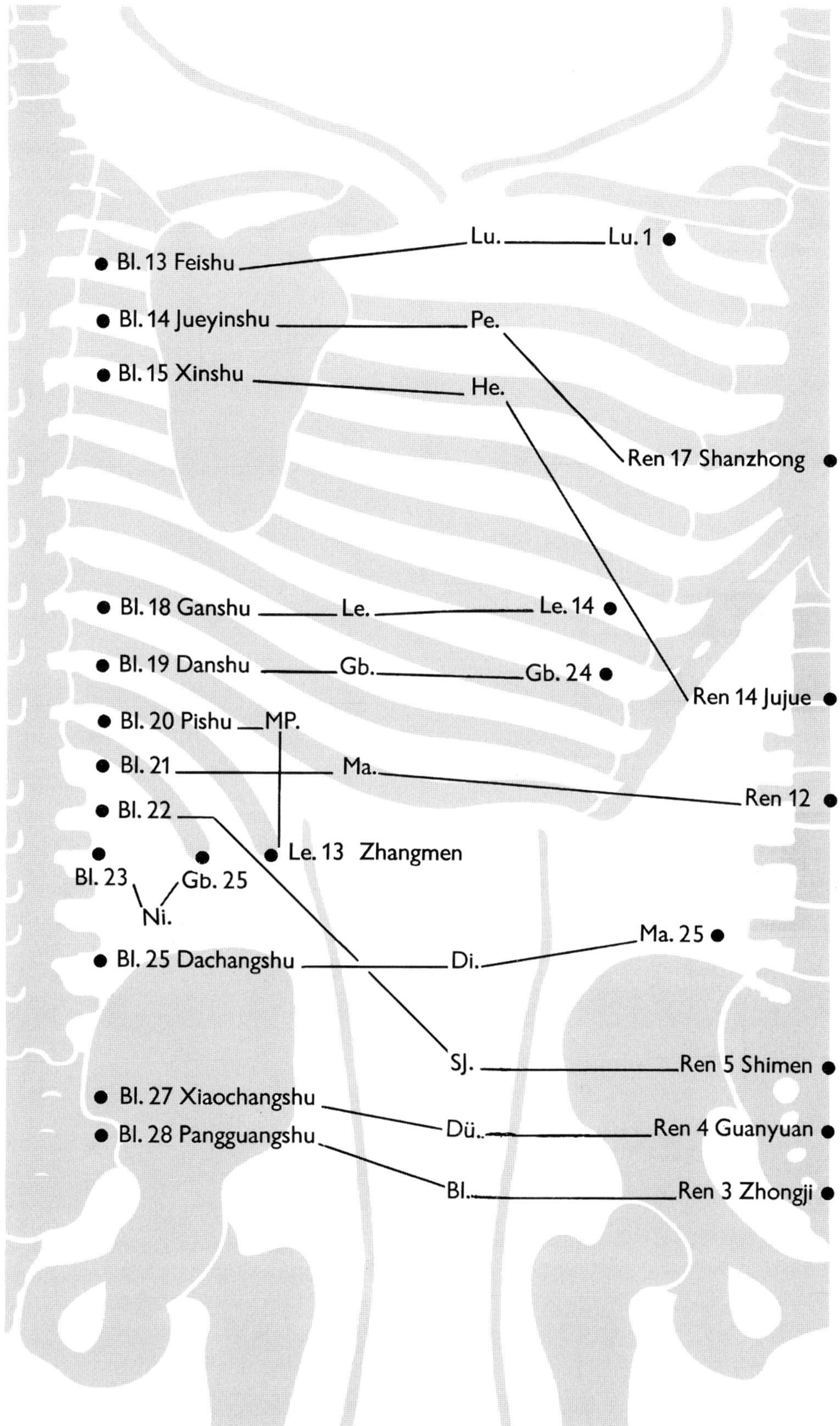
Lu.
Lu. 1
Bl. 13 Feishu
Bl. 14 Jueyinshu
Pe.
Bl. 15 Xinshu
He.
Ren 17 Shanzhong
Bl. 18 Ganshu
Le.
Le. 14
Bl. 19 Danshu
Gb.
Gb. 24
Ren 14 Jujue
Bl. 20 Pishu
MP.
Bl. 21
Ma.
Ren 12
Bl. 22
Le. 13 Zhangmen
Bl. 23
Gb. 25
Ni.
Ma. 25
Bl. 25 Dachangshu
Di.
SJ.
Ren 5 Shimen
Bl. 27 Xiaochangshu
Dü.
Ren 4 Guanyuan
Bl. 28 Pangguangshu
Bl.
Ren 3 Zhongji

5.2.4 Akutpunkte, Xi-Punkte 郄穴

Xi bedeutet Spalt oder Zwischenraum. Nach traditioneller Vorstellung ist hier die Sammelstelle für das Qi des entsprechenden Meridians; von diesem Punkt aus läßt sich das Fließen von Qi des Meridians aktivieren. Die Xi-Punkte (engl. Xi-cleft points; Wade-Giles-Transkription: Tsri) sind bei akuten Erkrankungen der zugehörigen Organe bzw. Meridiane indiziert (Tabelle 5.5). Sie werden nach der Nadelung meist kräftig manuell stimuliert.

Tabelle 5.5. Xi-Punkte der Organe

Organe	Xi-Cleft-Punkte	
Lunge	Lu. 6	Kongzui
Dickdarm	Di. 7	Wenliu
Magen	Ma. 34	Liangqiu
Milz-Pankreas	MP. 8	Diji
Herz	He. 6	Yinxi
Dünndarm	Dü. 6	Yanglao
Blase	Bl. 63	Jinmen
Niere	Ni. 5	Shuiquan
Perikard	Pe. 4	Ximen
Sanjiao	SJ. 7	Huizong
Gallenblase	Gb. 36	Waiqiu
Leber	Le. 6	Zhongdu

5.2.5 Antike Punkte oder Shu-Punkte 输穴

Im peripheren Verlauf jedes Meridians liegen distal von Ellbogen oder Knie die 5 Shu- oder Antiken Punkte. Der periphere Anteil der Meridiane unterliegt nach traditioneller Vorstellung den äußeren klimatischen Einflüssen, wie Kälte, Hitze, Trocckenheit, Feuchtigkeit und Wind. Diese klimatischen Faktoren werden auch „biopathogene Energien" genannt. Nach dem traditionellen Entsprechungssystem der chinesischen Medizin ist jeweils einem Antiken Punkt eine der 5 Wandlungsphasen zugeordnet. Deshalb werden diese Punkte auch Elementpunkte genannt. Die Zuordnung der 5 Wandlungsphasen ist auf den Yin- und Yang-Meridianen unterschiedlich (s. Tabelle 5.6). So entsprechen die Jing-Punkte der Yang-Meridiane der Wandlungsphase Metall, bei den Yin-Meridianen aber der Wandlungsphase Holz. Es gibt dabei jeweils einen Antiken Punkt, der derselben Wandlungsphase zugeordnet ist wie der ganze Meridian (engl. hourly point). Für diesen Punkt, der der Wandlungsphase des Meridians entspricht, fehlt eine deutsche Bezeichnung. Nach der traditionellen „Mutter-Sohn"-Regel ergibt sich für jeden Meridian ein Tonisierungs- und ein Sedierungspunkt.

Tabelle 5.6. Zuordnung der Wandlungsphasen zu den Yin- und Yang-Meridianen

	Jing	Ying	Shu, Yuan	Jing	He
Yang-Meridiane	Metall Trockenheit	Wasser Kälte	Holz Wind	Feuer Hitze	Erde Feuchtigkeit
Yin-Meridiane	Holz Wind	Feuer Hitze	Erde Feuchtigkeit	Metall Trockenheit	Wasser Kälte

5.2.6 Tonisierungspunkt

Der Tonisierungspunkt des Meridians ist nun jeweils der in der Reihe der Antiken Punkte dem „hourly point" vorhergehende – der also dem „Mutterelement" entspricht, im Fall des Lungenmerdians der Erde (Yuan-Punkt Lu. 9) (Tabelle 5.7).

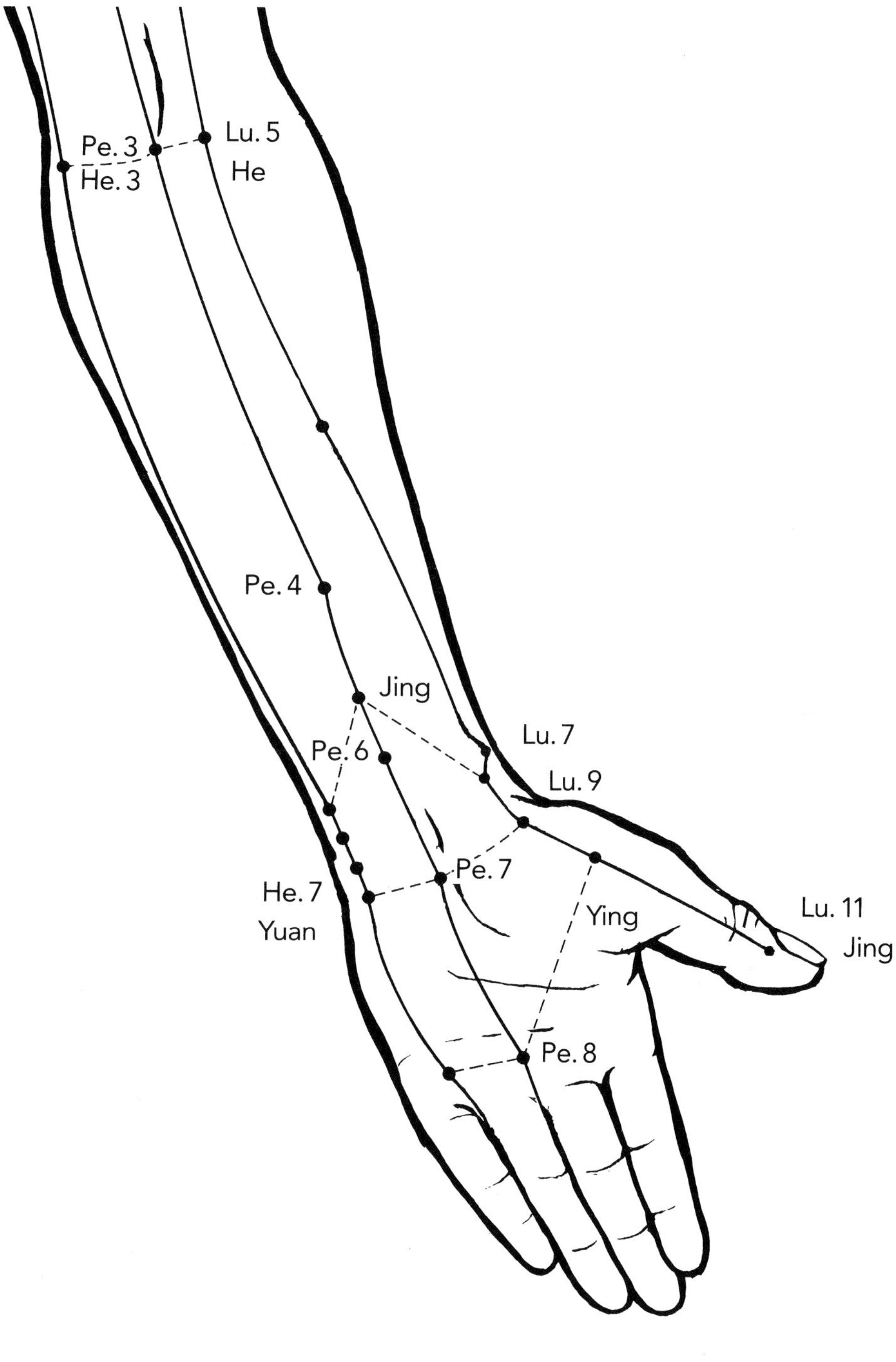
Pe. 3
He. 3
Lu. 5
He
Pe. 4
Jing
Pe. 6
Lu. 7
Lu. 9
Pe. 7
He. 7
Yuan
Ying
Lu. 11
Jing
Pe. 8

5.2.7 Sedierungspunkt

Der Sedierungspunkt ist dagegen dem „hourly point“ nachfolgende, der dem „Sohnelement“ entspricht, beim Lungenmeridian also dem Wasser (He-Punkt Lu. 5) (Tabelle 5.7).

Tabelle 5.7. Tonisierungs- und Sedierungspunkte

Jing	Ying	Yuan	Jing	He
Lu. 11 Holz	Lu. 10 Feuer	Lu. 9 Erde **Tonisierungs-punkt Lu. 9**	Lu. 8 *Metall* Lunge **„hourly point“**	Lu. 5 Wasser **Sedierungs-punkt Lu. 5**

5.2.8 Der 1. Antike Punkt, Jing-Punkt (Ursprung, Brunnen) 井

Der 1. Antike Punkt, der Jing-Punkt (Tabelle 5.8) (engl. *Jing-well;* Wade Giles: Ting) ist der am meisten distal gelegene Punkt eines Meridians. Jing bedeutet Brunnen. Am Jing-Punkt ist die Quelle, der Ursprung des Flusses, der Qi transportiert. Die Jing-Punkte klären Hitze und Fülle bei akuten Erkrankungen. Sie eignen sich als am weitesten distal gelegenen Punkte zur Behandlung von Fülle bzw. Hitze in weit proximal gelegenen Meridianabschnitten. Weitere wichtige Indikationen sind akute Notfälle wie Ohnmacht oder Koma. Hier führt die kräftige Stimulation der Jing-Punkte zur Wiederherstellung des Bewußtseins des Patienten. Hier haben sie auch eine diagnostische Bedeutung, da Patienten mit schweren, lebensbedrohlichem Koma auf diese Punkte nicht ansprechen. Wegen der starken Schmerzhaftigkeit werden die Jing-Punkte im klinischen Alltag selten ausgewählt.
Elf Jing-Punkte befinden sich an den Nagelwinkeln der Finger bzw. Zehen, während der Jing-Punkt des Nierenmeridians auf der Fußsohle liegt.

Tabelle 5.8. Jing-Punkte der Meridiane

Meridian	Lu.	Di.	Ma.	MP.	He.	Dü.	Bl.	Ni.	Pe.	SJ.	Gb.	Le.
Jing-Punkt	Lu. 11	Di. 1	Ma. 45	MP. 1	He. 9	Dü. 1	Bl. 67	Ni. 1	Pe. 9	SJ. 1	Gb. 44	Le. 1

5.2.9 Der 2. Antike Punkt, Ying-Punkt (Bach) 荥

Ying-Punkt (engl. *Ying-spring;* Wade Giles: Yong, Jong) ist der 2. Antike Punkt und liegt proximal vom Jing-Punkt im Bereich der Mittelhandknochen bzw. des Fußrükkens (Tabelle 5.9). Ying heißt in der Übersetzung alter See; dieser Begriff ist jedoch heute nicht mehr gebräuchlich. Vielmehr bedeutet Ying hier langsam fließender Fluß oder Bach, weil hier das Qi von der Quelle langsam weiterfließt und sich flächenhaft verteilt. Hier läßt sich das Qi des Meridians nach traditioneller Vorstellung aktivieren, also beschleunigen, und fließt so „gestärkt“ weiter zum Yuan- bzw. Shu-Punkt. Die Ying-Punkte der *Yin-Meridiane* entsprechen dem *Feuer,* die der Yang-Meridiane dem Wasser. Die wichtigste klinische Anwendung dieser Punkte ist die kühlende Wirkung

Tabelle 5.9. Ying-Punkte der Meridiane

Meridian	Lu.	Di.	Ma.	MP.	He.	Dü.	Bl.	Ni.	Pe.	SJ.	Gb.	Le.
Ying-Punkte	Lu. 10	Di. 2	Ma. 44	MP. 2	He. 8	Dü. 2	Bl. 66	Ni. 2	Pe. 8	SJ. 2	Gb. 43	Le. 2

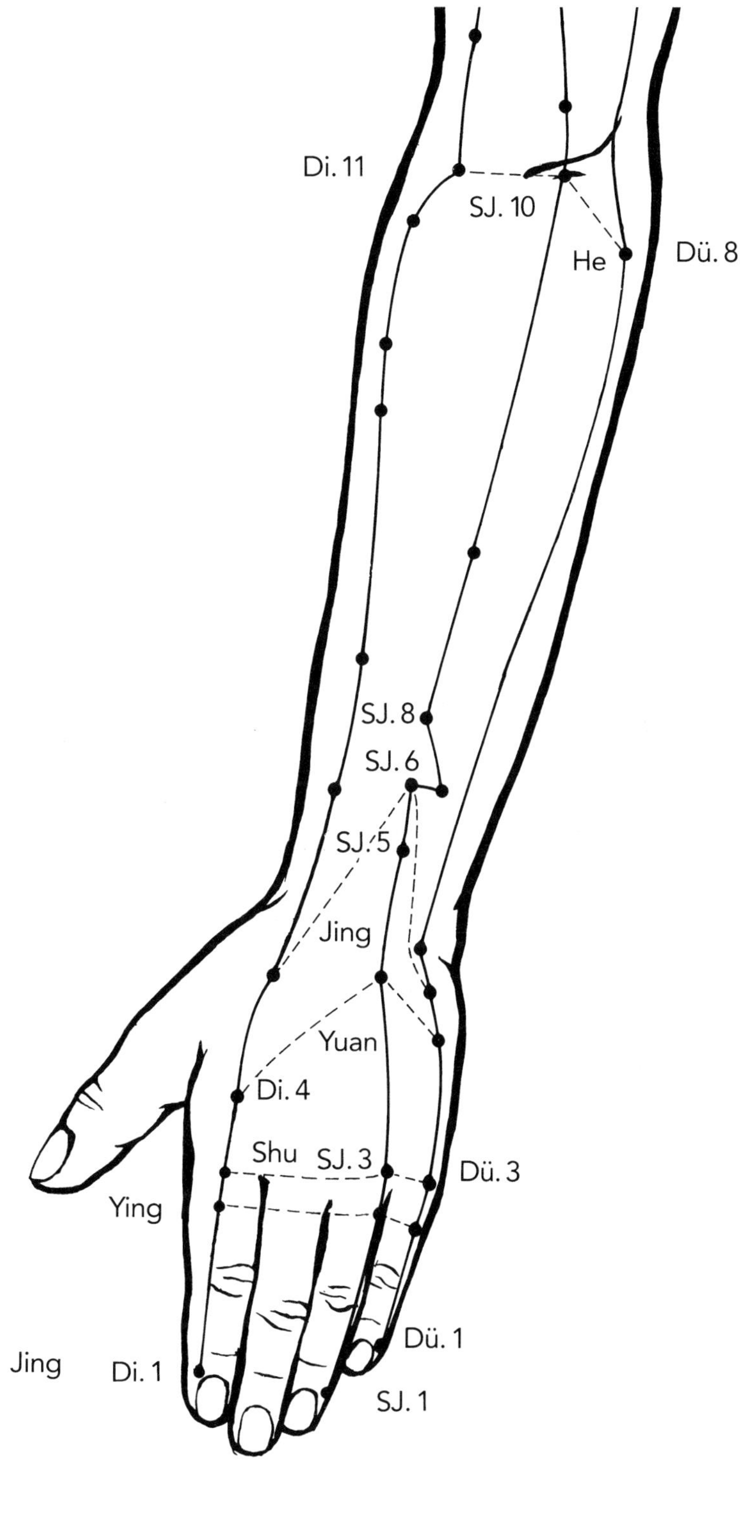
Di. 11
SJ. 10
He
Dü. 8
SJ. 8
SJ. 6
SJ. 5
Jing
Yuan
Di. 4
Shu
SJ. 3
Dü. 3
Ying
Dü. 1
Jing
Di. 1
SJ. 1

bei Hitzestörungen. Meist werden Ying-Punkte zum *Eliminieren innerer Hitze* ausgewählt, seltener zum Eliminieren von äußerer Hitze in den am weitesten proximal gelegenen Meridianabschnitten. Die am häufigsten verwendeten Ying-Punkte sind Ma. 44 Neiting, Le. 2 Xingjian, Lu 10 Yuji und Pe. 8 Laogong.

5.2.10 Der 3. Antike Punkt, Yuan-Punkt, Shu-Punkt (kleiner Fluß) 原穴

Der Yuan-Punkt (engl. Yuan-source; Wade Giles: Yunn, Yu) wird auch *Quellpunkt* genannt und liegt im Bereich des Handgelenks oder des Mittelfußes.
Yuan bedeutet Ursprung, Quelle, Anfang. Der Yuan-Punkt ist der Sammelpunkt, der Quellpunkt des Qi. Durch das Stechen des Yuan-Punktes fördert man die Beziehung der gekoppelten Yin-Yang-Meridiane. Deshalb haben die Yuan- und die Luo-Punkte eine enge Beziehung.
Bei den Yang-Meridianen gibt es einen weiteren Punkt, den Shu-Punkt (Wade Giles: Yu), der der Wandlungsphase Holz entspricht. Shu bedeutet transportieren und meint hier, daß der Fluß des Qi schneller fließt.
An den Yin-Meridianen ist der Yuan- und Shu-Punkt identisch (Tabelle 5.10). Die Yuan- (bzw. Shu-)Punkte der *Yin-Meridiane* regulieren und *stärken die zugehörigen Zang-Organe* und spielen in der klinischen Anwendung eine herausragende Rolle. In erster Linie sind das die Punkte Lu. 9 Taiyuan, MP. 3 Taibai, He. 7 Shenmen, Ni. 3 Taixi und Le. 3 Taichong. Die Shu-Punkte der Yang-Meridiane haben eine ausgeprägte Wirkung auf die entsprechenden Yang-Meridiane. Dü. 3 Houxi, SJ. 3 Zhongzhu und Gb. 41 Zulinqi werden am häufigsten für diese Indikation ausgewählt.

Tabelle 5.10. Shu- und Yuan-Punkte der Meridiane

Meridian	Lu.	Di.	Ma.	MP.	He.	Dü.	Bl.	Ni.	Pe.	SJ.	Gb.	Le.
Shu-Punkt		Di. 3	Ma. 43			Dü. 3	Bl. 65			SJ. 3	Gb. 41	
Yuan-Punkt	Lu. 9	Di. 4	Ma. 42	MP. 3	He. 7	Dü. 4	Bl. 64	Ni. 3	Pe. 7	SJ. 4	Gb. 40	Le. 3

5.2.11 Der 4. Antike Punkt, Jing-Punkt (Fluß) 经

Der Jing-Punkt (engl. Jing-river; Wade Giles: King) ist der 4. Antike Punkt, Shu IV, und liegt in Höhe oder proximal vom Hand- bzw. oberen Sprunggelenk (Tabelle 5.11). Jing bedeutet hindurchgehen und deutet an, daß hier der Bach des Qi zum Fluß wird. Die Jing-Punkte der Yin-Meridiane entsprechen dem Metall. Deshalb wird ihnen eine therapeutische Wirkung bei Lungenerkrankungen, z. B. bei Husten und Dyspnoe, zugeschrieben. In der Regel werden sie aber für diese Indikation selten ausgewählt. Wichtiger ist ihre lokale Wirkung auf das Hand- und Fußgelenk und bei Bl. 60 Kunlun auf die HWS und LWS.

Tabelle 5.11. Jing-Punkte der Meridiane

Meridian	Lu.	Di.	Ma.	MP.	He.	Dü.	Bl.	Ni.	Pe.	SJ.	Gb.	Le.
Jing-Punkt	Lu. 8	Di. 5	Ma. 41	MP. 5	He. 4	Dü. 5	Bl. 60	Ni. 7	Pe. 5	SJ. 6	Gb. 38	Le. 4

5.2.12 Der 5. Antike Punkt, He-Punkt (Delta, Mündung) 合

Der He-Punkt (engl. He-sea; Wade Giles: Ho) ist der am meisten proximal gelegene Antike Punkt und befindet sich im Bereich des Ellbogens und des Knies (Tabelle 5.12).

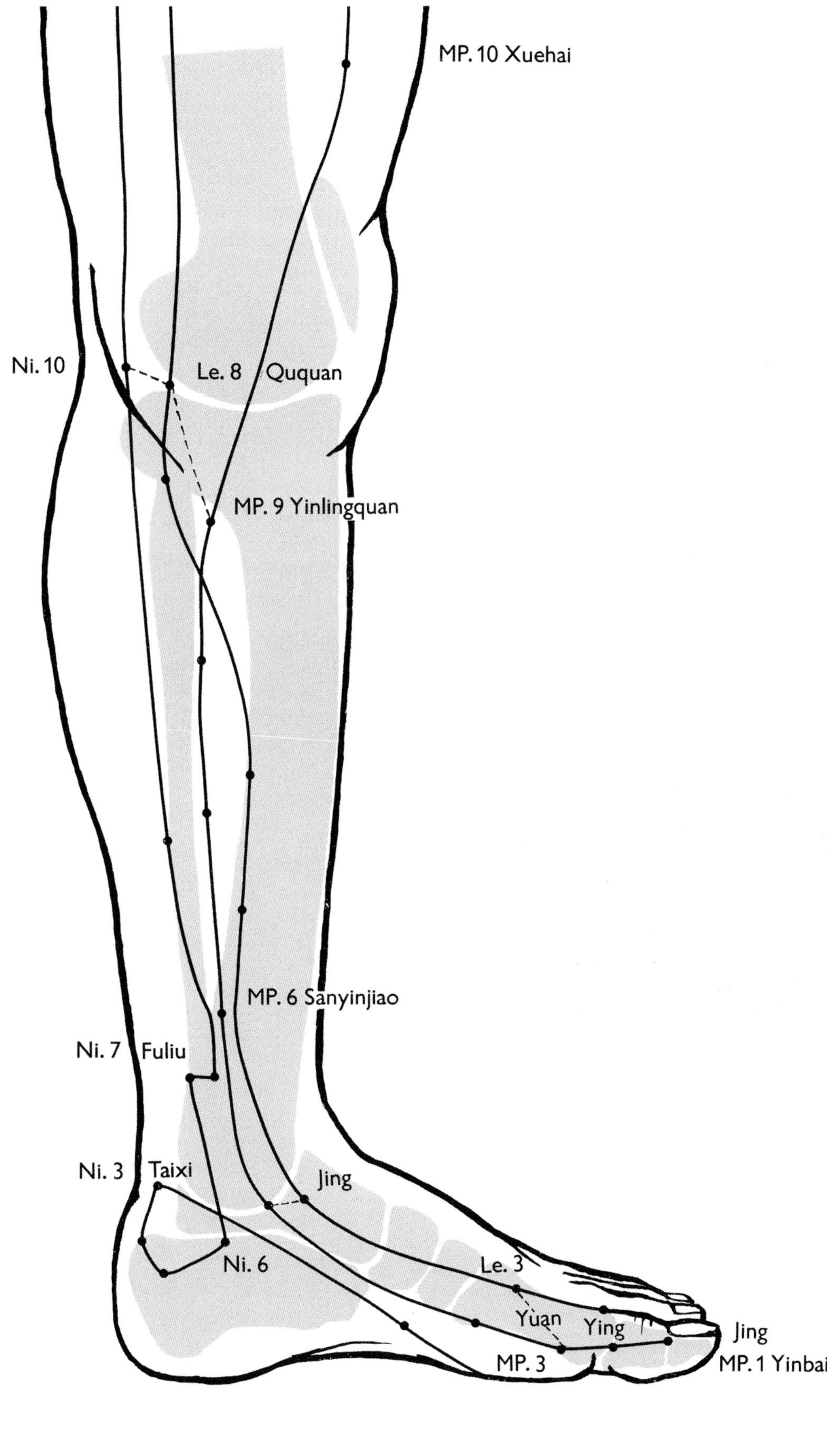
MP. 10 Xuehai
Ni. 10
Le. 8 Ququan
MP. 9 Yinlingquan
MP. 6 Sanyinjiao
Ni. 7 Fuliu
Ni. 3 Taixi
Jing
Ni. 6
Le. 3
Yuan
Ying
Jing
MP. 3
MP. 1 Yinbai

Dickdarm, Dünndarm und Sangiao haben einen zusätzlichen „unteren He-Punkt" – Ma. 37 Shangjuxu, Ma. 39 Xiajuxu und Bl. 39 Weiyang. He heißt Einheit und deutet damit an, daß hier der Fluß des Qi in den See des Körpers einmündet. Hier tritt der oberflächliche und distale Verlauf des Meridians in den tiefen, proximalen Verlauf über. So stellt der He-Punkt die Verbindung zwischen dem peripheren und dem proximalen Meridianverlauf her. Die He-Punkte sind bei der Behandlung von Erkrankungen der inneren Zang- und Fu-Organe von ausschlaggebender Bedeutung. Viele der am häufigsten verwendeten Akupunkturpunkte sind He-Punkte, so z. B. Ma. 36 Zusanli, Di. 11 Quchi, Bl. 40 Weizhong, Gb. 34 Yanglingquan.

Tabelle 5.12. He-Punkte der Meridiane

Meridian	Lu.	Di.	Ma.	MP.	He.	Dü.	Bl.	Ni.	Pe.	SJ.	Gb.	Le.
He-Punkt	Lu. 5	Di. 11	Ma. 36	MP. 9	He. 3	Dü. 8	Bl. 40	Ni. 10	Pe. 3	SJ. 10	Gb. 34	Le. 8

5.2.13 Verbindungspunkt, Luo-Punkt 络穴

Proximal vom Yuan-Punkt liegt der Luo-, Verbindungspunkt oder Durchgangspunkt (engl. Luo-connecting points; Wade Giles: Lo). Luo bedeutet verbinden. Er bildet den Ausgangspunkt für das Luo-Gefäß, eine anastomosenartige Verbindung, die diesen Punkt mit dem Yuan-Punkt des gekoppelten Meridians verbindet (Tabelle 5.13). Daneben entspringt im Luo-Punkt ein zweites Luo-Gefäß, das direkt zum inneren Zang- bzw. Fu-Organ des Meridians zieht. Der Luo-Punkt wird nicht zu den Antiken Punkten gezählt, sondern bildet eine eigenständige Punktekategorie (Tabelle 5.14). Die Luo-Punkte sind wichtig in der Behandlung der zugehörigen Zang-Fu-Organe. Die am häufigsten verwendeten Luo-Punkte sind Lu. 7 Lieque, Ma. 40 Fenglong, MP. 4 Gongsun, Pe. 6 Neiguan und Gb. 37 Guangming. In der klinischen Praxis kombiniert man auch den Yuan-Punkt des gestörten Meridians mit dem Luo-Punkt des gekoppelten

Tabelle 5.13. Luo-Verbindungen zwischen den Yin- und Yang-Meridianen

	Lu.	Di.	Ma.	MP.	He.	Dü.	Bl.	Ni.	Pe.	SJ.	Gb.	Le.
Luo	Lu. 7	Di. 6	Ma. 40	MP. 4	He. 5	Dü. 7	Bl. 58	Ni. 4	Pe. 6	SJ. 5	Gb. 37	Le. 5
	↓	↓	↓	↓	↓	↓	↓	↓	↓	↓	↓	↓
Yuan	Di. 4	Lu. 9	MP. 3	Ma. 42	Dü. 4	He. 7	Ni. 3	Bl. 64	SJ. 4	Pe. 7	Le. 3	Gb. 40

Tabelle 5.14. Luo- und Yuan-Punkte

Meridian	**15 Luo-Punkt**		**Yuan-Punkt**	
Dickdarm	Di. 6	Pianli	Di. 4	Hegu
Sanjiao	SJ. 5	Waiguan	SJ. 4	Yangchi
Dünndarm	Dü. 7	Zhizheng	Dü. 4	Hand-Wangu
Magen	Ma. 40	Fenglong	Ma. 42	Chongyang
Gallenblase	Gb. 37	Guanming	Gb. 40	Qiuxu
Blase	Bl. 58	Feiyang	Bl. 64	Jinggu
Lunge	Lu. 7	Lieque	Lu. 9	Taiyuan
Perikard	Pe. 6	Neiguan	Pe. 7	Daling
Herz	He. 5	Tongli	He. 7	Shenmen
Milz-Pankreas	MP. 4	Gongsun	MP. 3	Taibai
	MP. 21	Dabao		
Leber	Le. 5	Ligou	Le. 3	Taichong
Niere	Ni. 4	Dazhong	Ni. 3	Taixi
Du Mai	Du 1	Changqiang		
Ren Mai	Ren 15	Jiuwei		

Meridians. Nur wenige Luo-Yuan-Kombinationen werden häufig genutzt: Lu. 7 Lieque – Di. 4 Hegu, Ma. 40 Fenglong – MP. 3 Taibai, Gb. 37 Guangming – Le. 3 Taichong. Diese Punktauswahlregel wird „Gast-Gastgeber-Regel" genannt.

5.2.14 Kardinal-, Schlüsselpunkt 交会穴

Die Konfluenz-, Schlüssel- oder Kardinalpunkte (engl. confluent points) liegen auf den Hauptmeridianen im Bereich der Hand- oder Fußgelenke und verbinden diese mit den außerordentlichen Meridianen (Tabelle 5.15). Die Kardinal- oder Schlüsselpunkte „schalten" nach traditioneller Vorstellung die außerordentlichen Meridiane ein, d. h. sie öffnen und regulieren sie. So dienen sie der Behandlung von Störungen der außerordentlichen Meridiane. Meist gehören die Schlüsselpunkte zu den Luo- oder Yuan-Punkten.

Tabelle 5.15. Außerordentliche Meridiane und deren Kardinalpunkte

Außerordentliche Meridiane	Kardinalpunkte	
Chong Mai (Tchong Mo)	MP. 4	Gongsun
Yinwei (Yin Oe)	Pe. 6	Neiguan
Du Mai (Tou Mo)	Dü. 3	Houxi
Yangqiao (Yang Keo)	Bl. 62	Shenmai
Dai Mai (Tae Mo)	Gb. 41	Zu-Linqi
Yangwei (Yang Oe)	SJ. 5	Waiguan
Ren Mai (Jenn Mo)	Lu. 7	Lieque
Yinqiao (Yin Keo)	Ni. 6	Zhaohai

5.3 Methoden der Punktelokalisation

Es existieren mehrere Methoden zur Lokalisation von Akupunkturpunkten. Bei jedem Akupunkturpunkt erfolgt die Lokalisation nach einer eigenen, für diesen Punkt spezifischen Methode. Einige Punkte können mit Hilfe von verschiedenen Methoden aufgesucht werden. Die genaue Lokalisation der Akupunkturpunkte ist für den Erfolg der Therapie von ausschlaggebender Bedeutung.

Der **Palpation** der entsprechenden Region kommt eine wichtige Rolle zu, weil die Akupunkturpunkte oft eine *erhöhte Sensibilität auf den Tastreiz* aufweisen. Häufig finden sich im Bereich von schmerzhaften Erkrankungen des Bewegungsapparates, aber auch bei neurologischen Erkrankungen, druckdolente Stellen, die auch dann genadelt werden, wenn sie in der Lokalisation keinem klassischen Akupunkturpunkt entsprechen. Solche **druckdolenten Stellen** heißen im Chinesischen **Ah-Shi-Punkte** und werden als lokale Punkte neben den spezifischen Fernpunkten in der Therapie eingesetzt.

Nach der Nadelung der Akupunkturpunkte ist es sinnvoll, die *korrekte Lage der Nadel noch einmal zu überprüfen* und die Stelle bei übermäßiger Abweichung neu aufzusuchen. Die nachträgliche Überprüfung der Lokalisation hat einen großen *didaktischen Wert* und wird besonders dem Anfänger empfohlen.

5.3.1 Anatomische Anhaltsstellen

Akupunkturpunkte werden anhand von anatomischen Gegebenheiten oder markanten Körperstellen, wie Augenbrauen, Haarlinien, Gelenkbeugefalten, Dornfortsätzen von Wirbeln, Mamillen, Nabel, Symphysenoberrand usw., lokalisiert.

Beispiele:
Ren 12 Zhongwan liegt in der Mitte zwischen Xiphoidspitze und Nabel.
Du 13 Taodao befindet sich zwischen den Dornfortsätzen Th 1 und Th 2.
Extra 1 Yintang liegt zwischen den Augenbrauen.

5.3.2 Proportionale Messung mit Hilfe des Cun-Maßes (Cun-Messung)

Um Entfernungen am Körper abzumessen, verwenden die Chinesen das *Cun* oder **„Körperzoll"**. Das Cun ist ein relatives Körpermaß. Es ist die Entfernung zwischen den Beugefalten des mittleren Gliedes des Mittelfingers bei geringer Beugung des Patientenfingers. Auch die Breite des distalen Daumengliedes entspricht 1 Cun (s. nebenstehende Abb.). Die Hand in Höhe der proximalen Fingergelenke hat eine Breite von 3 Cun (4 Finger = 3 Cun). Die Breite des Zeige- und Mittelfingers entspricht 1,5 Cun. Die Entfernung der Akupunkturpunkte von Beugefalten oder Gelenkspalten wird mit dem Cun-Maß ausgemessen.
Wenn die Proportionen des Arztes mit denen des Patienten übereinstimmen, kann mit dem Cun des Arztes gemessen werden. Bei deutlicher Diskrepanz, z. B. bei der Behandlung von Kindern, ergeben sich jedoch Schwierigkeiten bei der Abschätzung. In Sri Lanka wurde in den 70er Jahren das **Cunometer** entwickelt, das die genaue Cun-Messung ermöglicht. Es ist ein scherenförmiges Instrument mit 4 Scherenarmpaaren, deren Längen in einem festen Verhältnis und zwar 1 : 2 : 3 : 4 zueinander stehen. Abhängig von den Scherenarmen, mit denen das Cun abgegriffen wird, lassen sich alle Maße von 0,25–4 Cun einstellen und dann abmessen. So ermöglicht das Cunometer eine exakte Messung der individuellen Cun-Größe, und ist somit für die Pädiatrie als auch für den Anfänger von Nutzen.

Beispiele für die Cun-Messung:
Ren 5 Shimen liegt 2 Cun unter dem Nabel in der Körpermittellinie.
Die Magenmeridianpunkte im Bereich des Abdomens liegen 2 Cun paramedian, während die Nierenmeridianpunkte 0,5 Cun von der Mittellinie entfernt sind. Die Punkte des medialen Blasenmeridians liegen 1,5 Cun (2 Fingerbreiten) paravertebral.

5.3.3 Proportionale Messung

Die Proportionen der Körperteile, z. B. Unterarm, Oberarm, Oberschenkel usw., stehen in einem festen Verhältnis zueinander, das in Cun ausdrückbar ist (s. Abb S. 95).

Vordere zur hinteren Haarlinie in der Mittellinie	12 Cun
Augenbrauen, Haaransatzabstand	3 Cun
Dorsale Haarlinie zum Prominenz	3 Cun
Abstand der beiden Mamillen	8 Cun
Rippenabstand	1 Cun
Abstand zwischen Nabel und Xiphoidansatz	8 Cun
Abstand zwischen Nabel und Symphysenoberrand	5 Cun
Abstand zwischen Axillarfalte und Ellbogenbeugefalte	9 Cun
Abstand zwischen Ellenbogen und Handgelenksbeugefalten	12 Cun
Abstand zwischen Trochanter major und Patellamitte	19 Cun
Abstand zwischen Patellamitte und lateralem Malleolus	16 Cun

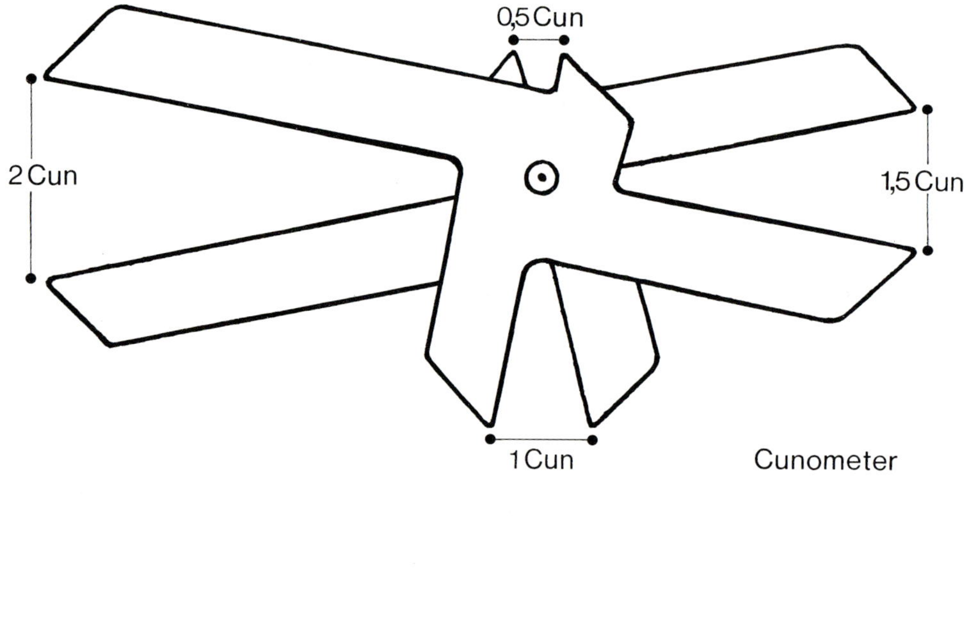

Cunometer

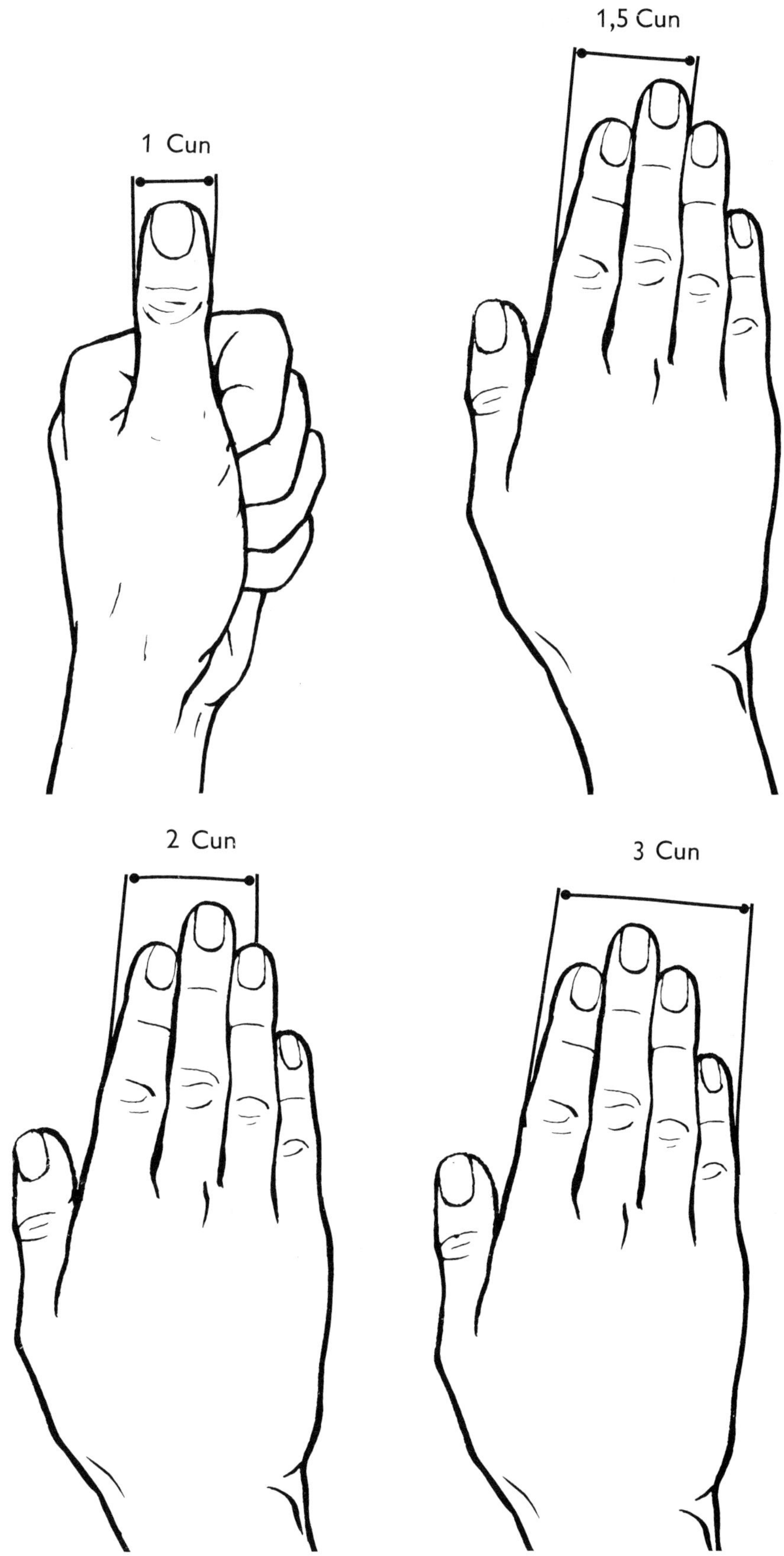
1 Cun
1,5 Cun
2 Cun
3 Cun

5.3.4 Lokalisation durch Einnehmen einer besonderen Lage

Der Patient wird aufgefordert, eine besondere Lage einzunehmen, die zur Punktlokalisation günstig ist.

Beispiele:
Di. 4 Hegu wird bei adduziertem Daumen am höchsten Punkt des entstehenden Muskelwulstes genadelt.
Di. 11 Quchi wird bei rechtwinklig gebeugtem Ellbogen am lateralen Ende der Beugefalte lokalisiert.
MP. 10 Xuehai wird bei gebeugtem Knie auf der Mitte des Muskelbauches des M. vastus medialis aufgesucht.

5.3.5 Lokalisation mit Hilfe von Widerstandsmessung

Viele, vor allem peripher gelegene Akupunkturpunkte weisen einen *erniedrigten Hautwiderstand* gegenüber der Umgebung auf. Mit handelsüblichen Widerstandsmeßgeräten für Akupunkturpunkte, die den Hautwiderstand akustisch oder mit einem Zeigerausschlag darstellen, gelingt es, ca. 80, meist peripher gelegene Akupunkturpunkte mit erniedrigtem Widerstand genau zu lokalisieren. Diese Methode wird auch zur Überprüfung und Präzisierung der Punktlokalisation nach anderen Methoden herangezogen. Sie sei vor allem wenig geübten Akupunkteuren empfohlen. In der Ohrakupunktur kommt dieser Methode eine besondere Bedeutung zu, da auf der Ohrmuschel Regionen, die dem erkrankten Organ zugeordnet sind, eine Erniedrigung des Hautwiderstands aufweisen. So kommt dem Aufsuchen von Stellen mit niedrigerem Hautwiderstand auf der Ohrmuschel eine diagnostische Rolle zu, da nur Stellen, die den erkrankten Organen oder erkrankten Regionen entsprechen, solche Veränderungen aufweisen.

5.3.6 Lokalisation, indem man andere Punkte als Ausgangspunkt wählt

Beispiele:
Ex. 6 Sishencong wird 1 Cun vor, neben und hinter Du 20 Baihui lokalisiert.
Ma. 40 Fenglong und Ma. 38 Tiaokou wird ausgehend vom Punkt Ma. 36 Zusanli aufgesucht.

5.3.7 Kombination von mehreren Methoden

Beispiele:
Ma. 36 Zusanli wird eine Fingerbreite lateral der Tuberositas tibiae lokalisiert.
Gb. 14 Yangbai liegt 1 Cun oberhalb der Mitte der Augenbrauen auf der Stirn.

5.3.8 Aufsuchen von Punkten, die schmerzhaft sind oder eine Veränderung ihrer tastbaren Konsistenz aufweisen

Diese Punkte werden **Ah-Shi-Punkte** genannt. Es sind meist Locus-dolendi-Punkte und gehören oft nicht zu den systematisierten Akupunkturpunkten. Die Nadelung dieser druckdolenten Punkte als lokale Akupunkturpunkte ist besonders bei Erkrankungen des Bewegungsapparates von Bedeutung.
Auch das Aufsuchen von Stellen mit Hautveränderungen, d. h. leichte Rötung oder Schuppung der Haut, ist sowohl von diagnostischem als auch von therapeutischem Nutzen. Gerade bei der Ohrakupunktur achtet man besonders auf Hautveränderungen, und nadelt diese Punkte. Jedoch dürfen Stellen mit ekzematösen Veränderungen nicht genadelt werden.

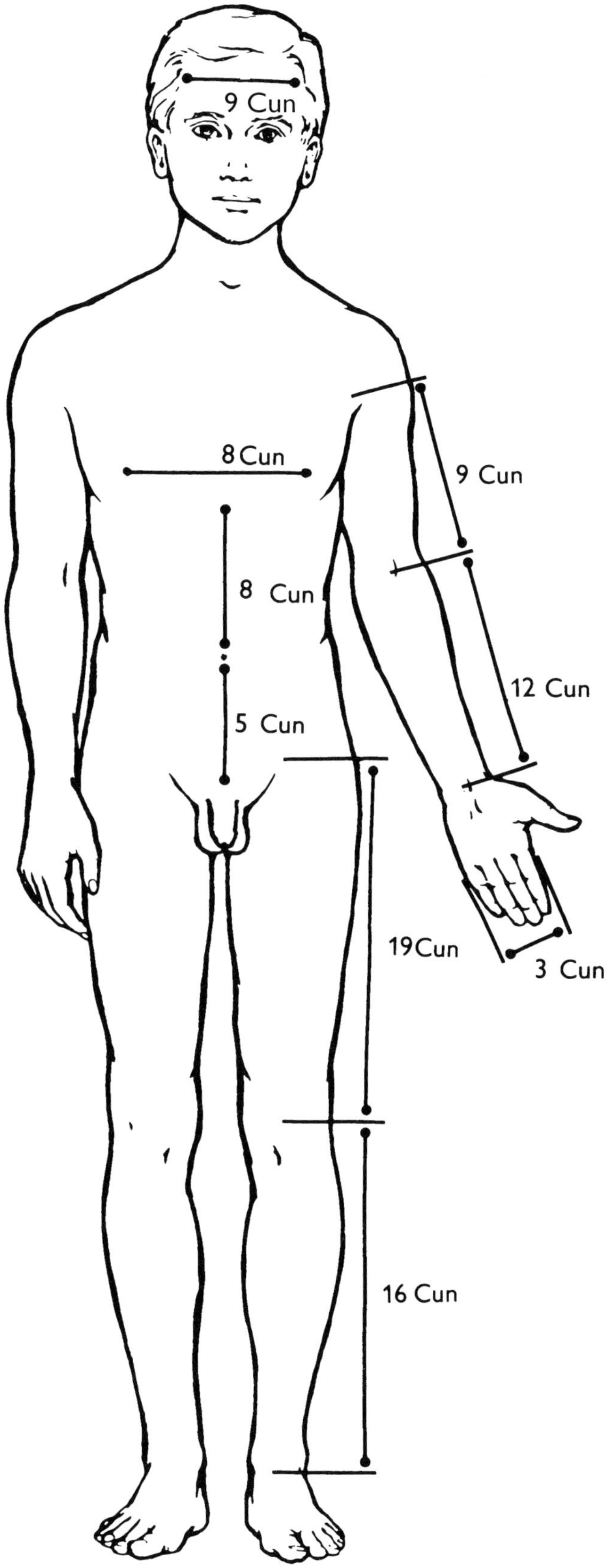
9 Cun
8 Cun
9 Cun
8 Cun
12 Cun
5 Cun
19Cun
3 Cun
16 Cun

6 Systematische Darstellung der Meridiane und Punkte

6.1 Lungenmeridian Lu.

Der Lungenmeridian ist ein Yin-Meridian; mit dem Milz-Pankreas-Meridian bildet er die **Tai-Yin-Meridianachse.**

Verlauf: Nach der Vorstellung der traditionellen chinesischen Medizin hat jeder Meridian einen **inneren Verlauf,** der den peripheren und oberflächlichen Verlauf sowohl mit dem zugehörigen Organ (Lunge) als auch mit dessen gekoppeltem Organ (Dickdarm) verbindet. Der innere Verlauf des Lungenmeridians beginnt beim „Mittleren Erwärmer" (Jiao) und zieht zunächst kaudal zum Dickdarm, dann zurück zum Magen, zur Kardia, verläuft danach durch die Lunge zum Hals und von hier zur Seite zum Punkt Lu. 1 Zhongfu. Der **oberflächliche Verlauf** des Lungenmeridians nimmt seinen Anfang an der lateralen Thoraxwand im 1. ICR, zieht dann über den lateralen Oberarm über die radiale Seite des Unterarms zum Handgelenk und endet am radialen Nagelwinkel des Daumens.

Innervation: Der Lungenmeridian beginnt seinen Verlauf an der Schulter und am Oberarm im Innervationsgebiet des Dermatoms C 5, zieht dann am Unterarm an der Grenze von C 5 zu C 6, und endet am Daumen im Gebiet von C 6. Im distalen Verlauf liegt der Lungenmeridian auf dem N. radialis.

Klinische Bedeutung des Meridians: Behandlung von Erkrankungen des Respirationstraktes, des Rachens und der Nase; Hauterkrankungen sowie schmerzhafte Störungen im Verlauf des Meridians, z. B. Tennisarm oder Schulter-Arm-Syndrom.

Gekoppeltes Organ: Dickdarm
Gewebe: Haut
Maximalzeit: 3–5 Uhr
Wandlungsphase: Metall
Sinnesorgan: Nase; Geruchssinn

Segmentaler Alarmpunkt, Mu: Lu 1 Zhongfu
Dorsaler Segmentpunkt, Shu: Bl. 13 Feishu (lateral von Th 3)

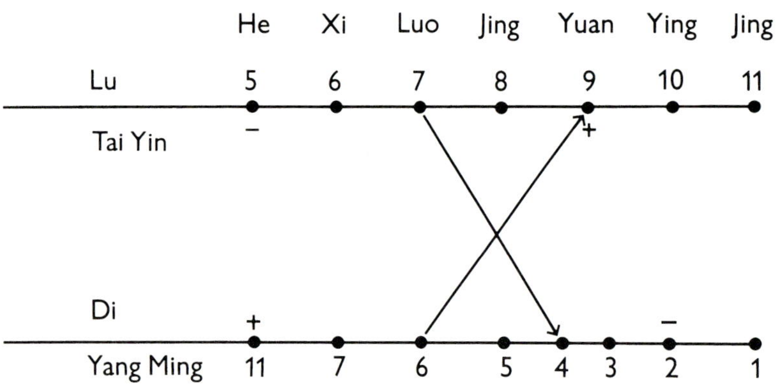

Gekoppelte Meridiane: Lungen- und Dickdarmmeridian

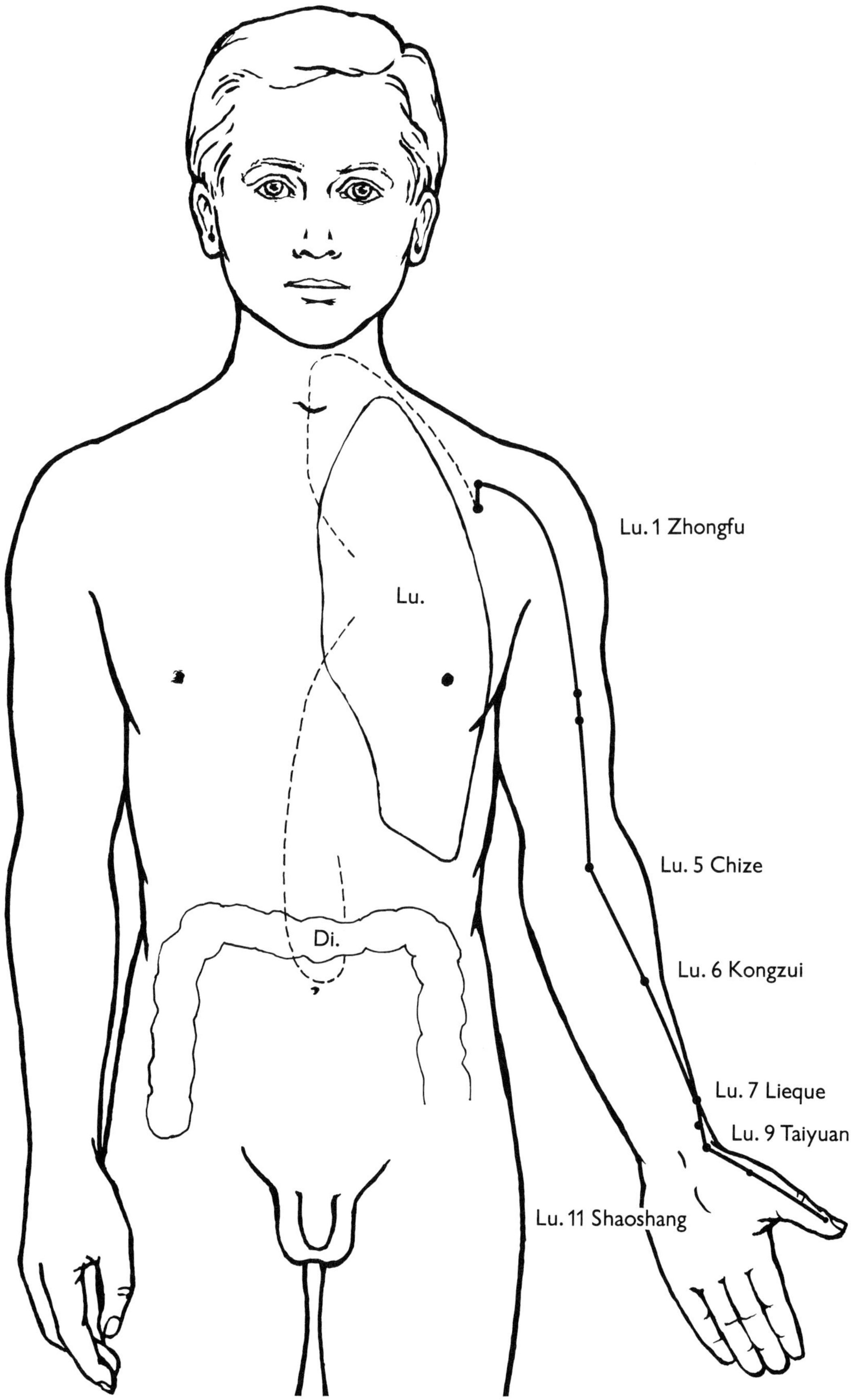
Lu. 1 Zhongfu
Lu.
Lu. 5 Chize
Di.
Lu. 6 Kongzui
Lu. 7 Lieque
Lu. 9 Taiyuan
Lu. 11 Shaoshang

Wichtigste Punkte	Punktekategorien, Bedeutung
Lu. 1 Zhongfu	Mu, ventraler Alarmpunkt
Lu. 5 Chize	He-Punkt, Sedierungspunkt
Lu. 6 Kongzui	Xi-Punkt, Akutpunkt
Lu. 7 Lieque	Luo → Di. 4 Hegu Kardinalpunkt für das Ren Mai
Lu. 9 Taiyuan	Yuan-Punkt, Tonisierungspunkt Meisterpunkt für das Gefäßsystem
Lu. 11 Shaoshang	Jing-Punkt (Ting)

Beschreibung der wichtigsten Akupunkturpunkte

Lu. 1 Zhongfu Mitten im Verwaltungssitz **Mu-Lunge Alarmpunkt**

Lokalisation: An der Lateralseite der Vorderwand des Thorax im 1. ICR. Der Punkt liegt 6 Cun lateral der Mittellinie und bei entspanntem Schultergürtel 1 Cun unterhalb der Klavikula, unter dem Punkt Lu. 2 Yunmen.

Indikationen: Als ventraler Alarmpunkt wird dieser Punkt bei Erkrankungen des Respirationstraktes druckempfindlich oder schmerzhaft. In der therapeutischen Akupunktur findet der Punkt häufig Anwendung bei Erkrankungen der Atmungsorgane, wie Asthma bronchiale, Bronchitis, Bronchiektasen und deren Begleitsymptome, wie Husten, Dyspnoe und Thoraxschmerzen.
Gemäß den Regeln der traditionellen chinesischen Medizin ist dieser Punkt der ventrale Alarmpunkt, Mu-Punkt, der Lunge. Bei Erkrankungen der Lunge kann dieser Punkt druckempfindlich oder schmerzhaft werden. Alarmpunkte werden deshalb sowohl diagnostisch als auch therapeutisch angewendet.
Als lokal wirksamer Punkt wird er bei Schmerzen des Schultergürtels und der lateralen Thoraxwand genadelt.

Art der Nadelung: Schräg (ca. 45%) nach lateral gerichtet, ca. 1 cm. Schräge Nadelrichtung, um eine Verletzung der Pleura (Pneumothorax) zu vermeiden.
Einzelne Akupunkturpunkte bezeichnet man wegen ihrer anatomischen Lokalisation als **„gefährliche" Punkte,** da bei unsachgemäßer Nadelung gefährliche Schäden verursacht werden können.

Lu. 5 Chize Teich an der Elle **He-Punkt Sedierungspunkt**

Lokalisation: Auf der Beugefalte des Ellbogens, lateral der Bizepssehne.

Indikationen: Als Sedierungspunkt bei Fülle- und Hitzestörungen wird dieser Punkt bei Lungen- und Hauterkrankungen nach traditionellen Gesichtspunkten ausgewählt. So bei Lungenerkrankungen wie Asthma bronchiale, chronische Bronchitis, Tennisellbogen, Arthritis des Ellbogengelenks, Lähmungen des Armes. Bei Psoriasis und anderen Hauterkrankungen kann das Blutenlassen dieses Punktes die Erkrankung bessern. Dazu werden relativ dicke Nadeln, 0,5–1,0 mm, verwendet.
Das Blutenlassen hat nach der Vorstellung der chinesischen Medizin eine sedierende Wirkung auf die Lebensenergie Qi des Meridians und somit auch des Organs.
Lu. 5 Chize ist der He-Punkt des Lungenmeridians; er gehört zu den 5 Antiken Punkten und entspricht der Wandlungsphase Wasser.
Nach traditioneller Vorstellung kühlt Lu. 5 Chize die Hitze der Lunge.

Art der Nadelung: Senkrecht, 1–2 cm tief.

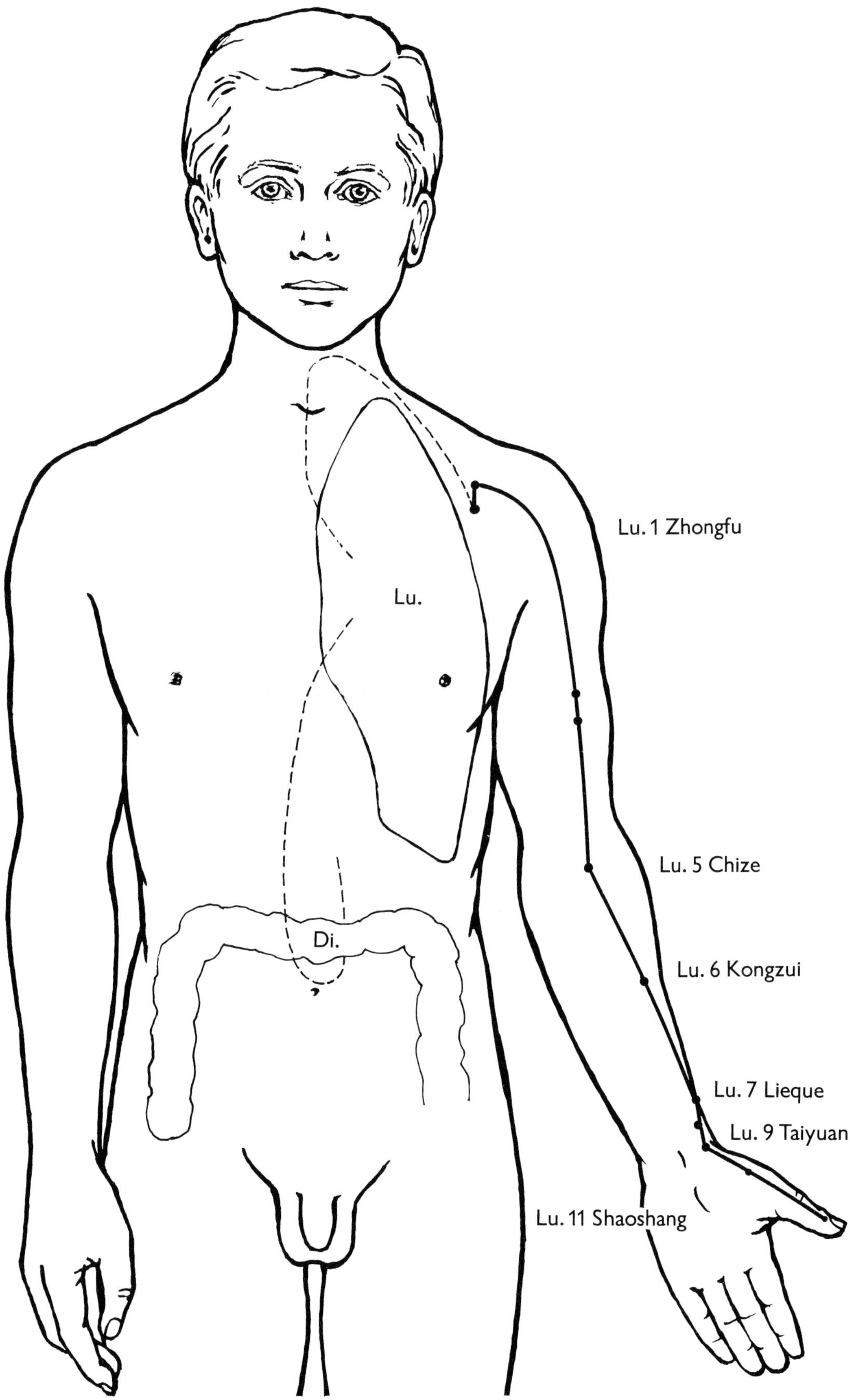
Lu. 1 Zhongfu
Lu.
Lu. 5 Chize
Di.
Lu. 6 Kongzui
Lu. 7 Lieque
Lu. 9 Taiyuan
Lu. 11 Shaoshang

Lu. 6 Kongzui Tiefes Loch **Xi-Punkt**

Lokalisation: An der radialen Seite des Unterarmes, 7 Cun proximal der Beugefalte des Handgelenks, auf der Verbindungslinie zwischen Lu. 5 und Lu. 9.

Indikationen: Da dieser Punkt nach der traditionellen chinesischen Medizin ein Akutpunkt, Xi-Punkt ist, wird er bei akuten Erkrankungen des zugehörigen Organs also der Lunge z. B. bei akuter Bronchitis, Asthmaanfall oder akuter Tonsillitis, Pharyngitis, Sinusitis bzw. Rhinitis angewendet.

Art der Nadelung: Senkrecht, 1–2 cm tief, kräftige Stimulation.

Lu. 7 Lieque Fehler in der Reihe **Luo → Di. 4 Kardinalpunkt Ren Mai**

Lokalisation: An der radialen Seite des Unterarmes auf der Radialiskante, 1,5 Cun proximal der Beugefalte des Handgelenks.

Indikationen:
- Erkrankungen der Atmungsorgane, wie Bronchitis, Asthma bronchiale, Bronchiektasen bzw. Atemwege, wie Rhinitis, Sinusitis, Laryngitis oder Pharyngitis. Der Luo-Punkt eines Meridians ermöglicht eine direkte Beeinflussung des Organs. Deshalb ist dieser Punkt von großer Bedeutung bei der Behandlung von Lungenerkrankungen,
- Schmerzen des Nackens, des Hinterkopfes, HWS-Syndrom, Verspannungen und Myogelosen der Nackenmuskulatur, Kopf-, Zahnschmerzen sowie M. Parkinson, Fazialisparese, Lähmung und Bewegungseinschränkung der oberen Extremität.
- Hauterkrankungen sowie lokale Erkrankungen wie Arthritis des Handgelenks oder Tendinovaginitis.
- Lu. 7 Lieque ist der Verbindungspunkt, Luo-Punkt des Lungenmeridians und somit der Ausgangspunkt für die Netzbahn, also das Luo-Gefäß. Das Luo-Gefäß verbindet diesen Punkt mit dem gekoppelten Dickdarmmeridian. Infolgedessen können über diesen Punkt auch Störungen im Bereich des Dickdarmmeridians, z. B. Zahnschmerzen oder Fazialisparesen, behandelt werden.
- Als Kardinalpunkt „schaltet“ Lu. 7 Lieque den außerordentlichen Meridian Ren Mai ein und reguliert das Qi dieses Meridians. Man kennt 8 Kardinal- bzw. Schlüsselpunkte, die die jeweiligen außerordentlichen Meridiane aktivieren.
- *Nach traditioneller Vorstellung* öffnet dieser Punkt die Oberfläche und eliminiert Wind, Kälte sowie andere pathogene Einflüsse.

Art der Nadelung: Schräge Nadelführung, 1–2 cm tief, in Meridianrichtung zur Tonisierung und in Gegenrichtung zur Sedierung.

Lu. 8 Jingqu Der hindurchgehende Kanal **Jing-Punkt**

Lokalisation: An der radialen Seite der A. radialis, 1 Cun proximal der Beugefalte des Handgelenks, vom Punkt Lu. 9 Taiyuan.

Indikationen: Die Lokalisation dieses Punktes entspricht der Stelle, an der in der traditionellen Pulsdiagnose der 2. Puls-Guan abgenommen wird. Auf der rechten Seite wird hier der Milz-Pankreas- (tief) und der Magenpuls (oberflächlich), auf der linken Seite der Leber- (tief) und der Gallenblasenpuls (oberflächlich) getastet.
Außer dieser diagnostischen Bedeutung besitzt Lu. 8 Jingqu bei Erkrankungen im Bereich des Handgelenks und bei Halserkrankungen wie Laryngitis, Pharyngitis bzw. Heiserkeit auch eine – jedoch nur geringe – therapeutische Bedeutung.

Art der Nadelung: Senkrecht oder schräg, 0,3 cm tief.

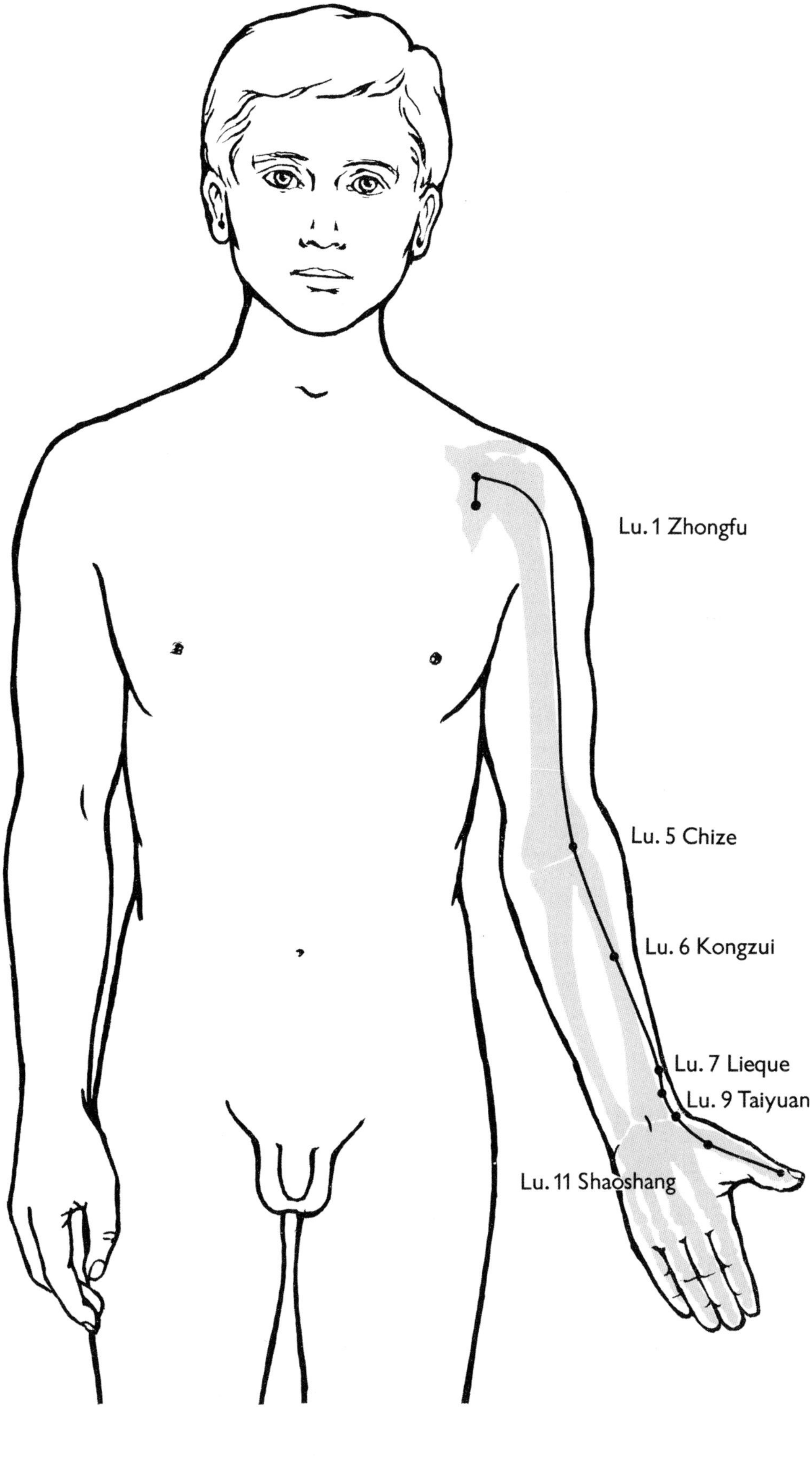

Lu. 1 Zhongfu
Lu. 5 Chize
Lu. 6 Kongzui
Lu. 7 Lieque
Lu. 9 Taiyuan
Lu. 11 Shaoshang

Lu. 9 Taiyuan Tiefes Wasser **Yuan (von Di. 6) Tonisierungspunkt**
Meisterpunkt der Blutgefäße

Lokalisation: An der radialen Seite der Beugefalte des Handgelenks, lateral von der A. radialis.

Indikationen: Erkrankungen der Atmungsorgane wie Asthma bronchiale und Bronchitis; Arteriosklerose und andere Gefäßerkrankungen (Meisterpunkt für Blutgefäße), Schmerzen im Bereich des Handgelenks, Polyneuropathie der oberen Extremität. Moxibustion bei Schwächestörungen.
Nach traditioneller Vorstellung eliminiert Lu. 9 Taiyuan Wind und löst Schleim auf.
In der chinesischen Medizin wird Lu. 9 Taiyuan zu den *8 Meisterpunkten* gerechnet. Meisterpunkte wirken spezifisch bei Erkrankungen bestimmter Gewebe bzw. Organe. Dieser Punkt ist der Meisterpunkt für Erkrankungen des Gefäßsystems, und ist so z. B. bei Arteriosklerose, Claudicatio intermittens, Endarteriitis, Varikose indiziert. Lu. 9 Taiyuan ist der *Quellpunkt, Yuan-Punkt,* des Lungenmeridians. Er ist außerdem der Tonisierungspunkt des Meridians. Die Tonisierungspunkte werden nach den Regeln der traditionellen chinesischen Medizin zur Anregung der Lebensenergie Qi des Meridians angewandt. Die Moxibustion an den Tonisierungspunkten hat eine besonders intensive Wirkung auch auf die zugehörigen Organe.

Art der Nadelung: Senkrecht oder schräg, 0,3–1 cm tief.
Vorsicht bei der Nadelung: Verletzungsgefahr der A. radialis.

Lu. 10 Yuji Fischähnliche Grenze **Ying-Punkt**

Lokalisation: Auf der Handfläche, über der Mitte des Os metatarsale I, am Übergang zwischen der Haut der Handfläche und des Handrückens.

Indikationen: Schmerzen, Taubheit der Hand infolge von peripheren Gefäßerkrankungen, Arthrose des Daumengrundgelenkes, Polyneuropathie, Erkrankungen der Atemwege.

Art der Nadelung: Senkrecht 0,5–1 cm tief.
Punkte im Bereich der Hand finden relativ selten Anwendung, da der Einstich der Nadel meist sehr schmerzhaft ist.

Lu. 11 Shaoshang Junger 2. Ton (Lunge) **Jing-Punkt**

Punktenamen: Die Chinesen unterscheiden 5 Töne, (Pentatonik) die nach dem traditionellen Entsprechungssystem den 5 Wandlungsphasen zugeordnet sind. Der 2. Ton, Shang, entspricht dem Metall, also auch der Lunge. Beim Punkt Lu. 11, dem 1. Antiken Punkt ist der Fluß des Qi noch „jung".

Lokalisation: Am radialen Nagelwinkel des Daumens, ca. 2–3 mm proximal vom Nagelwinkel.

Indikationen: Behandlung von akuten Notfällen, wie Ohnmacht, Kreislaufkollaps, epileptische Anfälle, hohes Fieber, Fieberkrämpfe, kardiale und respiratorische Notfälle. Einsatz der Akupunktur neben anderen spezifischen therapeutischen Maßnahmen. Daneben hat dieser Punkt bei Pharyngitis, Tonsillitis und Heiserkeit eine gute Wirksamkeit. Die Jing-Punkte wendet man nur bei akuten Notfällen oder bei sonstigen schwerwiegenden Erkrankungen an, da ihre Nadelung sehr schmerzhaft ist.
Nach traditioneller Vorstellung hat Lu. 11 eine kühlende Wirkung auf die Lunge.

Art der Nadelung: Schräge Nadelführung in proximaler Richtung 1–2 mm.

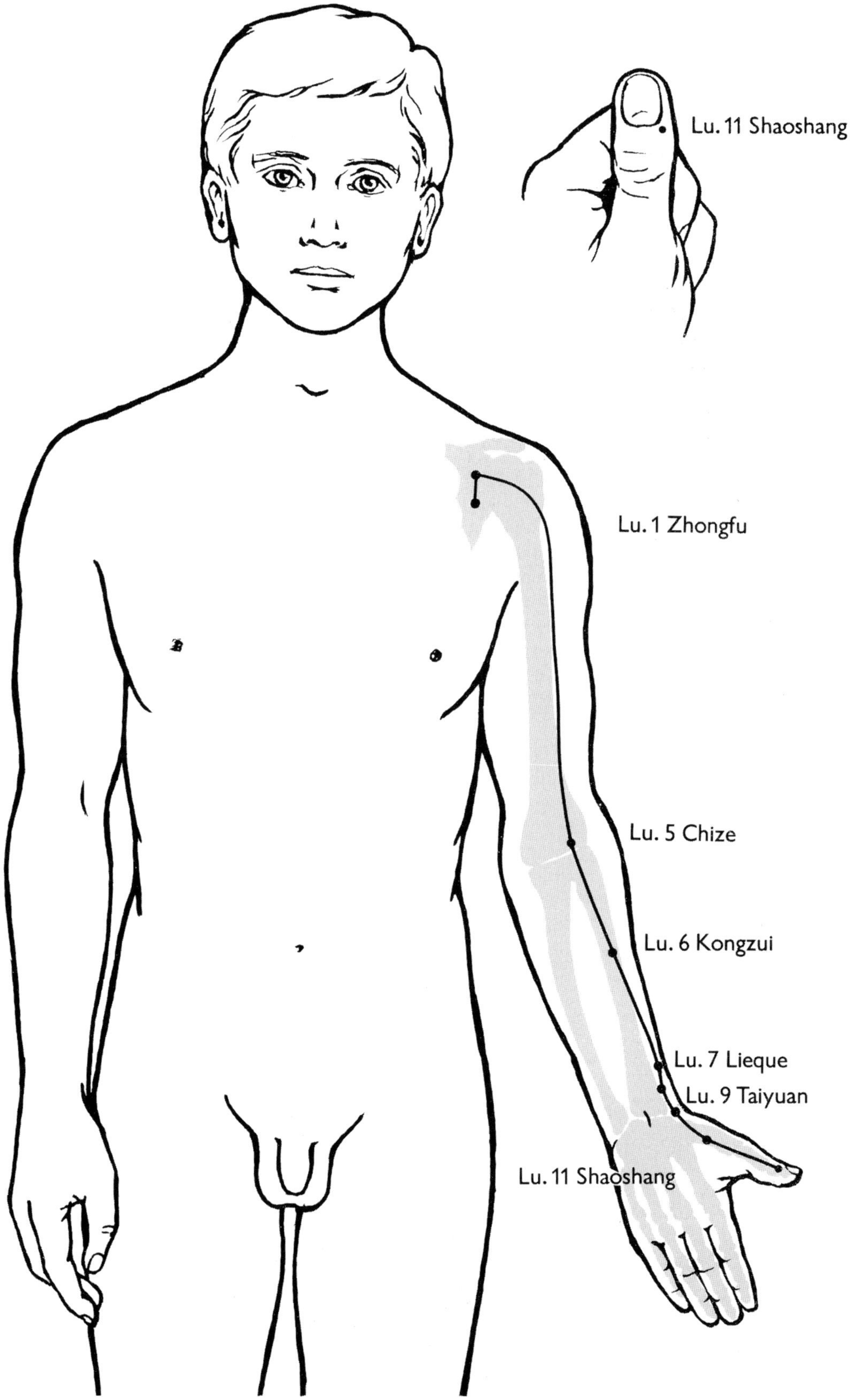
Lu. 11 Shaoshang
Lu. 1 Zhongfu
Lu. 5 Chize
Lu. 6 Kongzui
Lu. 7 Lieque
Lu. 9 Taiyuan
Lu. 11 Shaoshang

6.2 Dickdarmmeridian Di.

Der Dickdarmmeridian ist ein Yang-Meridian; mit dem Magenmeridian bildet er die **Yang-Ming-Meridianachse.**

Verlauf: Vom radialen Nagelwinkel des Zeigefingers zieht der Meridian über die Tabatiere zur radialen Dorsalseite des Unterarmes, dann zur radialen Seite der Ellbogenbeugefalte. Über die Außenseite des Oberarmes verläuft er weiter zur Schulter, geht hier eine Verbindung zum unter dem Prominenz gelegenen Punkt Du 14 Dazhui ein, und verläuft zurück zur Fossa supraclavicularis. Von hier entspringt der innere Meridianast und zieht zur Lunge und weiter zum Dickdarm. Eine innere Verbindung zieht zum *unteren He-Punkt Ma. 37 Shangjuxu.* Von der Fossa supraclavicularis verläuft der äußere Meridianabschnitt weiter über die Lateralseite des Halses zum Gesicht und endet lateral des Nasenflügels im Punkt Di. 20 Yingxiang.

Innervation: Der Dickdarmmeridian beginnt seinen Verlauf an der Hand im Dermatom C 7, zieht am Arm im Dermatom C 8. An der Schulter und am Hals durchquert er die Segmente C 5, C 4, C 3, C 2 und endet im Innervationsgebiet des Trigeminus.

Klinische Bedeutung des Meridians: Der Dickdarmmeridian ist mit dem Lungenmeridian eng verbunden und bildet mit diesem eine funktionelle Einheit; Fernpunkte des Dickdarmmeridians werden auch bei Erkrankungen des gekoppelten Organs Lunge und bei Hauterkrankungen angewendet. Bei Erkrankungen im Meridianverlauf, z. B. Tennisarm, Periarthritis, sind die Punkte des Dickdarmmeridians ebenfalls zu nadeln.
Di. 4 Hegu ist der wichtigste analgetische Punkt im Körper und wird bei allen Schmerzzuständen ausgewählt. **Di. 11 Quchi** ist aufgrund seiner harmonisierenden und immunstimulierenden Wirkungen einer der am häufigsten gebrauchten Akupunkturpunkte. Der Dickdarmmeridian hat einen zusätzlichen „unteren He-Punkt" den Magenpunkt Ma. 37 Shangjuxu der bei der Behandlung von Dickdarmerkrankungen eine bedeutende Rolle spielt.

Gekoppeltes Organ: Lunge
Gewebe: Haut
Maximalzeit: 5–7 Uhr

Wandlungsphase: Metall
Sinnesorgan: Nase

Alarmpunkt, Mu: Ma. 25 Tianshu (2 Cun lateral vom Nabel)
Dorsaler Segmentpunkt, Shu: Bl. 25 Dachangshu (lateral von L 4)

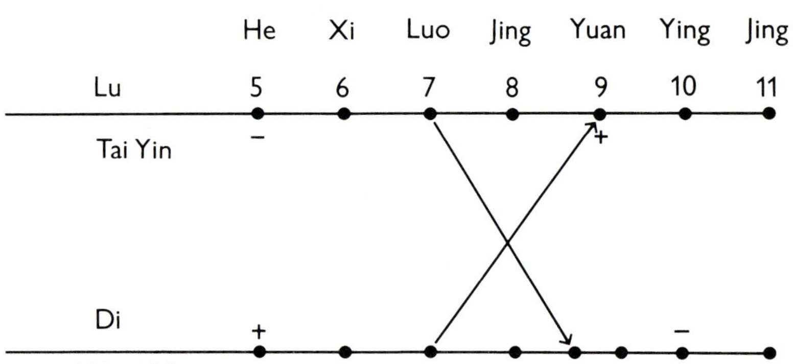

Gekoppelte Meridiane: Lungen- und Dickdarmmeridian

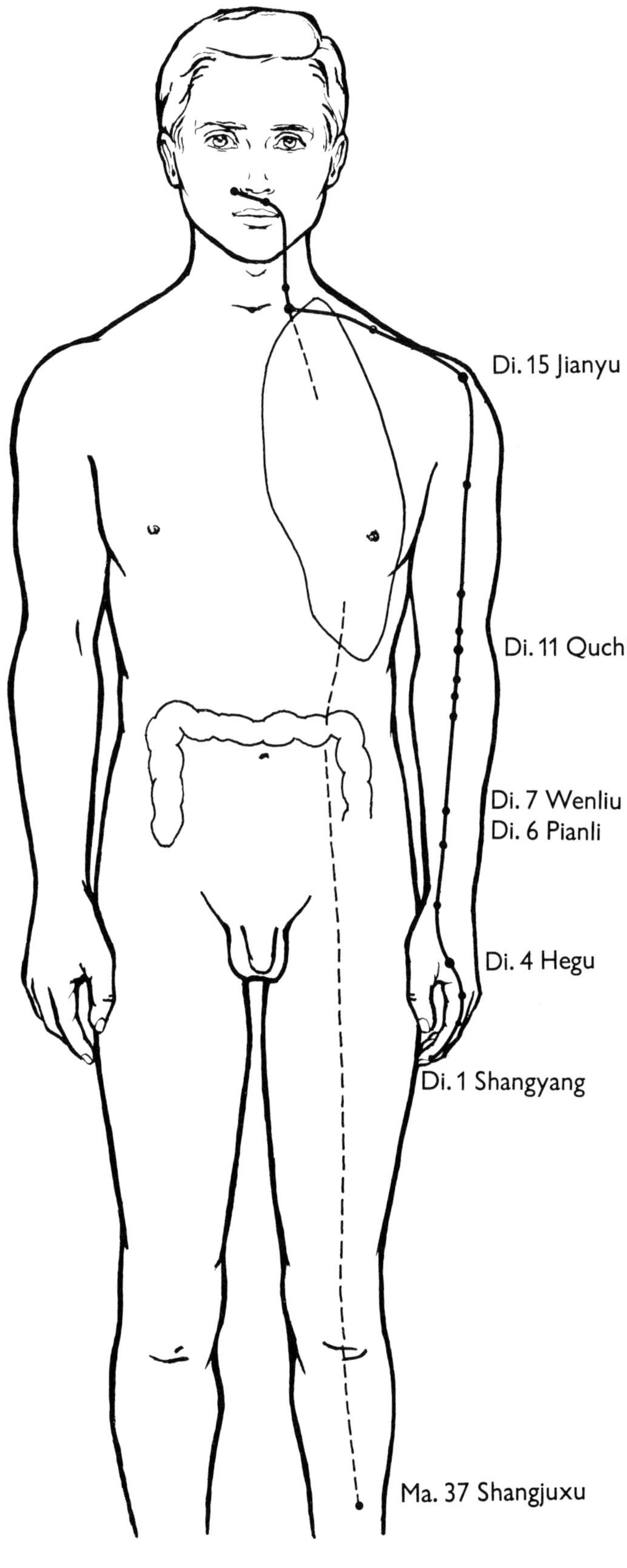
Di. 15 Jianyu
Di. 11 Quchi
Di. 7 Wenliu
Di. 6 Pianli
Di. 4 Hegu
Di. 1 Shangyang
Ma. 37 Shangjuxu

Wichtigste Punkte	Punktekategorien, Bedeutung
Di. 4 Hegu	Yuan, Quellpunkt
Di. 6 Pianli	Luo, Verbindungspunkt → Lu. 9
Di. 11 Quchi	He- und Tonisierungspunkt
Di. 15 Jianyu	Lokaler Punkt für die Schulter
Di. 20 Yingxiang	Lokaler Punkt für die Nase

Beschreibung der wichtigsten Punkte

Di. 1 Shangyang Yang des 2. Tons (Dickdarm) Jing-Punkt

Punktenamen: Shang, der 2. Ton der fünftönigen chinesischen Tonleiter (Pentatonik), entspricht dem Metall. Der Yang-Anteil des „Metalls" wird nach dem traditionellen Entsprechungssystem dem Organ Dickdarm zugeordnet.

Lokalisation: Am radialen Nagelwinkel des Zeigefingers, 2–3 mm proximal vom Winkel. Lokalisation ist auch am Schnittpunkt der Linien von der radialen und proximalen Begrenzung des Nagels möglich.

Indikationen: Akute Notfälle, wie Ohnmacht, Kreislaufkollaps, epileptische Anfälle, hohes Fieber, Apoplex, akute Schmerzen und Schwellungszustände im Rachen oder der Nase, Zahnschmerzen (auch Akupressur).

Art der Nadelung: Senkrecht oder schräg in proximaler Richtung, 1–2 mm tief.

Di. 4 Hegu Geschlossenes Tal Yuan (von Lu. 7)

Lokalisation: Zur Lokalisation dieses überaus wichtigen Punktes gibt es 3 Möglichkeiten:

1) An der höchsten Stelle des M. adductor pollicis, wenn der Daumen am Zeigefinger anliegt. Diese Methode der Punktlokalisation von Di. 4 Hegu ist die gebräuchlichste.
2) Auf der Mitte der Winkelhalbierenden zwischen Os metacarpale I und II bei abgespreiztem Daumen.
3) Auf gleicher Höhe an der Radialseite des 2. Metakarpalknochens, über dem ersten M. interosseus. Diese Lage unterscheidet sich von der Lokalisation in 1) und 2) und wird oft zur Akupunkturanästhesie herangezogen.

Indikationen:

- *Di. 4 Hegu ist der wichtigste analgetische Punkt.* Schmerzzustände; insbesondere durch kräftige manuelle Stimulation lassen sich Schmerzen im ganzen Körper lindern. Eine spezifische Wirkung dieses Fernpunktes auf den Kopf konnte in klinischen Untersuchungen nachgewiesen werden.
- Behandlung von Erkrankungen im Kopfbereich, v. a. im Gesicht, in der Nackengegend und an den Zähnen: Migräne, Kopfschmerzen, Trigeminusneuralgie, Augenerkrankungen und Zahnschmerzen.
- Erkältungskrankheiten wie Grippe, Sinusitis, Tonsilitis, Pharyngitis, Laryngitis, Bronchitis sowie Schwitzen, Fieber, abdominelle Schmerzen, schmerzarme Geburt.
- Erkrankungen des Bewegungsapparates wie Tennisellbogen, Schulter-Arm-Syndrom oder HWS-Syndrom.
- Auch bei Lähmungen und Polyneuropathien der oberen Extremität sowie Fazialisprese ist Di. 4 Hegu wirksam.
- In der Akupunkturanästhesie ist dieser Punkt wegen seiner starken analgetischen Wirkung fast immer indiziert.
- Di. 4 Hegu ist einer der am häufigsten verwendeten Akupunkturpunkte.

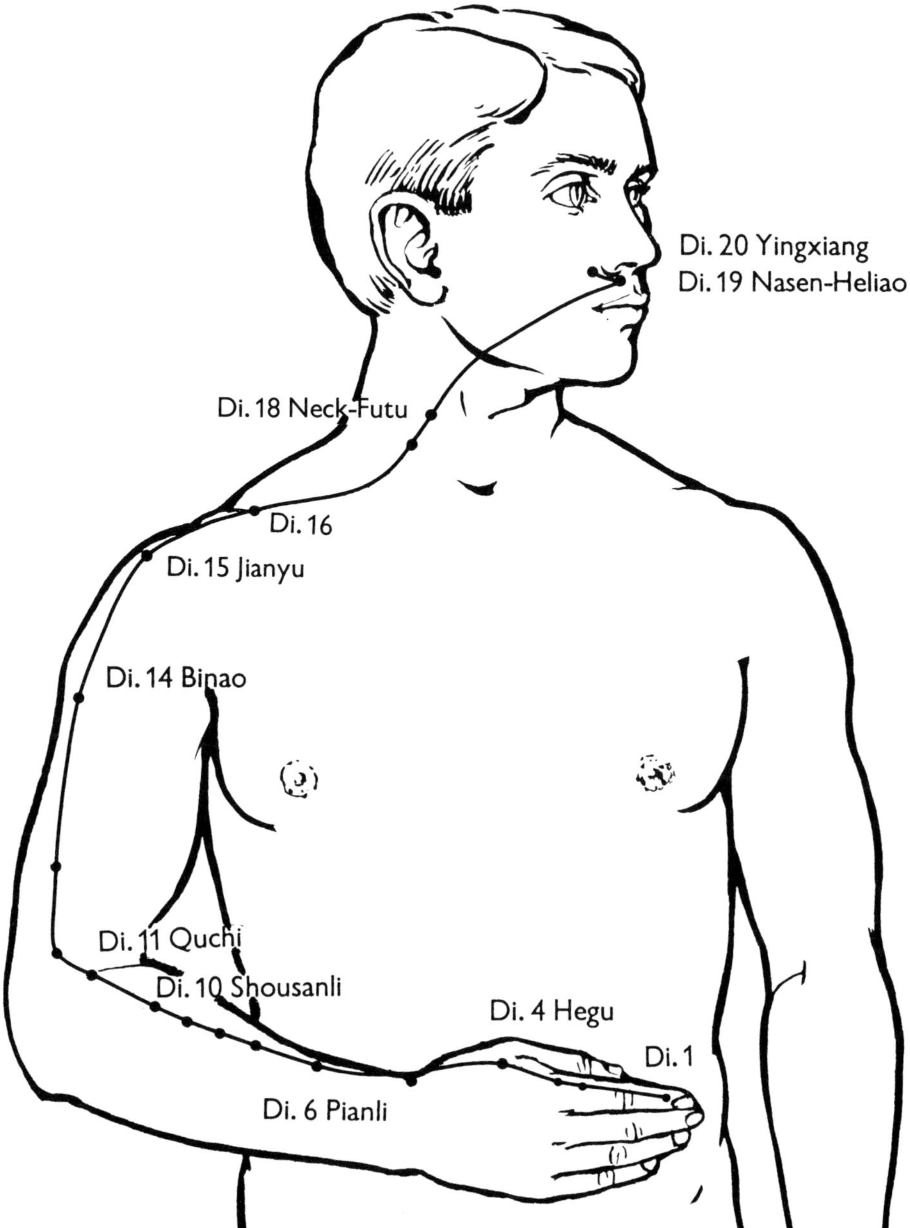
Di. 20 Yingxiang
Di. 19 Nasen-Heliao
Di. 18 Neck-Futu
Di. 16
Di. 15 Jianyu
Di. 14 Binao
Di. 11 Quchi
Di. 10 Shousanli
Di. 4 Hegu
Di. 1
Di. 6 Pianli

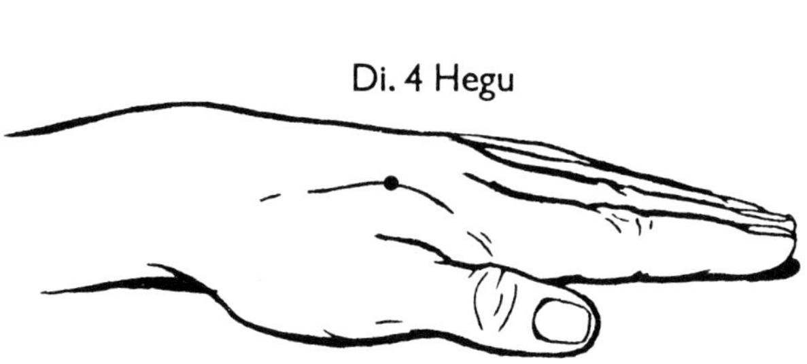
Di. 4 Hegu

- *Nach traditioneller Vorstellung* eliminiert dieser Punkt äußere pathogene Einflüsse wie Wind, Kälte oder Feuchtigkeit, beseitigt Blockaden in den Meridianen und fördert so das Fließen der Lebensenergie im ganzen Körper, besonders jedoch im Kopf- und Halsbereich.

Art der Nadelung: Senkrecht, 1–2 cm tief in Richtung Pe. 8 Laogong.

Di. 5 Yangxi Yang Gebirgsbach **Jing-Punkt**

Lokalisation: Zwischen den Sehnen des M. extensor pollicis longus und des M. extensor pollicis brevis, in der Tabatiere, am radialen Ende der dorsalen Seite des Handgelenks. Dieser Punkt sollte in Extensionsstellung des Handgelenks lokalisiert werden.

Indikationen: Arthritis des Handgelenks, Augenerkrankungen, übermäßiges Schwitzen, Kopfschmerzen.

Art der Nadelung: Senkrecht, 0,5 cm tief.

Di. 6 Pianli Seitlicher Verlauf **Luo → Lu. 9**

Lokalisation: An der radialen Dorsalseite des Unterarms, 3 Cun proximal der Handgelenksdorsalfalte, von Di. 5 Yangxi.

Indikationen: Als Luo-Punkt ist er der Durchgangspunkt zum Lungenmeridian (Lu. 9 Taiyuan) und zur Behandlung von Störungen der beiden gekoppelten Meridiane Lunge und Dickdarm (z. B. Tonsillitis und Nasenbluten) geeignet. Auch bei Schulter-Arm-Syndrom, Arthritis des Handgelenks, Tinnitus und Schwerhörigkeit.

Art der Nadelung: Senkrecht oder schräg, 0,5–2 cm tief.

Di. 7 Wenliu Warmes Gleiten **Xi-Punkt**

Lokalisation: Auf der Verbindungslinie zwischen den Punkten Di. 5 Yangxi und Di. 11 Quchi, an der radialen Dorsalseite des Unterarmes, 5 Cun proximal der Dorsalfalte des Handgelenks, von Di. 5 Yangxi.

Indikationen: Akute abdominelle Schmerzen, Blähbeschwerden, akute Gesichts- und Kopfschmerzen. Xi-Punkte werden bei akuten Erkrankungen des zugehörigen Organs bzw. des Meridians genadelt und kräftig stimuliert. Auch bei Schulter-Arm-Syndrom und Paresen der oberen Extremität.

Art der Nadelung: Senkrecht, 1–1,5 cm tief.

Di. 10 Shousanli Drei Meilen am Arm

Punktenamen: Shou – Arm, San – drei, Li – Meile; Meile entspricht am Körper der proportionalen Maßeinheit Cun, siehe auch Zusanli und Shouwuli.

Lokalisation: Am Unterarm 2 Cun distal von Di. 11 Quchi.

Indikationen: Lähmungen der oberen Extremität, Tremor, Tennisellbogen, Arthrose des Ellbogengelenks. Abdominelle Schmerzen, Diarrhö.
Di. 10 Shousanli ist ein wichtiger allgemeiner Tonisierungspunkt für das Qi. Moxibustion ist deshalb häufig indiziert.

Art der Nadelung: Senkrecht, 2–3 cm tief.

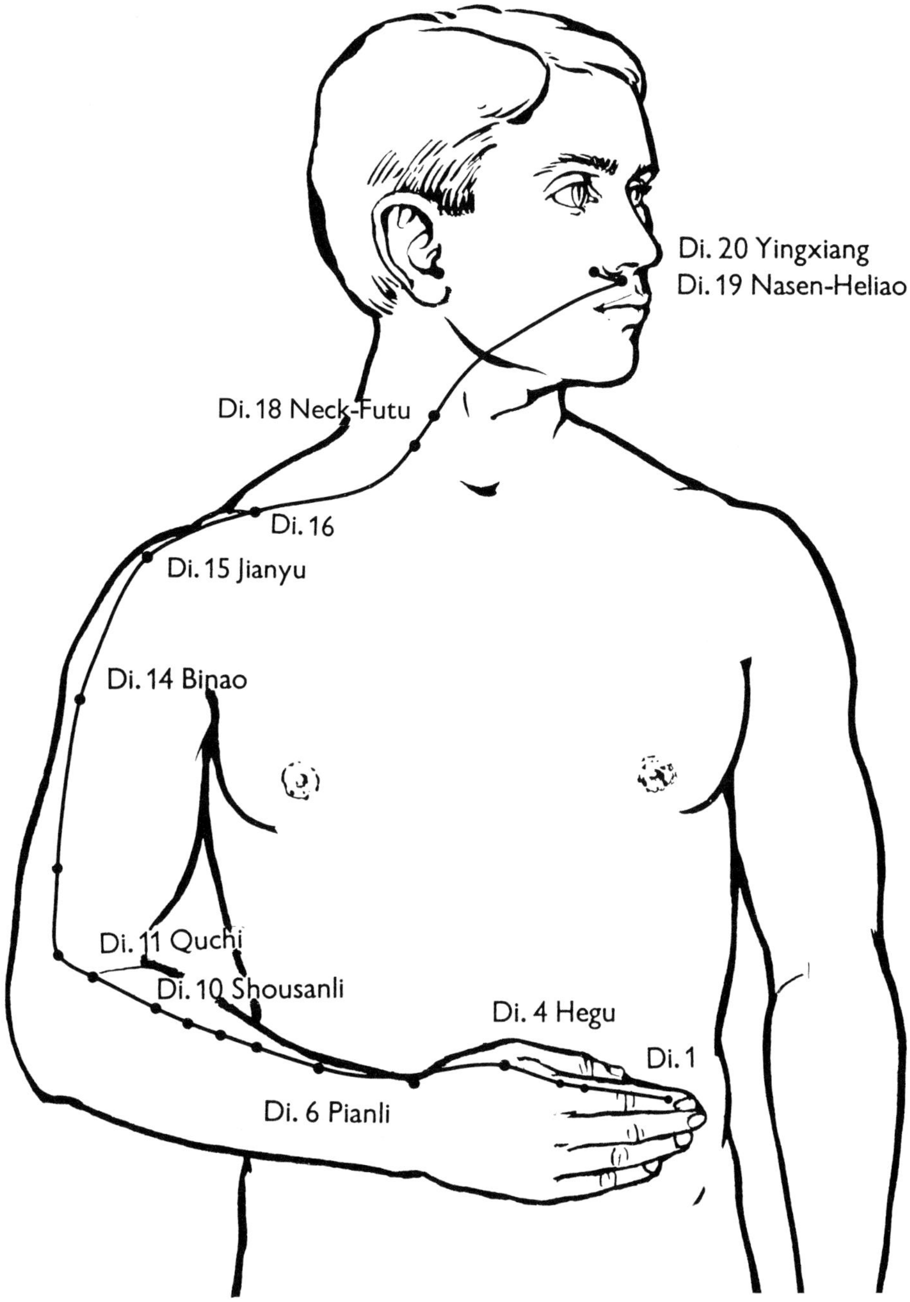
Di. 20 Yingxiang
Di. 19 Nasen-Heliao
Di. 18 Neck-Futu
Di. 16
Di. 15 Jianyu
Di. 14 Binao
Di. 11 Quchi
Di. 10 Shousanli
Di. 4 Hegu
Di. 1
Di. 6 Pianli

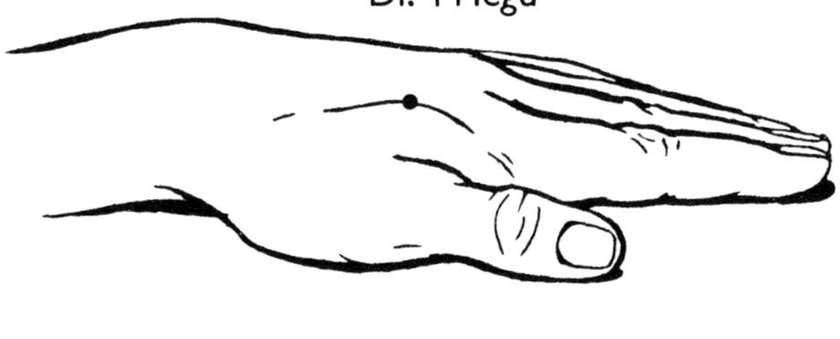
Di. 4 Hegu

Di. 11 Quchi Teich in der Biegung **He-Punkt Tonisierungspunkt**

Lokalisation: Am lateralen Ende der Beugefalte des Ellbogens bei rechtwinkliger Beugung des Unterarmes. Auch zu lokalisieren bei gestrecktem Arm auf der Beugefalte in der Mitte der Verbindung zwischen Bizepssehne und dem lateralen Epikondylus des Humerus.

Indikationen: Homöostatisch und immunstimulierend wirkender Punkt. Bei allergischen, infektiösen und febrilen Erkrankungen wird dieser Punkt oft benutzt. Weiterhin bei Hauterkrankungen, endokrinen Störungen, Hypotonie, abdominelle Schmerzen, Diarrhö, Hypertonie, Erkrankungen des Ellbogens wie Tennisellbogen und bei Schulter-Arm-Syndrom. Wegen der tonisierenden Wirkung wird Di. 11 Quchi bei Schwächezuständen mit Moxa angewärmt.
Nach traditioneller Vorstellung eliminiert dieser Punkt Wind, Hitze und Feuchtigkeit, harmonisiert das Qi und fördert die Homöostase.

Art der Nadelung: Senkrecht, 2–3 cm tief.

Di. 14 Binao Oberarmknochen

Lokalisation: An der Lateralseite des Oberarmes, am Vorderrand des V-förmigen mittleren Schenkels des M. deltoideus; auf der Verbindungslinie zwischen Di. 11 Quchi und Di. 15 Jianyu.

Indikationen: Neuralgien des Armes, Periarthritis humeroscapularis.

Art der Nadelung: Senkrecht, 1–2 cm tief.

Di. 15 Jianyu Schulterschlüsselbein

Lokalisation: Bei leicht abduziertem Arm auf der Schulter in der vorderen Grube, die sich von der Sehne des M. biceps bildet.

Indikationen: Wichtiger lokaler Punkt bei Schulter-Arm-Syndrom, Lähmung des Armes, Periarthritis humeroscapularis.

Art der Nadelung: Senkrecht, 1–2 cm tief.

Di. 17 Tianding Himmlischer Kessel

Punktenamen: Aussehen des Halses wie ein chinesischer Ritualkessel, Ding.

Lokalisation: Oberhalb der Mitte der Fossa supraclavicularis, am Hinterrand des M. sternocleidomastoideus, 1 Cun unterhalb von Di. 18 Hals-Futu.

Indikationen: Tonsillitis, Pharyngitis, Heiserkeit, Husten.

Art der Nadelung: Senkrecht, 0,5 cm tief. Gefährlicher Punkt!

Di. 18 Hals-Futu Das Herausragende unterstützen

Lokalisation: 3 Cun lateral von der Spitze des Schildknorpels, zwischen den beiden Muskelbäuchen des M. sternocleidomastoideus.

Indikationen: Struma, Heiserkeit, Husten, Dysphagie, Asthma bronchiale.

Art der Nadelung: Schräg, 0,5 cm. Gefährlicher Punkt!

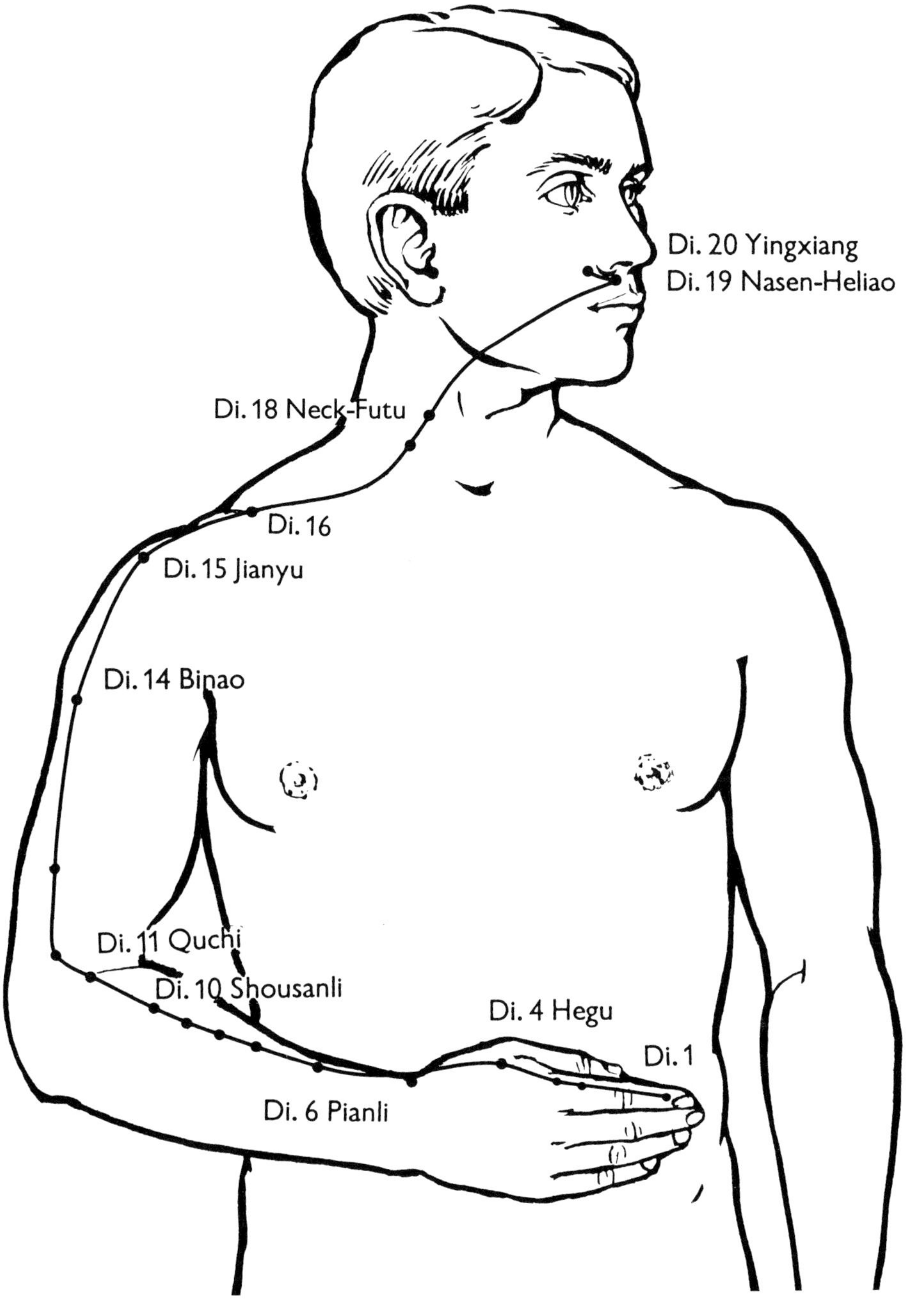
Di. 20 Yingxiang
Di. 19 Nasen-Heliao
Di. 18 Neck-Futu
Di. 16
Di. 15 Jianyu
Di. 14 Binao
Di. 11 Quchi
Di. 10 Shousanli
Di. 4 Hegu
Di. 1
Di. 6 Pianli

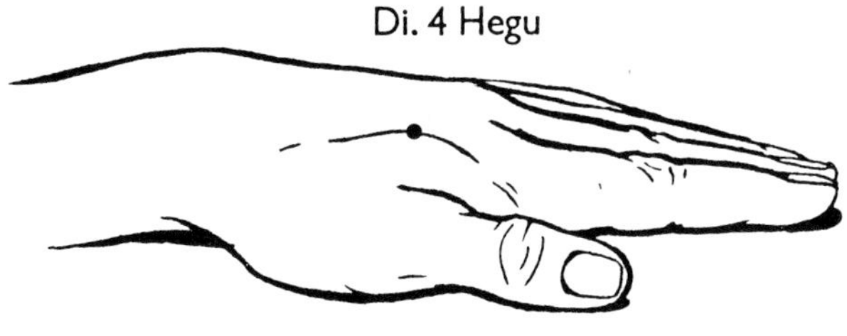
Di. 4 Hegu

Di. 19 Nasen-Heliao Langer senkrechter Knochenspalt

Lokalisation: Unter dem Nasenflügel, 0,5 Cun lateral von Du 26 Renzhong. Du 26 liegt auf der Mittellinie, an der Grenze zwischen dem oberen und mittleren Drittel der Entfernung zwischen Nase und Oberlippe.

Indikationen: Rhinitis, Erkältung, Nasenbluten, Fazialisparese, Trigeminusneuralgie, Zahnschmerzen.

Art der Nadelung: Schräg, 2–5 mm tief.

Di. 20 Yingxiang Den Duft empfangen

Lokalisation: Zwischen Nasenflügel und Nasolabialfalte.

Indikationen: Wichtiger lokaler Punkt bei Rhinitis, auch allergische, Sinusitis maxillaris, Erkältungskrankheiten, Nasenbluten, Fazialisparese, Trigeminusneuralgie, Zahnschmerzen.

Art der Nadelung: Senkrecht oder schräg, 2–3 mm tief.

Weitere Punkte des Dickdarmmeridians

Di. 2	Erjian	Der zweite Abschnitt	Ying
Di. 8	Xialian	In der unteren Kante	
Di. 9	Shanglian	In der oberen Kante	
Di. 12	Zhouliao	Ellbogenknochenspalt	
Di. 13	Wuli	Fünf Meilen	
Di. 16	Jugu	Großer Knochen	

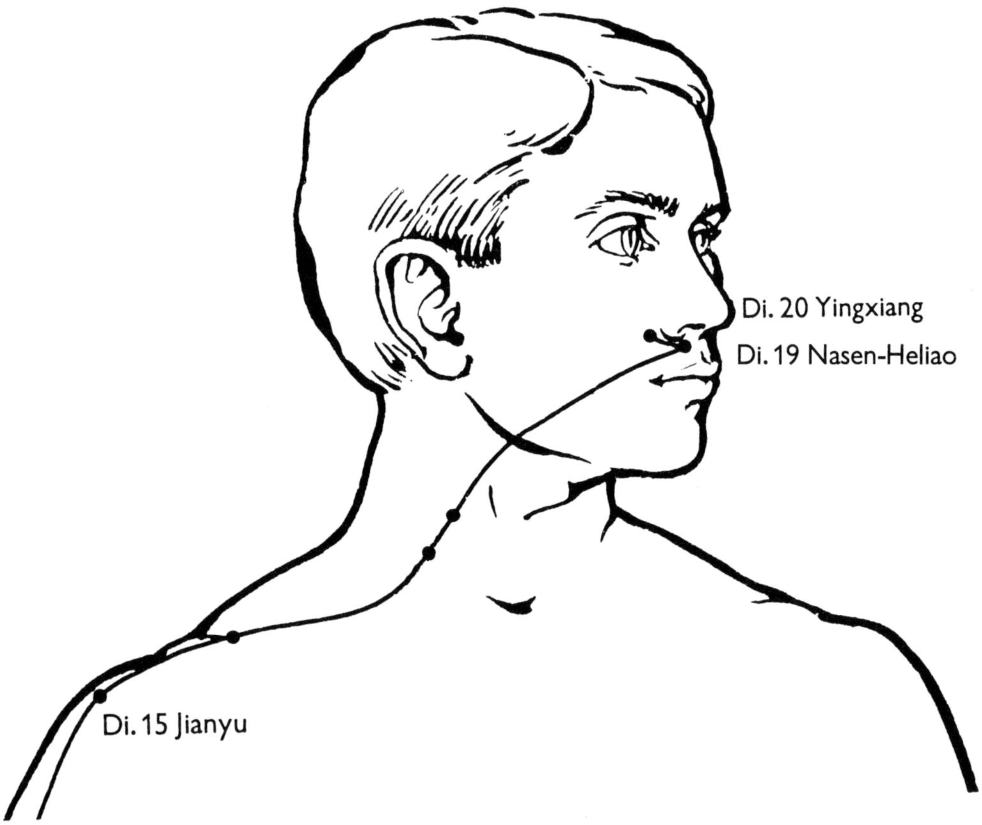
Di. 20 Yingxiang
Di. 19 Nasen-Heliao
Di. 15 Jianyu

6.3 Magenmeridian Ma.

Der Magenmeridian ist ein Yang-Meridian; mit dem Dickdarmmeridian (auch Yang) bildet er die **Yang-Ming-Meridianachse.**

Verlauf: Der Magenmeridian beginnt unter der Mitte des Auges mit dem Punkt Ma. 1 Chengqi und verläuft in einem U-förmigen Bogen zur Schläfe zum Punkt Ma. 8 Touwei. Vom Punkt Ma. 1 Chengqi zieht eine innere Verbindung zunächst zur Nasenwurzel zum Punkt Bl. 1 Jingming und dann zum Nasenflügel zum Punkt Di. 20 Yingxiang. Ein weiterer innerer Zweig verläuft vom Punkt Ma. 1 zum Gaumen, umkreist die Lippen, verbindet sich mit dem Ren Mai unterhalb des Mundes und zieht dann zur Wange. Von Ma. 5 Daying auf der Wange läßt sich der weitere Verlauf des Meridians über die seitliche Halspartie zur Fossa supraclavicularis verfolgen zum Punkt Ma. 12 Quepen. Von hier verläuft nach traditioneller Vorstellung der innere Ast durch den Thorax zum Magen und dann zur Milz. Der oberflächliche Meridian zieht auf der Mammillarlinie über den Thorax zum Abdomen, hier 2 Cun lateral der Mittellinie, dann weiter an der Vorderseite des Oberschenkels zur lateralen Seite des Knies und lateral der Tibiakante zum Fußrücken; er endet am lateralen Nagelwinkel des 2. Zehs im Punkt Ma. 45 Lidui.

Innervation: Im Gesicht verläuft der Magenmeridian im Innervationsgebiet der Trigeminusäste, dann durchzieht er alle Dermatome der thorakalen Spinalnerven und schließlich am Bein L 1, L 2, L 3; im distalen Verlauf (ab Ma. 34) verläuft er durch das Dermatom von L 4. Am Fuß zieht der Meridian an der Grenze von L 4 und L 5 und endet schließlich im Gebiet von L 5 (Ma. 45).

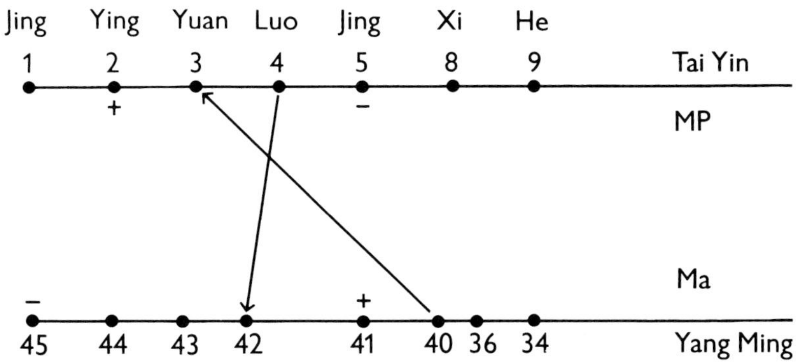

Gekoppelte Meridiane: Milz-Pankreas- und Magenmeridian

Klinische Anwendung: Die Punkte im Gesichtsbereich (Ma. 1–8) werden für Erkrankungen in dieser Region angewendet, z. B. Augenerkrankungen, Migräne, Kopfschmerzen, Trigeminusneuralgie, Sinusitis, Zahnschmerzen und Fazialisparese. Die Punkte im Thoraxbereich des Meridians werden seltener verwendet und dienen der Behandlung von Thoraxschmerzen und Erkrankungen an der Brustdrüse. Die abdominellen Punkte (Ma. 21, 25, 29) werden bei Magen- und Darmerkrankungen ausgewählt, ebenso bei Erkrankungen im Beckenbereich. Punkte der unteren Extremität werden zur Behandlung von Paresen und Gelenkerkrankungen herangezogen. Punkte unterhalb des Knies sind als Fernpunkte bei Erkrankungen des Abdomens (Ma. 36, 40) sowie der Schulter (Ma. 38) und des Gesichts (Ma. 44) indiziert.

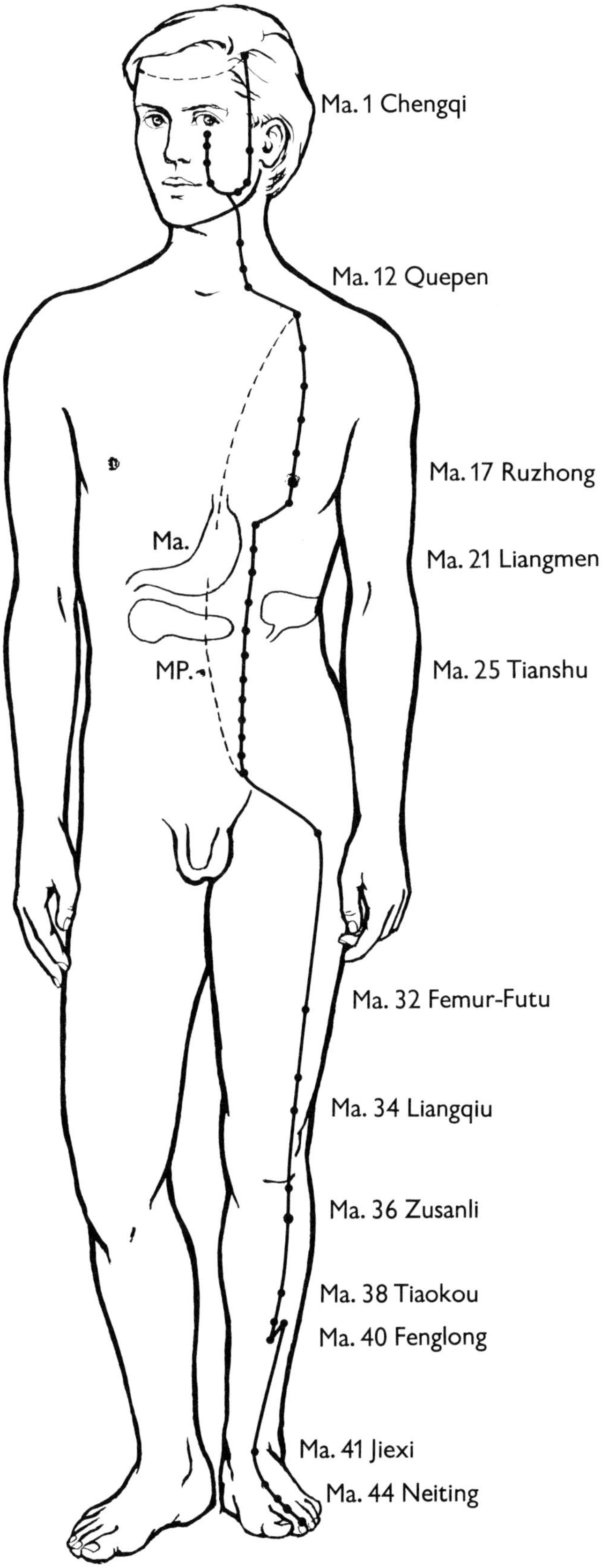
Ma. 1 Chengqi
Ma. 12 Quepen
Ma. 17 Ruzhong
Ma.
Ma. 21 Liangmen
MP.
Ma. 25 Tianshu
Ma. 32 Femur-Futu
Ma. 34 Liangqiu
Ma. 36 Zusanli
Ma. 38 Tiaokou
Ma. 40 Fenglong
Ma. 41 Jiexi
Ma. 44 Neiting

Gekoppeltes Organ: Milz-Pankreas
Gewebe: Bindegewebe, chinesisch „Fleisch"
Maximalzeit: 7–9 Uhr

Wandlungsphase: Erde
Sinnesorgan: Geschmack

Segmentaler Alarmpunkt, Mu: Ren 12 Zhongwan (Mitte Nabel-Xiphoid)
Dorsaler Segmentpunkt, Shu: Bl. 21 Weishu (lateral Th 12)

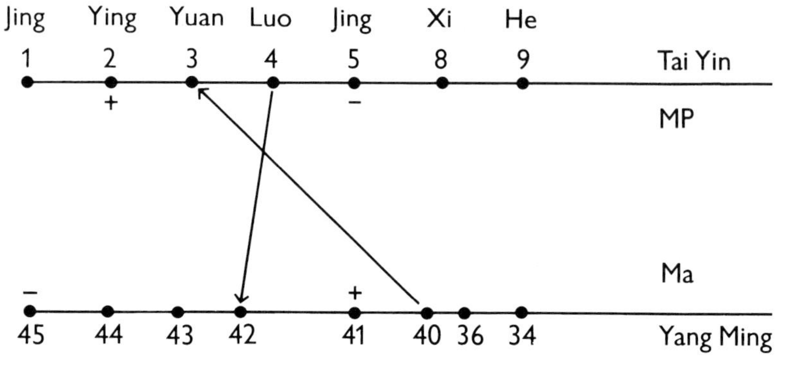

Gekoppelte Meridiane: Milz-Pankreas- und Magenmeridian

Wichtigste Punkte	Punktekategorien, Bedeutung
Ma. 1 bis Ma. 8	Erkrankungen im Gesichtsbereich
Ma. 21, Ma. 25, Ma. 29	Abdominelle Erkrankungen
Ma. 29	Urogenitale Erkrankungen
Ma. 30, Ma. 36, Ma. 38, Ma. 41	Paresen der Beine
Ma. 34 Liangqiu	Xi-Punkt
Ma. 36 Zusanli	He-Punkt, wichtigster Punkt
Ma. 40 Fenglong	Luo, Verbindungspunkt
Ma. 44 Neiting	Ying-Punkt, wichtiger analgetisch wirksamer Punkt

Beschreibung der wichtigsten Punkte

Ma. 1 Chengqi Tränen auffangen

Lokalisation: Unterhalb des Augapfels, über der Mitte des unteren Randes der Orbita.

Indikationen: Augenerkrankungen, Trigeminusneuralgie.

Art der Nadelung: Wegen der Nähe zum Auge ist dieser Punkt ein gefährlicher Akupunkturpunkt. Nadelung nur durch den Erfahrenen senkrecht, 1–5 mm tief, entlang des unteren Orbitabodens. Die Punkte Gb. 1 Tongziliao, Bl. 1 Jingming, Ma. 1 Chengqi und Ex. 4 Qiuchou liegen im Bereich der Orbita.

Die drei Yang-Meridiane, die vom Kopf zum Fuß ziehen, beginnen am Auge: der Magenmeridian unter dem Auge, verläuft ventral, der Blasenmeridian medial und oberhalb des Auges, zieht dorsal am Körper, während der Gallenblasenmeridian lateral vom Auge entspringt und an der Lateralseite des Körpers verläuft.

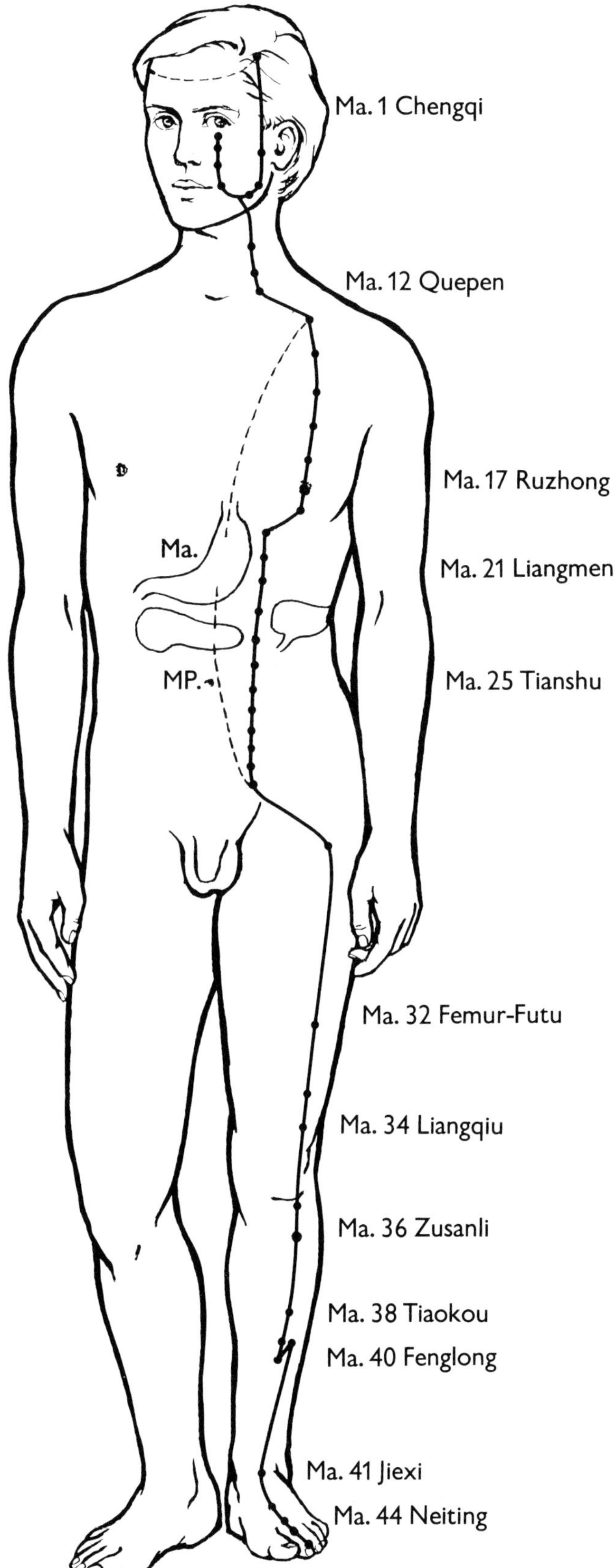
Ma. 1 Chengqi
Ma. 12 Quepen
Ma. 17 Ruzhong
Ma.
Ma. 21 Liangmen
MP.
Ma. 25 Tianshu
Ma. 32 Femur-Futu
Ma. 34 Liangqiu
Ma. 36 Zusanli
Ma. 38 Tiaokou
Ma. 40 Fenglong
Ma. 41 Jiexi
Ma. 44 Neiting

Ma. 2 Sibai In vier Richtungen klar

Lokalisation: Auf dem Foramen infraorbitale 0,7 Cun unterhalb von Ma. 1 Chengqi. Die ersten vier Punkte auf dem Magenmeridian Ma. 1, Ma. 2, Ma. 3 und Ma. 4 liegen auf einer senkrechten Linie unterhalb von Ma. 1 Chengqi.

Indikationen: Augenerkrankungen, Sinusitis, Trigeminusneuralgie, Fazialisparese.

Art der Nadelung: Senkrecht oder schräg, 2–5 mm tief.

Ma. 3 Juliao Großer Knochenspalt

Lokalisation: Unterhalb von Ma. 2 Sibai auf der Höhe des unteren Nasenflügelrandes.

Indikationen: Trigeminusneuralgie, allergische Rhinitis, Sinusitis maxillaris, Zahnschmerzen, Fazialisparese.

Art der Nadelung: Schräg, 5 mm tief.

Ma. 4 Dicang Speicher in der Erde

Lokalisation: 0,5 Cun lateral des Mundwinkels, auf der senkrechten Linie von der Mitte des Auges nach kaudal.

Indikationen: Trigeminusneuralgie, Fazialisparese, Hypersalivation, motorische Aphasie, Erkrankungen des Oberkiefers. Für die Anästhesie bei Zahnextraktionen im Oberkieferbereich.

Art der Nadelung: Schräg, nach lateral, 1 cm.

Ma. 5 Daying Großes Empfangen

Lokalisation: Am tiefsten Punkt des Masservorderrandes.

Indikationen: Trigeminusneuralgie, Zahnschmerzen, Parotitis, Fazialisparese.

Art der Nadelung: Senkrecht, 5 mm tief.

Ma. 6 Jiache Wangenmechanik

Lokalisation: Am höchsten Punkt des Masseter bei geschlossenem Kiefer.

Indikationen: Trigeminusneuralgie, Zahnschmerzen, Parotitis, Fazialisparese, Arthrose des Kiefergelenks.
Die Punkte Ma. 2 Sibai, Ma. 3 Juliao, Ma. 4 Dicang, Ma. 5 Daying, Ma. 6 Jiache, Ma. 7 Xiaguan sowie Dü. 18 Quanliao haben als lokale Punkte eine große Bedeutung bei der Behandlung von Trigeminusneuralgien.

Art der Nadelung: Senkrecht, 0,5 cm tief.

Ma. 7 Xiaguan Unter dem Paß

Lokalisation: In der Vertiefung unter der Mitte des lateralen Astes des Os zygomaticum in der Grube, die vor dem Processus condyloideus der Mandibula bei geschlossenem Mund gebildet wird.

Indikationen: Trigeminusneuralgie, Zahnschmerzen, Arthrose des Kiefergelenks, Fazialisparese, Tinnitus, Schwerhörigkeit.

Art der Nadelung: Senkrecht, 0,5 cm tief.

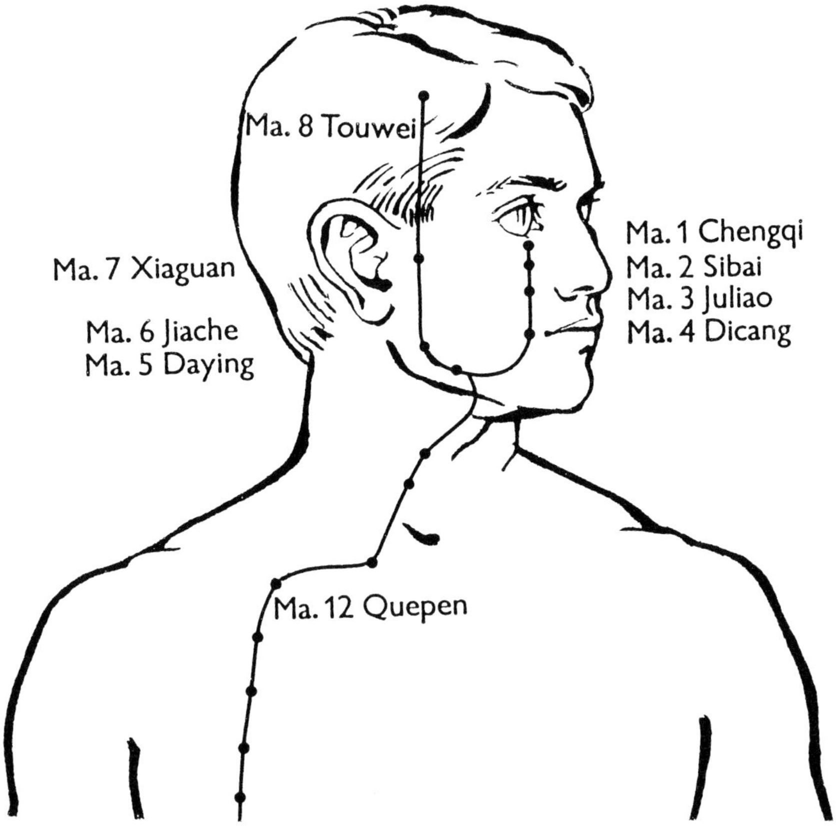
Ma. 8 Touwei
Ma. 7 Xiaguan
Ma. 6 Jiache
Ma. 5 Daying
Ma. 1 Chengqi
Ma. 2 Sibai
Ma. 3 Juliao
Ma. 4 Dicang
Ma. 12 Quepen

Ma. 8 Touwei Am Kopf gebunden

Lokalisation: 0,5 Cun lateral des Winkels der frontalen Haarlinie, senkrecht über Ma. 7 Xiaguan an der oberen Begrenzung des M. temporalis. Der Punkt liegt 4,5 Cun lateral der Mittellinie und 3 Cun oberhalb der Augenbrauen.

Indikationen: Migräne, frontale und parietale Kopfschmerzen, Augenerkrankungen.

Art der Nadelung: Flach, 1 cm, nach hinten bei Kopfschmerzen, nach vorne bei Augenerkrankungen. Alle Punkte im Bereich der Kopfhaut werden flach genadelt.

Ma. 12 Quepen Becken in der Vertiefung

Lokalisation: Auf der Mamillarlinie, auf der Mitte der Fossa supraclavicularis, 4 Cun lateral der Mittellinie.

Indikationen: Thoraxschmerzen, Asthma bronchiale, Husten, Halsschmerzen, Magenerkrankungen. Von diesem Punkt zieht nach traditioneller Auffassung die innere Verbindung zum Organ Magen.

Art der Nadelung: Senkrecht, 0,5–1 cm tief. Gefährlicher Punkt!
Aufgrund der Nähe der Arterien und Venen sowie der Lungenspitze ist dies ein gefährlicher Punkt.

Ma. 17 Ruzhong Brustmitte

Dieser Punkt ist ein *verbotener Punkt* für Akupunktur und Moxibustion und wird lediglich zur Orientierung verwendet: die anatomische Lage der Brustwarze entspricht dem 4. ICR. 4 Cun lateral der Mittellinie.

Ma. 18 Rugen Brustbasis

Lokalisation: Senkrecht unterhalb der Brustwarze im 5. ICR.

Indikationen: Mastitis, Laktationsstörung, Thoraxschmerzen, Husten, Dyspnoe, Angina pectoris, Interkostalneuralgie.

Art der Nadelung: Schräg, 1 cm, nach lateral gerichtet.
Dies ist ein gefährlicher Punkt (Pneumothoraxgefahr).
Die Punkte Ma. 13, Ma. 14, Ma. 15, Ma. 16 liegen auf der Mamillarlinie, 4 Cun lateral der Mittellinie und werden nur selten angewendet.

Ma. 21 Liangmen Balkentor

Lokalisation: 2 Cun lateral von der Mittellinie, 4 Cun oberhalb des Nabels. Ma. 21 liegt lateral von Ren 12 Zhongwan und wird häufig mit diesem Punkt kombiniert.

Indikationen: Akute und chronische Gastritis, Magenulkus, Maldigestion, Erbrechen und Übelkeit, abdominelle Schmerzen, Obstipation, Gallenwegsdyskinesien, Anorexie.

Art der Nadelung: Senkrecht, 1–2 cm tief.

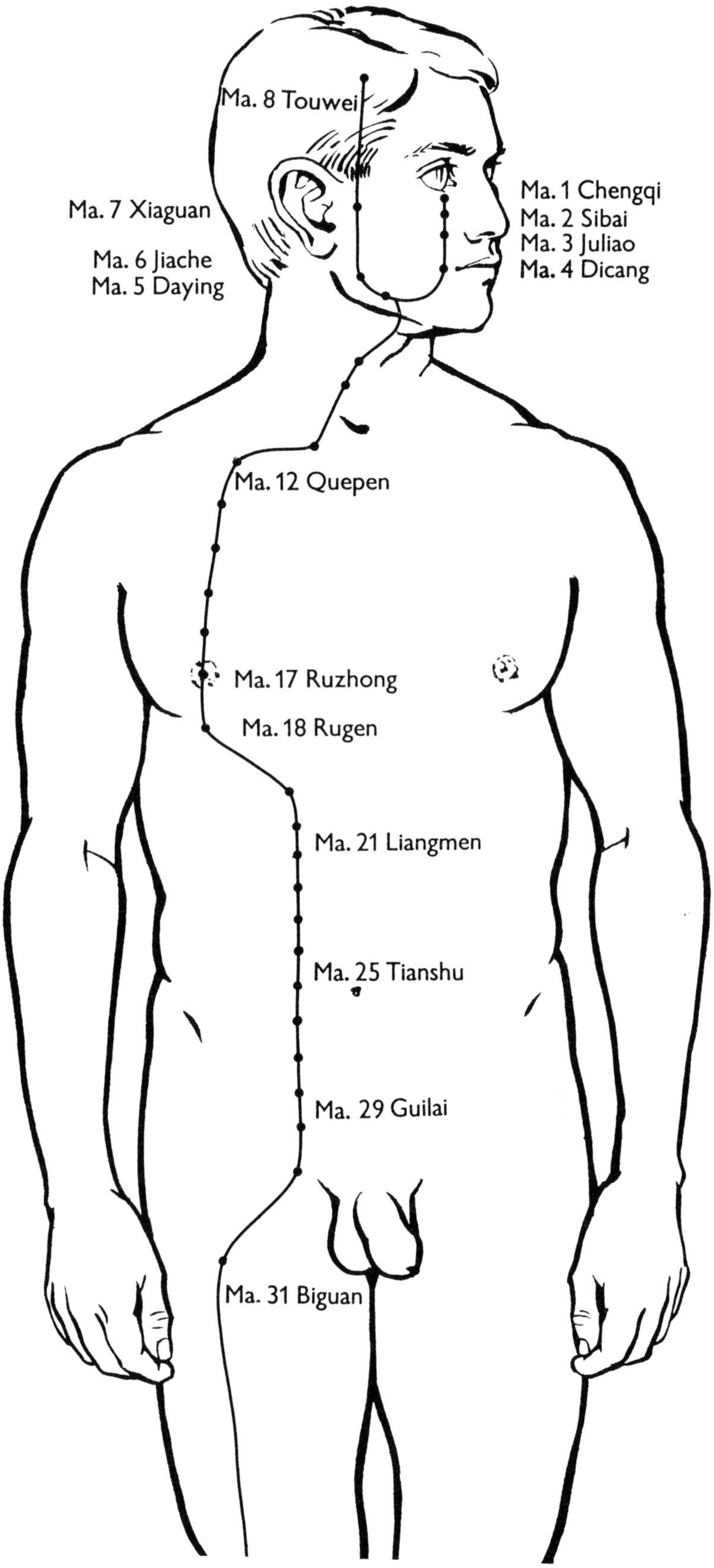
Ma. 8 Touwei
Ma. 7 Xiaguan
Ma. 6 Jiache
Ma. 5 Daying
Ma. 1 Chengqi
Ma. 2 Sibai
Ma. 3 Juliao
Ma. 4 Dicang
Ma. 12 Quepen
Ma. 17 Ruzhong
Ma. 18 Rugen
Ma. 21 Liangmen
Ma. 25 Tianshu
Ma. 29 Guilai
Ma. 31 Biguan

Ma. 25 Tianshu Himmlischer Drehpunkt **Mu-Dickdarm**

Lokalisation: 2 Cun lateral des Nabels.

Indikationen: Gastritis, Ulcera ventriculi et duodeni, Gastroenteritis, Diarrhö, Obstipation, Brechreiz, Erbrechen, Übelkeit, irritables Kolon, abdominelle Schmerzen und Krämpfe sowie Dysmenorrhö. Als Alarmpunkt auch diagnostische Wertigkeit bei Dickdarmerkrankungen.

Art der Nadelung: Senkrecht, 1–2 cm tief. Moxibustion wird häufig bei Schwächezuständen an den Punkten Ma. 21 Liangmen, Ma. 25 Tianshu und Ren 12 Zhongwan vorgenommen.

Ma. 29 Guilai Zurückkommen

Lokalisation: 4 Cun senkrecht unterhalb von Ma. 25.

Indikationen: Obstipation, Diarrhö, irritables Kolon, urogenitale Erkrankungen, wie Reizblase, Dysmenorrhö, Amenorrhö, Fertilitätsstörungen sowie Impotenz bei Männern. Analgesie zur Geburtserleichterung.

Art der Nadelung: Senkrecht, 1–2 cm tief.

Ma. 30 Qichong Impuls der Lebensenergie

Lokalisation: 5 Cun senkrecht unterhalb von Ma. 25 (Nabelhöhe), 2 Cun lateral der Mittellinie (Ren 2), am Oberrand der Symphyse.

Indikationen: Obstipation, Diarrhö, urogenitale Erkrankungen.

Art der Nadelung: Senkrecht, 1–2 cm tief.

Ma. 31 Biguan Oberschenkelgelenk

Lokalisation: Am Schnittpunkt der senkrechten Linie, von der Spina iliaca anterior superior abwärts und der horizontalen Linie in Höhe des Symphysenunterrandes.

Indikationen: Paresen der unteren Extremität, Hüftgelenkerkrankungen, Koxarthrose.

Art der Nadelung: Senkrecht, 2–3 cm. Bei der Paresebehandlung findet Elektrostimulation der peripheren Punkte des Magenmeridians (Ma. 32, Ma. 36, Ma. 38, Ma. 41, Ma. 44) häufig Anwendung.

Ma. 32 Femur Futu Versteckter Hase

Lokalisation: 6 Cun oberhalb der Mitte des oberen Patellarandes zwischen M. rectus femoris und M. vastus lateralis. Auf der Verbindungslinie zwischen Ma. 35 Dubi und der Spina iliaca anterior superior.

Indikationen: Paresen der unteren Extremitäten, Kniegelenkerkrankungen.

Art der Nadelung: Senkrecht, 2–4 cm, oder 3–6 cm schräg in proximale Richtung, auch Elektrostimulation.

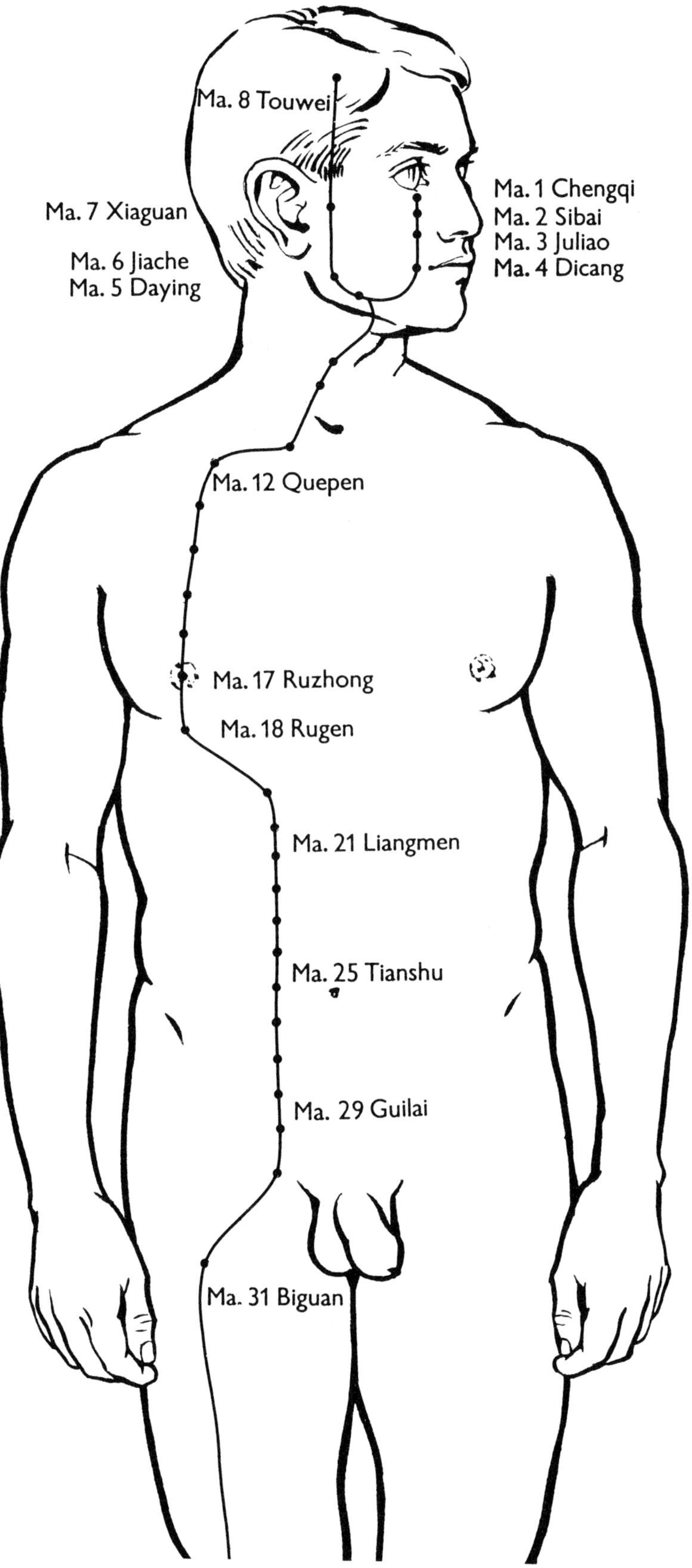
Ma. 8 Touwei
Ma. 7 Xiaguan
Ma. 6 Jiache
Ma. 5 Daying
Ma. 1 Chengqi
Ma. 2 Sibai
Ma. 3 Juliao
Ma. 4 Dicang
Ma. 12 Quepen
Ma. 17 Ruzhong
Ma. 18 Rugen
Ma. 21 Liangmen
Ma. 25 Tianshu
Ma. 29 Guilai
Ma. 31 Biguan

Ma. 34 Liangqiu Hügelrücken **Xi-Punkt**

Lokalisation: 2 Cun oberhalb des lateralen Patellaoberrandes.

Indikationen: Gonarthrose, akute gastrointestinale Erkrankungen mit akuten abdominellen Schmerzen, akute Mastitis, Lumbalsyndrom.
Xi-Punkte der einzelnen Meridiane kommen bei akuten Störungen des entsprechenden Organs zur Anwendung und werden deshalb auch Akutpunkte genannt.

Art der Nadelung: Senkrecht, 2–3 cm tief.

Ma. 35 Dubi Kalbsnase Auch: Lateraler **Xiyan**

Lokalisation: An der Vertiefung lateral der Patellaspitze bei leicht gebeugtem Knie. Der entsprechende Punkt auf der medialen Seite der Patellaspitze heißt **Ex. 32 Xiyan.** Beide zusammen werden Knieaugen oder Kalbsnüstern genannt und zusammen mit dem über der Mitte des Patellaoberrandes gelegenen **Ex. 31 Heding** als Nahpunkte zur Behandlung von Kniegelenkschmerzen verwendet.

Indikationen: Lokaler Punkt bei Gonarthrose, Schmerzen des Kniegelenks.

Art der Nadelung: Schräg nach medial, 2 cm.

Ma. 36 Zusanli Drei Meilen am Bein **He-Punkt**

Lokalisation: Eine Fingerbreite lateral des Unterrandes der Tuberositas tibiae, 3 Cun unterhalb vom Kniegelenkspalt.

Indikationen:
Ma. 36 Zusanli ist einer der effektivsten Akupunkturpunkte mit einem breiten Wirkungsspektrum: spasmolytische und analgetische Wirkung auf den Gastrointestinaltrakt, allgemeiner Tonisierungspunkt, homöostatische Wirkungen bei endokrinen und Stoffwechselerkrankungen. Zahlreiche klinische und tierexperimentelle Untersuchungen konnten die Spezifität dieses Punktes belegen.

- Wichtiger Fernpunkt für abdominelle Erkrankungen: Gastritis, Ulcus ventriculi et duodeni, Maldigestion, Erbrechen, Übelkeit, Diarrhö, Obstipation, irritables Kolon.
- Allgemeiner Tonisierungspunkt bei Depression, übermäßiger Müdigkeit, Schwäche, Abgeschlagenheit und Hypotonie.
- Homöostatisch ausgleichende Wirkung bei Diabetes mellitus und hormonellen Erkrankungen.
- Periphere Durchblutungsstörung, Parese der Beine, Neuropathie.
- Psychisch ausgleichende Wirkung bei Depressionen oder Erregungszuständen.
- Geburtsvorbereitung und Geburtserleichterung.
- Lokaler Punkt bei Gonarthrose.

Nach traditioneller Vorstellung harmonisiert und tonisiert Ma. 36 Zusanli Qi und Blut sowie die Funktionen von Magen und Milz-Pankreas.

Art der Nadelung: Senkrecht, 2–3 cm tief.

Ma. 37 Shangjuxu Oben in der großen Leere **Unterer He-Punkt des Dickdarms**

Punktenamen: „Leere" ist der Raum zwischen Tibia und Fibula.

Lokalisation: 3 Cun unterhalb von Ma. 36 Zusanli und eine Fingerbreite lateral der vorderen Tibiakante.

Indikationen: Diarrhö, Gastroenteritis, Parese der unteren Extremität. Dieser Punkt wird als zusätzlicher „unterer He-Punkt" für den Dickdarm beschrieben, deshalb die klinische Bedeutung bei Dickdarmerkrankungen.

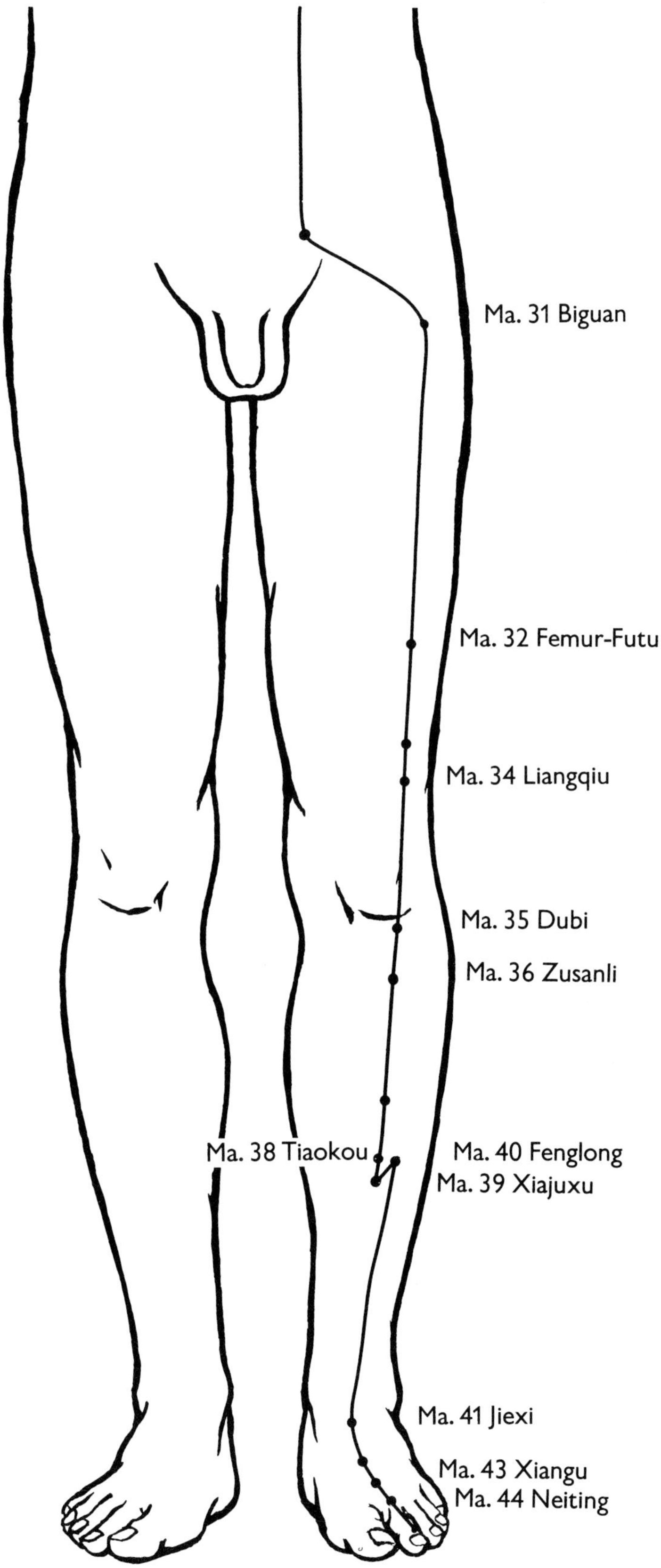
Ma. 31 Biguan
Ma. 32 Femur-Futu
Ma. 34 Liangqiu
Ma. 35 Dubi
Ma. 36 Zusanli
Ma. 38 Tiaokou
Ma. 40 Fenglong
Ma. 39 Xiajuxu
Ma. 41 Jiexi
Ma. 43 Xiangu
Ma. 44 Neiting

Nach traditioneller Vorstellung löst dieser Punkt Feuchtigkeit auf, kühlt Hitze und beseitigt Stagnation im Magen und Darm.

Art der Nadelung: Senkrecht, 2–3 cm tief.

Ma. 38 Tiaokou Lange Öffnung **Fernpunkt für die Schulter**

Lokalisation: 5 Cun unterhalb von Ma. 36 Zusanli, eine Fingerbreite lateral der vorderen Tibiakante.

Indikationen: Wichtiger Fernpunkt für Periarthritis humeroscapularis, Schulter-Arm-Syndrom, rheumatoide Arthritis, Nahpunkt für Paresen der unteren Extremität.
Dieser Punkt wird manuell stimuliert, gleichzeitig wird der Patient aufgefordert, den Arm im Schultergelenk zu bewegen, um die Wirkung zu kontrollieren, die oft innerhalb von Sekunden eintritt. Die Spezifität dieses Punktes im Vergleich zu Ma. 36 Zusanli wurde in einer eigenen klinischen Studie nachgewiesen.

Art der Nadelung: Senkrecht, 2–3 cm tief, bis zur Provokation eines kräftigen Deqi-Gefühls.

Ma. 39 Xiajuxu Unten in der großen Leere **Unterer He-Punkt des Dünndarms**

Lokalisation: 6 Cun unterhalb von Ma. 36 Zusanli, eine Fingerbreite lateral der vorderen Tibiakante.

Indikationen: Paresen der unteren Extremität, Polyneuropathie, Dünndarmerkrankungen, akute Diarrhö, Mastitis.
Dieser Punkt ist der zusätzliche untere He-Punkt des Dünndarms.

Art der Nadelung: Senkrecht, 2–3 cm tief.

Ma. 40 Fenglong Aufblühend **Luo-Punkt**

Lokalisation: Eine Fingerbreite lateral von Ma. 38 Tiaokou, zwei Fingerbreiten, also 1,5 Cun lateral der Tibiakante, 5 Cun unterhalb von Ma. 36 Zusanli.

Indikationen: Übermäßige Schleimproduktion bei chronischer Bronchitis, Asthma bronchiale, Auswurf. Thoraxschmerzen, Magen-Darm-Erkrankungen, Epilepsie, Migräne, Kopfschmerzen, Benommenheit, Konzentrationsstörung, Schwindel.
Als Luo-Punkt zieht hier eine Verbindung zum Milz-Pankreas-Meridian.
Nach traditioneller Vorstellung löst Ma. 40 Fenglong Feuchtigkeit und besonders Schleim, chinesisch Tan, auf und beruhigt das Shen, den Geist.

Art der Nadelung: Senkrecht, 3 cm tief.

Ma. 41 Jiexi Befreit den Gebirgsbach **Jing-Punkt, Tonisierungspunkt**

Lokalisation: Auf der Mitte zwischen den 2 Malleolen auf dem oberen Sprunggelenk. Der Punkt liegt zwischen den Sehnen des M. extensor digitorum longus und M. extensor hallucis longus.

Indikationen: Parese der unteren Extremität, abdominelle Erkrankungen, Obstipation, Depressionen, Kopfschmerzen, Erkrankungen des Sprunggelenks.

Art der Nadelung: Senkrecht, 5 mm tief. Moxibustion bei Schwächezuständen.

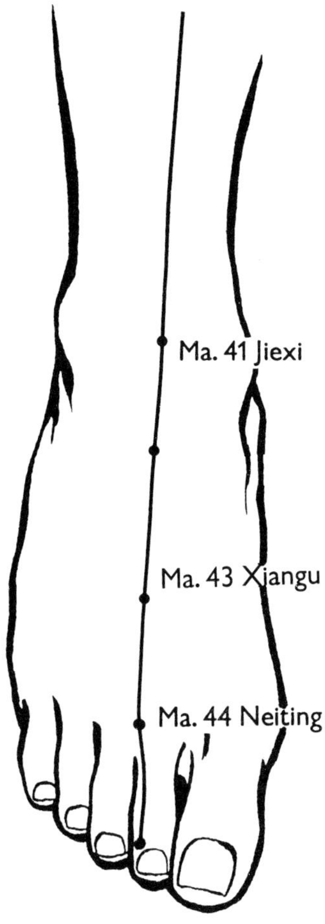
Ma. 41 Jiexi
Ma. 43 Xiangu
Ma. 44 Neiting

6.4 Milz-Pankreas-Meridian MP.

Der Milz-Pankreas-Meridian ist ein Yin-Meridian; mit dem Lungenmeridian bildet er die **Tai-Yin-Meridianachse** (Tai Yin = Großer Yin).

Verlauf: Der Milz-Pankreas-Meridian beginnt am medialen Nagelwinkel der Großzehe, zieht an der medialen Seite des Fußes zur Innenseite des Unter- und Oberschenkels, dann weiter zur Lateralseite des Abdomens. Von hier läuft eine innere Verbindung zu Milz und Pankreas, dann weiter zum Magen, Ösophagus und weiter bis zum Zungengrund. Im Thoraxbereich gibt es nach traditioneller Vorstellung auch eine innere Verbindung zum Herzen. Der oberflächliche Verlauf geht vom Abdomen zur Lateralseite des Thorax und biegt dann nach unten und lateral ab, und endet in der Axillarlinie im 6. ICR, im Punkt MP. 21 Dabao. MP. 21 Dabao wird das Große Luo genannt; von hier aus ziehen Verbindungen wie Speichen zu den Meridianen, die in dieser Region ihren Ursprung haben.

Innervation: Am Beginn seines Verlaufes liegt der Milz-Pankreas-Meridian im Innervationsgebiet des Dermatoms L 5 und L 4 am Fuß und Unterschenkel, durchzieht dann am Oberschenkel L 3, L 2, L 1 und schließlich im Bereich des Rumpfes alle Dermatome der thorakalen Spinalnerven.

Klinische Bedeutung des Meridians: Der Funktionskreis des Milz-Pankreas-Systems umfaßt die Funktionen des Pankreas, also des humoralen Anteils der Verdauungsfunktion (Yin-Anteil), weiter die Funktionen der Milz. Nach der traditionellen Vorstellung ist das Milz-Pankreas-System zusammen mit dem Magen verantwortlich für die *Aufnahme, Umwandlung und Transport* der „Nahrungsessenz", reguliert die Wasserverteilung, übt einen Einfluß auf das Bindegewebe aus und „ernährt" die Muskulatur. Der Zustand des Milz-Pankreas-Systems zeigt sich an den Lippen und an der Zunge. Punkte des Milz-Pankreas-Meridians sind bei Erkrankungen der Verdauungsorgane, bei urogenitalen Störungen sowie Erkrankungen und Hauterkrankungen indiziert.

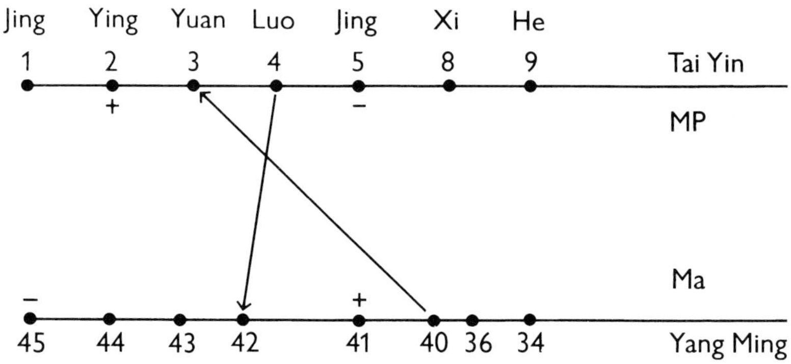

Gekoppelte Meridiane: Milz-Pankreas- und Magenmeridian

Gekoppeltes Organ: Magen
Gewebe: Bindegewebe, chinesisch **„Fleisch"**
Maximalzeit: 9–11 Uhr

Wandlungsphase: Erde
Sinnesorgan: Geschmack

Alarmpunkt, Mu: Le. 13 Zhangmen (11. Rippe)
Dorsaler Segmentpunkt, Shu: Bl. 20 Pishu (lateral von Th 11)

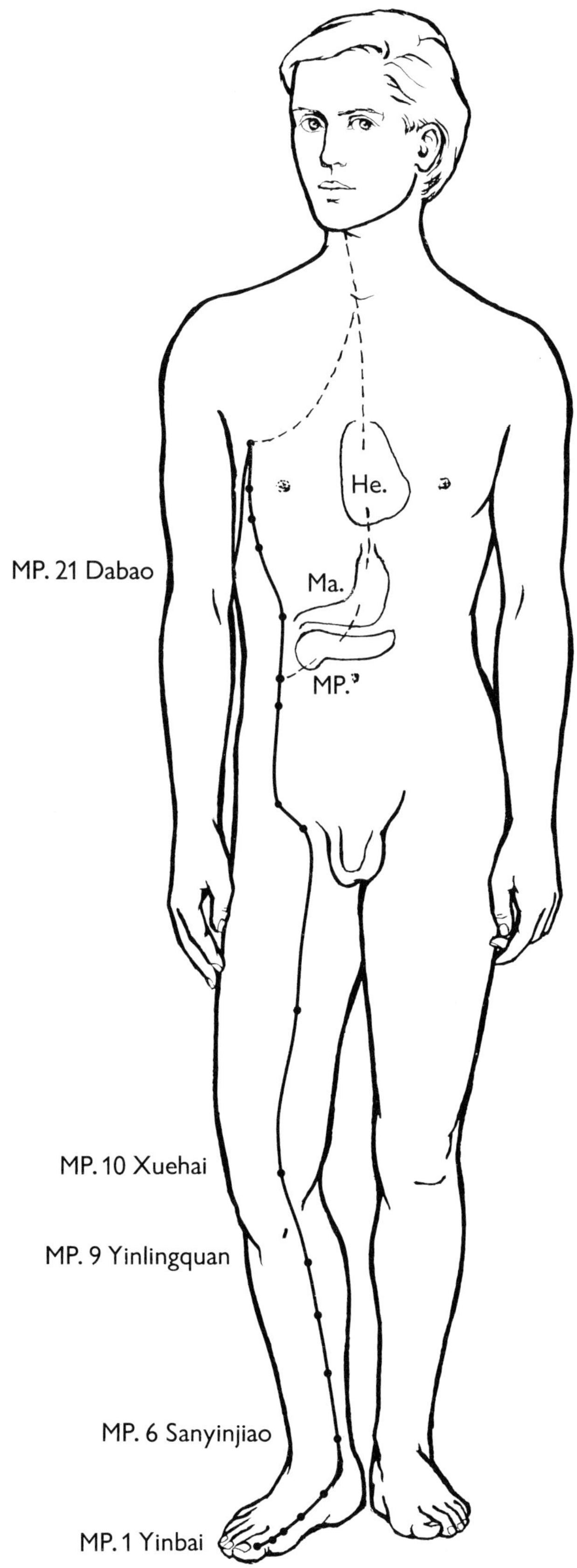
He.
MP. 21 Dabao
Ma.
MP.
MP. 10 Xuehai
MP. 9 Yinlingquan
MP. 6 Sanyinjiao
MP. 1 Yinbai

Wichtigste Punkte		Punktekategorien, Bedeutung
MP. 3	Taibai	Yuan-Punkt (von Ma. 40)
MP. 4	Gongsun	– Luo-Punkt → Ma. 42
		– Kardinalpunkt für Chong Mai
MP. 6	Sanyinjiao	Kreuzung der 3 Yin-Meridiane MP. Ni. Le.
MP. 9	Yinlingquan	He-Punkt
MP. 10	Xuehai	Immunstimulierende Wirkung (Meer des Blutes)
MP. 15	Daheng	Abdominelle Erkrankungen

Beschreibung der wichtigsten Punkte

MP. 1 Yinbai Verborgenes Weiß Jing-Punkt

Lokalisation: 2–3 mm proximal vom medialen Nagelwinkel der Großzehe.

Indikationen: In akuten Notfällen, wie Ohnmacht, Kollaps, Unruhezustände, weiterhin bei abdominellen Schmerzen und Krämpfen sowie Übelkeit.
Nach traditioneller Vorstellung reguliert dieser Punkt das Blut und so auch die Menstruation.
In der Schwangerschaft dürften Punkte des Milz-Pankreas-Meridians aber auch des Nieren- und Lebermeridians an der Innenseite des Beines *nicht* mit sedierender Technik genadelt werden, da sie Wehen bzw. Aborte auslösen können.

Art der Nadelung: Senkrecht, 1–2 mm tief.

MP. 2 Dadu Große Stadt Ying-Punkt, Tonisierungspunkt

Lokalisation: An der medialen Seite der Großzehe, distal vom 1. Metatarsophalangealgelenk, am Übergang der Haut des Fußrückens zur Fußsohle.

Indikationen: Abdominelle Schmerzen, Hitze- bzw. Völlegefühl, Hyperhidrosis, Fieber.

Art der Nadelung: Senkrecht, 2–3 mm tief.

MP. 3 Taibai Höchstes Weiß Yuan-Punkt

Lokalisation: An der medialen Seite des Fußes, proximal vom Köpfchen des ersten Metatarsalknochens am Übergang der Haut des Fußrückens zur Fußsohle.

Indikationen: Oberbauchschmerzen mit Übelkeit und Erbrechen, Maldigestion, Malabsorbtion, Diarrhö, Obstipation, Meteorismus, Gastroenteritis.
Nach traditioneller Vorstellung stärkt und harmonisiert dieser Punkt die geschwächte Funktion von Milz-Pankreas bzw. Magen und eliminiert Feuchtigkeit, Schleim und Hitze.

Art der Nadelung: Senkrecht, 0,5–1 cm tief, von medial nach lateral.

MP. 4 Gongsun Gelber Kaiser Luo-Punkt
Kardinalpunkt für Chong Mai

Punktenamen: Nach dem traditionellen Entsprechungssystem entspricht der Gelbe Kaiser der Erde und somit dem Milz-Pankreas.

Lokalisation: An der medialen Seite des Fußes, in einer Vertiefung distal der Basis des ersten Metatarsalknochens, am Übergang der Haut der Fußsohle zum Fußrücken.

Indikationen: Von diesem Punkt zieht das Luo-Gefäß zum Magenmeridian; entsprechend werden auch Magenerkrankungen, wie Gastritis, Gastroenteritis, Maldigestion, aber auch Diarrhö und Obstipation mit diesem Punkt behandelt. Als Schlüsselpunkt

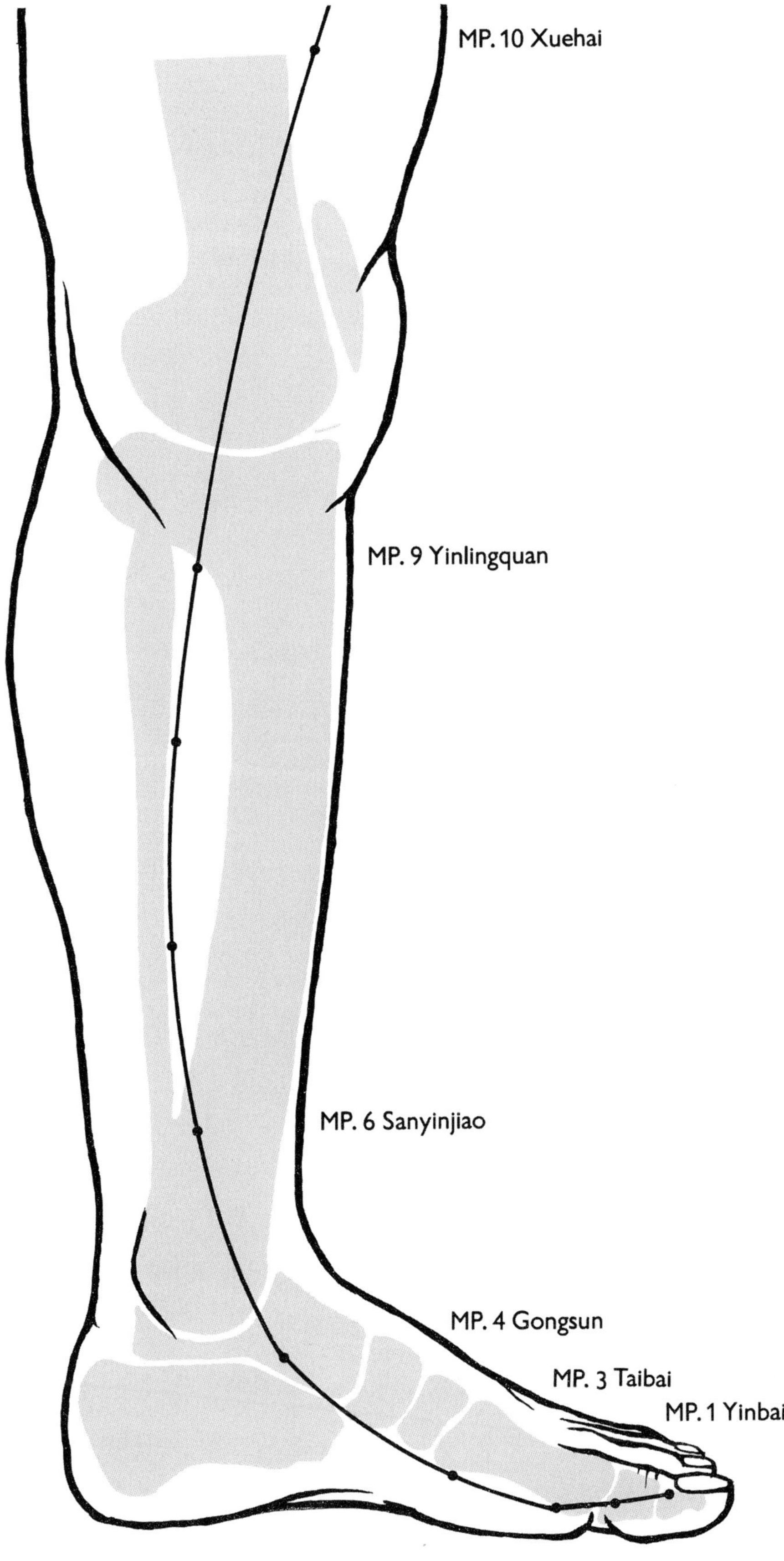
MP. 10 Xuehai
MP. 9 Yinlingquan
MP. 6 Sanyinjiao
MP. 4 Gongsun
MP. 3 Taibai
MP. 1 Yinbai

für das Chong Mai hat dieser Punkt auch eine starke Wirkung bei Urogenitalerkrankungen, z.B. bei Dysmenorrhö oder im Klimakterium.

Art der Nadelung: Senkrecht, 1–2 cm tief, von medial nach lateral.

MP. 5 Shangqiu Hügel-Shang (Shang = 2. Ton) **Jing-Punkt, Sedierungspunkt**

Punktenamen: Shang, der 2. Ton entspricht dem Metall. MP. 5 ist der 4. antike Punkt, der dem Metall entspricht.

Lokalisation: Am Schnittpunkt der Linien, die von der unteren und vorderen Seite des Malleolus medialis tangential gezogen werden.

Indikationen: Enteritis, Diarrhö, Obstipation, Blähbeschwerden.
Nach traditioneller Vorstellung löst dieser Punkt Feuchtigkeit.

Art der Nadelung: Senkrecht, 5–8 mm tief.

MP. 6 Sanyinjiao Kreuzung der drei Yin

Punktenamen: San-3, Yin-Yin-Meridiane, Jiao-Kreuzung.

Lokalisation: An der medialen Seite des Unterschenkels, 3 Cun oberhalb des medialen Malleolus, dorsal der Tibiahinterkante.

Indikationen:
- Urogenitale Erkrankungen und Störungen wie Dysmenorrhö, Amenorrhö, klimakterische Beschwerden, Dysurie, Enuresis, vermehrter Harndrang, Restharn, Prostatitis, Impotenz, Orchitis.
- Gastrointenstinale Störungen wie Diarrhöe, Maldigestion, irritables Kolon, Völlegefühl, Blähbeschwerden.
- Als wichtiger allgemeiner Tonisierungspunkt bei Depression, Schwäche, chronischer Müdigkeit, in der Rekonvaleszenz und bei Hypotonie. Moxibustion wird häufig bei allgemeinen Schwächestörungen der Organe angewendet.
- Geburtsvorbereitung und Geburtserleichterung.
- Allergische und immunologische Erkrankungen, endokrine Erkrankungen wie Diabetes mellitus. Hauterkrankungen.
- Als Kreuzungspunkt der 3 Yin-Meridiane des Beines (MP., Ni., Le.), auch von großer Bedeutung in der Therapie von Erkrankungen der Organe Niere und Leber.
- Störungen der unteren Extremitäten, wie Polyneuropathie, Lähmungen, Durchblutungsstörungen, Phlebitis, Lymphangitis, chronische Ulcera cruris.
- Zur Akupunkturanästhesie bei Eingriffen im kleinen Becken.

In der Schwangerschaft darf dieser Punkt nicht mit sedierender Technik genadelt werden!
Nach traditioneller Vorstellung stärkt MP. 6 Sanyinjiao geschwächte Funktionen von Milz-Pankreas und Magen, löst Feuchtigkeit auf und fördert das Fließen von Qi und Blut.

Art der Nadelung: Senkrecht, 1–3 cm tief.

MP. 8 Diji Kraft der Erde **Xi-Punkt**

Lokalisation: An der medialen Seite des Beines, 3 Cun unterhalb des medialen Kondylus an der hinteren Tibiakante.

Indikationen: Menorrhagie, Menstruationsstörungen, Dysurie, sonstige urogenitale Störungen. Als Xi-Punkt des Milz-Pankreas-Meridians indiziert bei akuten Erkrankungen des Meridians und Organs, also auch bei akuten Verdauungsstörungen, wie Gastroenteritis.
Nach traditioneller Vorstellung harmonisiert dieser Punkt das Blut und so auch die Menstruation.

Art der Nadelung: Senkrecht, 2–3 cm tief.

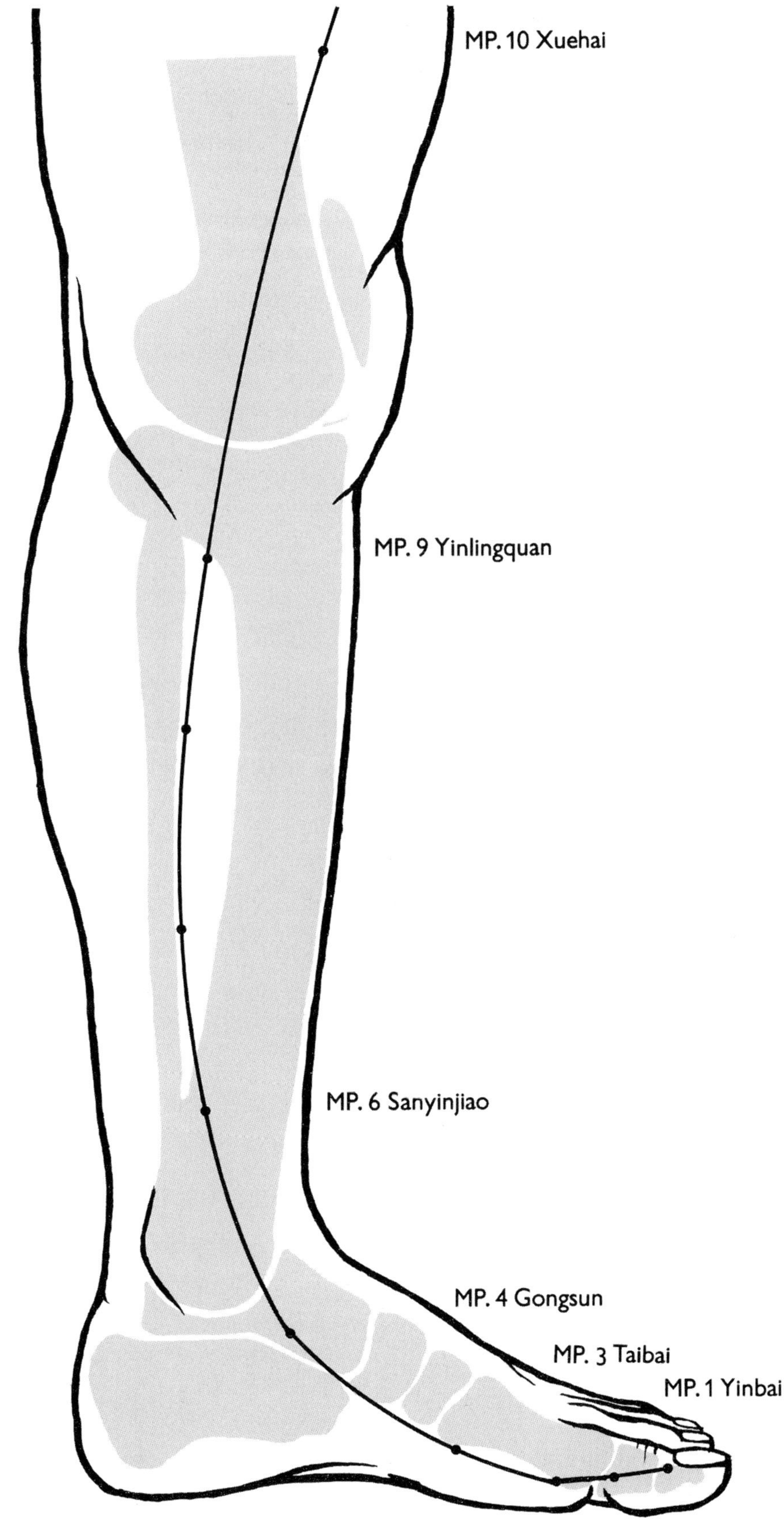
MP. 10 Xuehai
MP. 9 Yinlingquan
MP. 6 Sanyinjiao
MP. 4 Gongsun
MP. 3 Taibai
MP. 1 Yinbai

MP. 9 Yinlingquan Quelle am Yin-Hügel **He-Punkt**

Lokalisation: An der medialen Seite des Beines, in der Vertiefung am Unterrand des medialen Kondylus. Es ist die Höhe der Tuberositas tibiae.

Indikationen: Ödeme, Aszites, abdominelle Schmerzen, Dysurie, Diarrhö und Schwellungen der unteren Extremität. Lokaler Punkt für Gonarthrose und Schmerzen des Kniegelenks.
Nach traditioneller Vorstellung löst dieser Punkt Feuchtigkeit sehr wirksam auf, daneben auch Hitze.

Art der Nadelung: Senkrecht, 2–3 cm tief.

MP. 10 Xuehai Meer des Blutes

Lokalisation: Der höchste Punkt auf dem M. vastus medialis, 2 Cun proximal von der Oberkante der Patella.

Indikationen: Wichtiger antiallergischer und immunstimulierender Punkt bei Allergien, Infektionserkrankungen, Hauterkrankungen wie Ekzeme, Psoriasis und Neurodermitis, allergischer Rhinitis, urogenitale Störungen wie Dysmenorrhö, Amenorrhö, Bluterkrankungen.

Art der Nadelung: Senkrecht, 2–3 cm tief.

MP. 15 Daheng Große Horizontale

Lokalisation: 4 Cun lateral des Nabels, 2 Cun neben Ma. 25.

Indikationen: Gastrointestinale Erkrankungen, Diarrhö, Obstipation, Maldigestion, Meteorismus.

Art der Nadelung: Senkrecht, 2–3 cm tief.

MP. 21 Dabao Großes Bündel **Großes Luo**

Lokalisation: Auf der mittleren Axillarlinie, unter der Achselhöhe im 6. ICR.

Indikationen: In der traditionellen chinesischen Medizin wird dieser Punkt das „Große Luo" genannt, von dem viele Verästelungen entspringen. Anwendung bei Schmerzen im Brustkorb, Lungenerkrankungen wie Asthma bronchiale mit Dyspnoe, Verdauungsstörungen.

Art der Nadelung: Schräge Nadelführung, 1–2 cm.
Gefährlicher Punkt (Pneumothoraxgefahr).

Weitere Punkte des Meridians mit Übersetzung der Punktenamen:

MP. 7	Lougu	Tropfen ins Tal
MP. 11	Jimen	Bogentor
MP. 12	Chongmen	Tor des Impulses
MP. 13	Fushe	Haus der Fu-Organe
MP. 14	Fujie	Bauchknoten, Verstopfung
MP. 16	Fuai	Bauchweh
MP. 17	Shidou	Nahrungshöhle
MP. 18	Tianxi	Himmlischer Bach
MP. 19	Xiongxiang	Land der Brust
MP. 20	Zhourong	Verhilft zum Aufblühen

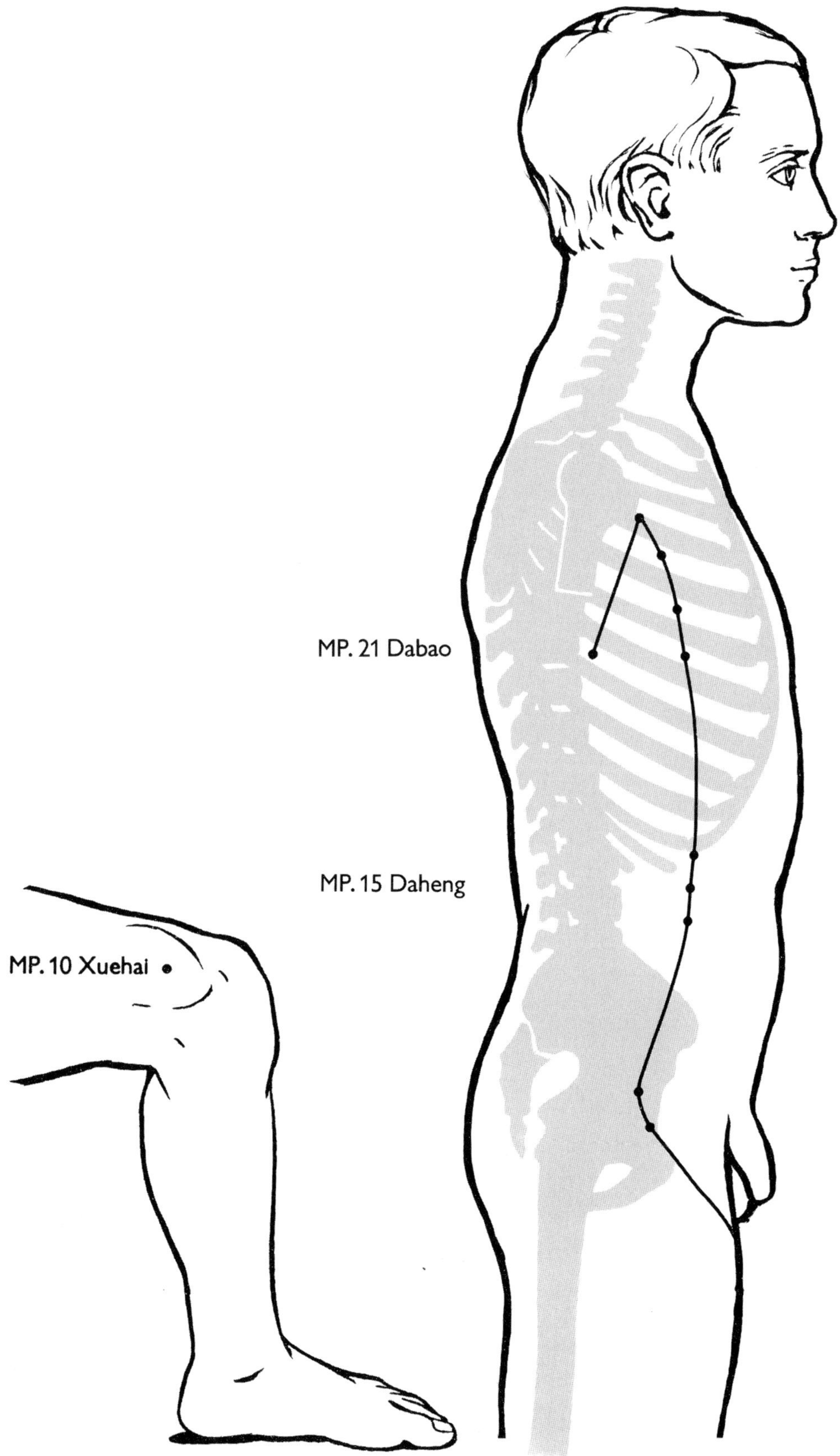
MP. 21 Dabao
MP. 15 Daheng
MP. 10 Xuehai

6.5 Herzmeridian He.

Der Herzmeridian ist ein Yin-Meridian. Mit dem Nierenmeridian (Yin) bildet er die **Shao-Yin-Meridianachse.**

Verlauf: Der innere Verlauf beginnt am Herzen und zieht durch das Diaphragma zum Dünndarm, dem gekoppelten Organ. Ein weiterer innerer Ast verbindet das Herz mit dem Auge. Vom Herz zieht der 3. innere Ast nach traditioneller Vorstellung zur Axille, hier tritt der Meridian im Punkt He. 1 Jiquan an die Oberfläche. Der periphere und oberflächliche Meridianverlauf zieht von der Axille an der inneren und ulnaren Seite des Armes zur ulnaren Handinnenseite und endet am radialen Nagelwinkel des Kleinfingers im Punkt He. 9 Shaochong.

Innervation: Der Herzmeridian verläuft im wesentlichen im Innervationsgebiet des Dermatoms von C 8. Nur der proximale Anteil (He. 1) wird von Th 1 innerviert. Im distalen Anteil verläuft der Meridian auf dem N. ulnaris.

Klinische Bedeutung des Meridians: Der Funktionskreis des Herzens schließt neben der Herzfunktion auch die Funktionen des Kreislaufsystems und deren Regulation ein. Dem Herzen werden weiterhin die Funktionen des Bewußtseins, des Denkens, der Gedankenaktivität und der Gefühle zugeordnet. Das Herz beherbergt nach traditioneller Vorstellung das *Shen*, den Geist, und ist in seiner Funktion mit dem Kaiser vergleichbar. Dies ist eine der wichtigsten Aussagen zur Bedeutung des Herzens. So haben die Punkte des Herzmeridians eine übergeordnete psychische Wirkung. Das Herz „öffnet sich zum Mund“ und bestimmt so die Farbe der Zunge.
Anwendung der Punkte des Herzmeridians bei Herz- und Kreislauferkrankungen, psychischen Störungen wie Schlafstörungen, Agitiertheit, Sprachstörungen, weiterhin bei psychiatrischen Erkrankungen wie Schizophrenie und Depression sowie bei schmerzhaften Erkrankungen im Verlauf des Meridians, z. B. Epikondylitis, Tendovaginitis. Auch die Behandlung von psychosomatischen Erkrankungen z. B. des Magen-Darm-Traktes ist ein weiteres Indikationsgebiet.

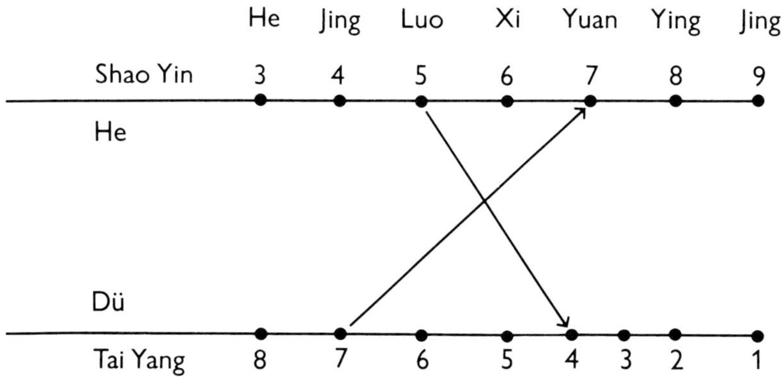

Gekoppelte Meridiane: Herz- und Dünndarmmeridian

Gekoppeltes Organ: Dünndarm
Gewebe: Blut und Blutgefäße
Maximalzeit: 11–13 Uhr

Wandlungsphase: Feuer
Sinnesorgan: Zunge

Alarmpunkt, Mu: Ren 14 Jujue
Dorsaler Segmentpunkt, Shu: Bl. 15 Xinshu (Th 5)

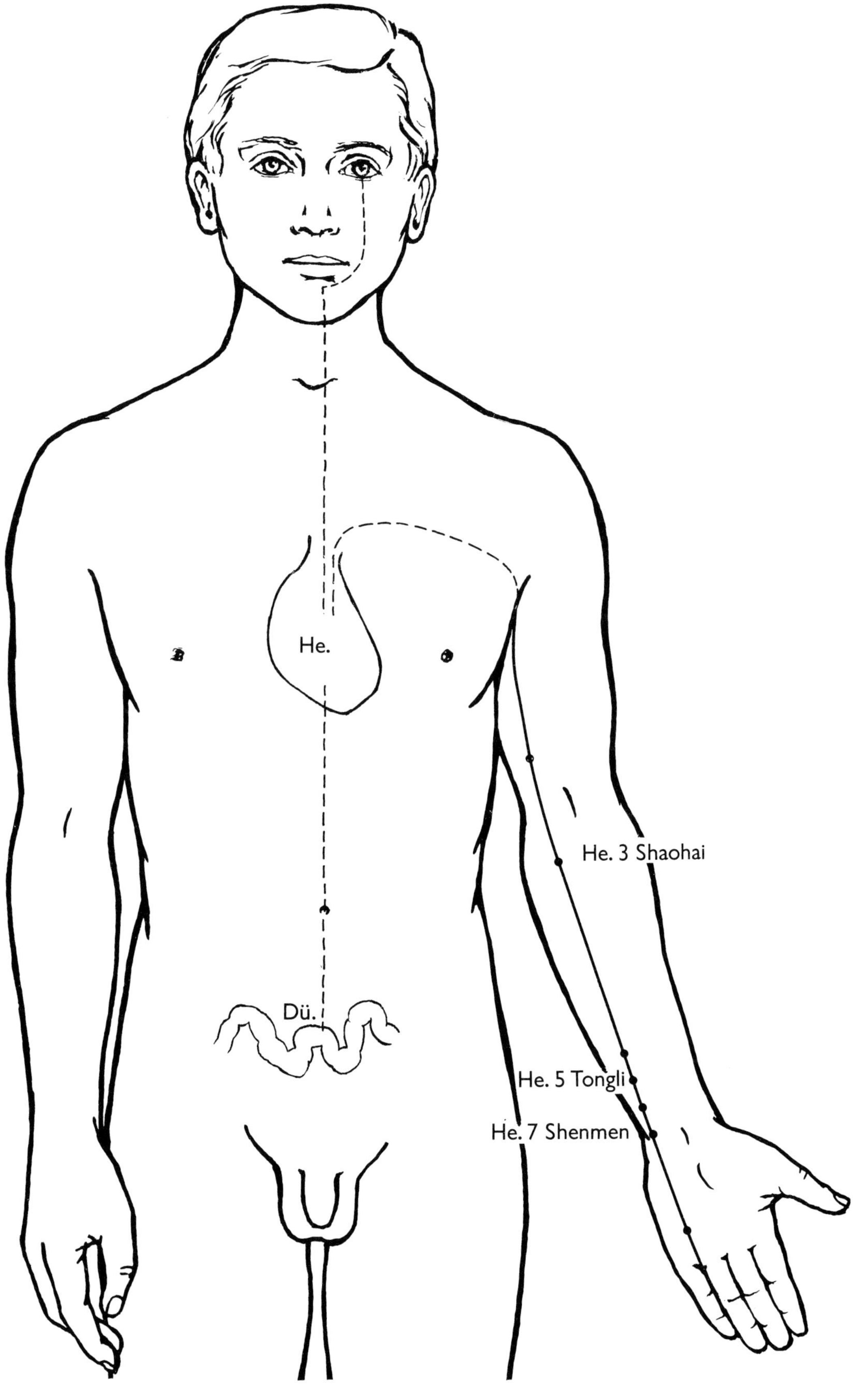
He.
Dü.
He. 3 Shaohai
He. 5 Tongli
He. 7 Shenmen

Wichtigste Punkte		Punktkategorien, Bedeutung
He. 5	Tongli	Luo-Punkt
He. 6	Yinxi	Xi-Punkt
He. 7	Shenmen	Yuan-Punkt, Sedierungspunkt

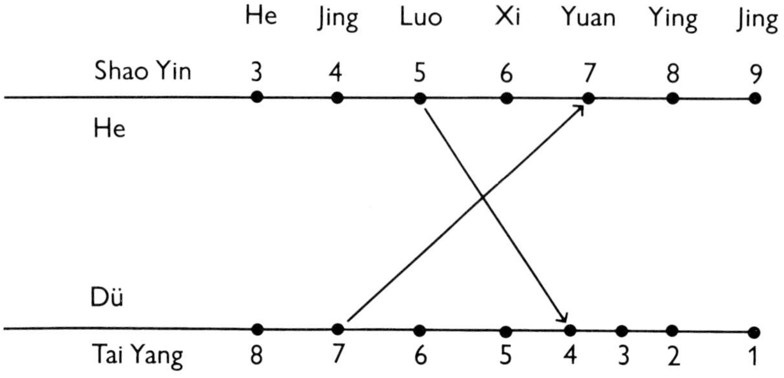

Gekoppelte Meridiane: Herz- und Dünndarmmeridiane

Beschreibung der wichtigsten Punkte

He. 1 Jiquan Höchste Quelle

Lokalisation: In der Mitte der Achselhöhle, medial der A. axillaris.

Indikationen: Schmerzen des Armes, Lähmungen der oberen Extremität, Herzschmerzen, Laktationsstörungen, übermäßiges Schwitzen.

Art der Nadelung: Senkrecht, 1–2 cm tief.

He. 3 Shaohai Meer des Herzmeridians **He-Punkt**

Punktenamen: Shao bezieht sich auf Shao-Yin, den Herzmeridian; Hai-Meer ist der He-Punkt.

Lokalisation: Auf der Ulnarseite des Ellbogens, am Ende der Beugefalte, 0,5 Cun radial vom Epicondylus ulnaris.

Indikationen: Arthritis des Ellbogengelenks, Angina pectoris, Tremor.

Art der Nadelung: Senkrecht, 1–2 cm tief.

He. 4 Lingdao Weg der Geister **Jing-Punkt**

Lokalisation: An der Innenseite des Unterarms, 1,5 Cun proximal von der Beugefalte des Handgelenks, vom Punkt He. 7 Shenmen.

Indikationen: Psychische Störungen, Angina pectoris, Neuralgie des N. ulnaris.

Art der Nadelung: Senkrecht, 0,5–1 cm tief.

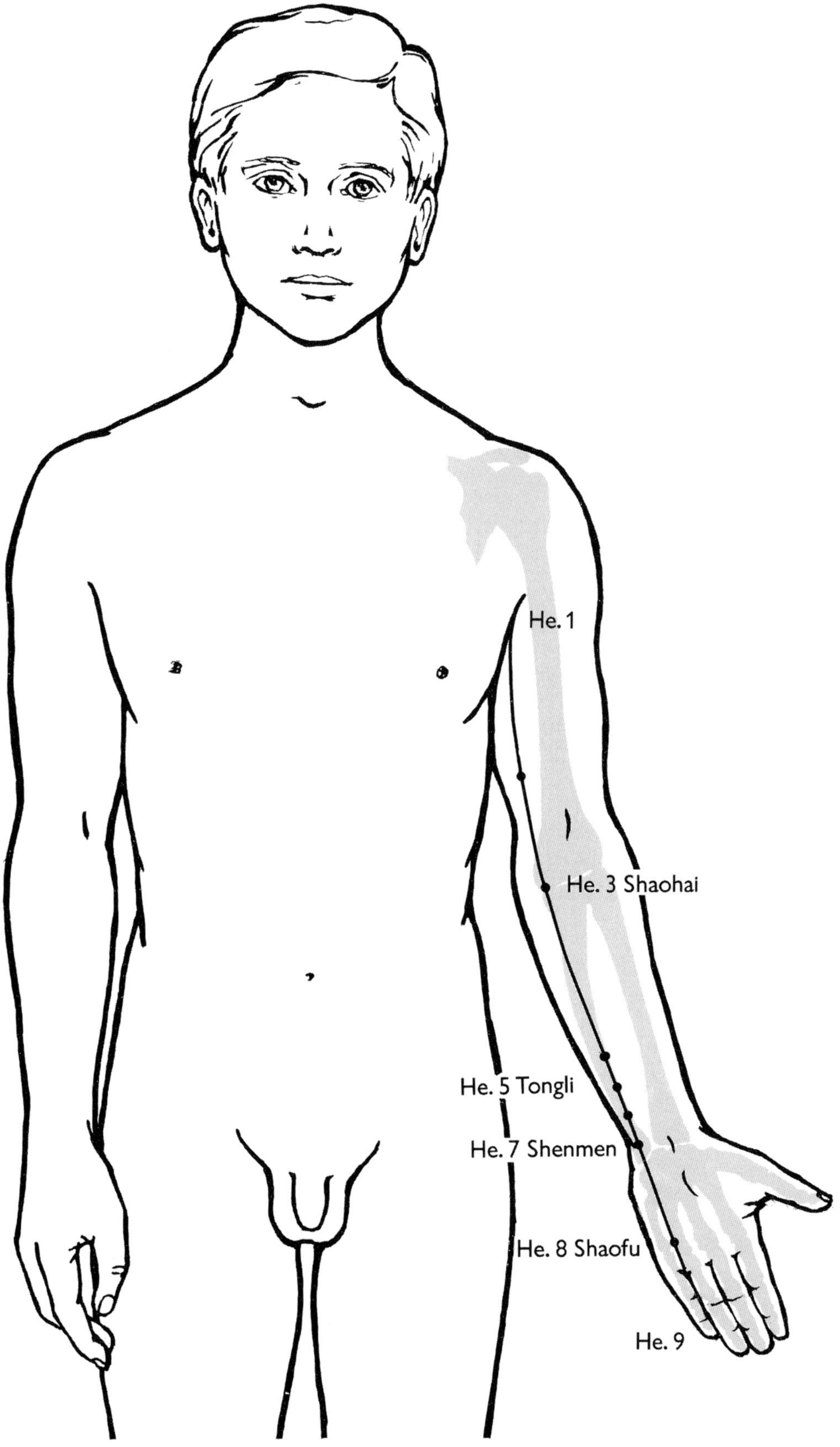
He. 1
He. 3 Shaohai
He. 5 Tongli
He. 7 Shenmen
He. 8 Shaofu
He. 9

He. 5 Tongli Verbindung nach innen **Luo-Punkt**

Lokalisation: 1 Cun proximal von He. 7 Shenmen, radial von der Sehne des M. flexor carpi ulnaris.

Indikationen: Sprachstörungen, Stottern, Aphasie, rauhe Stimme, Pharyngitis, Schmerzen des Handgelenks, psychische Störungen, Sehstörungen.

Art der Nadelung: Senkrecht, 0,5–1 cm tief.

He. 6 Yinxi Yin-Spalte **Xi-Punkt**

Lokalisation: 0,5 Cun proximal von He. 7 Shenmen.

Indikationen: Angina pectoris, Schwitzen während der Nacht, *akute* kardiale Erkrankungen.

Art der Nadelung: Senkrecht, 0,5–1 cm tief.

He. 7 Shenmen Tor des Geistes **Yuan-Punkt, Sedierungspunkt**

Lokalisation: Auf der Beugefalte des Handgelenks, radial der Sehne des M. flexor carpi ulnaris. Nadelung auch möglich von der ulnaren Seite des Handgelenks, ulnar von der Sehne des M. flexor carpi ulnaris.

Indikationen:
- Schlafstörungen, Angstzustände, psychische Störungen wie Erregungszustände, Nervosität, innere Unruhe;
- Psychosomatische Störungen,
- Entzugserscheinungen bei Suchterkrankungen,
- Geburtserleichterung, Geburtsvorbereitung, Epilepsie,
- Angina pectoris, Herzneurose, vegetative Herzbeschwerden, Tachykardie.
- Wichtiger psychisch harmonisierender Punkt in Kombination mit Du 20 Baihu und Pe.6 Neiguan.

Nach traditioneller Vorstellung beruhigt dieser Punkt das Shen, den Geist, und harmonisiert das Herz.

Art der Nadelung: Senkrecht, 5 mm tief. Auch Nadelung von ulnar möglich, 1 cm tief.

He. 8 Shaofu Verwaltungssitz des Herzmeridians **Ying-punkt**

Lokalisation: Auf der Handfläche zwischen dem 4. und 5. Metakarpalknochen. Bei geballter Faust liegt der Punkt zwischen den Fingerspitzen des Ring- und Kleinfingers.

Indikationen: Schmerzen der Hand, Raynaud-Syndrom, Enuresis, Dysurie, Pruritus, übermäßiges Schwitzen der Hand.

Art der Nadelung: Senkrecht, 0,5–1 cm tief; schmerzhafter Punkt.

He. 9 Shaochong Impuls des Herzmeridians **Jing-Punkt, Tonisierungspunkt**

Lokalisation: Am radialen Nagelwinkel des Kleinfingers.

Indikation: Als Jing-Punkt bei akuten Notfällen von Herz und Kreislauf, auch bei Apoplex und Koma. Akute psychische Störungen, Fieber, akute Thoraxschmerzen.

Art der Nadelung: Senkrecht, 1–2 mm tief.

Weiterer Punkt des Herzmeridians mit Übersetzung des Punktenamens:
He. 2 Qingling Klarer Geist

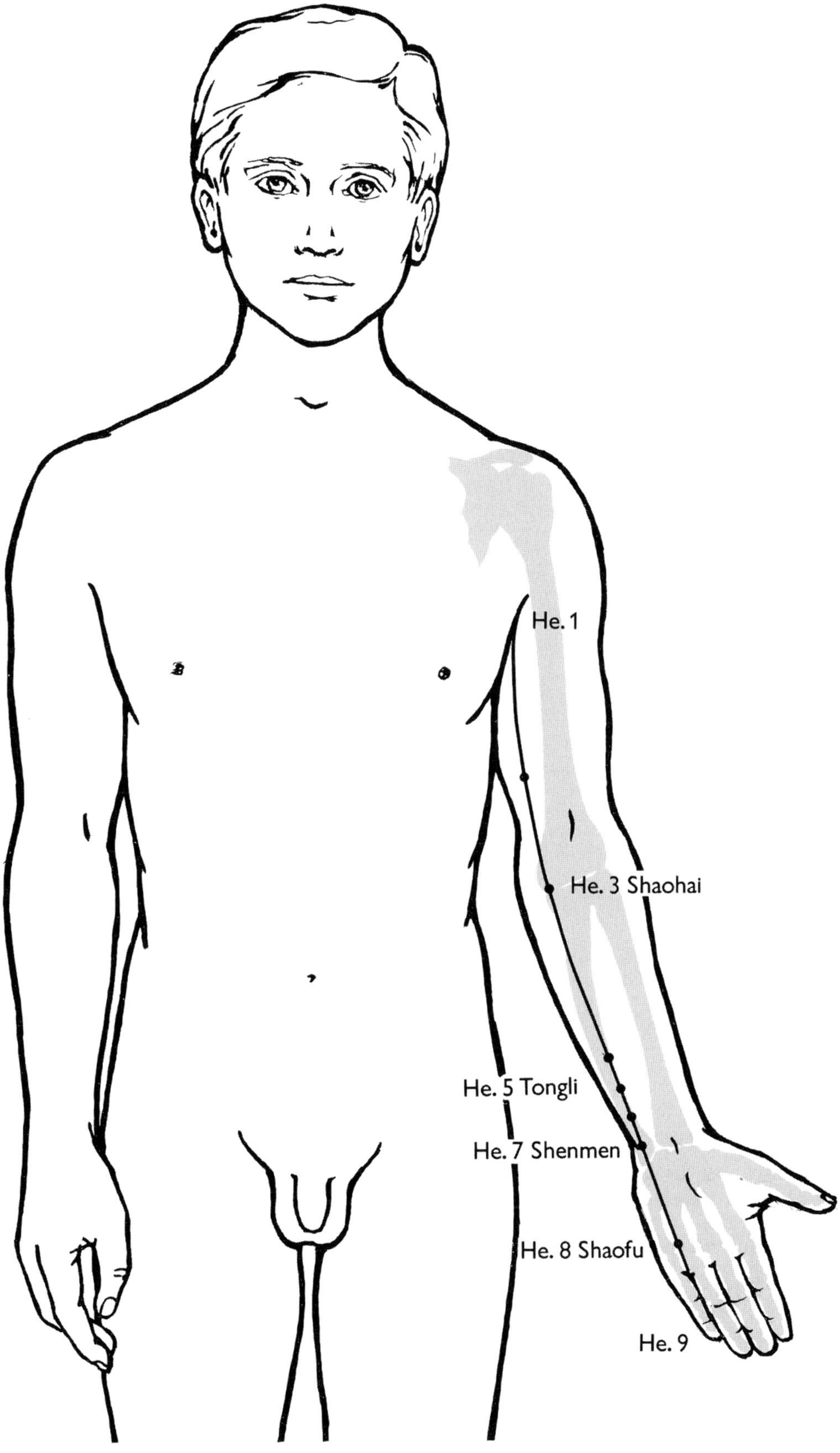
He. 1
He. 3 Shaohai
He. 5 Tongli
He. 7 Shenmen
He. 8 Shaofu
He. 9

6.6 Dünndarmmeridian Dü.

Der Dünndarmmeridian ist ein Yang-Meridian. Mit dem Blasenmeridian bildet er die **Tai-Yang-Meridianachse.**

Verlauf: Der Dünndarmmeridian beginnt am ulnaren Nagelwinkel des Kleinfingers, zieht an der ulnaren Dorsalseite des Armes zur Dorsalseite der Schulter entlang und geht eine Verbindung mit dem unter dem Prominenz gelegenen Punkt Du 14 Dazhui ein. Der innere Ast entspringt von der Dorsalseite der Schulter und zieht zum Herzen, Magen und Dünndarm. Auf der Schulter verläuft der Meridian in einer Zickzacklinie, dann an der Laterodorsalseite des Halses zur Wange und zum Ohr. Von der Wange zieht ein Verbindungsast entlang der Nase zum Blasenmeridian, und zwar zum Punkt Bl. 1 Jingming.

Innervation: Der Dünndarmmeridian zieht in seinem distalen Verlauf (Dü. 1–Dü. 9) im Innervationsgebiet von C 8, dann auf der Schulter und am Hals im Gebiet von C 7, C 6, C 5, C 4, C 3 und schließlich auf der Wange im Gebiet des 2. Trigeminusastes.

Klinische Bedeutung des Meridians: Behandlung von schmerzhaften Erkrankungen im Verlauf des Meridians, z. B. Epikondylitis, Schulter-Arm-Syndrom, Tortikollis, HWS-Syndrom, Zahnschmerzen, Trigeminusneuralgie und Ohrenerkrankungen.

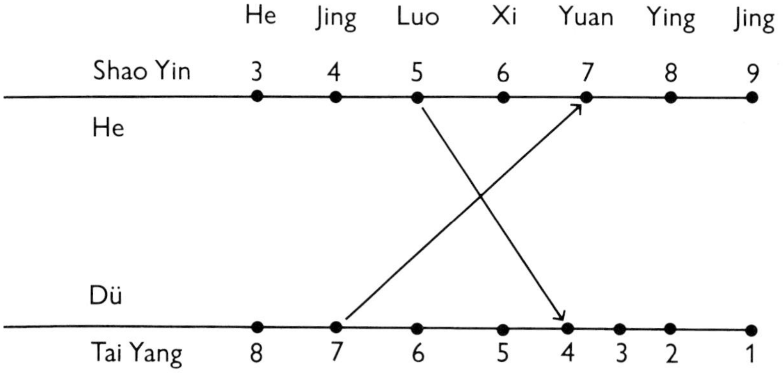

Gekoppelte Meridiane: Herz- und Dünndarmmeridian

Gekoppeltes Organ: Herz
Gewebe: Blut und Blutgefäße
Maximalzeit: 13–15 Uhr

Wandlungsphase: Feuer
Sinnesorgan: Zunge

Alarmpunkt, Mu: Ren 4 Guanyuan
Dorsaler Segmentpunkt, Shu: Bl. 27 Xiaochangshu

Wichtigste Punkte		Punktekategorien, Bedeutung
Dü. 3	**Houxi**	**Tonisierungspunkt, Schlüsselpunkt Du Mai**
Dü. 6	**Yanglao**	**Xi-Punkt**
Dü. 17	**Tianrong**	**Halserkrankungen**
Dü. 18	**Quanliao**	**Trigeminusneuralgie, Zahnschmerzen**
Dü. 19	**Tinggong**	**Ohrenerkrankungen wie Tinnitus, Schwerhörigkeit oder Morbus Ménière**

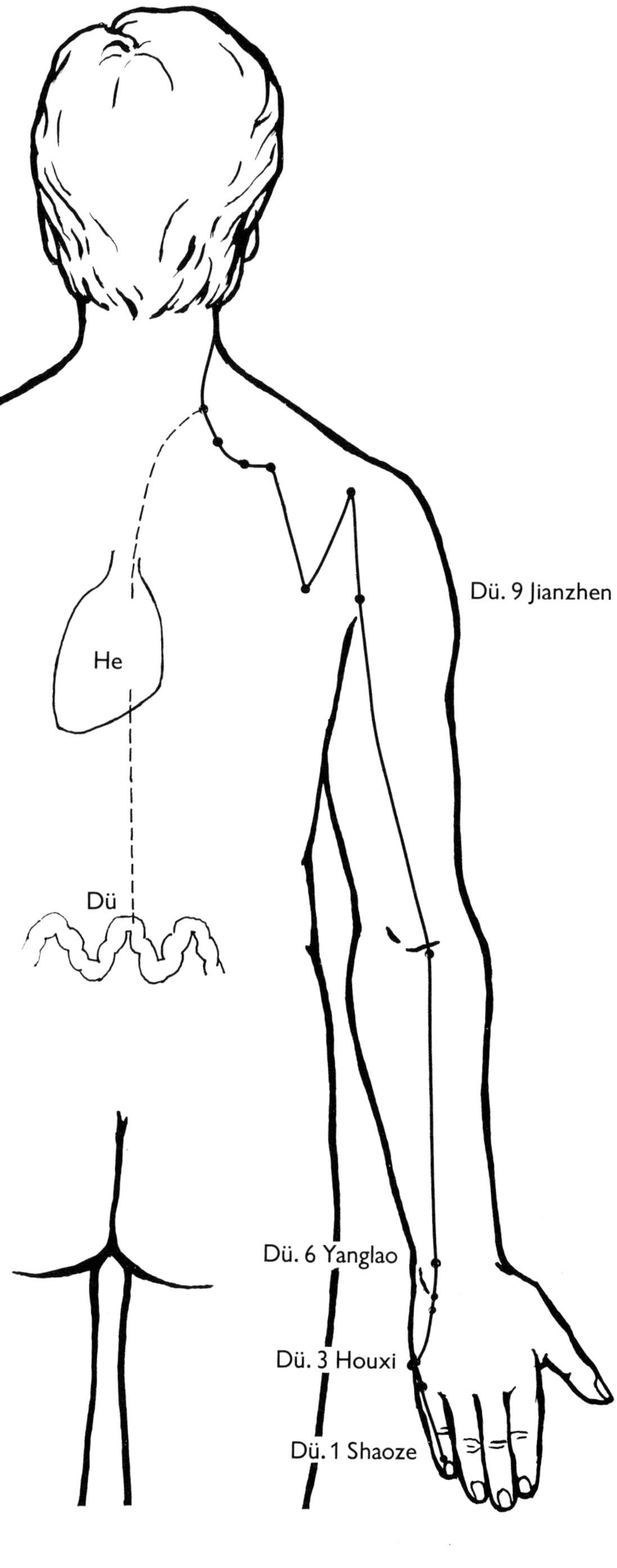
He
Dü
Dü. 9 Jianzhen
Dü. 6 Yanglao
Dü. 3 Houxi
Dü. 1 Shaoze

Beschreibung der wichtigsten Punkte

Dü. 1 Shaoze Junge Wasseransammlung **Jing-Punkt**

Punktenamen: Shao bedeutet jung oder unentwickelt, Ze – Wasseransammlung.

Lokalisation: Am ulnaren Nagelwinkel des Kleinfingers.

Indikationen: Akute Notfälle, Fieber, Laktationsstörungen, Kopfschmerzen.

Art der Nadelung: Senkrecht, 1–2 mm tief.

Dü. 3 Houxi Hinterer Gebirgsbach **Tonisierungspunkt Kardinalpunkt Du Mai Shu-Punkt**

Lokalisation: Am ulnaren Rand der Hand bei Faustschluß am ulnaren Ende der Handquerfalte. Der Punkt liegt proximal vom Köpfchen des Os metacarpale.

Indikationen: Schmerzen, Verspannung und Bewegungseinschränkung des Nackens und der Schulterregion, z. B. Tortikollis, HWS-Syndrom, Spondylosis; in Fällen von schmerzhaften Bewegungseinschränkungen des Nackens führt die kräftige manuelle Stimulation dieses Punktes zu einer deutlichen Besserung.
Tinnitus, Schwerhörigkeit, Kopfschmerzen, Fieber; Lähmungen und periphere Neuropathien der Hand.

Nach traditioneller Vorstellung eliminiert dieser Punkt pathogene Faktoren, kühlt innere und äußere Hitze, öffnet als Schlüsselpunkt den Du Mai und klärt den Geist.

Art der Nadelung: Senkrecht, 1–2 cm tief, kräftige Stimulation; der Punkt kann sehr schmerzhaft sein.

Dü. 6 Yanglao Das Alter pflegen **Xi-Punkt**

Lokalisation: In der Vertiefung, radial vom Processus styloideus der Ulna. Bei Supination oder Pronation fühlt man radial vom Processus styloideus eine Spalte, in der der Punkt lokalisiert wird.

Indikationen: Als Xi-Punkt Anwendung bei akuten schmerzhaften Erkrankungen entlang des Meridianverlaufs, z. B. bei schmerzhafter Bewegungseinschränkung des Nackens und der Schulter (kräftig manuell stimulieren). Gemeinsame Anwendung mit Dü.3 Houxi bei diesen Indikationen.
In Fällen von Status asthmaticus, bei denen der Punkt Ren 22 Tiantu zu keiner Erleichterung führt, sollte man diesen Punkt gemeinsam mit Ren 17 Shanzhong manuell stimulieren.

Art der Nadelung: Schräge Nadelführung, 1–2 cm, in Richtung Pe. 6.

Dü. 7 Zhizheng Abzweigung vom Hauptmeridian **Luo-Punkt**

Lokalisation: An der ulnaren Seite des Unterarms, 5 Cun proximal vom Handgelenk, auf dem Verlauf des Dünndarmmeridians.

Indikationen: Bewegungseinschränkung des Nackens, Schmerzen des Unterarms.

Art der Nadelung: Senkrecht, 1–2 cm tief.

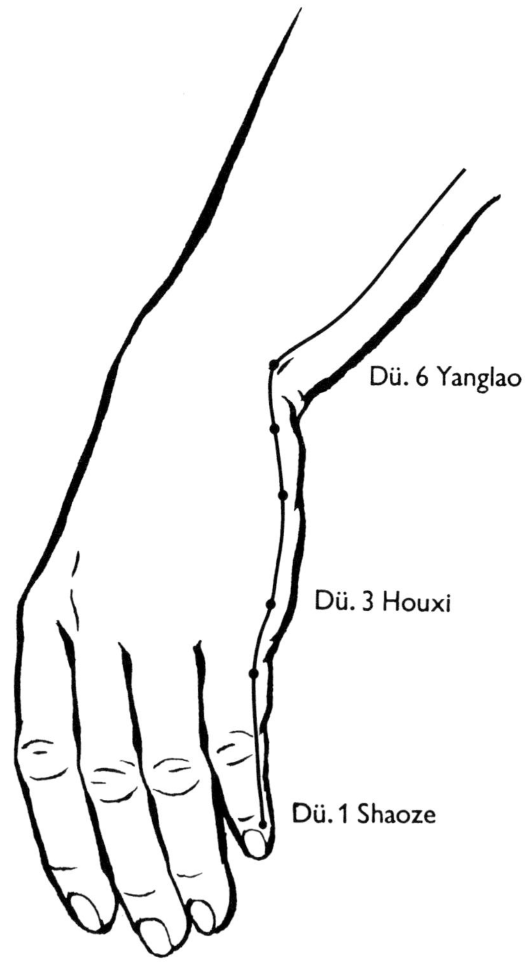
Dü. 6 Yanglao
Dü. 3 Houxi
Dü. 1 Shaoze

Dü. 8 **Xiaohai** Dünndarm Meer **He-Punkt**

Punktenamen: Xiao bezieht sich auf Xiaochang, den Dünndarm, Hai-Meer.

Lokalisation: Bei gebeugtem Ellbogengelenk zwischen dem Olekranon und dem medialen Epikondylus des Humerus.

Indikationen: Schmerzen des Ellbogens, der Schulter und des oberen Rückens.

Art der Nadelung: Senkrecht, 0,5–1 cm tief.

Dü. 9 **Jianzhen** Schulter

Lokalisation: Bei Adduktion des Armes, 1 Cun oberhalb der dorsalen Falte der Axilla.

Indikationen: Erkrankungen im Bereich der Schulter wie Periarthritis humeroscapularis oder Schulter-Arm Syndrom, Lähmungen des Armes.

Art der Nadelung: Senkrecht, 2–3 cm tief.

Dü. 10 **Naoshu** Oberarmmuskel Transportpunkt (Shu)

Lokalisation: Bei adduziertem Arm liegt der Punkt unter der Spina scapulae, senkrecht oberhalb des Punktes Dü. 9 Jianzhen.
Die Punkte Dü. 10–13 liegen auf dem Schulterblatt und werden als Nahpunkte bei Erkrankungen und Störungen im Bereich der Schulter gebraucht.

Indikationen: Schulter-Arm-Syndrom, Periarthritis humeroscapularis.

Art der Nadelung: Senkrecht, 1–2 cm tief.

Dü. 11 **Tianzong** Besuch beim Dünndarm im Himmel

Punktenamen: Zong bedeutet Besuch im Sommer. Der Sommer entspricht dem Dünndarm. Tian-Himmel, im Körper oben.

Lokalisation: Auf der Verbindungslinie zwischen Spina scapulae und der unteren Scapulaspitze, an der Grenze zwischen dem oberen und mittleren Drittel dieser Strecke, in der Fossa infrascapularis.

Indikationen: Schmerzen des Schultergürtels.

Art der Nadelung: Senkrecht, 1–2 cm tief.

Dü. 14 **Jianwaishu** Am Rande des Schulterblatts Transportpunkt (Shu)

Lokalisation: 3 Cun lateral vom Unterrand des Processus spinosus des 1. thorakalen Wirbels, lateral von Du 13 Taodao.

Indikationen: Schmerzen der Schulter, HWS-Syndrom.

Art der Nadelung: Schräg, 1–2 cm tief. Gefährlicher Punkt!

Dü. 15 **Jianzhongshu** Transportpunkt in der Mitte der Schulter

Lokalisation: 2 Cun lateral vom Unterrand des Processus spinosus des 7. zervikalen Wirbels, der Vertebra prominens, lateral vom Du 14 Dazhui.

Indikationen: Schmerzen der Schulter, Bewegungseinschränkung im Nacken, HWS-Syndrom, Bronchitis, Asthma bronchiale.

Art der Nadelung: Schräg, 1–2 cm tief. Gefährlicher Punkt!

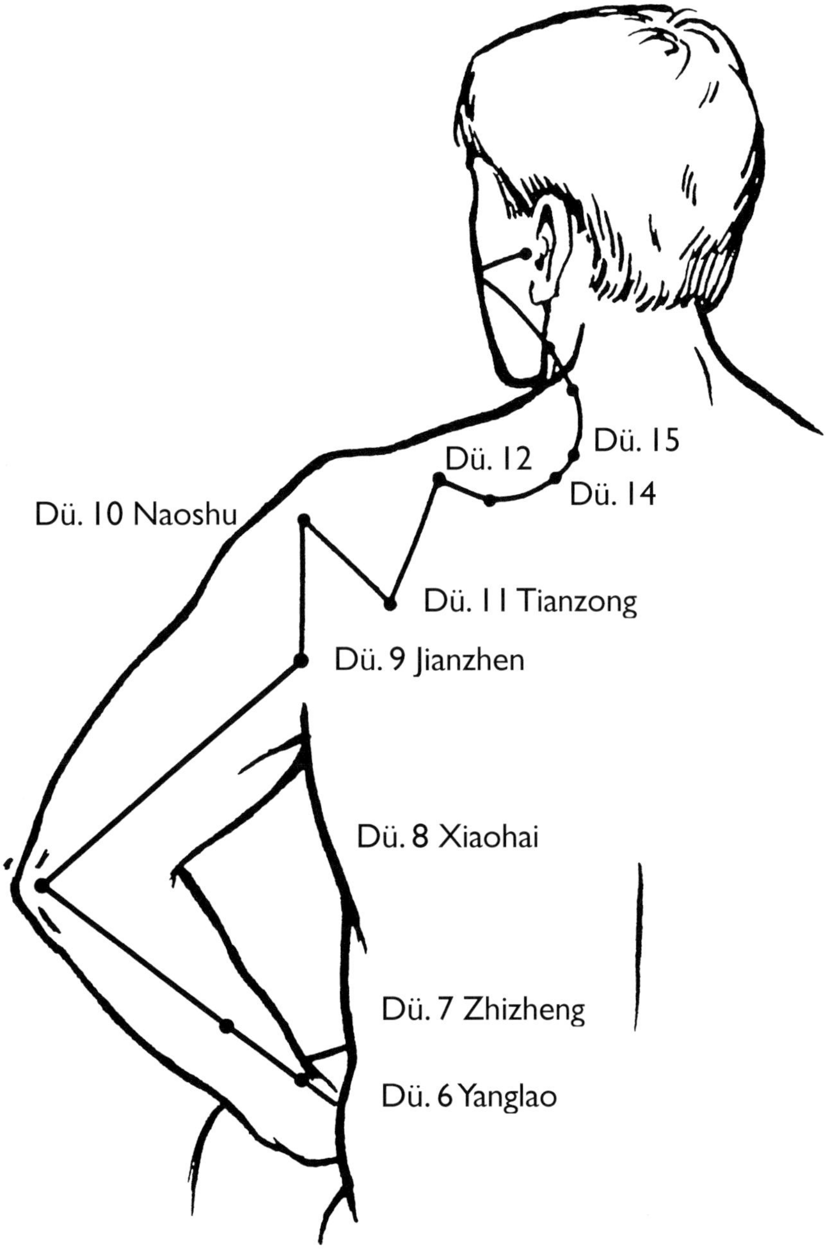
Dü. 15
Dü. 12
Dü. 14
Dü. 10 Naoshu
Dü. 11 Tianzong
Dü. 9 Jianzhen
Dü. 8 Xiaohai
Dü. 7 Zhizheng
Dü. 6 Yanglao

Dü. 17 Tianrong Gesicht im Himmel

Lokalisation: Dorsal von dem Kieferwinkel, vor dem M. sternocleidomastoideus.

Indikationen: Tonsillitis, Pharyngitis, Heiserkeit, Dysarthrie des Kiefergelenks.

Art der Nadelung: Senkrecht, 1 cm tief. Gefährlicher Punkt!

Dü. 18 Quanliao Jochbeinknochenspalt

Lokalisation: Kaudal vom Arcus zygomaticus, unter dem lateralen Augenwinkel.

Indikationen: Trigeminusneuralgie, Sinusitis, Fazialisparese, Zahnschmerzen der Oberkieferzähne. Zur Akupunkturanästhesie bei Zahnextraktionen.

Art der Nadelung: Senkrecht, 0,5–1 cm tief.

Dü. 19 Tinggong Haus des Hörens

Lokalisation: Bei leicht geöffnetem Mund in der Vertiefung vor dem Tragus.

Indikationen: Ohrerkrankungen, z. B. Schwerhörigkeit, Tinnitus, Morbus Ménière, Ohrinfektionen, Trigeminusneuralgie.
Dieser Punkt wird gemeinsam mit SJ. 21 Ermen und Gb. 2 Tinghui gestochen. Dabei besteht die Möglichkeit, von SJ. 21 aus subkutan, und zwar parallel zur Hautoberfläche, senkrecht nach unten zu nadeln und alle 3 Punkte zu erfassen.

Art der Nadelung: Senkrecht, 5 mm tief.

Weitere Punkte des Meridians, mit Übersetzung der Punktenamen:

Dü. 2	Qiangu	Vorderes Tal	Ying-Punkt
Dü. 4	Hand-Wangu	Handgelenkknochen	Yuan-Punkt (von He. 5)
Dü. 5	Yanggu	Tal des Yang	Jing-Punkt
Dü. 12	Bingfeng	Den Wind festhalten	
Dü. 13	Quyuan	Gebogene niedrige Mauer	
Dü. 16	Tianchuang	Himmelsfenster	

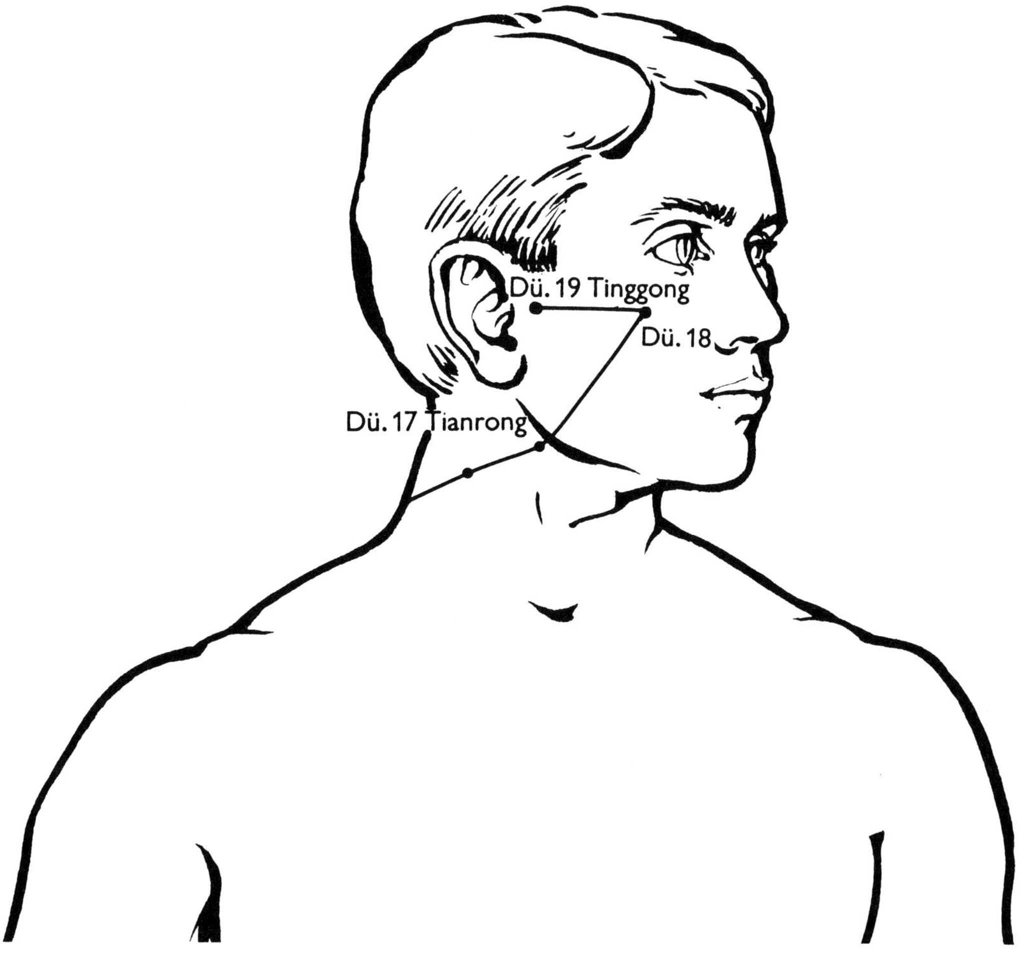
Dü. 19 Tinggong
Dü. 18
Dü. 17 Tianrong

6.7 Blasenmeridian Bl.

Der Blasenmeridian ist ein Yang-Meridian, mit dem Dünndarmmeridian bildet er die **Tai-Yang-Meridianachse.**

Verlauf: Der Blasenmeridian beginnt am medialen Augenwinkel und läuft lateral der Mittellinie (Du Mai) über dem Kopf zum Nacken. Auf dem Schädeldach geht er eine Verbindung zum Punkt Du 20 Baihui (100 Verbindungen) ein. Im Nacken verzweigt sich der Meridian in 2 Äste; der wichtigere mediale Ast zieht 1,5 Cun lateral der Mittellinie bis zur Höhe der 4. Sakralöffnung, von hier wieder nach oben zur ersten Sakralöffnung und dann kaudal über die Dorsalseite des Oberschenkels zur Kniekehle, wo er sich mit dem zweiten, lateral gelegenen Ast verbindet. Im Lumbalbereich zweigt der innere Ast ab und zieht zuerst zur Niere und dann zur Blase. Von der Kniekehle verläuft der Meridian an der Dorsalseite des Unterschenkels hinter dem Malleolus lateralis zur Außenseite des Fußes und endet am lateralen Nagelwinkel der Kleinzehe. Der Blasenmeridian ist mit 67 Punkten der längste Meridian.

Innervation: Der Meridian findet seinen Anfang im Versorgungsgebiet des ersten Trigeminusastes. Im Hinterkopf- und Nackenbereich durchzieht er das Innervationsgebiet des Dermatoms C 2, C 3 und C 4. Im Bereich des Rückens verlaufen die beiden Blasenmeridianäste in den Dermatomen der jeweiligen Segmente der zervikalen, thorakalen und lumbalen Nn. spinales. Am Bein zieht der Meridian entlang der Grenze der Segmente S 1 und S 2, um am Fuß im Dermatom S 1 zu enden.

Klinische Bedeutung des Meridians: Bei Erkrankungen im Bereich des Meridianverlaufs: Die Punkte im Gesicht bei Augenerkrankungen und bei Kopfschmerzen. Die Punkte im Nacken wählt man bei okzipitalen Kopfschmerzen und HWS-Syndrom. Auf dem medialen Blasenmeridianast liegen in segmentaler Anordnung die dorsalen Segmentpunkte, auch Shu-, Zustimmungs- oder Transportpunkte genannt. Diese paravertebral gelegenen Punkte haben eine direkte Wirkung auf segmental zugeordnete Organe. Bei akuten und chronischen Erkrankungen der entsprechenden Organe werden die zugehörigen Segmentpunkte druckempfindlich oder druckdolent. Die Shu-Punkte haben also sowohl diagnostisch als auch therapeutisch bei Erkrankungen der Organe eine große Bedeutung.
Wichtig sind die Segmentpunkte auch als Nahpunkte bei BWS- und LWS-Syndromen und Ischialgien. Die Punkte im Lumbal- und Sakralbereich dienen auch der Behandlung von Nieren- und Urogenitalerkrankungen.

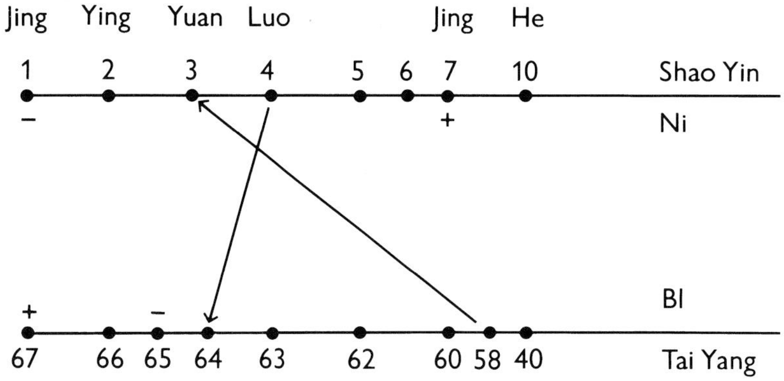

Gekoppelte Meridiane: Nieren- und Blasenmeridian

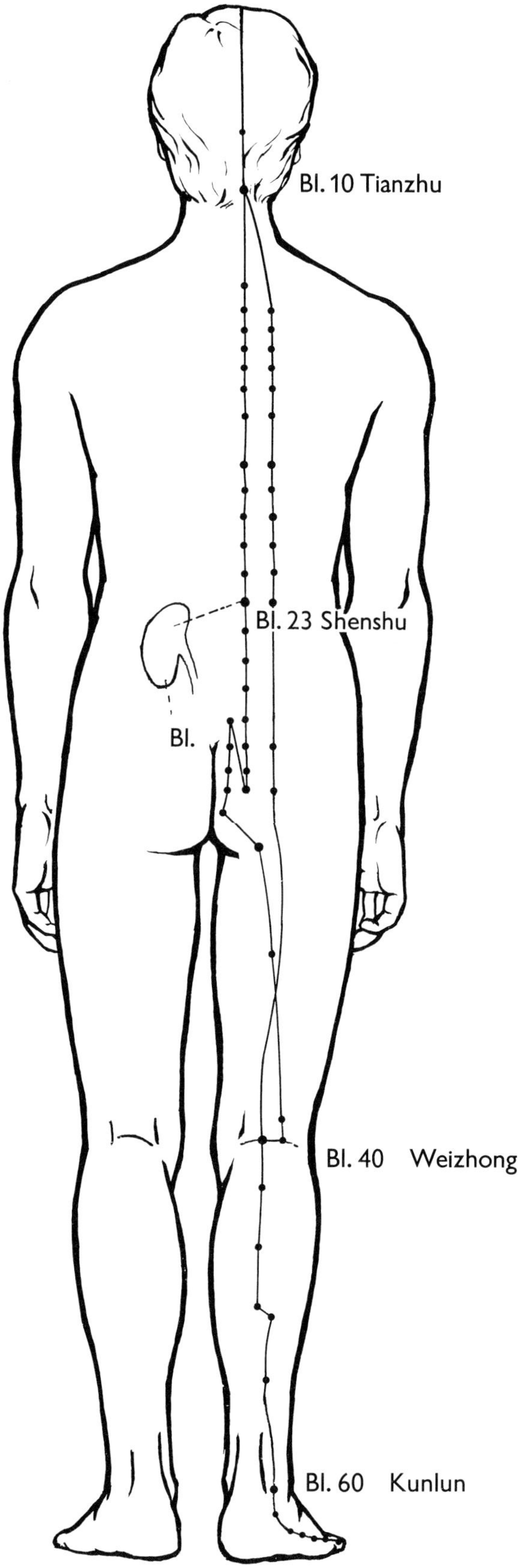
Bl. 10 Tianzhu
Bl. 23 Shenshu
Bl.
Bl. 40 Weizhong
Bl. 60 Kunlun

Die peripher gelegenen Punkte (Bl. 40, Bl. 58, Bl. 60) sind als Fernpunkte bei HWS-, LWS-Syndrom, Ischialgie und Urogenitalerkrankungen indiziert.

Gekoppeltes Organ: Niere
Gewebe: Knochen und Gelenke
Maximalzeit: 15–17 Uhr

Wandlungsphase: Wasser
Sinnesorgan: Ohr

Alarmpunkt, Mu: Ren 3 Zhongji
Dorsaler Segmentpunkt, Shu: Bl. 28 Pangguangshu

Wichtigste Punkte		Punktekategorien, Bedeutung
Bl. 2	**Zanzhu**	**Augenerkrankungen, Kopfschmerzen**
Bl. 10	**Tianzhu**	**HWS-Syndrom**
Bl. 11	**Dashu**	**Meisterpunkt Knochen** (lateral von Th 1)
Bl. 13	**Feishu**	**Shu-Punkt der Lunge** (lateral von Th 3)
Bl. 14	**Jueyinshu**	**Shu-Punkt des Perikard** (lateral von Th 4)
Bl. 15	**Xinshu**	**Shu-Punkt des Herzens** (lateral von Th 5)
Bl. 17	**Geshu**	**Shu-Punkt des Diaphragma** (lateral von Th 7) **Meisterpunkt für Blut**
Bl. 18	**Ganshu**	**Shu-Punkt der Leber** (lateral von Th 9)
Bl. 19	**Danshu**	**Shu-Punkt der Gallenblase** (lateral von Th 10)
Bl. 20	**Pishu**	**Shu-Punkt des Milz-Pankreas** (lateral von Th 11)
Bl. 21	**Weishu**	**Shu-Punkt des Magens** (lateral von Th 12)
Bl. 22	**Sanjiaoshu**	**Shu-Punkt des Sanjiao** (lateral von L 1)
Bl. 23	**Shenshu**	**Shu-Punkt der Niere** (lateral von L 2)
Bl. 25	**Dachangshu**	**Shu-Punkt des Dickdarms** (lateral von L 4)
Bl. 27	**Xiaochangshu**	**Shu-Punkt des Dünndarms** (lateral von S 1)
Bl. 28	**Pangguangshu**	**Shu-Punkt der Blase** (lateral von S 2)
Bl. 40	**Weizhong**	**He-Punkt**
Bl. 58	**Feiyang**	**Luo-Punkt**
Bl. 60	**Kunlun**	**Jing-Punkt**
Bl. 62	**Shenmai**	**Psychisch wirksamer Punkt,** **Schlüsselpunkt Yangqiao**
Bl. 67	**Zhiyin**	**Jing-Punkt, Tonisierungspunkt**

Beschreibung der wichtigsten Punkte

Bl. 1 Jingming Klare Augen

Lokalisation: 0,1 Cun medial und oberhalb des inneren Augenwinkels.

Indikationen: Erkrankungen des Auges, der Tränendrüse, des Augenlids.

Art der Nadelung: Tangential, 1–2 mm.
Gefährlicher Punkt aufgrund der Lokalisation, Verletzungsgefahr für das Auge.

Bl. 2 Zanzhu Zusammengelegter Bambus

Lokalisation: Am medialen Ende der Augenbraue, senkrecht oberhalb des inneren Augenwinkels, auf dem Foramen des N. supraorbitalis.

Indikationen: Augenerkrankungen, Sinusitis frontalis, frontale Kopfschmerzen, Migräne.

Art der Nadelung: Senkrecht, 3–5 mm tief.

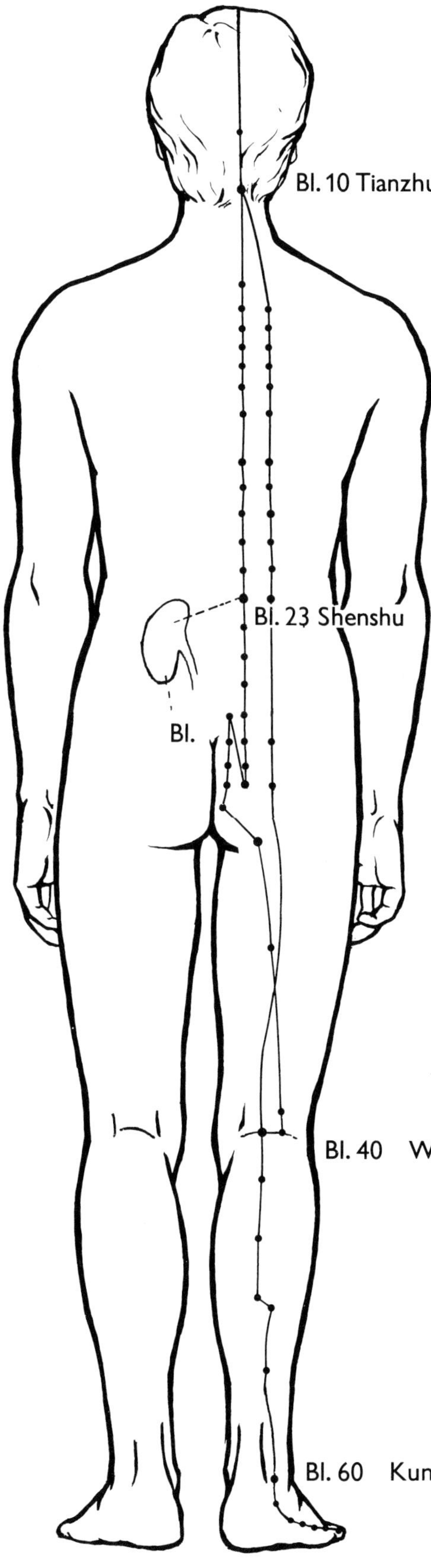

Bl. 10 Tianzhu
Bl. 23 Shenshu
Bl.
Bl. 40 Weizhong
Bl. 60 Kunlun

Bl. 3 **Meichong** Impuls zu den Augenbrauen

Lokalisation: In der Verlängerung des inneren Augenwinkels senkrecht nach kranial, 0,5 Cun dorsal des Haaransatzes, 3,5 Cun oberhalb der Augenbraue.

Indikationen: Augenerkrankungen, frontale Kopfschmerzen und Migräne.

Art der Nadelung: Schräg, 5–8 mm tief.

Die Punkte Bl. 4–9 liegen 1,5 Cun lateral der Mittellinie und werden nur selten bei Kopfschmerzen und Schwindelzuständen ausgewählt. Man nadelt in diesem Bereich häufiger die Punkte Du 20 Baihui und Ex. 6 Sishencong, die eine enge Beziehung zu den Blasenmeridianpunkten haben.

Bl. 10 **Tianzhu** Himmelsäule

Lokalisation: 1,3 Cun lateral von Du 15 Yamen (C 1/2), 0,5 Cun oberhalb des Haaransatzes, auf der höchsten Stelle des Muskelwulstes, der vom Trapezius gebildet wird.

Indikationen: Kopfschmerzen, Migräne, Schwindel, Sehstörungen, HWS-Syndrom, Pharyngitis, Erkältungen.
Nach traditioneller Vorstellung beruhigt dieser Punkt den „inneren Wind", d. h. wandernde Schmerzen, eliminiert pathogene Einflüsse und löst Blockaden bzw. Stagnationen im Fließen von Qi.

Art der Nadelung: Senkrecht oder schräg, 0,5–1 cm tief.

Bl. 11 **Dashu** Großes Webschiffchen **Meisterpunkt für Knochen**

Punktenamen: Der Fortsatz des Brustwirbels entspricht der Form eines Webschiffchens.

Lokalisation: 1,5 Cun lateral vom unteren Rand des Dornfortsatzes von Th 1; 1,5 Cun lateral von Du 13 Taodao.

Indikationen: Knochenerkrankungen, rheumatoide Arthritis, okzipitale Kopfschmerzen, HWS-Syndrom, Asthma bronchiale, Husten, Fieber.

Art der Nadelung: Senkrecht, 1–2 cm tief. Gefährlicher Punkt!
Moxibustion findet an den Punkten des medialen Schenkels des Blasenmeridians bei gegebener Indikation häufig Anwendung.

Bl. 13 **Feishu** Transportpunkt zur Lunge **Shu-Punkt der Lunge**

Lokalisation: 1,5 Cun lateral vom Unterrand des Dornfortsatzes des 3. Brustwirbels, Th 3.

Indikationen: Lungenerkrankungen, wie Asthma bronchiale, chronische Bronchitis; weiterhin Husten, Auswurf. Die Shu-Punkte, also die Segmentpunkte des entsprechenden Organs werden häufig in Verbindung mit den zugehörigen Mu- oder ventralen Alarmpunkten benutzt (Mu-Punkt der Lunge ist Lu. 1 Zhongfu).
Moxibustion an diesem Shu-Punkt wird besonders bei chronischen Lungenerkrankungen, die durch Schwäche der Lunge bedingt sind, appliziert.

Art der Nadelung: Senkrecht, 1–2 cm tief. Gefährlicher Punkt!

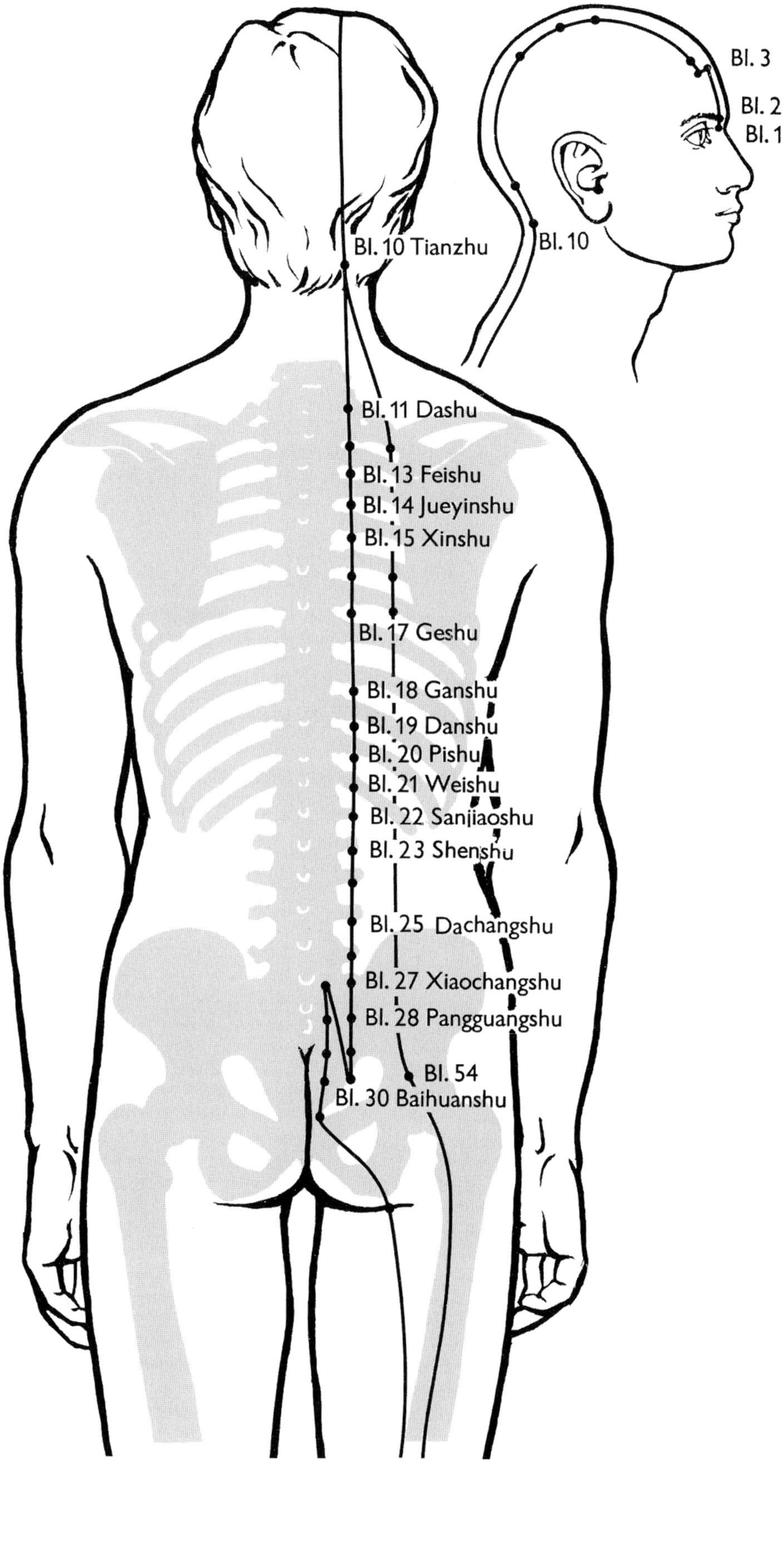
Bl. 3
Bl. 2
Bl. 1
Bl. 10 Tianzhu
Bl. 10
Bl. 11 Dashu
Bl. 13 Feishu
Bl. 14 Jueyinshu
Bl. 15 Xinshu
Bl. 17 Geshu
Bl. 18 Ganshu
Bl. 19 Danshu
Bl. 20 Pishu
Bl. 21 Weishu
Bl. 22 Sanjiaoshu
Bl. 23 Shenshu
Bl. 25 Dachangshu
Bl. 27 Xiaochangshu
Bl. 28 Pangguangshu
Bl. 54
Bl. 30 Baihuanshu

Bl. 14 Jueyinshu Transportpunkt zum schwindenden Yin **Shu des Perikard**

Lokalisation: 1,5 Cun lateral vom Unterrand des Dornfortsatzes des 4. Brustwirbels, Th. 4.

Indikationen: Herz- und Kreislauferkrankungen.

Art der Nadelung: Senkrecht, 1–2 cm tief. Gefährlicher Punkt!

Bl. 15 Xinshu Transportpunkt zum Herzen **Shu des Herzens**

Lokalisation: 1,5 Cun lateral vom Unterrand des Dornfortsatzes des 5. Brustwirbels, Th 5.

Indikationen: Herzerkrankungen, wie Angina pectoris, Herzinsuffizienz (neben Digitalisierung), Tachykardien. Psychische Störungen und Gedächtnisschwäche.
Nach traditioneller Vorstellung beruhigt dieser Punkt das Herz und das Shen und reguliert das Fließen von Qi und Blut.

Art der Nadelung: Senkrecht, 1–2 cm tief. Gefährlicher Punkt!
Moxibustion der Punkte Bl. 13–15 wird häufig bei chronischen Erkrankungen der Brustorgane angewendet.

Bl. 16 Dushu Transportpunkt zum Lenkergefäß (Du) **Shu des Du Mai**

Lokalisation: 1,5 Cun lateral vom Unterrand des Dornfortsatzes des 6. Brustwirbels, Th 6.

Indikationen: Thoraxschmerzen, Meteorismus und abdominelle Schmerzen.

Art der Nadelung: Senkrecht, 1–2 cm tief. Gefährlicher Punkt!

Bl. 17 Geshu Transportpunkt zum Zwerchfell **Shu des Diaphragma**
Meisterpunkt für Blut

Lokalisation: 1,5 Cun lateral vom Dornfortsatz des 7. Brustwirbels, Th 7.

Indikationen: Schluckauf, Husten, Erbrechen, Übelkeit, Dysphagie, Asthma bronchiale, Dyspnoe, Bluterkrankungen, Interkostalneuralgie, BWS-Syndrom.
Nach traditioneller Vorstellung bewegt dieser Punkt stagniertes Qi und löst Feuchtigkeit und Hitze.

Art der Nadelung: Senkrecht, 1–2 cm tief. Gefährlicher Punkt!

Bl. 18 Ganshu Transportpunkt zur Leber **Shu der Leber**

Lokalisation: 1,5 Cun lateral vom Unterrand des Dornfortsatzes des 9. Brustwirbels, Th 9.

Indikationen: Erkrankungen von Leber und Gallenblase, Augenerkrankungen, Interkostalneuralgie, BWS-Syndrom.
Nach traditioneller Vorstellung bewegt dieser Punkt stagniertes Qi und löst Feuchtigkeit und Hitze.

Art der Nadelung: Senkrecht, 1–2 cm tief. Gefährlicher Punkt!

Bl. 19 Danshu Transportpunkt zur Gallenblase **Shu der Gallenblase**

Lokalisation: 1,5 Cun lateral vom Unterrand des Dornfortsatzes des 10. Brustwirbels, Th 10.

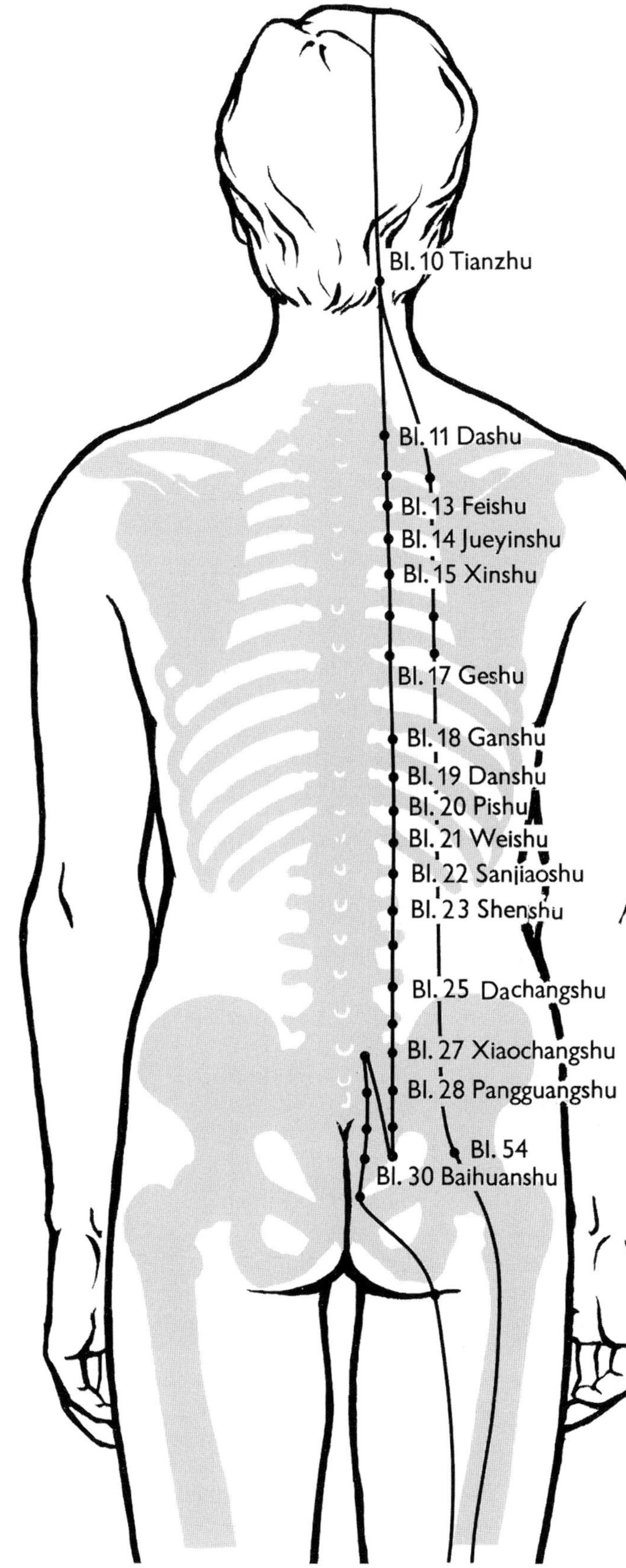
Bl. 10 Tianzhu
Bl. 11 Dashu
Bl. 13 Feishu
Bl. 14 Jueyinshu
Bl. 15 Xinshu
Bl. 17 Geshu
Bl. 18 Ganshu
Bl. 19 Danshu
Bl. 20 Pishu
Bl. 21 Weishu
Bl. 22 Sanjiaoshu
Bl. 23 Shenshu
Bl. 25 Dachangshu
Bl. 27 Xiaochangshu
Bl. 28 Pangguangshu
Bl. 54
Bl. 30 Baihuanshu

Indikationen: Leber- und Gallenwegserkrankungen.

Art der Nadelung: Senkrecht, 1–2 cm tief. Gefährlicher Punkt!

Bl. 20 Pishu Transportpunkt zur Milz **Shu der Milz**

Lokalisation: 1,5 Cun lateral vom Unterrand des Dornfortsatzes des 11. Brustwirbels, Th 11.

Indikationen: Maldigestion, Oberbauchschmerzen, Diarrhö, Pankreaserkrankungen.

Art der Nadelung: Senkrecht, 1–2 cm tief. Gefährlicher Punkt!

Bl. 21 Weishu Transportpunkt zum Magen **Shu des Magens**

Lokalisation: 1,5 Cun lateral vom Unterrand des Dornfortsatzes des 12. Brustwirbels, Th 12.

Indikationen: Magenerkrankungen wie Ulcera ventriculi et duodeni, chronische Gastritis.

Art der Nadelung: Senkrecht, 1–2 cm tief.
An den Punkten **Bl. 18–21,** also den Shu-Punkten von Leber, Gallenblase, Milz-Pankreas und Magen, wendet man bei Oberbaucherkrankungen und entsprechender Indikation (Schwächezuständen der Organe) häufig Moxibustion an.

Bl. 22 Sanjiaoshu Transportpunkt zum dreiteiligen Erwärmer **Shu des Sanjiao**

Lokalisation: 1,5 Cun lateral vom Dornfortsatz des 1. Lumbalwirbels, L 1.

Indikationen: Abdominelle Erkrankungen, Magenerkrankungen, Lumbalgien.

Art der Nadelung: Senkrecht, 1–2 cm tief.

Bl. 23 Shenshu Transportpunkt zur Niere **Shu der Niere**

Lokalisation: 1,5 Cun lateral vom Unterrand des Dornfortsatzes des 2. Lumbalwirbels, L 2 (Tabelle 6.1).

Indikationen:
- Schwächezustände, chronische Müdigkeit, Depression,
- Urogenitalerkrankungen wie Menstruationsstörungen, chronische Harnwegsinfekte, Impotenz;
- LWS-Syndrom, Ischialgie,
- Ohrerkrankungen wie Tinnitus, M. Menière und Schwerhörigkeit.
- Dies ist einer der wichtigsten Shu-Punkte für die Tonisierung der Nieren und der gesamten Lebenskraft.

Art der Nadelung: Senkrecht, 1–2 cm tief.

Bl. 24 Qihaishu Transportpunkt zum Meer der Energie **Shu des Meeres der Energie**

Lokalisation: 1,5 Cun lateral vom Unterrand des Dornfortsatzes des 3. Lumbalwirbels, L 3 (Tabelle 6.1).

Indikationen: LWS-Syndrom, Ischialgie, Dysmenorrhö.

Art der Nadelung: Senkrecht, 1–2 cm tief.

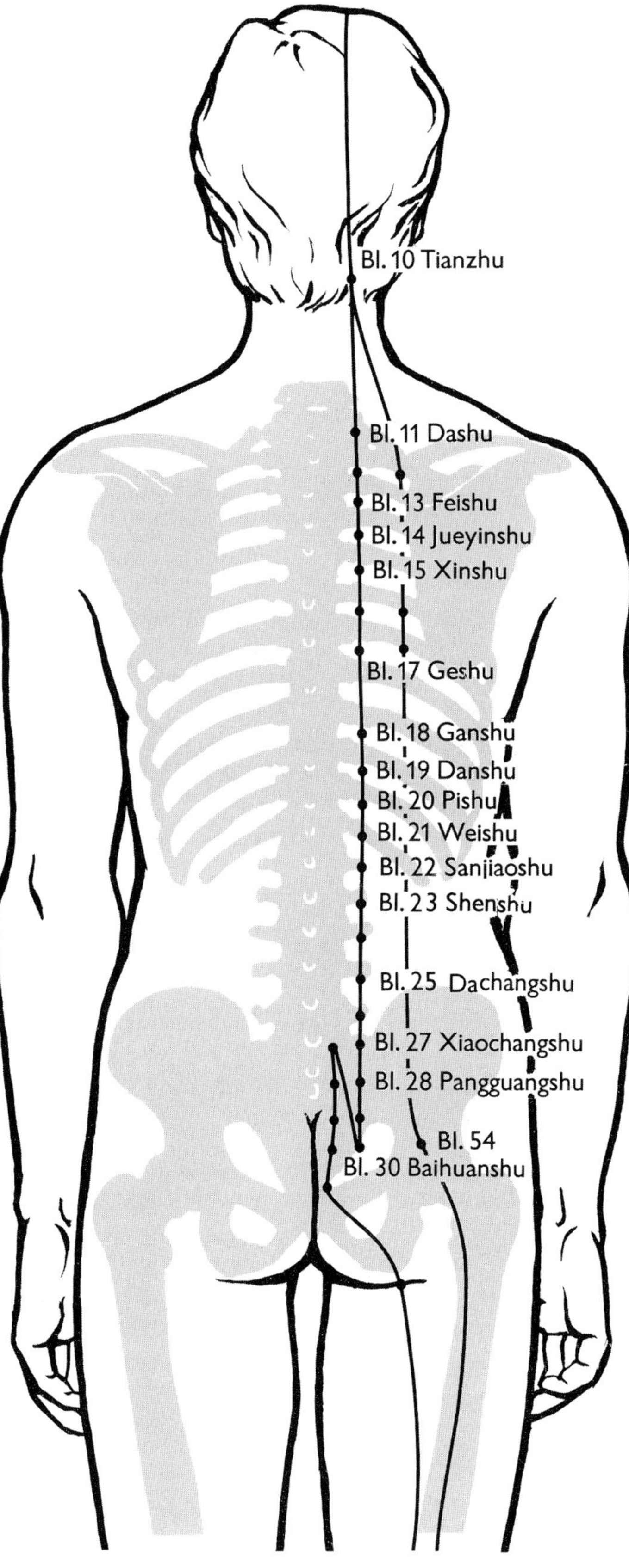
Bl. 10 Tianzhu
Bl. 11 Dashu
Bl. 13 Feishu
Bl. 14 Jueyinshu
Bl. 15 Xinshu
Bl. 17 Geshu
Bl. 18 Ganshu
Bl. 19 Danshu
Bl. 20 Pishu
Bl. 21 Weishu
Bl. 22 Sanjiaoshu
Bl. 23 Shenshu
Bl. 25 Dachangshu
Bl. 27 Xiaochangshu
Bl. 28 Pangguangshu
Bl. 54
Bl. 30 Baihuanshu

Tabelle 6.1. Shu-Punkte mit Funktion

Punkte	Lage	Name	Funktion	Übersetzung
• Bl. 13	• Th 3	**Feishu**	**Shu der Lunge**	Transportpunkt zur Lunge
Bl. 14	Th 4	**Jueyinshu**	**Shu des Perikard**	Transportpunkt zum Yin
• Bl. 15	• Th 5	**Xinshu**	**Shu des Herzens**	Transportpunkt zum Herz
Bl. 16	Th 6	**Dushu**	**Shu des Du**	Transportpunkt zum Lenkergefäß (Du)
• Bl. 17	• Th 7	**Geshu**	**Shu des Diaphragma Meisterpunkt für Blut**	Transportpunkt zum Zwerchfell
• Bl. 18	• Th 9	**Ganshu**	**Shu der Leber**	Transportpunkt zur Leber
Bl. 19	Th 10	**Danshu**	**Shu der Gallenblase**	Transportpunkt zur Gallenblase
• Bl. 20	• Th 11	**Pishu**	**Shu des Milz-Pankreas**	Transportpunkt zur Milz
Bl. 21	Th 12	**Weishu**	**Shu des Magens**	Transportpunkt zum Magen
Bl. 22	L 1	**Sanjiaoshu**	**Shu des SJ.**	Transportpunkt zum dreiteiligen Erwärmer
• Bl. 23	• L 2	**Shenshu**	**Shu der Niere**	Transportpunkt zur Niere
Bl. 24	L 3	**Qihaishu**		Transportpunkt zum Meer der Energie
• Bl. 25	• L 4	**Dachangshu**	**Shu des Dickdarms**	Transportpunkt zum Dickdarm
• Bl. 27	• S 1	**Xiaochangshu**	**Shu des Dünndarms**	Transportpunkt zum Dünndarm
• Bl. 28	• S 2	**Pangguangshu**	**Shu der Blase**	Transportpunkt zur Harnblase

Bl. 25 **Dachangshu** Transportpunkt zum Dickdarm **Shu des Dickdarms**

Lokalisation: 1,5 Cun lateral vom Unterrand des Dornfortsatzes des 4. Lumbalwirbels, L 4.

Indikationen: Diarrhö, Obstipation, irritables Kolon, Blähbeschwerden, sonstige Dickdarmerkrankungen, LWS-Syndrom, Ischialgie.

Art der Nadelung: Senkrecht, 1–2 cm tief.

Bl. 26 **Guanyuanshu** Transportpunkt zur umschlossenen Ursprungsenergie

Lokalisation: 1,5 Cun lateral vom Unterrand des Dornfortsatzes des 5. Lumbalwirbels, L. 5.

Indikationen: Abdominelle Schmerzen, Diarrhö, Dysurie, Enuresis, LWS-Syndrom, Ischialgie. Bei chronischem LWS-Syndrom mit Schwächesymptomen ist die Moxibustion der Punkte Bl. 26–Bl. 30 (L. 5–S. 4) sehr wirksam.

Art der Nadelung: Senkrecht, 1–2 cm tief.

Bl. 27 **Xiaochangshu** Transportpunkt zum Dünndarm **Shu des Dünndarms**

Lokalisation: 1,5 Cun lateral der Mittellinie, auf der Höhe der ersten Sakralöffnung.

Indikationen: Darmerkrankungen, Urogenitalerkrankungen, Lumbalgien, Ischialgien. Bei Lumbalgien und Ischialgien werden die Punkte Bl. 27–30 (S 1–S 4) gemeinsam genadelt.

Art der Nadelung: Senkrecht, 1 cm tief.

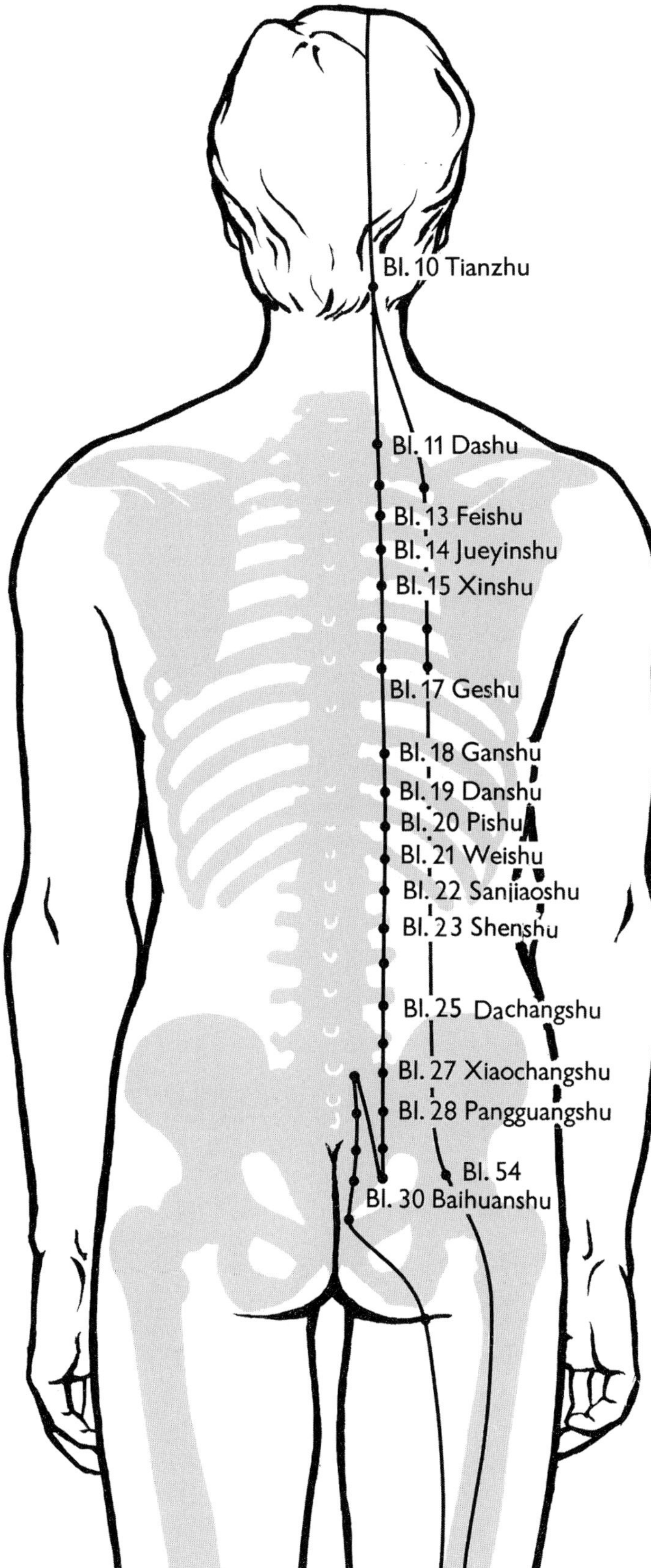
Bl. 10 Tianzhu
Bl. 11 Dashu
Bl. 13 Feishu
Bl. 14 Jueyinshu
Bl. 15 Xinshu
Bl. 17 Geshu
Bl. 18 Ganshu
Bl. 19 Danshu
Bl. 20 Pishu
Bl. 21 Weishu
Bl. 22 Sanjiaoshu
Bl. 23 Shenshu
Bl. 25 Dachangshu
Bl. 27 Xiaochangshu
Bl. 28 Pangguangshu
Bl. 54
Bl. 30 Baihuanshu

Bl. 28 Pangguangshu Transportpunkt zur Blase **Shu der Blase**

Lokalisation: 1,5 Cun lateral der Mittellinie (Du Mai), auf der Höhe der 2. Sakralöffnung.

Indikationen: Urogenitalerkrankungen wie Menstruationsstörungen, chronische Harnwegsinfekte, Lumbalgie, Ischialgie.

Art der Nadelung: Senkrecht, 1 cm tief.

Bl. 29 Zhonglushu Transportpunkt zum Rückgrat

Lokalisation: 1,5 Cun lateral von der Mittelinie, auf der Höhe der 3. Sakralöffnung.

Indikationen: Lumbalgie, Ischialgie.

Art der Nadelung: Senkrecht, 1 cm tief.

Bl. 30 Baihuanshu Transportpunkt zum weißen Ring

Lokalisation: 1,5 Cun lateral von der Mittellinie, auf der Höhe der 4. Sakralöffnung.

Indikationen: Urogenitalerkrankungen wie Dysmenorrhö, Lumbalgie, Ischialgie, Koxarthrose.

Art der Nadelung: Senkrecht, 1 cm tief.

Bl. 31 Shangliao Oberer Knochenspalt

Lokalisation: Auf dem 1. Foramen sacrale.

Indikationen: Lumbalgie, Urogenitalerkrankungen wie Menstruationsstörung; Obstipation.

Art der Nadelung: Senkrecht, 0,5–1 cm tief.

Bl. 32 Ciliao Zweiter Knochenspalt

Lokalisation: Auf dem 2. Foramen sacrale.

Indikationen: Wie Bl. 31.

Art der Nadelung: Senkrecht, 0,5–1 cm tief.

Bl. 33 Zhongliao Mittlerer Knochenspalt (Mitte des Sakrum)

Lokalisation: Auf dem 3. Foramen sacrale.

Indikationen: Wie Bl. 31.

Art der Nadelung: Senkrecht, 0,5–1 cm tief.

Bl. 34 Xialiao Unterer Knochenspalt

Lokalisation: Auf dem 4. Foramen sacrale.

Indikationen: Wie Bl. 31.

Art der Nadelung: Senkrecht, 0,5–1 cm tief.

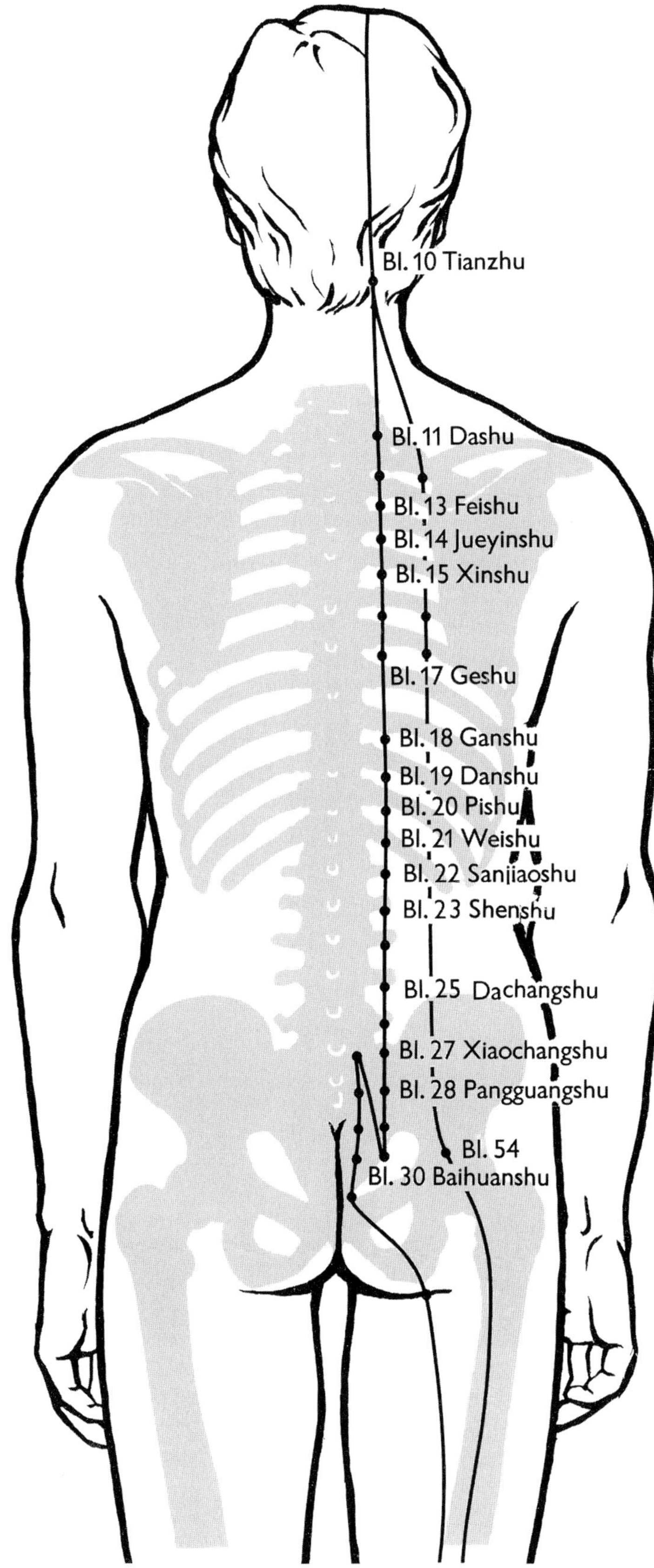
Bl. 10 Tianzhu
Bl. 11 Dashu
Bl. 13 Feishu
Bl. 14 Jueyinshu
Bl. 15 Xinshu
Bl. 17 Geshu
Bl. 18 Ganshu
Bl. 19 Danshu
Bl. 20 Pishu
Bl. 21 Weishu
Bl. 22 Sanjiaoshu
Bl. 23 Shenshu
Bl. 25 Dachangshu
Bl. 27 Xiaochangshu
Bl. 28 Pangguangshu
Bl. 54
Bl. 30 Baihuanshu

Bl. 35 Huiyang Vereinigung des Yang

Lokalisation: An der Spitze des Os coccygeus, 0,5 Cun lateral des Du Mai.

Indikationen: Hämorrhoiden, Analfissuren, Impotenz.

Art der Nadelung: Senkrecht, 0,5–1 cm tief.

Bl. 36 Chengfu Unterstützung

Lokalisation: Auf der Mitte der Gesäßquerfalte.

Indikationen: Ischialgie, Hämorrhoiden, Lähmungen der unteren Extremität.

Art der Nadelung: Senkrecht, 2–3 cm tief.

Bl. 37 Yinmen Prächtiges Tor

Lokalisation: Auf der Verbindungslinie zwischen Bl. 36 und Bl. 40, 6 Cun distal von Bl. 36.

Indikationen: Ischialgie, Lähmungen der unteren Extremität.

Art der Nadelung: Senkrecht, 2–4 cm tief.

Bl. 39 Weiyang Außen in der Biegung **Unterer He-Punkt des Sanjiao**

Lokalisation: Am lateralen Ende der Beugefalte des Kniegelenks, medial der Sehne des M. biceps femoris.

Indikationen: LWS-Syndrom, Ischialgie, Dysurie, Wadenkrämpfe.
Nach traditioneller Vorstellung reguliert dieser Punkt als unterer He-Punkt des Sanjiao die Wasserverteilung und beherrscht den „unteren Jiao" also die Urogenitalorgane.

Art der Nadelung: Senkrecht, 1–2 cm.

Bl. 40 Weizhong Mitten in der Biegung **He-Punkt**

Lokalisation: Auf der Mitte der Beugefalte des Kniegelenks.

Indikationen:
- Wichtiger Fernpunkt für Lumbalgie, Ischialgie,
- Erkrankungen der Beckenorgane, Dysmenorrhö, Impotenz, Enuresis.
- Bl. 40 ist einer der wichtigsten Fernpunkte und beeinflußt besonders den kaudalen Bereich des Rückens.
- Hauterkrankungen wie Neurodermitis.
- Lokaler Punkt bei Gonarthrose und Paresen der unteren Extremität.

Nach traditioneller Vorstellung löst dieser Punkt Hitze vor allem des Blutes und eliminiert Wind und Feuchtigkeit.

Art der Nadelung: Senkrecht, 1–2 cm tief.

Die Punkte **Bl. 41 Fufen bis Bl. 54 Zhibian** liegen auf dem lateralen Ast des Blasenmeridians, 3 Cun lateral vom Unterrand der entsprechenden Dornfortsätze (Tabelle 6.2). Sie dienen der Behandlung von psychosomatischen Erkrankungen. Die Übersetzung der Punktenamen spiegelt die psychische Bedeutung dieser Punktegruppe. Die Nadelung erfolgt senkrecht, 0,5–2 cm tief, jedoch ist wegen der Beziehung zur Lunge bei leptosomen Patienten *besondere Vorsicht* bei der Einstichstiefe geboten.

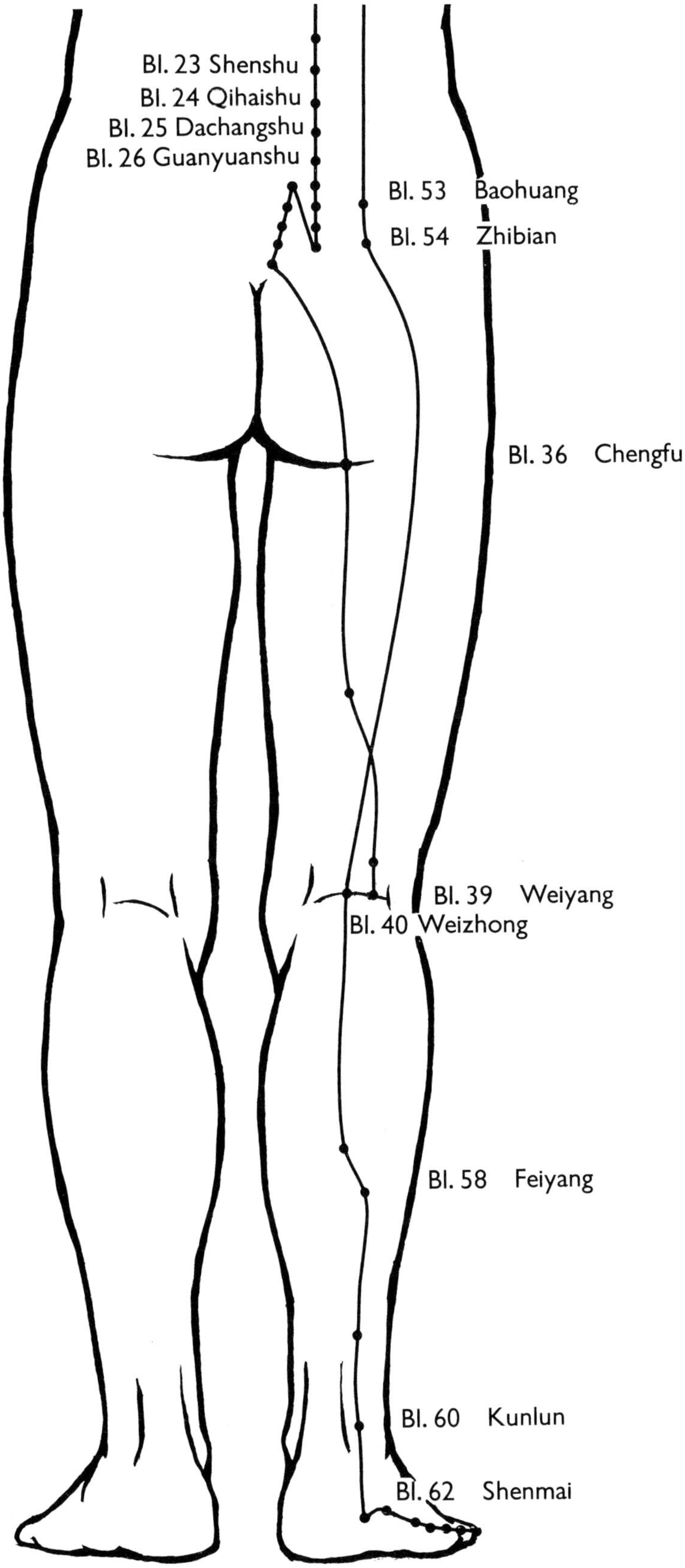
Bl. 23 Shenshu
Bl. 24 Qihaishu
Bl. 25 Dachangshu
Bl. 26 Guanyuanshu
Bl. 53 Baohuang
Bl. 54 Zhibian
Bl. 36 Chengfu
Bl. 39 Weiyang
Bl. 40 Weizhong
Bl. 58 Feiyang
Bl. 60 Kunlun
Bl. 62 Shenmai

Tabelle 6.2. Punkte des lateralen Blasenmeridianastes

Punkt	Lage	Name	Bedeutung	Lateral von
Bl. 41	Th2	Fufen	Nebenliegender Punkt	Bl. 12
Bl. 42	Th 3	Pohu	Tür der Körperseele (Lunge)	Bl. 13
Bl. 43	Th 4	Gaohuang	Sitz der edlen Organe	Bl. 14
Bl. 44	Th 5	Shentang	Halle des Geistes (Herz)	Bl. 15
Bl. 45	Th 6	Yixi	Vokativ	Bl. 16
Bl. 46	Th 7	Geguan	Tor des Zwerchfells	Bl. 17
Bl. 47	Th 9	Hunmen	Tor der Geistseele (Leber)	Bl. 18
Bl. 48	Th 10	Yanggang	Hauptverbindung der Yang-Meridiane	Bl. 19
Bl. 49	Th 11	Yishe	Hütte der Gedanken (Milz-Pankreas)	Bl. 20
Bl. 50	Th 12	Weicang	Speicher des Magens	Bl. 21
Bl. 51	L 1	Huangmen	Tor in der Hülle der Organe	Bl. 22
Bl. 52	L 2	Zhishi	Raum des Willens (Niere)	Bl. 23
Bl. 53	S 2	Baohuang	Hülle der Blase	Bl. 28
Bl. 54	S 4	Zhibian	Seitliche Reihenfolge	Bl. 30

Bl. 54 **Zhibian** Seitliche Reihenfolge

Lokalisation: 3 Cun lateral der Mittelinie, auf der Höhe des 4. Foramen sacrale.

Indikationen: Lumbalgien, Ischialgien, Koxarthrose, Schmerzen der Hüfte, Paresen der unteren Extremität, Urogenitalerkrankungen.

Art der Nadelung: Senkrecht, 1–2 cm tief.

Bl. 57 **Chengshan** Berg stützen

Lokalisation: 8 Cun unterhalb von Bl. 40, zwischen den beiden Muskelbäuchen des M. gastrocnemius.

Indikationen: Wadenkrämpfe, LWS-Syndrom, Ischialgie, Hämorrhoiden, Stirnkopfschmerzen.

Art der Nadelung: Senkrecht, 2–3 cm tief.

Bl. 58 **Feiyang** Hochfliegen **Luo-Punkt**

Lokalisation: 7 Cun genau oberhalb Bl. 60.

Indikationen: Lumbalgie, Ischialgie, Harnwegsentzündungen, Augenerkrankungen.

Art der Nadelung: Senkrecht, 2–3 cm tief.

Bl. 60 **Kunlun** Kunlun-Gebirge **Jing-Punkt**

Das Kunlun-Gebirge wird als Stütze des Himmels betrachtet.

Lokalisation: Auf der Mitte der Verbindungslinie zwischen dem Malleolus lateralis und der Achillessehne.

Indikationen:
- Wichtiger Fernpunkt bei HWS-Syndrom, okzipitalen Kopfschmerzen, Tortikollis, Ischialgie, Lumbalgie.
- Nahpunkt bei Distorsion und Schmerzzuständen des Sprunggelenks, Tendinitis der Achillessehne,
- Paresen der unteren Extremität.

Nach traditioneller Vorstellung löst Bl. 60 Kunlun Wind und Feuchtigkeit.

Art der Nadelung: Senkrecht, 1–2 cm tief.

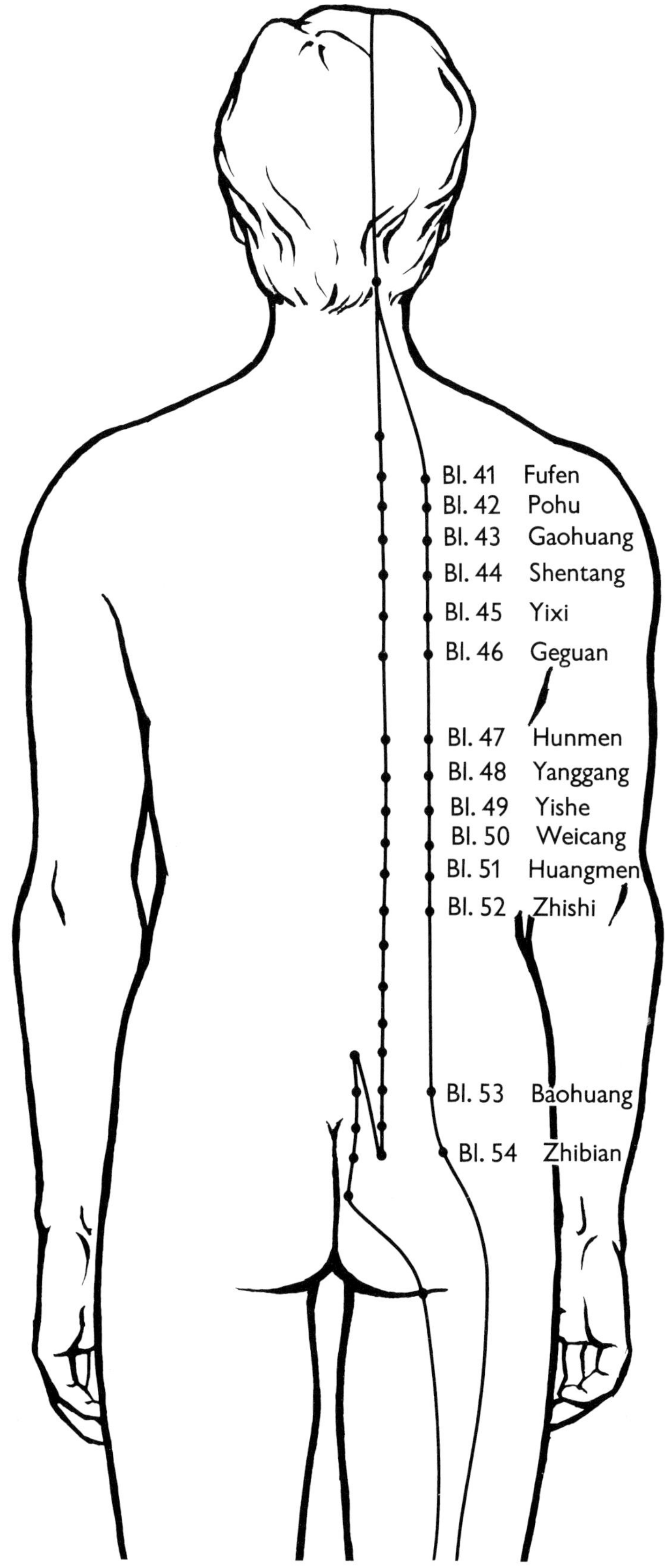
Bl. 41 Fufen
Bl. 42 Pohu
Bl. 43 Gaohuang
Bl. 44 Shentang
Bl. 45 Yixi
Bl. 46 Geguan
Bl. 47 Hunmen
Bl. 48 Yanggang
Bl. 49 Yishe
Bl. 50 Weicang
Bl. 51 Huangmen
Bl. 52 Zhishi
Bl. 53 Baohuang
Bl. 54 Zhibian

Bl. 61 Pushen Kniende Verbeugung

Punktenamen: Punkt wird tastbar bei kniender Verbeugung.

Lokalisation: Unterhalb von Bl. 60 Kunlun am Übergang der Haut des Fußrückens zur Fußsohle.

Indikationen: Achillessehnenzerrung, Distorsion des Sprunggelenks.

Art der Nadelung: Senkrecht, 5 mm tief.

Bl. 62 Shenmai Aufsteigendes Gefäß **Kardinalpunkt Yangqiao**

Lokalisation: 0,5 Cun unterhalb des Malleolus lateralis.

Indikationen: Psychische Störungen, Krämpfe, Epilepsie, Apoplex, Suchterkrankungen, Schlafstörungen. Dies ist ein wichtiger psychisch beruhigender Punkt, der nach traditioneller Vorstellung das Shen beruhigt.

Art der Nadelung: Senkrecht, 5–8 mm tief.

Bl. 67 Zhiyin Yin erreichen Jing-Punkt, Tonisierungspunkt

Lokalisation: Am lateralen Nagelwinkel der kleinen Zehe.

Indikationen: Kopfschmerzen, Augenerkrankungen. Als Jing-Punkt bei akuten Notfällen.
Spezielle Indikation: Zur Drehung einer Steißlage in der 32.–35. Schwangerschaftswoche wird Moxibustion dieses Punktes täglich für 3–5 min., 4–6 Tage lang, angewendet. Ist durch die Moxibustion keine Drehung ausgelöst, wird der Punkt genadelt, jedoch vorsichtig und zunächst mit geringer Stimulation, da durch sedierende Stimulation Wehentätigkeit ausgelöst werden kann. Eine weitere Indikation ist die Wehenschwäche während der Entbindung sowie die Geburtsvorbereitung ab der 38. SSW.

Art der Nadelung: Senkrecht, 1–2 mm tief.

Weitere Punkte des Meridians mit Übersetzung der Punktenamen

Bl. 4	Quchai	Winkelförmige Abweichung
Bl. 5	Wuchu	Fünfter Ort
Bl. 6	Chengguang	Empfang des Lichts
Bl. 7	Tongtian	Durch den Himmel
Bl. 8	Luoque	Verbindung zur Rückseite
Bl. 9	Yuzhen	Nackenkissen aus Jade, Okzipitalknochen
Bl. 12	Fengmen	Tor des Windes
Bl. 38	Fuxi	Oberflächlicher Spalt
Bl. 55	Heyang	Gemeinsames Yang
Bl. 56	Chengjin	Muskelhalten
Bl. 59	Fuyang	Yang-Seite des Fußknochens
Bl. 63	Jinmen	Goldenes Tor
Bl. 64	Jinggu	Großer Knochen, **Yuan-Punkt** (von Ni. 4)
Bl. 65	Shugu	Knochenbündel, Sedierungspunkt, Shu-Punkt
Bl. 66	Tonggu	Durchgangstal am Fuß, **Ying-Punkt**

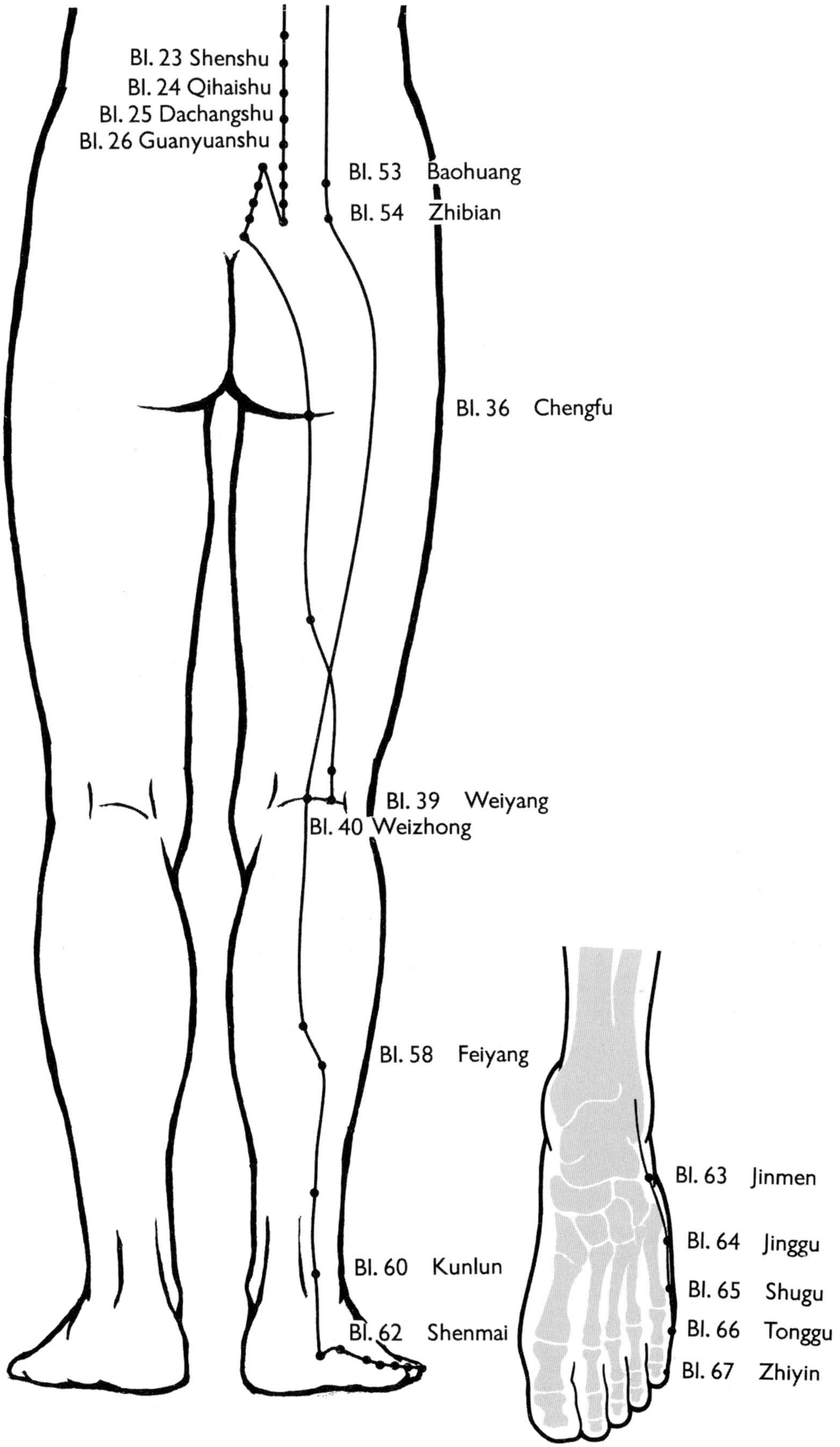

Bl. 23 Shenshu
Bl. 24 Qihaishu
Bl. 25 Dachangshu
Bl. 26 Guanyuanshu
Bl. 53 Baohuang
Bl. 54 Zhibian
Bl. 36 Chengfu
Bl. 39 Weiyang
Bl. 40 Weizhong
Bl. 58 Feiyang
Bl. 60 Kunlun
Bl. 62 Shenmai
Bl. 63 Jinmen
Bl. 64 Jinggu
Bl. 65 Shugu
Bl. 66 Tonggu
Bl. 67 Zhiyin

6.8 Nierenmeridian Ni.

Der Nierenmeridian ist ein Yin-Meridian; mit dem Herzmeridian bildet er die **Shao-Yin-Meridianachse.**

Verlauf: Als einziger Meridian entspringt der Nierenmeridian nicht an dem Nagelwinkel einer Zehe, sondern auf der Fußsohle, verläuft dann an der Medialseite des Beines zum Abdomen, wo er 0,5 Cun lateral der Mittellinie liegt. Im Bereich des Thorax ist der Abstand zur Mittellinie 2 Cun. Der Meridian endet unterhalb der Schlüsselbeingrube mit dem Punkt Ni. 27 Shufu. Vom Unterbauch zweigt der innere Meridianverlauf nach dorsal ab, verläuft entlang der Wirbelsäule nach kranial, durchzieht die Nieren, läuft dann weiter durch Leber und Lunge zum Rachen und endet an der Zungenwurzel. Von der Niere zieht auch eine Verbindung zur Blase, dem gekoppelten Yang-Organ. Vom Ursprungspunkt Ni. 1 Yongquan gibt es eine Verbindung zum medialen Nagelwinkel des kleinen Zeh. Diese verbindet den Meridian mit dem vorangehenden Blasenmeridian, der am lateralen Nagelwinkel im Punkt Bl. 67 Zhiyin endet.

Innervation: Der Nierenmeridian beginnt seinen Verlauf im Innervationsgebiet des Dermatoms L 5, verläuft am Unterschenkel im Bereich von L 4, durchzieht dann am Knie und Oberschenkel L 3, L 2, L 1 und am Rumpf die Dermatome aller thorakalen Spinalnerven.

Klinische Bedeutung des Meridians: Der Nierenmeridian ist mit dem Blasenmeridian gekoppelt und bildet mit ihm eine funktionelle Einheit. Diese beinhaltet neben der Ausscheidungsfunktion der Nieren und des Harnwegssystems auch die Funktionen der Sexualität und der Reproduktion. Die tradionelle chinesische Medizin beschreibt ein System, Feuer- oder Yang-Niere genannt, das den humoralen Funktionen des Nebennierenmarks entspricht.
Das chinesische Nierensystem im traditionellen Sinne beeinflußt im psychischen Bereich das Aktivitätsniveau und somit auch den Willen und ist so z. B. bei Schwäche der Nierenenergie verantwortlich für Aktivitätsmangel, Willensschwäche und Depression. Auch die Knochen und vor allem die Gelenke sind vom Nierensystem abhängig. Die Hauptindikationen der Punkte des Nierenmeridians sind urogenitale Erkrankungen.

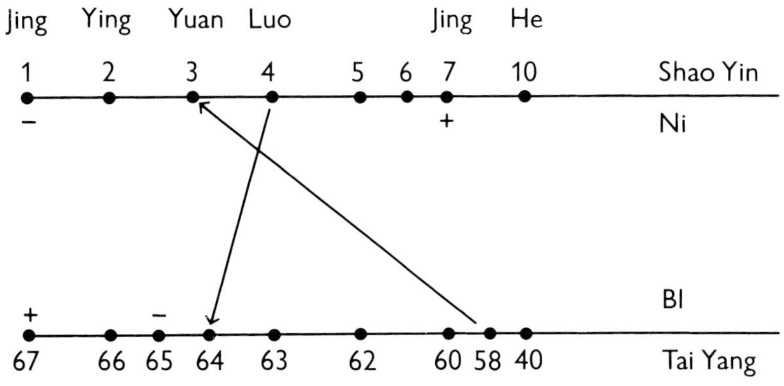

Gekoppelte Meridiane: Nieren- und Blasenmeridian

Gekoppeltes Organ: Blase
Gewebe: Knochen und Gelenke
Maximalzeit: 17–19 Uhr
Wandlungsphase: Wasser
Sinnesorgan: Ohr

Alarmpunkt, Mu: Gb. 25 Jingmen
Dorsaler Segmentpunkt, Shu: Bl. 23 Shenshu

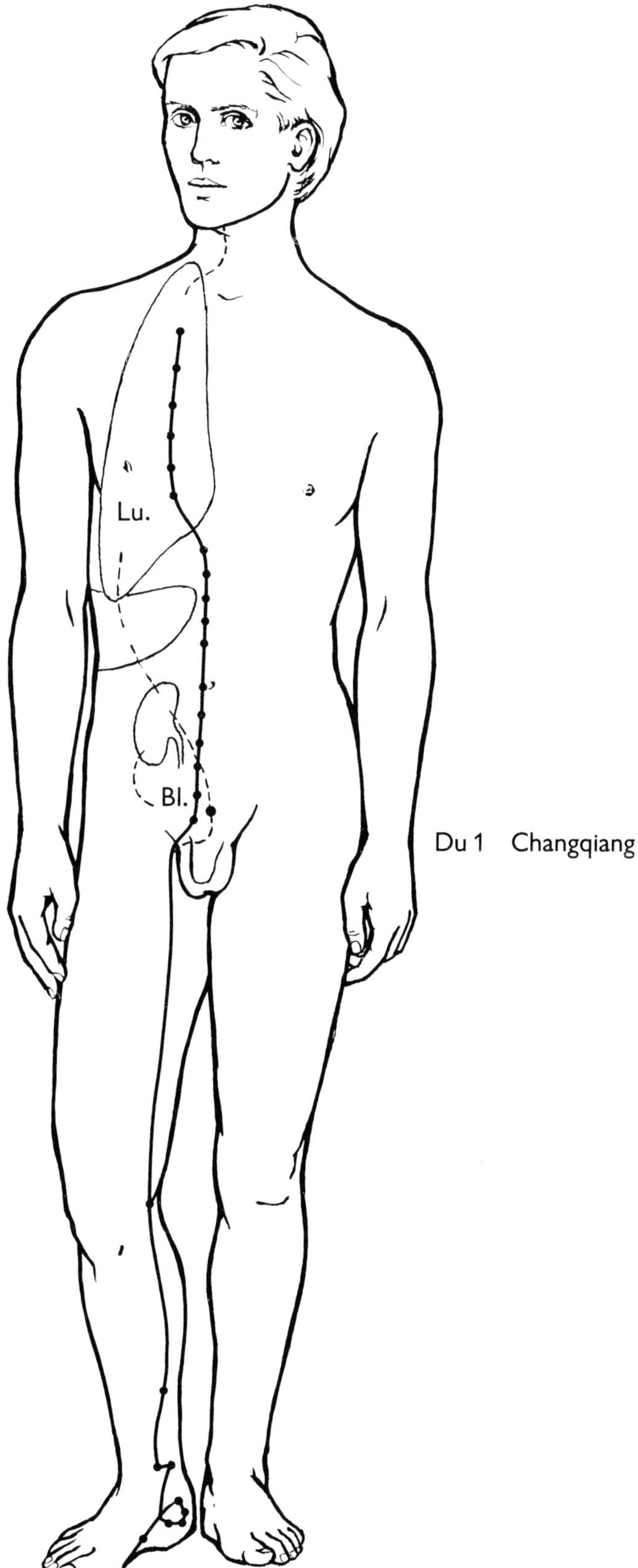
Lu.
Bl.
Du 1 Changqiang

Wichtigste Punkte		Punktekategorien, Bedeutung
Ni. 3	Taixi	Yuan von Bl. 58
Ni. 5	Shuiguan	Xi-Punkt
Ni. 6	Zhaohai	Urogenitalerkrankungen
Ni. 7	Fuliu	Jing-Punkt, Tonisierungspunkt

Beschreibung der wichtigsten Punkte

Ni. 1 Yongquan Sprudelnde Quelle **Jing-Punkt, Sedierungspunkt**

Lokalisation: Auf der Fußsohle an der Grenze zwischen dem vorderen und mittleren Drittel des Fußes, proximal von dem 2. und 3. Metatarsophalangealgelenk.

Indikationen: Ni. 1 ist einer der wichtigsten Jing-Punkte im Körper: besondere Anwendung bei epileptischen Anfällen und anderen Notfällen. Kräftige Stimulation! Ansonsten wird der Punkt wegen seiner Schmerzhaftigkeit nur selten angewendet.
Moxibustion bei Schwächezuständen der Nierenenergie wie z. B. Harnwegsinfekten, Depression.

Art der Nadelung: Senkrecht, 0,5–1 cm tief.

Ni. 3 Taixi Großer Bach **Yuan-Punkt (von Bl. 58)**

Lokalisation: In der Mitte zwischen dem prominentesten Punkt des Malleolus medialis und dem Hinterrand der Achillessehne.
Dieser Punkt liegt gegenüber von Bl. 60 Kunlun.

Indikationen: Wichtiger Punkt bei Urogenitalerkrankungen wie Menstruationsstörungen, Klimakterium, Enuresis, Impotenz, Zystitis. Asthma bronchiale, Pharyngitis, Tinnitus, Schwerhörigkeit, Lumbago, Schlafstörungen, Depression, lokaler Punkt bei Erkrankungen des oberen Sprunggelenks.
Nach traditioneller Vorstellung stärkt Ni. 3 Taixi das Nieren-Yin und somit auch das Yang der Niere und kühlt Hitze.

Art der Nadelung: Senkrecht, 1–2 cm tief.

Ni. 4 Dazhong Großer Zusammenfluß **Luo-Punkt**

Lokalisation: Dorsal vom Malleolus medialis, oberhalb des Ansatzes der Achillessehne, ventral von der Sehne.

Indikationen: Schmerzen des Sprunggelenks, Achillodynien, Lumbalgien, Nieren- und Blasenerkrankungen.

Art der Nadelung: Senkrecht, 1 cm tief.

Ni. 5 Shuiquan Wasserquelle **Xi-Punkt**

Lokalisation: Oberhalb des Kalkaneus, 1 Cun unterhalb von Ni. 3 Taixi, dorsal und unterhalb des Malleolus medialis.

Indikationen: Stark schmerzhafte Dysmenorrhö, Hypermenorrhö, akute Nierenkoliken, Analgesie und Spasmolyse bei Nephrolithiasis.

Art der Nadelung: Senkrecht, 1 cm tief.

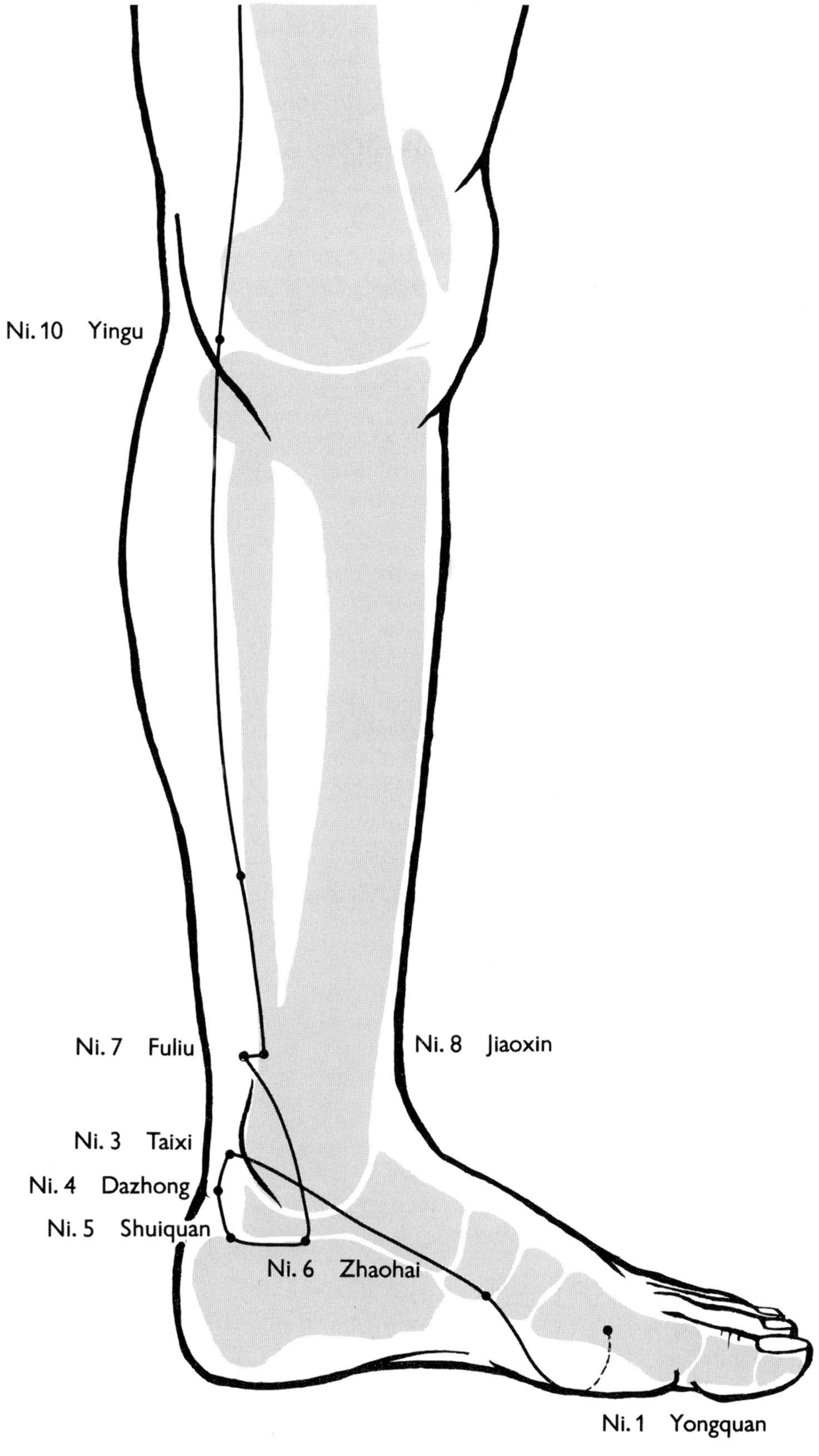
Ni. 10 Yingu
Ni. 7 Fuliu
Ni. 8 Jiaoxin
Ni. 3 Taixi
Ni. 4 Dazhong
Ni. 5 Shuiquan
Ni. 6 Zhaohai
Ni. 1 Yongquan

Ni. 6 Zhaohai In Richtung zum Meer

Lokalisation: 1 Cun unterhalb des Vorderrandes des Malleolus medialis.

Indikationen: Menstruationsstörungen, Dysurie, Pruritus, Schlafstörungen, Epilepsie, Erkrankungen des Sprunggelenks.
Nach traditioneller Vorstellung kühlt Ni. 6 Zhaohai die Hitze und beruhigt das Shen.

Art der Nadelung: Senkrecht, 0,5–1 cm tief.

Ni. 7 Fuliu Wiederherstellung des Fließens **Jing-Punkt, Tonisierungspunkt**

Lokalisation: Vorderrand der Achillessehne, 2 Cun oberhalb des Malleolus medialis, von Ni. 3 Taixi.

Indikationen: Harnwegsinfekte wie Zystitis, Nephritis; Depression, Schwerhörigkeit, übermäßiges Schwitzen, Nachtschweiß, Diarrhö, Lumbago. Moxibustion bei Schwächezuständen der Niere.
Nach traditioneller Vorstellung stärkt dieser Punkt das Nieren-Qi, eliminiert Feuchtigkeit und kühlt Hitze.

Art der Nadelung: Senkrecht, 1–2 cm tief.

Ni. 8 Jiaoxin Übergibt die Botschaft

Lokalisation: Am Hinterrand der Tibia, 2 Cun oberhalb des Malleolus medialis, 0,5 Cun vor Ni. 7 Fuliu.

Indikationen: Nieren und Blasenerkrankungen.
Moxibustion wird häufig bei Urogenitalerkrankungen mit Nierenschwäche-Symptomatik an den Punkten Ni. 3 Taixi, Ni. 7 Fuliu, Ni. 8 Jiaoxin und MP. 6 Sanyinjiao gemeinsam durchgeführt.

Art der Nadelung: Senkrecht, 1–2 cm tief.

Weitere Punkte des Meridians mit Übersetzung der Punktenamen:

Ni. 2	Rangu	Brennendes Tal	Ying
Ni. 12	Dahe	Große Fülle	
Ni. 13	Qixue	Höhle der Lebenskraft	
Ni. 14	Siman	Der 4. Volle	
Ni. 15	Bauch-Zhongzhu	Zur Mitte fließen	
Ni. 16	Huangshu	Transportpunkt zum Zwerchfell	
Ni. 17	Shangqu	Dickdarmbogen – Shang-(2. Ton) Bogen (Shang, der 2. Ton, entspricht dem Metall und dem Dickdarm)	
Ni. 18	Shiguan	Steinpaß	
Ni. 19	Yindu	Yin-Ansammlung	
Ni. 20	Bauch-Tonggu	Nahrungsdurchgang im Bauch	
Ni. 21	Youmen	Geheimes Tor, Magenausgang	

Die Punkte Ni. 22–27 liegen im Bereich des Thorax, 2 Cun lateral der Mittellinie.

Ni. 22	Bulang	Korridor durchschreiten
Ni. 23	Shenfeng	Geschlossener Geist (Herz)
Ni. 24	Lingxu	Geist Hügel
Ni. 25	Shencang	Verborgener Geist
Ni. 26	Yuzhong	In vielfältiger Farbenpracht
Ni. 27	Shufu	Transportpunkt zum Verwaltungssitz

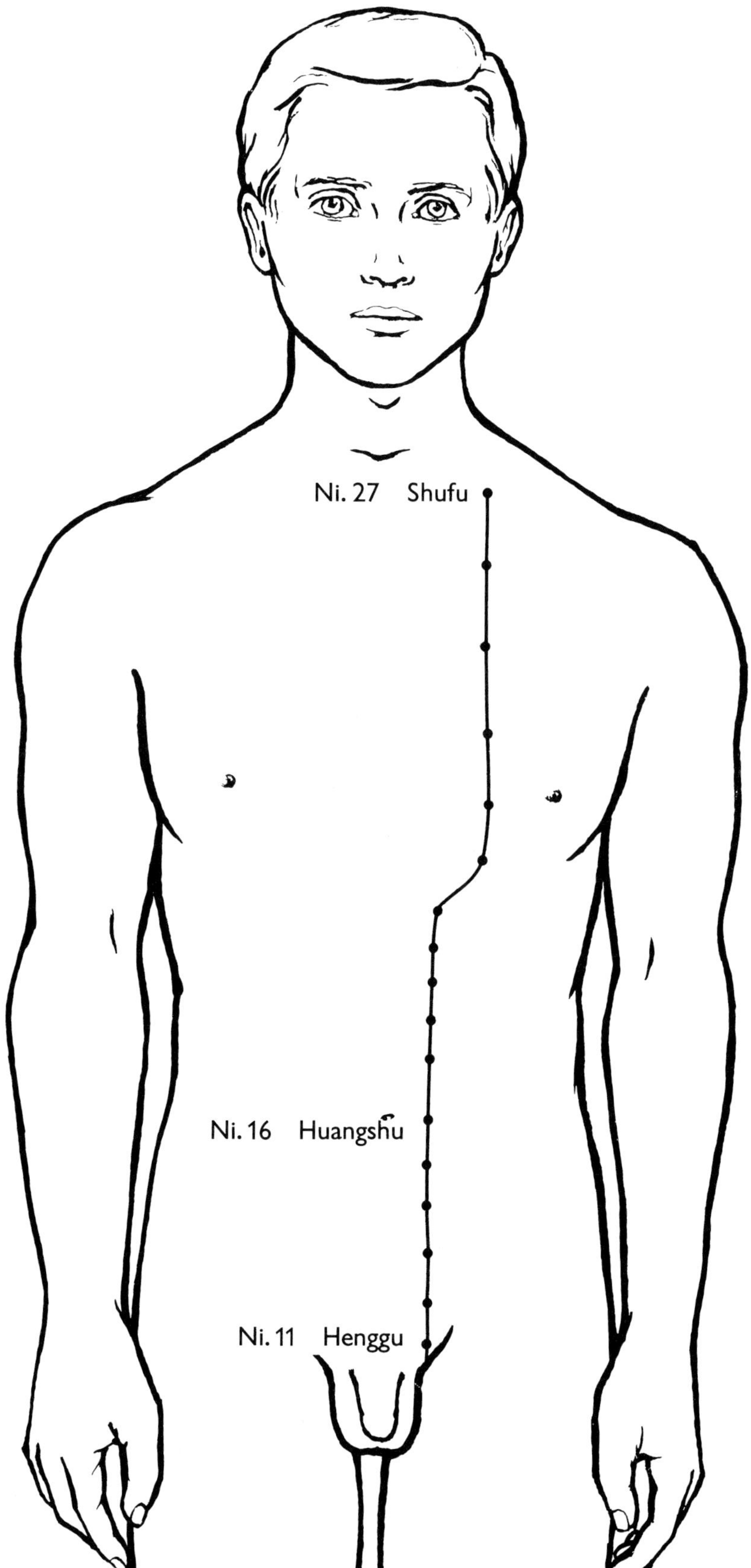
Ni. 27 Shufu
Ni. 16 Huangshu
Ni. 11 Henggu

6.9 Perikardmeridian, Kreislaufmeridian Pe.

Der Perikardmeridian chinesisch Xin Bao, ist ein Yin-Meridian; mit dem Leber-Meridian bildet er die **Jue-Yin-Meridianachse.**
Der Perikardmeridian wird auch Kreislaufmeridian, Kreislauf-Sexualität (K. S.) oder Meister des Herzens (M. d. H.) genannt.
Der Perikardmeridian übt eine starke Wirkung auf die Regulation der Kreislauffunktion aus.

Verlauf: Der Perikardmeridian beginnt in der Mitte des Thorax im Bereich des Perikards. Ein innerer Ast zieht nach kaudal und durchläuft den oberen, mittleren und unteren „Erwärmer". Der Hauptast zieht vom Perikard seitlich und erreicht lateral der Mamille die Hautoberfläche im Punkt Pe. 1 Tianchi, verläuft zur Axille, dann nach distal an der Innenseite des Armes und endet schließlich am Mittelfinger.

Innervation: Der Perikardmeridian beginnt seinen Verlauf im Innervationsgebiet von Th 4, durchzieht nach kranial Th 1, Th 2 und verläuft am Arm im Gebiet von Th 1, dann im Bereich der Hand an der Grenze von C 7 und C 8.

Klinische Bedeutung: In der traditionellen chinesischen Medizin werden dem Herz- und Perikardmeridian die psychischen Funktionen zugeordnet. Herz und Perikard bilden nach dieser Vorstellung eine funktionelle Einheit, beide entsprechen auch der Wandlungsphase Feuer.
Das Perikardsystem (Xin Bao) wurde als funktionelle Schutzhülle der Herzfunktion betrachtet. Punkte des Perikardmeridians wirken mehr auf Kreislauffunktionen und sind deshalb bei Herz- und Kreislauferkrankungen indiziert.
Auch bei psychischen und psychosomatischen Erkrankungen sowie bei gastroenterologischen Störungen, z. B. bei Übelkeit und Brechreiz, werden Punkte des Perikardmeridians genadelt.

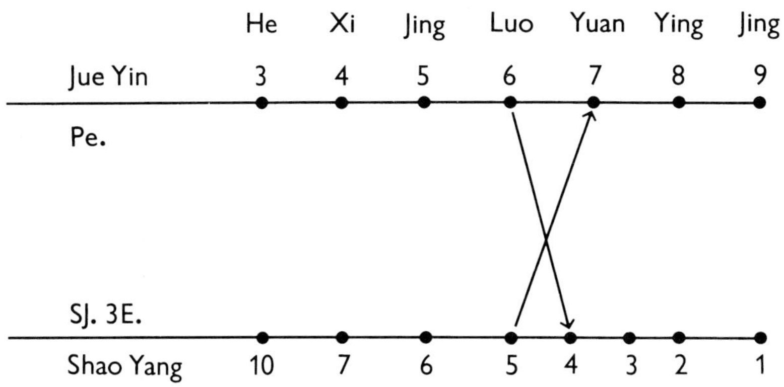

Gekoppelte Meridiane: Perikard- und Sanjiao-Meridian

Gekoppeltes Organ: Sanjiao
Gewebe: Blut, Blutgefäße
Maximalzeit: 19–21 Uhr

Wandlungsphase: Feuer
Sinnesorgan: Zunge

Segmentaler Alarmpunkt, Mu: Ren 17 Shanzhong
Dorsaler Segmentpunkt, Shu: Bl. 14 Jueyinshu

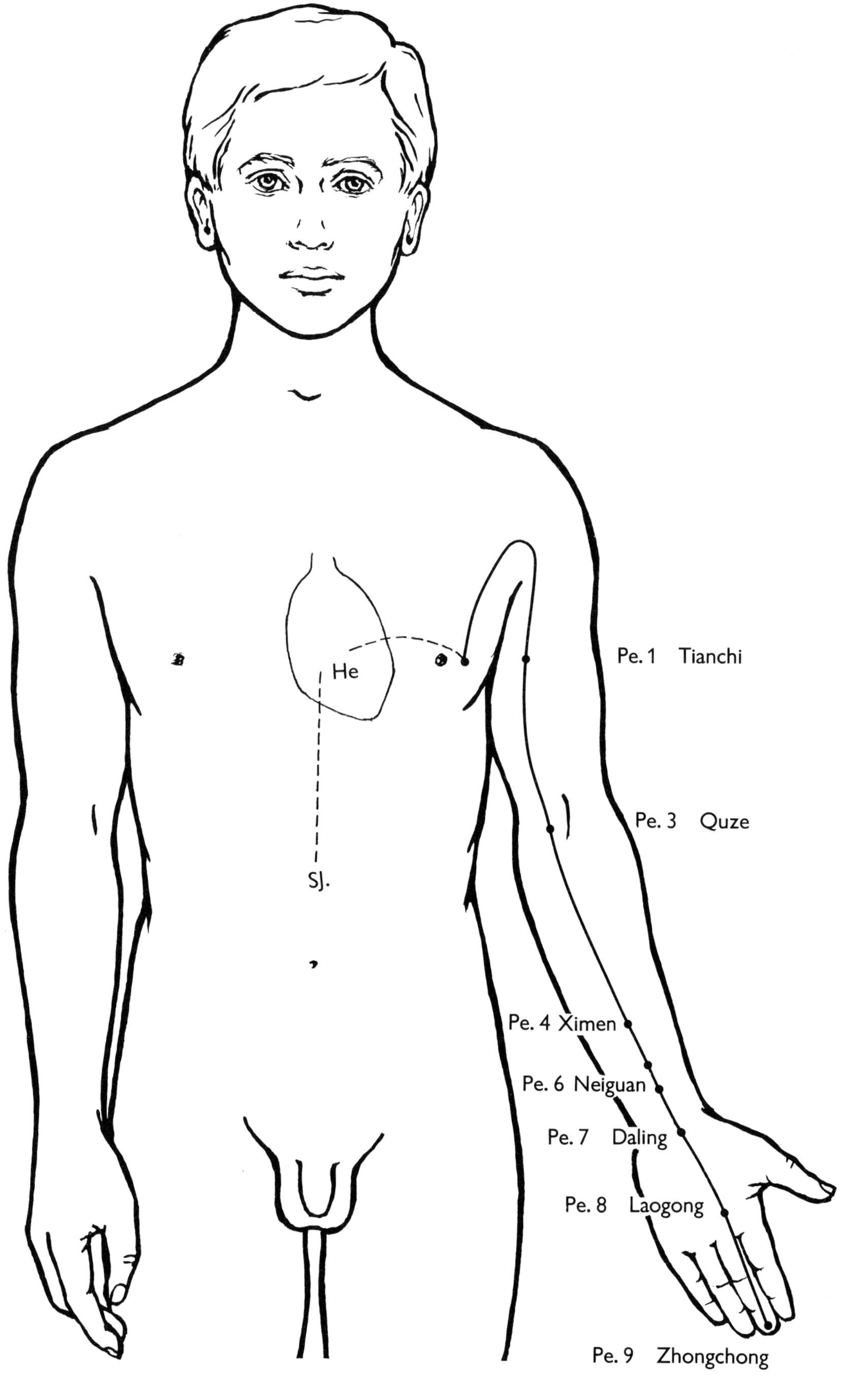
He
SJ.
Pe. 1 Tianchi
Pe. 3 Quze
Pe. 4 Ximen
Pe. 6 Neiguan
Pe. 7 Daling
Pe. 8 Laogong
Pe. 9 Zhongchong

Wichtigste Punkte		Punktekategorien, Bedeutung
Pe. 4	Ximen	Xi-Punkt
Pe. 6	Neiguan	Luo-Punkt Kardinalpunkt Yinwei
Pe. 7	Daling	Yuan, Sedierungspunkt

Beschreibung der wichtigsten Punkte

Pe. 1 Tianchi Himmlischer Teich

Lokalisation: 1 Cun lateral der Mamille im 4. ICR.

Indikationen: Angina pectoris, Interkostalneuralgie.

Art der Nadelung: Schräg nach lateral, 1–2 cm. Gefährlicher Punkt!

Pe. 3 Quze Teich in der Biegung **He-Punkt**

Lokalisation: In der Beugefalte des Ellbogengelenks, medial der Bizepssehne.

Indikationen: Arthritis des Ellbogengelenks, Angina pectoris.

Art der Nadelung: Senkrecht, 1–2 cm tief.

Pe. 4 Ximen Spaltentor **Xi-Punkt**

Lokalisation: Zwischen den Sehnen der Mm. palmaris longus und flexor carpi radialis, 5 Cun proximal der Handgelenksbeugefalte.

Indikationen: Als Xi-Punkt bei akuten Erkrankungen des Herz- und Kreislaufsystems wie Angina pectoris, Herzrhythmusstörungen, Tachykardie, Pleuritis, Mastitis, psychische Labilität.

Art der Nadelung: Senkrecht, 1–2 cm tief.

Pe. 5 Jianshi Zwischenbote **Jing-Punkt**

Lokalisation: Zwischen den Sehnen der Mm. palmaris longus und flexor carpi radialis, 3 Cun proximal der Handgelenksbeugefalte.

Indikationen: Angina pectoris, Tachykardie, Schizophrenie und andere psychiatrische Erkrankungen, Epilepsie.

Art der Nadelung: Senkrecht, 1–2 cm tief.

Pe. 6 Neiguan Innerer Paß **Luo → SJ. 4**
Kardinalpunkt Yinwei

Lokalisation: Zwischen den Sehnen der Mm. palmaris longus und flexor carpi radialis, 2 Cun proximal der Handgelenksbeugefalte.

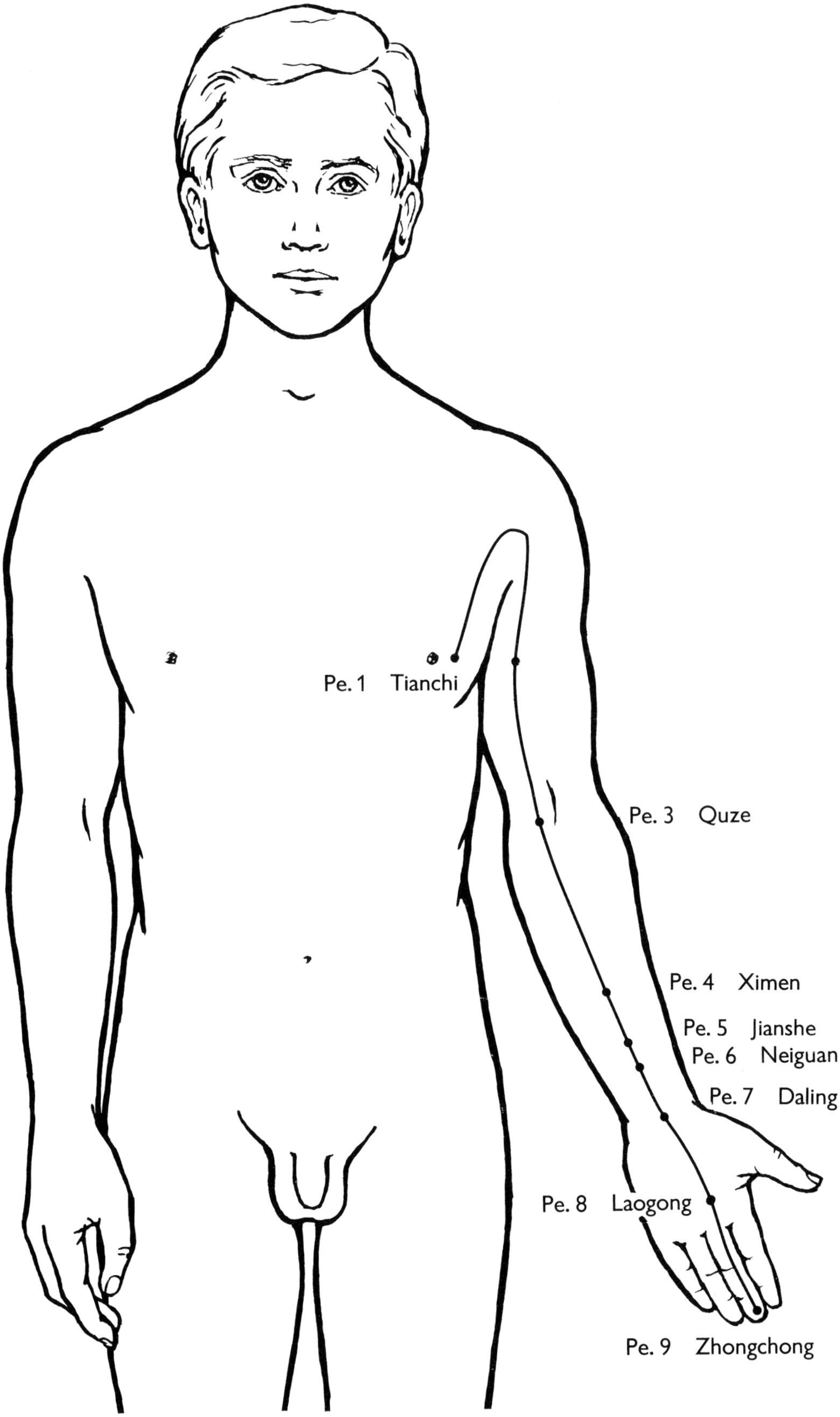
Pe. 1 Tianchi
Pe. 3 Quze
Pe. 4 Ximen
Pe. 5 Jianshe
Pe. 6 Neiguan
Pe. 7 Daling
Pe. 8 Laogong
Pe. 9 Zhongchong

Indikationen:
- Erkrankungen des Herzens, Erkrankungen im Thoraxbereich wie Tachykardie, Angina pectoris, Thoraxschmerzen.
- Wichtiger Punkt bei Erkrankungen im Oberbauch: Ulcus ventriculi et duodeni, Gastritis, Hiatushernie, Übelkeit, Schluckauf, Seekrankheit, Brechreiz, Erbrechen, Sodbrennen, hyperemesis gravidarum. Gerade bei Übelkeit, z.B. postoperativ oder in Begleitung von Chemotherapie, bzw. bei Schwangerschaftsübelkeit, ist die Wirkung dieses Punktes durch kontrollierte Untersuchungen belegt. Pe.6 ist der wichtigste Fernpunkt für Erkrankungen im Epigastrium und der vorderen Thoraxwand.
- Psychische und psychiatrische Störungen und Erkrankungen: Innere Unruhe, Nervosität, Erregungszustände, Epilepsie, Schlafstörung, Gedächtnisstörung.
- Häufige Verwendung in der Akupunkturanästhesie bei Thoraxoperationen und Eingriffen im Oberbauch.
- Als Luo-Punkt des Perikardmeridians und als Kardinalpunkt für den außerordentlichen Meridian Yinwei hat Pe.6 Neiguan ein weiteres Wirkungsspektrum.

Art der Nadelung: Senkrecht, 1–2 cm tief.

Pe.7 Daling Großer Hügel **Yuan-Punkt** (von SJ.5)
Sedierungspunkt

Lokalisation: Auf der Handgelenksbeugefalte, zwischen den Sehnen der Mm. palmaris longus und flexor carpi radialis.

Indikationen: Lokaler Punkt bei Erkrankungen des Handgelenks, Tendovaginitis, Polyneuropathie, Paresen. Psychische Störungen und psychiatrische Erkrankungen, Schizophrenie, Schlaflosigkeit, Epilepsie.

Art der Nadelung: Senkrecht, 0,5–1 cm tief.

Pe.8 Laogong Im Zentrum der Arbeit **Ying-Punkt**

Lokalisation: Auf der Handfläche zwischen den Fingerspitzen bei gebeugtem Mittel- und Ringfinger. Auf der „Kopflinie“ an der Kreuzung des 3. Os metacarpale.

Indikationen: Lähmungen, Polyneuropathien, Hauterkrankungen der Hand. Dupuytren-Kontrakturen.

Art der Nadelung: Senkrecht, 5–8 mm tief.
Punkte im Bereich der Hand sind sehr schmerzhaft.

Pe.9 Zhongchong Impuls am Mittelfinger **Jing-Punkt**

Lokalisation: Mitte der Fingerspitze des Mittelfingers. Medialer Nagelwinkel des Mittelfingers (2 Lokalisationen in der Literatur).

Indikationen: Als Jing-Punkt in akuten Notfällen, wie Kreislaufkollaps, Ohnmacht, hohes Fieber, Schockzuständen.

Art der Nadelung: Senkrecht, 1–2 mm tief.

Weiterer Punkt des Meridians mit Übersetzung des Punktenamens:
Pe.2 Tianquan Himmlische Quelle

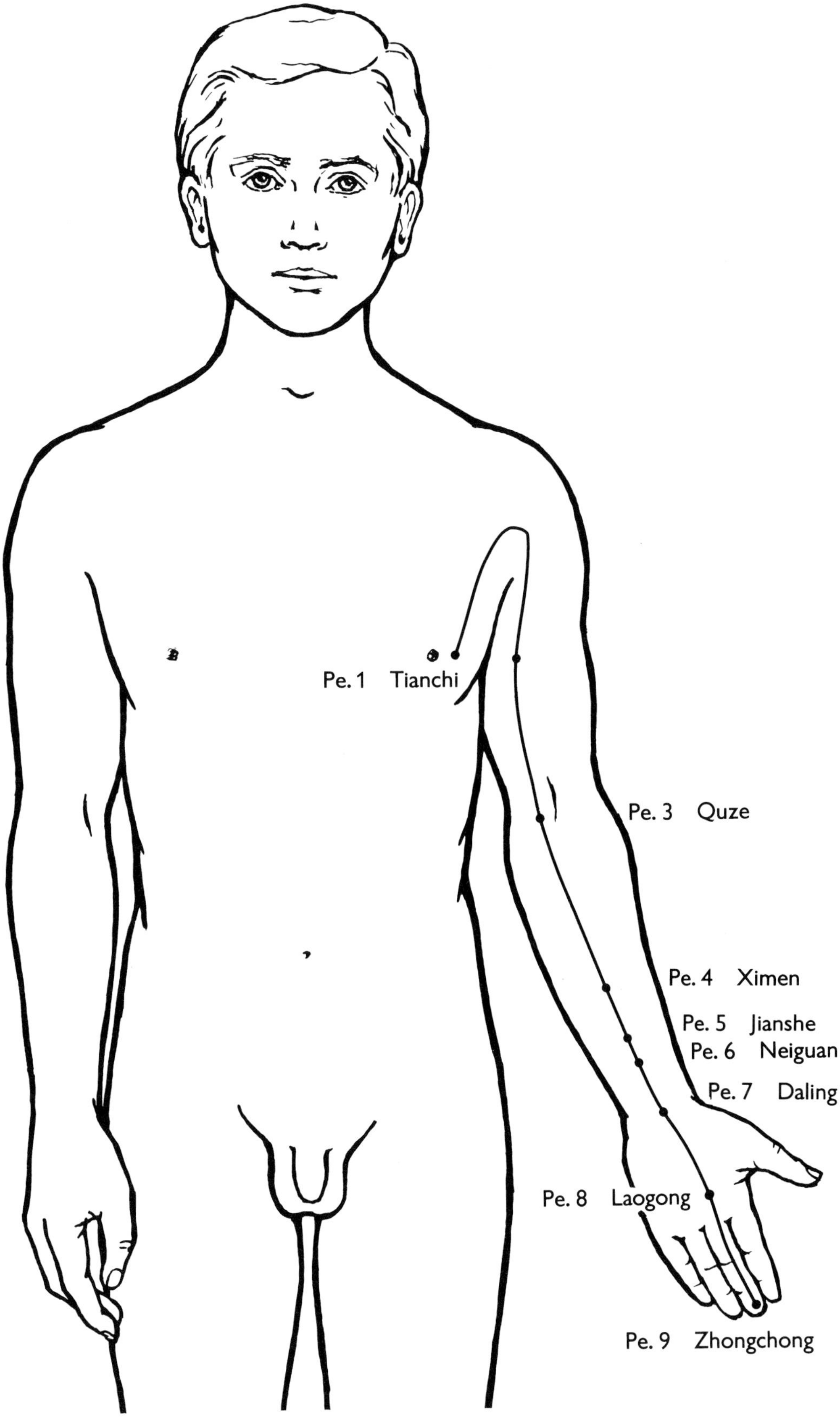
Pe. 1 Tianchi
Pe. 3 Quze
Pe. 4 Ximen
Pe. 5 Jianshe
Pe. 6 Neiguan
Pe. 7 Daling
Pe. 8 Laogong
Pe. 9 Zhongchong

6.10 Drei Erwärmer-Meridian, Sanjiao-Meridian SJ.

Der Meridian wird in der Übersetzung auch 3facher Erwärmer (3 E.) oder 3facher Erhitzer bezeichnet.
Der Sanjiao-Meridian ist ein Yang-Meridian; mit dem Gallenblasenmeridian bildet er die **Shao-Yang-Meridianachse.**

Verlauf: Der Drei Erwärmer- oder Sanjiao-Meridian beginnt am ulnaren Nagelwinkel des Ringfingers, verläuft über die Dorsalseite der Hand und des Armes über Ellbogen und Schulter, umkreist die Ohrmuschel und zieht zur Lateralseite der Augenbraue. Von der Schulter entspringt der innere Ast und zieht zum Perikard und dann weiter nach kaudal zum Sanjiao in der Magengegend. Im Gesicht verläuft ein Ast bogenförmig über die Wange und endet unterhalb der Orbita.

Innervation: Der Sanjiao-Meridian liegt am Arm im Innervationsgebiet des Dermatoms von C 8, auf der Schulter C 6 und durchzieht am Hals die Dermatome C 5, C 4, C 3, C 2 sowie Trigeminusgebiete im Gesicht.

Klinische Bedeutung des Meridians: Das Huang Di Nei Jing und weitere antike Quellen beschreiben den Sanjiao als „brennende, erhitzte 3 Höhlen". Da jedoch keine anatomischen Beschreibungen vorliegen, nimmt man an, daß die 3 Körperhöhlen gemeint sind. Der obere "Erwärmer" entspricht dem Thorax und kontrolliert die Lunge, also die Atmung, der mittlere „Erwärmer" entspricht der Bauchhöhle und kontrolliert das Milz-Pankreas-System und die Leber, folglich die Verdauungsfunktionen, während der untere „Erwärmer" dem kleinen Becken zugeordnet wird und somit die Niere, also die Urogenitalfunktionen beherrscht.
Obwohl das genaue Verständnis der Lokalisation des Sanjiao fehlt, sind dem Meridian genaue physiologische Funktionen und Störungen zugeordnet. So besteht z. B. eine enge Beziehung zum Ohr, da der Meridian das Ohr umkreist. Punkte des Sanjiao-Meridians werden bei Schwerhörigkeit, Ohrensausen, Schwindel, bei Schulter- und Kopfschmerzen sowie bei Augenerkrankungen, bei gastrointestinalen Störungen wie Obstipation und bei Thoraxschmerzen ausgewählt.

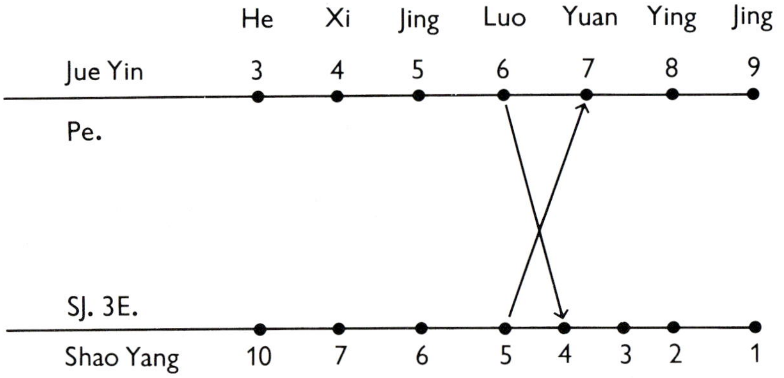

Gekoppelte Meridiane: Perikard- und Sanjiao-Meridian

Gekoppeltes Organ: Perikard
Gewebe: Blut u. Blutgefäße
Maximalzeit: 21–23 Uhr

Wandlungsphase: Feuer
Sinnesorgan: Zunge

Alarmpunkt, Mu: Ren 5 Shimen
Dorsaler Segmentpunkt, Shu: Bl. 22 Sanjiaoshu

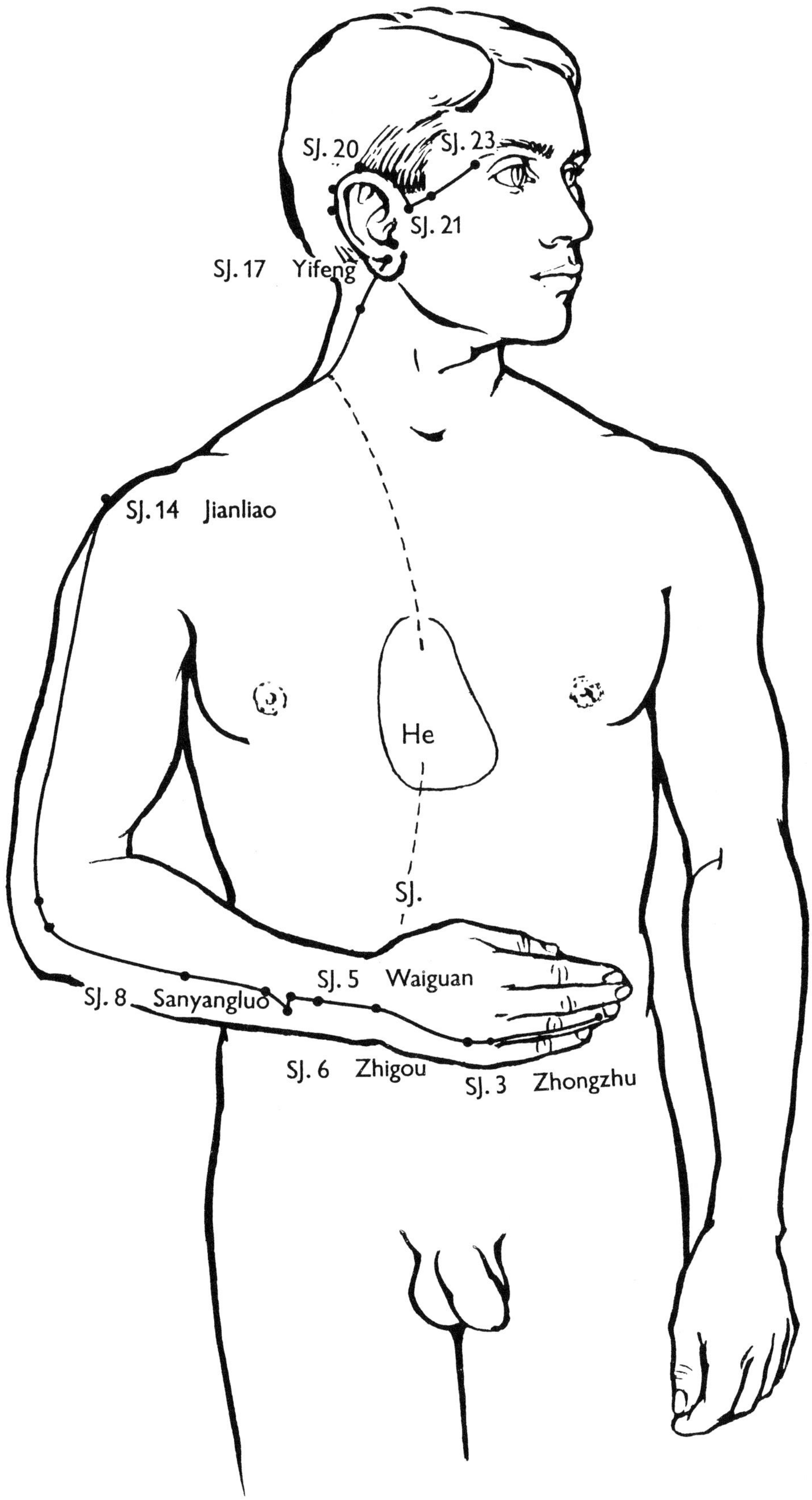
SJ. 20
SJ. 23
SJ. 21
SJ. 17 Yifeng
SJ. 14 Jianliao
He
SJ.
SJ. 5 Waiguan
SJ. 8 Sanyangluo
SJ. 6 Zhigou
SJ. 3 Zhongzhu

Wichtigste Punkte	Punktekategorien, Bedeutung
SJ. 3 Zhongzhu	Shu-Punkt, Tonisierungspunkt, Fernpunkt für Ohrerkrankungen
SJ. 5 Waiguan	Luo-Punkt, Fernpunkt für den Kopf
SJ. 6 Zhigou	Jing-Punkt, Obstipationsbehandlung
SJ. 8 Sanyangluo	Verbindung der 3 Yang-Meridiane, Fernpunkt für den Thorax
SJ. 14 Jianliao	Schultererkrankungen
SJ. 17 Yifeng	Nahpunkt bei Ohrerkrankungen
SJ. 21 Ermen	Nahpunkt bei Ohrerkrankungen

Beschreibung der wichtigsten Punkte

SJ. 3 **Zhongzhu** Kleine Insel in der Mitte **Shu-Punkt, Tonisierungspunkt**

Lokalisation: Auf dem Handrücken zwischen dem 4. und 5. Os metacarpale, proximal vom Metacarpophalangealgelenk.

Indikationen: Schwerhörigkeit, Tinnitus, Schwindel und weitere Ohrerkrankungen, Kopfschmerzen im Ohrbereich, Schmerzen, Paresen und Polyneuropathien der Hände.

Art der Nadelung: Senkrecht, 1–2 cm tief.

SJ. 4 **Yangchi** Yang-Teich **Yuan-Punkt** (von Pe. 6)

Lokalisation: Ulnar der Sehne des M. extensor digitorum communis, auf der dorsalen Seite des Handgelenks, über dem Gelenkspalt.

Indikationen: Lokaler Punkt bei Schmerzen des Handgelenks.

Art der Nadelung: Senkrecht, 5 mm tief.

SJ. 5 **Waiguan** Äußerer Paß **Luo**→Pe. 7

Lokalisation: Auf der Mitte zwischen Ulna und Radius, 2 Cun proximal der Dorsalfalte des Handgelenks.

Indikationen:
- Kopfschmerzen, Migräne, HWS-Syndrom, Tortikollis,
- Tinnitus, Hörsturz, Schwerhörigkeit, Ménierè,
- Erkältungskrankheiten, Fieber,
- Polyneuropathie der Arme,
- Arthritis des Handgelenks und der Fingergelenke.

Nach traditioneller Vorstellung eliminiert SJ. 5 Waiguan äußere Faktoren, besonders Wind, Hitze und Kälte. Dies ist einer der wirksamsten Punkte bei klimatisch bedingten Erkrankungen.

Art der Nadelung: Senkrecht, 1–2 cm tief.

SJ. 6 **Zhigou** Abzweigung aus der Rinne **Jing-Punkt**

Lokalisation: Auf der Mitte zwischen Ulna und Radius, 3 Cun proximal der Dorsalfalte des Handgelenks.

Indikationen: Obstipation, Meteorismus, abdominelle Schmerzen, irritables Kolon. Akupunkturanästhesie bei Thoraxoperationen.

Art der Nadelung: Senkrecht, 1–2 cm tief.

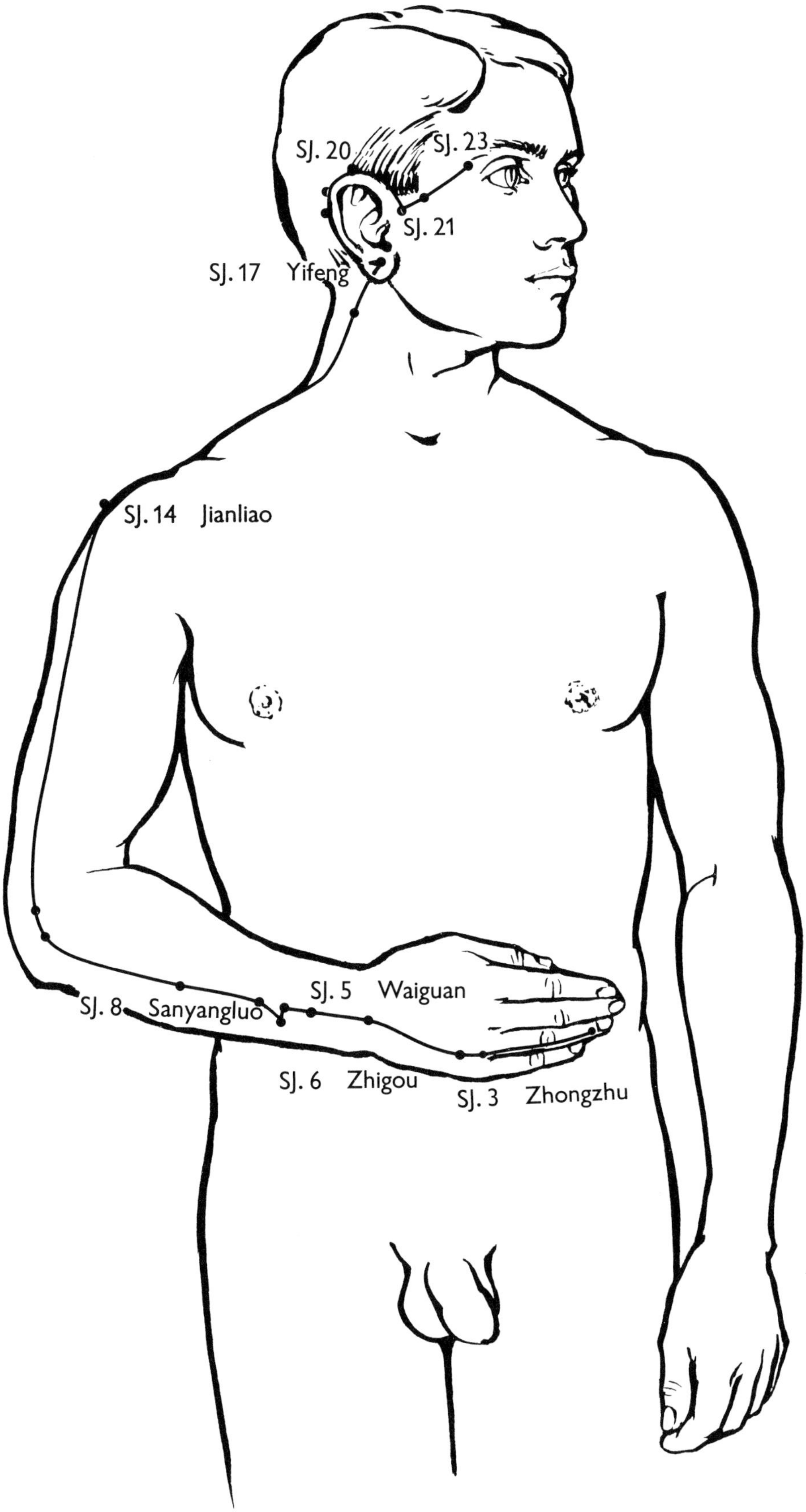
SJ. 20
SJ. 23
SJ. 21
SJ. 17 Yifeng
SJ. 14 Jianliao
SJ. 5 Waiguan
SJ. 8 Sanyangluo
SJ. 6 Zhigou
SJ. 3 Zhongzhu

SJ. 8 **Sanyangluo** Verbindung der 3 Yang

Die 3 Yang-Meridiane des Armes vereinigen sich in diesem Punkt (San = 3, Yang, Luo = Gefäß).

Lokalisation: Zwischen Ulna und Radius, 4 Cun proximal der Dorsalfalte des Handgelenks.

Indikationen: Erkrankungen und Schmerzen im Bereich der Thoraxwand u. a. Interkostalneuralgie, Herpes zoster; Schwerhörigkeit, Aphasie.

Art der Nadelung: Senkrecht, 1–2 cm tief.

SJ. 14 **Jianliao** Schulterknochenspalt

Lokalisation: In der hinteren der beiden Gruben, die sich bei Abduktion des Armes auf der Schulter zeigen, dorsal der Bizepssehne.

Indikationen: Schmerzhafte Erkrankungen der Schulter, Periarthritis humeroscapularis, Lähmungen des Armes.

Art der Nadelung: Senkrecht, 1–2 cm tief in Richtung He. 1 Jiquan.

SJ. 15 **Tianliao** Knochenspalt im Himmel (oben)

Lokalisation: Auf der Mitte der Linie zwischen Akromion und Prominenz (Du 14 Dazhui), 1 Cun unterhalb von Gb. 21 Jianjing.

Indikationen: HWS-Syndrom, Schulter-Arm-Syndrom, Tortikollis.

Art der Nadelung: Senkrecht, 1–2 cm tief. Gefährlicher Punkt!

SJ. 17 **Yifeng** Bedecken gegen den Wind

Lokalisation: Hinter dem Ohrläppchen, vor dem Processus mastoideus.

Indikationen: Schwerhörigkeit, Tinnitus, Hörsturz, Otitis media, Parotitis, Fazialisparese.

Art der Nadelung: Senkrecht, 1–2 cm tief.

SJ. 21 **Ermen** Ohrtor

Lokalisation: Bei geöffnetem Mund, in der Vertiefung vor dem Tragus, oberhalb des Processus condyloideus der Mandibula.

Indikationen: Schwerhörigkeit, Tinnitus, Hörsturz, Otitis media, Schwindel, Erkrankungen des Kiefergelenks.

Art der Nadelung: Senkrecht, 1 cm tief, bei leicht geöffnetem Mund; auch Nadelrichtung nach unten, horizontal unter der Haut, dann Erfassung der Punkte Dü. 19 Tinggong, und Gb. 2 Tinghui.

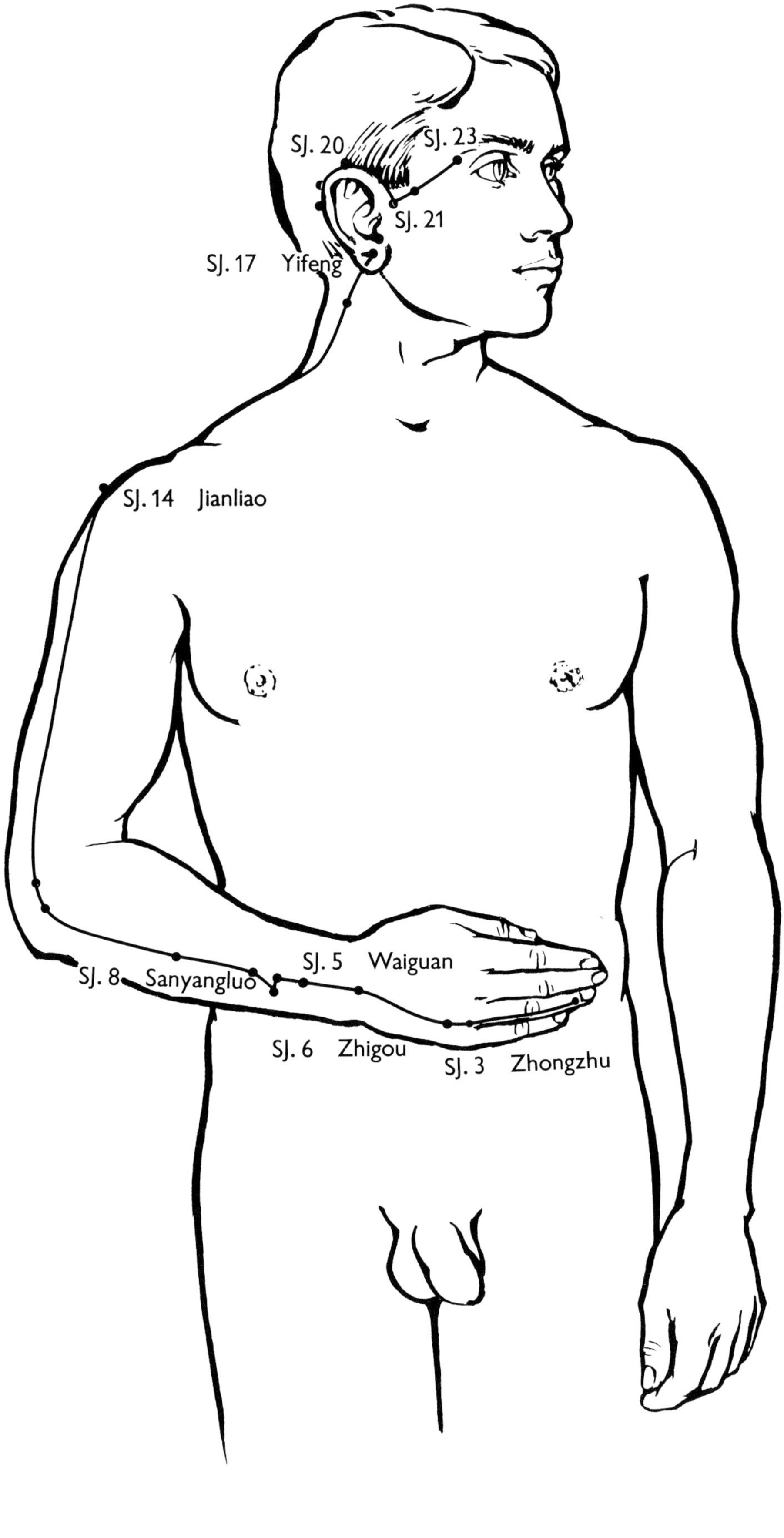
SJ. 20
SJ. 23
SJ. 21
SJ. 17 Yifeng
SJ. 14 Jianliao
SJ. 5 Waiguan
SJ. 8 Sanyangluo
SJ. 6 Zhigou
SJ. 3 Zhongzhu

SJ. 23 Sizhukong Frei von feinem Bambus

Lokalisation: Am lateralen Ende der Augenbraue.

Indikationen: Augenerkrankungen, Migräne, frontale und temporale Kopfschmerzen, Sinusitis frontalis.

Art der Nadelung: Schräg nach dorsal, 1–2 cm.

Weitere Punkte des Sanjiao-Meridians mit Übersetzung der Punktenamen:

SJ. 1	Guanchong	Impuls vom Grenztor
SJ. 2	Yemen	Flüssigkeitstor, Ying-Punkt
SJ. 7	Huizong	Zahlreiches Zusammentreffen, Xi-Punkt
SJ. 9	Sidu	Der 4. Abfluß
SJ. 10	Tianjing	Himmlischer Brunnen, He-Punkt
SJ. 11	Qinglengyuan	Klares kühles tiefes Wasser
SJ. 12	Xiaoluo	Auseinanderfließendes Wasser
SJ. 13	Naohui	Zusammentreffen im Oberarmmuskel
SJ. 16	Tianyou	Himmlisches Fenster
SJ. 18	Qimai	Krämpfe, Puls
SJ. 19	Luxi	Schädel ausruhen
SJ. 20	Jiaosun	Ecke der netzartigen Seitengefäße
SJ. 22	Ohr-Heliao	Sanfter Knochenspalt

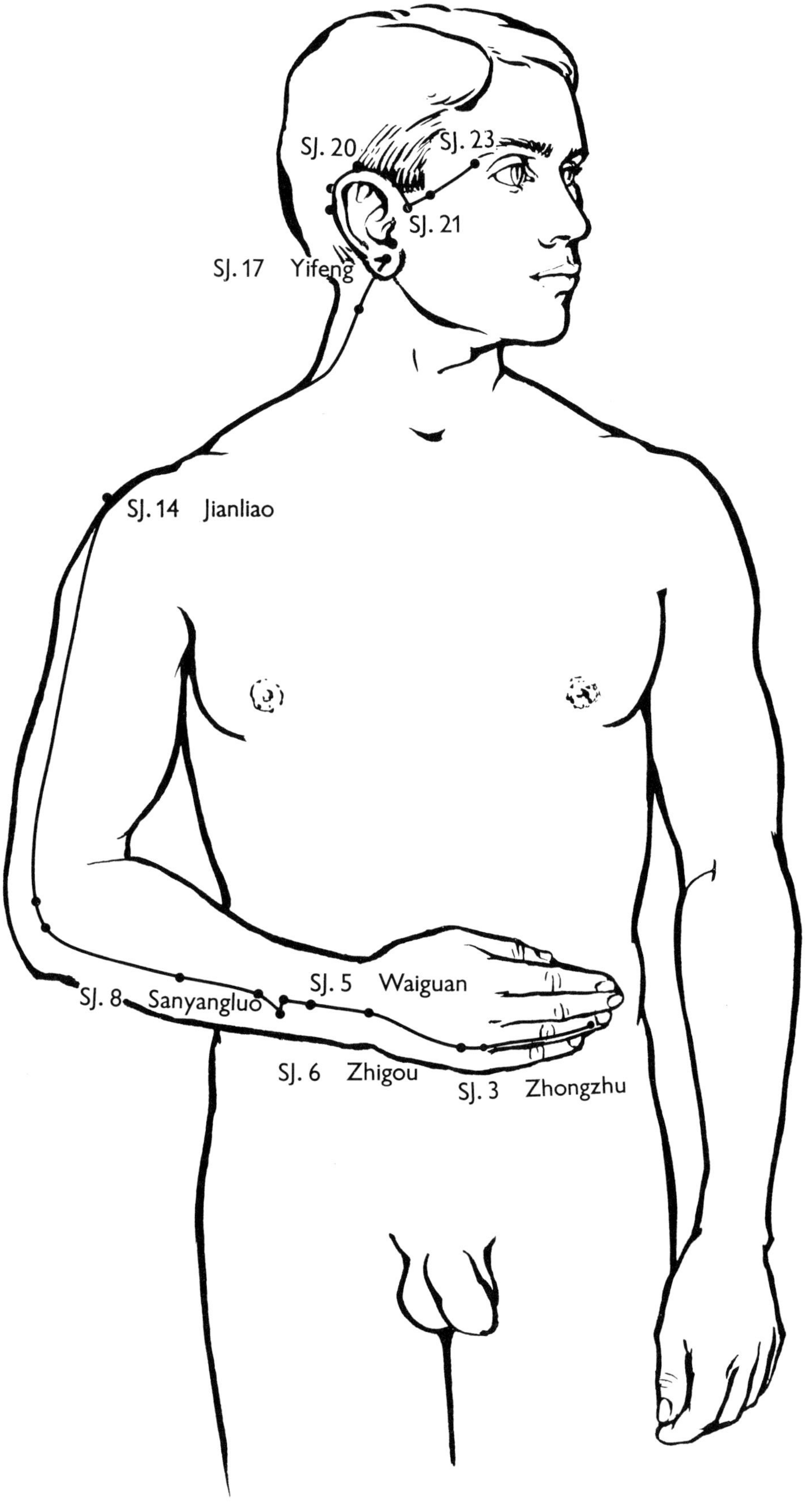
SJ. 20
SJ. 23
SJ. 21
SJ. 17 Yifeng
SJ. 14 Jianliao
SJ. 5 Waiguan
SJ. 8 Sanyangluo
SJ. 6 Zhigou
SJ. 3 Zhongzhu

6.11 Gallenblasenmeridian Gb.

Der Gallenblasenmeridian ist ein Yang-Meridian; mit dem Sanjiao-Meridian bildet er die **Shao-Yang-Meridianachse.**

Verlauf: Vom lateralen Augenwinkel zieht der Gallenblasenmeridian zum Ohr, umkreist es bis zum Hinterkopf, von hier läuft er zurück zur Stirn und dann parallel der Mittellinie zum Nacken, weiter über die Schulter zur lateralen Thoraxwand, über die laterale Seite des Abdomens zur lateralen Seite des Beines und Fußes, und endet am lateralen Nagelwinkel der 4. Zehe. Der innere Ast zweigt im Bereich des Halses vom oberflächlichen Verlauf ab, zieht durch den Thorax zur Leber und Gallenblase, dann weiter kaudal und erreicht in der Leistengegend den Hauptverlauf des Meridians wieder. An der Schläfe zieht eine innere Verbindung zum Ohr und dann nach ventral zum Magenmeridian.

Klinische Bedeutung: Der Gallenblasenmeridian steht in einer engen funktionellen Beziehung zur Leber. Beide Meridiane beeinflussen Stoffwechselfunktionen und sind in der traditionellen Vorstellung für das ungestörte Fließen der Lebensenergie Qi verantwortlich. Punkte des Gallenblasenmeridians im Bereich des Stammes und die wichtigen Fernpunkte sind bei Leber- und Gallenblasenerkrankungen, Lumbago, Ischialgien, Lähmungen, Erkrankungen der Mamma indiziert. Punkte des Kopfes und im Nackenbereich dienen der Behandlung von Migräne, Kopfschmerzen, Augenerkrankungen, Ohrerkrankungen und HWS-Syndrom.

Innervation: Auf der Stirn und dem Vorderkopf zieht der Meridian zunächst im Innervationsgebiet des Trigeminus: Ramus maxillaris Gb. 1, Ramus mandibularis Gb. 2, Ramus ophthalmicus Gb. 13, 14, 15, 16, in der Nackenregion durch die Segmente C 3, C 4, und hat eine enge Beziehung zum N. occipitalis minor, Gb. 20. Im Thoraxbereich verläuft der Meridian durch die Gebiete sämtlicher Interkostalnerven. Im distalen Anteil zieht der Meridian im Dermatom von L 5 und hat enge Beziehungen zu den Nn. clunium, cutanei femoris lateralis und im distalen Anteil zum N. peronaeus.

Gekoppeltes Organ: Leber
Gewebe: Sehnen und Muskel
Maximalzeit: 23.00–1.00 Uhr
Wandlungsphase: Holz
Sinnesorgan: Augen

Alarmpunkt, Mu: Gb. 24 Riyue (7. ICR)
Dorsaler Segmentpunkt, Shu: Bl. 19 Danshu (Th 10)

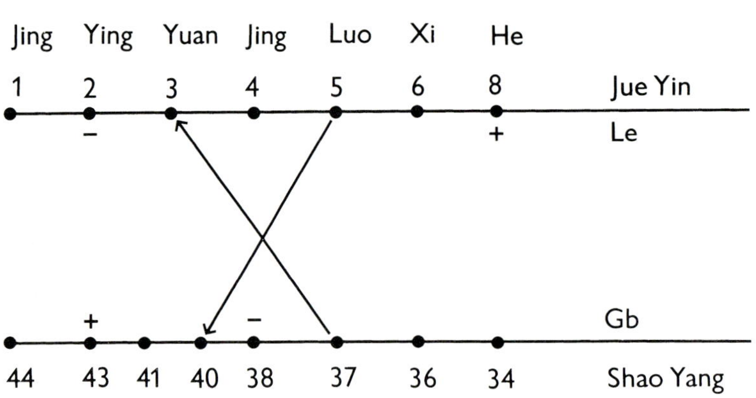

Gekoppelte Meridiane: Leber- und Gallenblasenmeridian

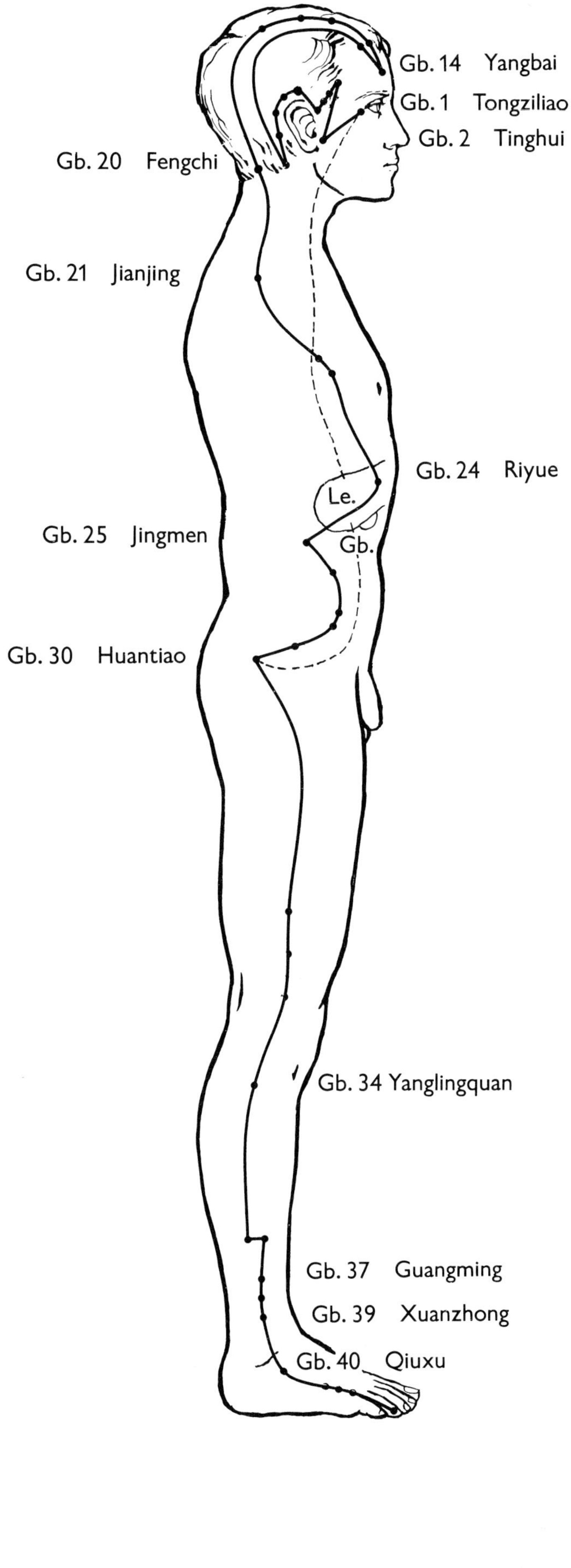
Gb. 14 Yangbai
Gb. 1 Tongziliao
Gb. 2 Tinghui
Gb. 20 Fengchi
Gb. 21 Jianjing
Gb. 24 Riyue
Le.
Gb. 25 Jingmen
Gb.
Gb. 30 Huantiao
Gb. 34 Yanglingquan
Gb. 37 Guangming
Gb. 39 Xuanzhong
Gb. 40 Qiuxu

Wichtigste Punkte		Punktekategorien, Bedeutung
Gb. 1	Tongziliao	Augenerkrankungen
Gb. 2	Tinghui	Ohrerkrankungen
Gb. 14	Yangbai	Migräne, frontale Kopfschmerzen
Gb. 20	Fengchi	HWS-Syndrom, okzipitale Kopfschmerzen
Gb. 21	Jianjing	Zusätzlicher Alarmpunkt der Gallenblase
Gb. 24	Riyue	Alarmpunkt, Mu-Gallenblase
Gb. 25	Jingmen	Alarmpunkt, Mu-Niere
Gb. 30	Huantiao	Ischialgie
Gb. 34	Yanglingquan	He-Punkt, Meisterpunkt Muskeln und Sehnen
Gb. 37	Guangming	Luo-Punkt
Gb. 39	Yuanzhong	Meisterpunkt für das Knochenmark
Gb. 40	Qiuxu	Yuan-Punkt
Gb. 41	Fuß-Linqi	Kardinalpunkt Dai Mai, Shu-Punkt

Beschreibung der wichtigsten Punkte

Gb. 1 **Tongziliao** Pupillenknochenspalt

Lokalisation: 0,5 Cun lateral des äußeren Augenwinkels.

Indikationen: Augenerkrankungen, frontale und okzipitale Kopfschmerzen, Trigeminusneuralgie, Tics.

Art der Nadelung: Schräg, 0,5–1 cm nach lateral.

Gb. 2 **Tinghui** Hören können

Lokalisation: Bei geöffnetem Mund in einer Mulde, hinter dem Kondylus der Mandibula.

Indikationen: Schwerhörigkeit, Tinnitus, Hörsturz, Menière-Erkrankung, Otitis media, Zahnschmerzen.

Art der Nadelung: Senkrecht, 0,5–1 cm tief.

Gb. 8 **Shuaigu** Dem Tal führen

Lokalisation: 1 Cun oberhalb des höchsten Punktes der Ohrmuschel, 2 Cun oberhalb des oberen Ansatzes des Ohres.

Indikationen: Parietale und temporale Kopfschmerzen, Migräne, Schwindel.

Art der Nadelung: Schräg, 1–2 cm nach ventral oder dorsal.

Gb. 12 **Wangu** Ende des Schädelknochens

Lokalisation: In der Vertiefung hinter und unterhalb des Prozessus mastoideus.

Indikationen: HWS-Syndrom, Tortikollis, Kopfschmerzen, Schlafstörungen, Tinnitus.

Art der Nadelung: Senkrecht, 1 cm tief.

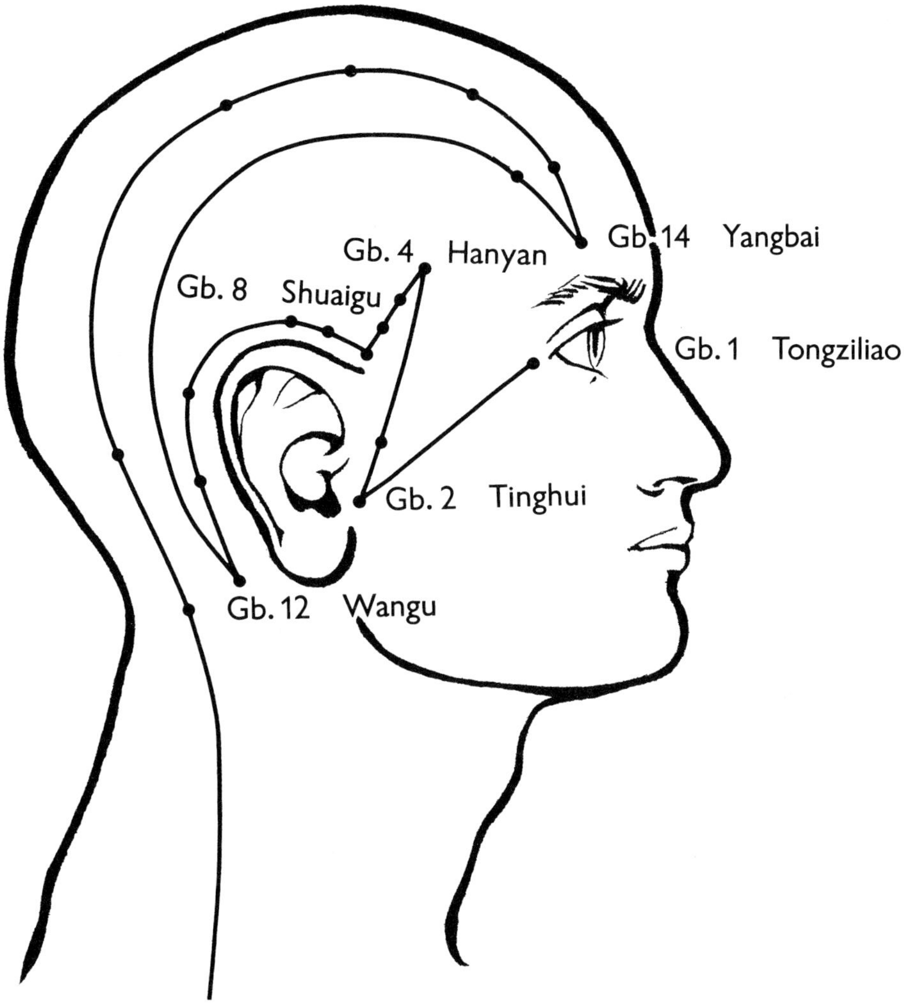

Gb. 14 Yangbai Klares Yang

Lokalisation: Auf der Stirn 1 Cun oberhalb der Mitte der Augenbraue, auf der Linie, die durch die Mitte der Pupille nach oben gezogen wird, wenn der Patient nach vorne schaut.

Indikationen: Wichtiger lokaler Punkt bei Migräne, frontale Kopfschmerzen, Trigeminusneuralgie, Augenerkrankungen, Nachtblindheit, Glaukom, Sinusitis frontalis.

Art der Nadelung: Schräg, 0,5–1 cm.

Gb. 15 Kopf Linqi Den Tränen nahe

Lokalisation: Oberhalb von Gb. 14 Yangbai, 0,5 Cun dorsal der Haarlinie (Haarlinie liegt 3 Cun kranial von den Augenbrauen).

Indikationen: Frontale Kopfschmerzen, Migräne.

Art der Nadelung: Schräg, 0,5–1 cm tief.

Gb. 20 Fengchi Windteich

Lokalisation: In der Mulde zwischen den Ursprüngen der Mm. sternocleidomastoideus und trapezius.

Indikationen: Wichtiger lokaler Punkt bei Migräne, okzipitale Kopfschmerzen, HWS-Syndrom, Tortikollis; Erkältungskrankheiten, Fieber, Schwindel, Hypertonie, Augenerkrankungen.
Nach traditioneller Vorstellung ist dies ein wichtiger „Windpunkt", der sehr wirksam Wind eliminiert.

Art der Nadelung: Senkrecht, 1 cm tief.

Gb. 21 Jianjing Schulterbrunnen **Alarmpunkt**

Lokalisation: Auf der höchsten Stelle der Schulter zwischen dem Prominenz (Du 14 Dazhui) und dem Akromion.

Indikationen: Schulter-Arm-Syndrom, Tortikollis, Gallenblasen- und Lebererkrankungen, Myogelosen, Geburtserleichterung.
Gb. 21 Jianjing ist ein zusätzlicher Alarmpunkt des Meridians – neben Gb. 24 Riyue und Ex. 35 Dannang – und kann bei Schmerzhaftigkeit diagnostische Hinweise geben. Auf das Punktareal werden bei Gallenblasenerkrankungen Schmerzen projiziert; dies ist eine auch in der westlichen Medizin bekannte Tatsache.

Art der Nadelung: Senkrecht, 1–2 cm tief. Gefährlicher Punkt!

Gb. 22 Yuanye Vertiefung an der Achselhöhle

Lokalisation: Auf der mittleren Axillarlinie, 3 Cun unter der Axilla.

Indikationen: Thoraxschmerzen, Interkostalneuralgie.
Nach traditioneller Vorstellung ist Gb. 22 der Vereinigungspunkt der 3 Tendinomuskulären Meridiane und so bei Schmerzen des Armes wirksam.

Art der Nadelung: Schräg, 0,5–1 cm; Gefährlicher Punkt!

Gb. 24 Riyu Sonne und Mond **Mu-Gallenblase**

Lokalisation: Auf der Mamillarlinie im 7. ICR.

Indikationen: Leberkrankungen, Hepatitis, Cholangitis, Gastritis, Schluckauf.

Art der Nadelung: Schräg, 1–2 cm tief. Gefährlicher Punkt!

Gb. 25 Jingmen Großes Tor **Mu-Niere**

Lokalisation: Am Unterrand des freien Endes der 12. Rippe.

Indikationen: Erkrankungen der Leber und Gallenblase, LWS-Syndrom, Interkostalneuralgie. Bei Nierenerkrankungen zusammen mit Bl. 23 Shenshu, – Mu- und Shu-Punkte der Niere –. Moxibustion wird häufig bei Schwächestörungen der Niere an beiden Punkten angewendet.

Art der Nadelung: Senkrecht, 0,5–1 cm tief.

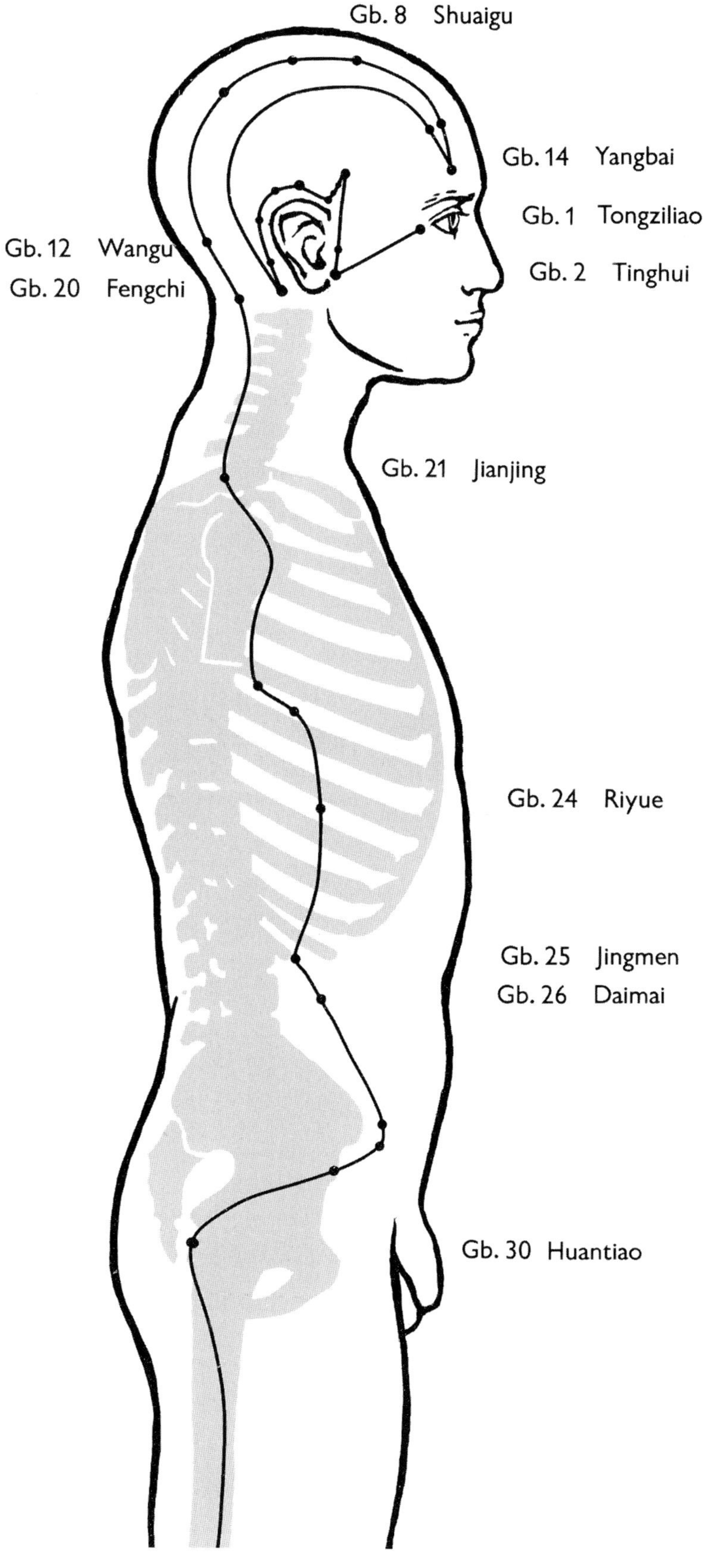
Gb. 8 Shuaigu
Gb. 14 Yangbai
Gb. 1 Tongziliao
Gb. 2 Tinghui
Gb. 12 Wangu
Gb. 20 Fengchi
Gb. 21 Jianjing
Gb. 24 Riyue
Gb. 25 Jingmen
Gb. 26 Daimai
Gb. 30 Huantiao

Gb. 26 Daimai Gürtelgefäß

Lokalisation: Senkrecht unterhalb der Mitte zwischen den freien Enden der 11. und 12. Rippe, auf der Höhe des Nabels.

Indikationen: Erkrankungen der Leber und Gallenblase, Interkostalneuralgie, Lumbago, Menstruationsstörungen, Zystitis, Endometritis, irritables Kolon, Völlegefühl im Abdomen.
Nach traditioneller Vorstellung löst Gb. 26 Feuchtigkeit und Hitze auf.

Art der Nadelung: Senkrecht, 1–2 cm tief.

Gb. 30 Huantiao Zurückspringen

Lokalisation: Auf der Linie vom Trochanter major zum unteren Rand des Os sacrum, an der Grenze zwischen äußerem und mittlerem Drittel dieser Strecke.

Indikationen: Ischialgien, Lumbago, Koxarthrose, Paresen, Polyneuropathie der Beine.

Art der Nadelung: Senkrecht, 4–8 cm tief.
Beim langsamen Vorschieben der Nadel wird bei richtiger Lokalisation ein stechender, elektrisierender Schmerz empfunden.

Gb. 31 Fengshi Wind Ansammlung

Lokalisation: Auf der lateralen Seite des Oberschenkels, zwischen den Mm. vastus lateralis und biceps femoris. 7 Cun oberhalb der Gelenkspalte des Knies. Bei adduziertem Arm zeigt die Spitze des Mittelfingers auf diesen Punkt.

Indikationen: LWS-Syndrom, Ischialgie, rheumatische Arthritis, Paresen, Neurodermitis.

Art der Nadelung: Senkrecht, 2–5 cm tief.

Gb. 34 Yanglingquan Yang-Hügel-Quelle **He-Punkt**
Meisterpunkt – Sehnen, Muskeln

Lokalisation: Am Schnittpuntk der Linien gezogen von der unteren und vorderen Begrenzung des Fibulaköpfchens.

Indikationen: Erkrankungen von Muskel und Sehnen – wichtiger Meisterpunkt – Tendovaginitis, LWS-Syndrom, Ischialgie, Muskeldystrophien, Myopathien; Paresen, Hypertonie, Leber- und Gallenblasenerkrankungen, psychische Störungen, Dysurie, Kniegelenkerkrankungen, rheumatoide Arthritis.
Nach traditioneller Vorstellung harmonisiert dieser Punkt die Leber und eliminiert Feuchtigkeit, Hitze und Wind.

Art der Nadelung: Senkrecht, 2–3 cm tief oder auch schräg nach unten. Kräftige Stimulation bei Lähmungen.

Gb. 36 Waiqiu Äußerer Hügel **Xi-Punkt**

Lokalisation: An der Vorderkante der Fibula, 7 Cun proximal des Malleolus lateralis.

Indikationen: Akute Gallenkolik, Tortikollis, HWS-Syndrom.

Art der Nadelung: Senkrecht, 1–2 cm tief.

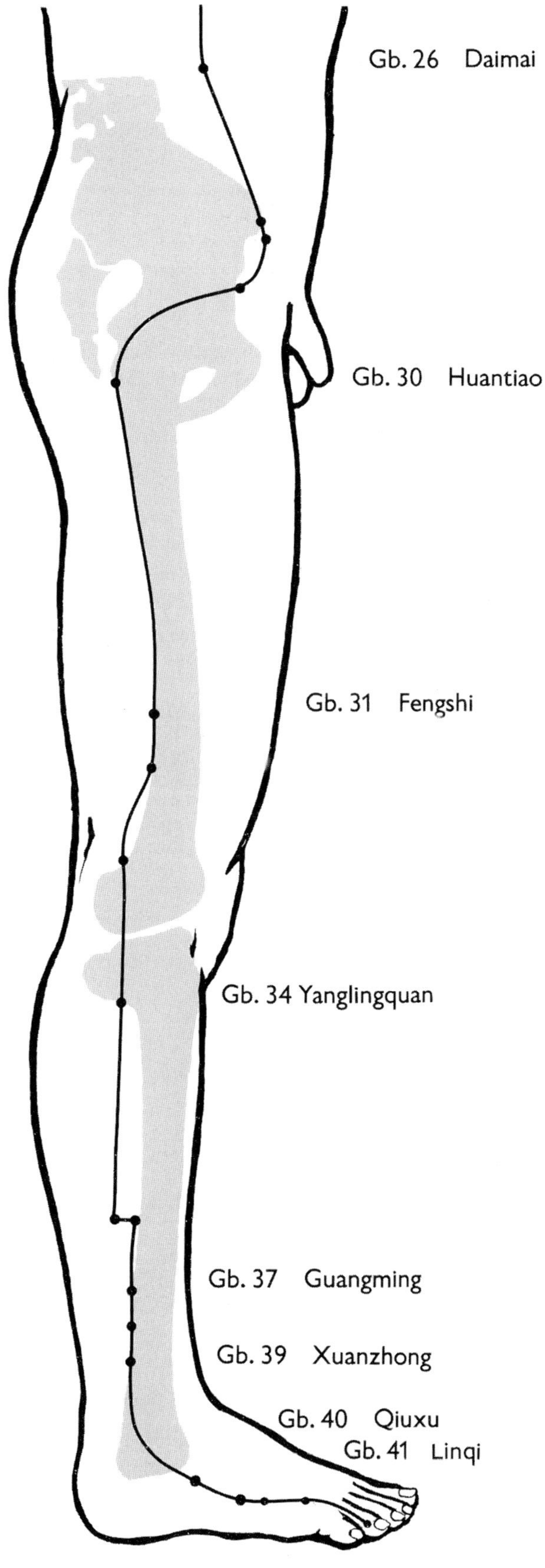

Gb. 26 Daimai
Gb. 30 Huantiao
Gb. 31 Fengshi
Gb. 34 Yanglingquan
Gb. 37 Guangming
Gb. 39 Xuanzhong
Gb. 40 Qiuxu
Gb. 41 Linqi

Gb. 37 Guangming Helles Licht **Luo-Punkt**

Lokalisation: Am Vorderrand der Fibula, 5 Cun proximal vom Malleolus lateralis.

Indikationen: Augenerkrankungen, Kopfschmerzen, Migräne, Lebererkrankungen, Störungen der Laktation, psychische Störungen.
Nach traditioneller Vorstellung löst Gb. 37 Wind und Feuchtigkeit auf und fördert das Sehen. Er zählt zu den wichtigsten Punkten bei Augenerkrankungen.

Art der Nadelung: Senkrecht, 1–3 cm tief.

Gb. 39 Xuanzhong Aufhängung der Glocke **Meisterpunkt für Knochenmark**

Punktenamen: Das Aussehen dieser Region entspricht einem Glockensegment. Im Punkt Gb. 39 wäre die Aufhängung der Glocke.

Lokalisation: Zwischen dem Hinterrand der Fibula und der Sehne der Mm. peronaeus longus und brevis, 3 Cun proximal vom Malleolus lateralis.

Indikationen: Wichtiger Fernpunkt für Tortikollis und HWS-Syndrom. Schmerzen an der Seite des Körpers wie Thoraxschmerzen, abdominelle Schmerzen. Als Meisterpunkt bei Störungen des Knochenmarks und bei Blutkrankheiten.
Nach traditioneller Vorstellung ist Gb. 39 der Treffpunkt der 3 Yang Meridiane am Bein (Ma, Gb, Bl.) und löst Wind, Feuchtigkeit und Hitze auf.

Art der Nadelung: Senkrecht, 1–2 cm tief.

Gb. 40 Qiuxu Großer Hügel **Yuan-Punkt**

Lokalisation: Vor und unterhalb des Malleolus lateralis; auf der Kreuzung der Linie vom unteren und vorderen Rand des Malleolus lateralis gezogen.

Indikationen: Thoraxschmerzen, Interkostalneuralgie, Mastitis, HWS-Syndrom, Arthritis bzw. Distorsionen des Sprunggelenks, Ulcus cruris.

Art der Nadelung: Senkrecht, 0,5–1 cm tief.

Gb. 41 Fuß-Linqi Am Fuß dem Tränen nahe **Kardinalpunkt Dai Mai**
Shu-Punkt

Lokalisation: Distal der Basis von Os metatarsale 4 und 5.

Indikationen: Wichtiger Fernpunkt für Schwerhörigkeit, Hörsturz, Tinnitus, Menière-Erkrankung, Mastitis, Störungen der Laktation und Dysmenorrhöen.
Nach traditioneller Vorstellung fördert Gb. 41 das Fließen von Qi und löst Hitze und harmonisiert Wind.

Art der Nadelung: Senkrecht, 1–2 cm tief.

Gb. 44 Fuß-Qiaoyin Yin-Öffnung am Fuß **Jing-Punkt**

Lokalisation: Am lateralen Nagelwinkel der 4. Zehe.

Indikationen: Als Jing-Punkt in akuten Notfällen, bei Kopfschmerzen, Interkostalneuralgie, Asthma bronchiale.

Art der Nadelung: Senkrecht, 1–2 mm tief.

Der Extrapunkt 35 Dannang liegt auf dem Gallenblasenmeridian 1 Cun unterhalb von Gb. 34 und ist neben Gb. 21 ein weiterer *Alarmpunkt der Gallenblase.* Bei Erkrankungen der Gallenblase und Leber wird dieser Punkt druckschmerzhaft.

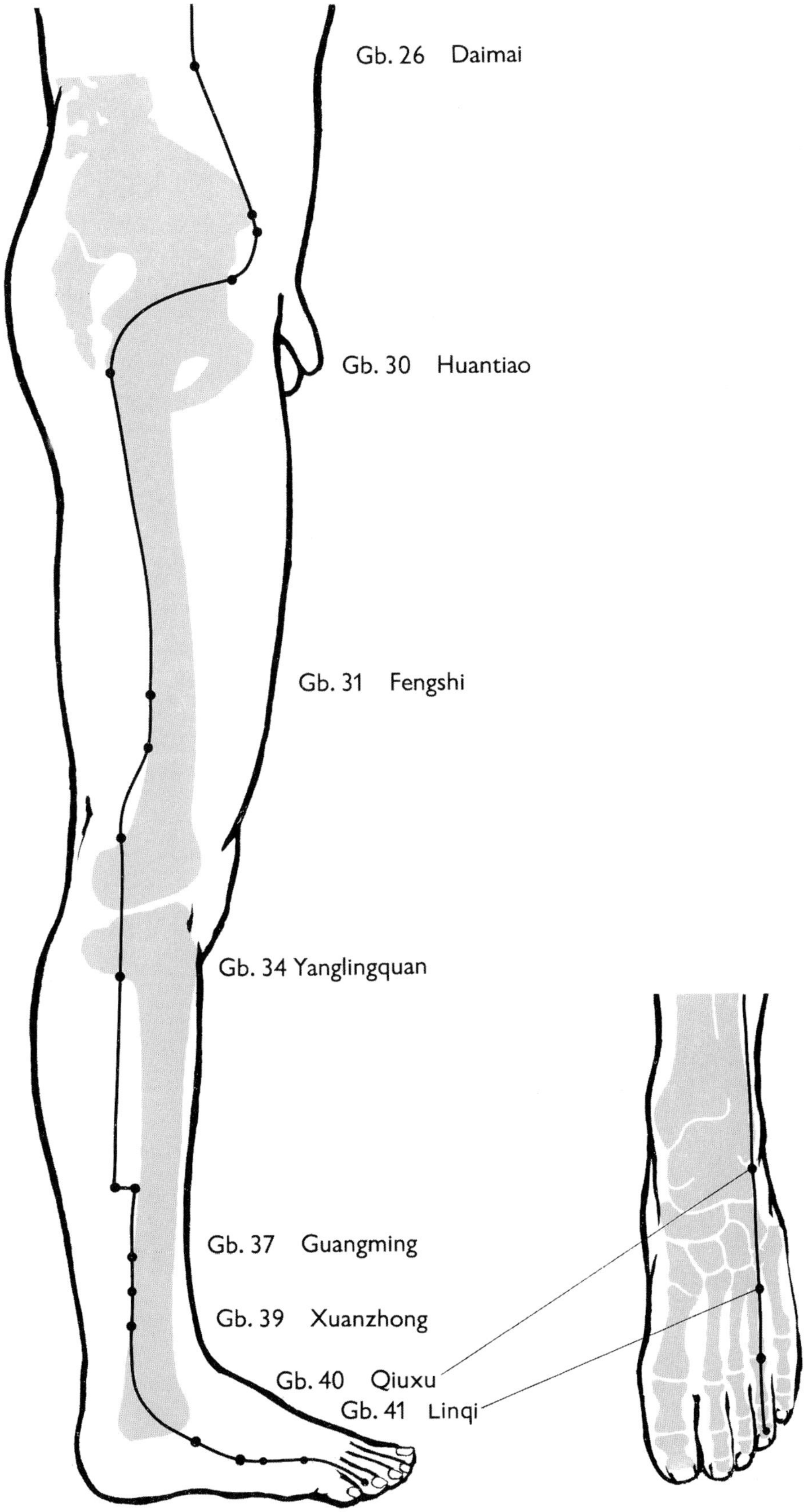
Gb. 26 Daimai
Gb. 30 Huantiao
Gb. 31 Fengshi
Gb. 34 Yanglingquan
Gb. 37 Guangming
Gb. 39 Xuanzhong
Gb. 40 Qiuxu
Gb. 41 Linqi

Weitere Punkte des Gallenblasenmeridians mit Übersetzung der Punktenamen:

Gb. 3	Shangguan	Auf dem Paß
Gb. 4	Hanyan	Ermüdeter Unterkiefer
Gb. 5	Xuanlu	Hängt am Schädel
Gb. 6	Xuanli	Nur wenig aufgehängt
Gb. 7	Qubin	Bogen am Schläfenhaar
Gb. 9	Tianchong	Himmlischer Impuls
Gb. 10	Fubai	Dahinziehendes Weiß
Gb. 11	Kopf-Qiaoyin	Yin-Öffnung am Kopf
Gb. 12	Kopf-Wangu	Ende des Schädelknochens
Gb. 13	Benshen	Ursprung des Geistes
Gb. 16	Muchuang	Augenfenster
Gb. 17	Zhengying	Geordnetes Lager
Gb. 18	Chengling	Seele empfangen
Gb. 19	Naokong	Gehirngewölbe
Gb. 23	Zhejin	Seitlich des Muskels
Gb. 27	Wushu	Fünfter Drehpunkt
Gb. 28	Weidao	Wege verbinden
Gb. 29	Femur-Juliao	Liegt im Knochenspalt
Gb. 32	Femur-Zhongdu	Mitten im Graben
Gb. 33	Xiyangguan	Kniegelenk, Yangseite
Gb. 35	Yangjiao	Kreuzung des Yang
Gb. 38	Yangfu	Yang hilft
Gb. 42	Diwuhui	5 Zusammenkünfte auf der Erde
Gb. 43	Xiaxi	Dazwischenliegender Bach

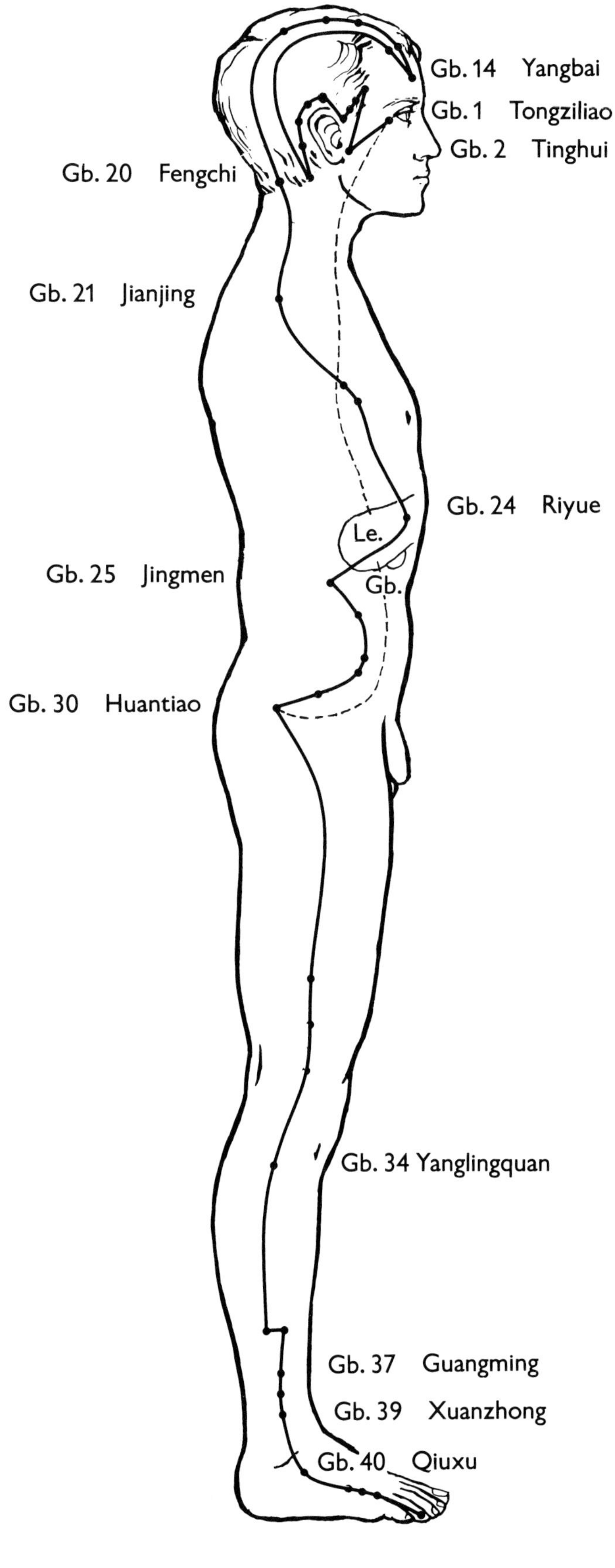
Gb. 14 Yangbai
Gb. 1 Tongziliao
Gb. 2 Tinghui
Gb. 20 Fengchi
Gb. 21 Jianjing
Gb. 24 Riyue
Le.
Gb. 25 Jingmen
Gb.
Gb. 30 Huantiao
Gb. 34 Yanglingquan
Gb. 37 Guangming
Gb. 39 Xuanzhong
Gb. 40 Qiuxu

6.12 Lebermeridian Le.

Der Lebermeridian ist ein Yin-Meridian; mit dem Perikardmeridian bildet er die **Jue-Yin-Meridianachse.**

Verlauf: Der Lebermeridian zieht von der großen Zehe, an der Innenseite des Unter- und Oberschenkels zum äußeren Genitale, dann zum Abdomen und endet an der lateralen Thoraxwand im 6. ICR unter der Mamille.
Ein innerer Ast zweigt im Genitalbereich ab und zieht nach kranial über den Magen zu Leber und Gallenblase, dann durch den Thorax und Rachen zum Gesicht, zu den Augen und endet im Bereich des Punktes Du 20 Baihui.

Innervation: Der Lebermeridian beginnt im Dermatom L 5, durchzieht am Unterschenkel L 4, am Oberschenkel L 3, L 2 und L 1, am Rumpf Th 12 bis Th 5.

Klinische Bedeutung: Die Leber ist in der chinesischen Medizin zuständig für das harmonische, freie Fließen der Lebensenergie Qi. Bei Störungen der Leber kommt es zu Stagnation bzw. Blockade im Fließen von Qi und somit auch des Blutes. Der Lebermeridian hat eine besonders enge Beziehung zum Genitale und dessen Funktionen. Auch zum Auge besteht über den inneren Ast eine morphologische und eine funktionelle Beziehung. Die distalen Punkte des Meridians werden zur Behandlung von Erkrankungen des Auges und bei Kopfschmerzen angewendet. Punkte am Bein dienen der Behandlung von Störungen der Urogenitalfunktionen sowie Leber- und Stoffwechselerkrankungen. Punkte des Rumpfes sind bei Leber-, Gallenblasen- und Stoffwechselerkrankungen indiziert. Die Lebermeridianpunkte, besonders Le. 3 Taichong, fördern nach traditioneller Vorstellung das Fließen von Qi und Blut.

Gekoppeltes Organ: Gallenblase
Gewebe: Sehnen und Muskulatur
Maximalzeit: 1.00–3.00 Uhr

Wandlungsphase: Holz
Sinnesorgan: Auge

Alarmpunkt, Mu: Le. 14 Qimen
Dorsaler Segmentpunkt, Shu: Bl. 18 Ganshu

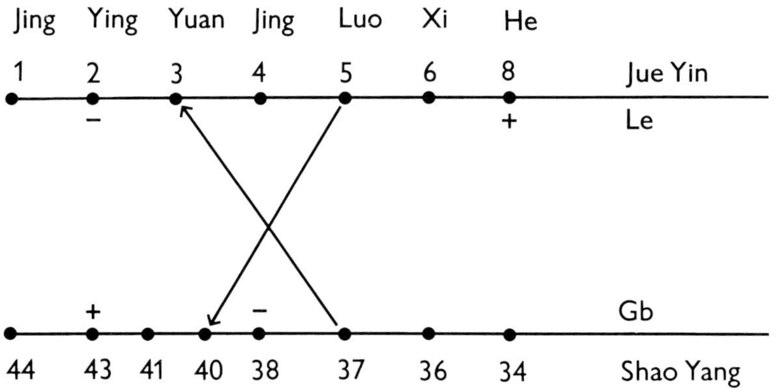

Gekoppelte Meridiane: Leber- und Gallenblasenmeridian

Wichtigste Punkte		Punktekategorien, Bedeutung
Le. 3	Taichong	Yuan-Punkt
Le. 6	Zhongdu	Xi-Punkt, zusätzlicher Alarmpunkt
Le. 8	Ququan	He-Punkt, Tonisierungspunkt
Le. 13	Zhangmen	Mu-Punkt Milz-Pankreas Meisterpunkt Zang-Organe
Le. 14	Qimen	Mu-Punkt Leber

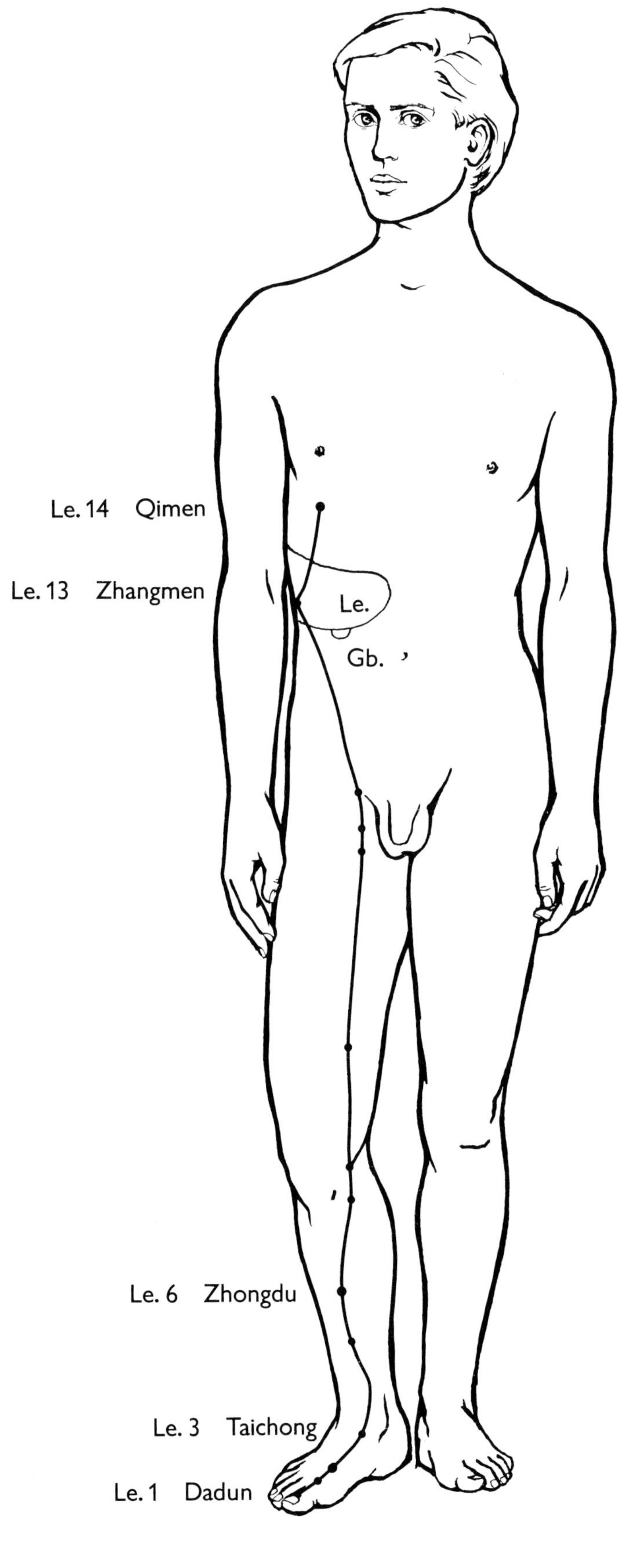
Le. 14 Qimen
Le. 13 Zhangmen
Le.
Gb.
Le. 6 Zhongdu
Le. 3 Taichong
Le. 1 Dadun

Beschreibung der wichtigsten Punkte

Le. 1 Dadun Großer Dicke **Jing-Punkt**

Lokalisation: Proximal vom lateralen Nagelwinkel der Großzehe.

Indikationen: Als Jing-Punkt bei akuten Notfällen, speziell bei Stoffwechselentgleisungen. Dysurie, Menstruationsstörungen.

Art der Nadelung: Schräg, 2–3 mm tief.

Le. 2 Xingjian Zirkuliert im Zwischenraum **Ying-Punkt, Sedierungspunkt**

Lokalisation: An der Interdigitalfalte zwischen 1. und 2. Zeh.

Indikationen: Dysmenorrhö, Hypermenorrhö, Enuresis, Konjunktivitis, Brennen der Augen, Kopfschmerzen, Migräne, Epilepsie, Schlafstörung.
Nach traditioneller Vorstellung löst dieser Punkt „Feuer der Leber“ und Stagnation von Qi im Körper auf.

Art der Nadelung: Senkrecht, 1–2 cm tief.

Le. 3 Taichong Großer Impuls **Yuan-Punkt**

Lokalisation: Zwischen 1. und 2. Os metatarsale, 2 Cun proximal von der Interdigitalfalte.

Indikationen:
- Wichtiger Fernpunkt für Augenerkrankungen, z. B. Visusschwäche, chronische Konjunktivitis;
- Migräne, Kopf- und Thoraxschmerzen, endokrine Störungen und Soffwechselerkrankungen, z. B. Diabetes mellitus.
- Psychische Erregungszustände, innere Unruhe, Nervosität, Spannungszustände, Durchblutungsstörungen (zusammen mit Di. 4 Hegu).
- Dysmenorrhö, Zyklusstörungen, Enuresis, Dysurie, Geburtserleichterung,
- Wichtiger Punkt bei Leber- und Gallenerkrankungen,
- Tinnitus, M. Ménière,
- Epilepsie, Kommotio,
- Hypertonie.

Nach traditioneller Vorstellung ist dies ein wichtiger Punkt zur Harmonisierung des Leber Qi. Le. 3 Taichong fördert das Fließen von Qi im ganzen Körper und ist folglich bei Stagnation der Lebensenergie im ganzen Körper indiziert.

Art der Nadelung: Senkrecht, 1–2 cm tief.

Le. 5 Ligou Muschelrinne **Luo-Punkt**

Lokalisation: An der medialen Tibiakante, 5 Cun oberhalb des medialen Malleolus.

Indikationen: Dysmenorrhöe, Dysurie, sexuelle Störungen, Hepatitis.

Art der Nadelung: Senkrecht, 1–2 cm tief.

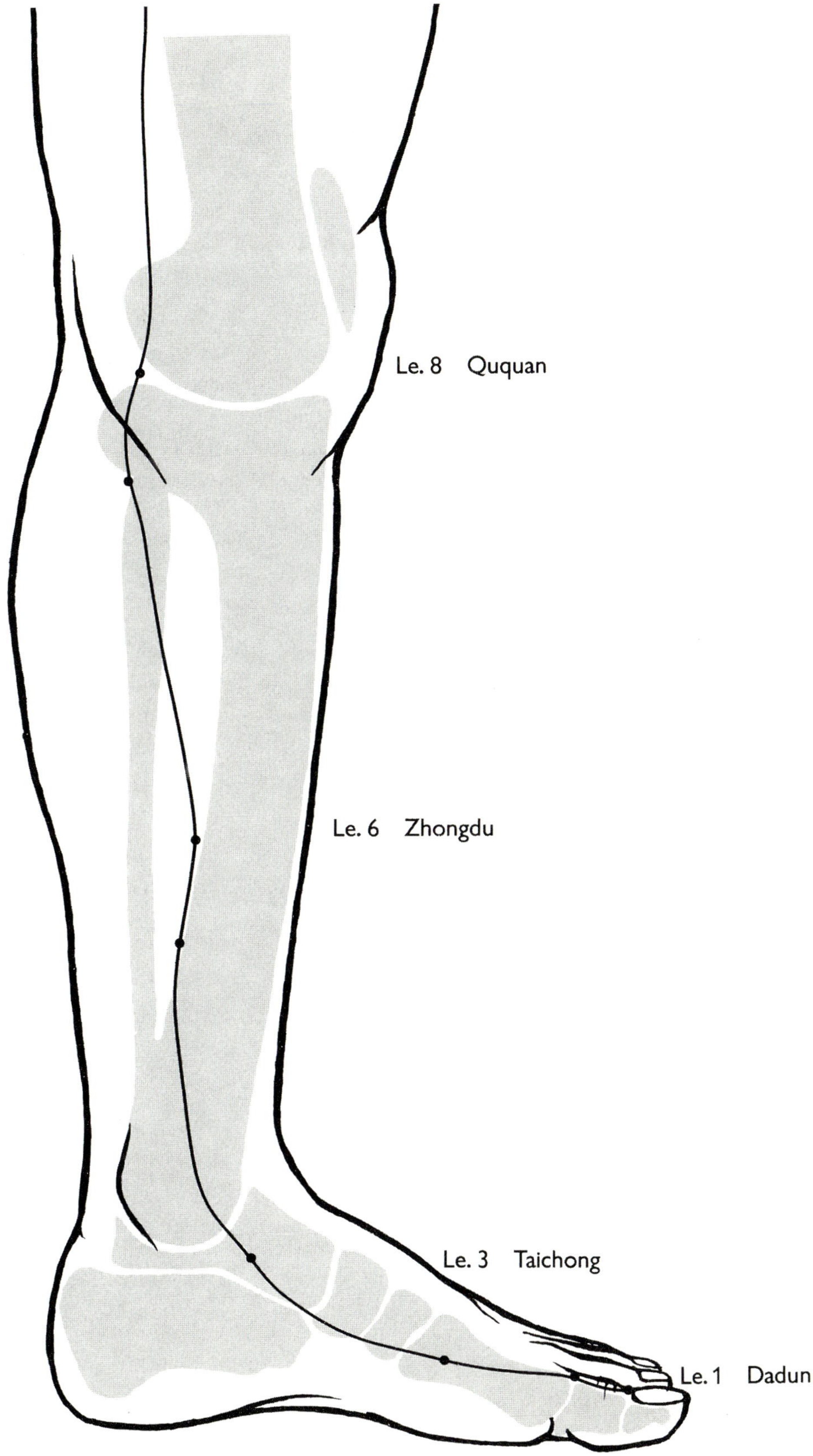

Le. 8 Ququan
Le. 6 Zhongdu
Le. 3 Taichong
Le. 1 Dadun

Le. 6 Zhongdu Sammelort in der Mitte **Xi-Punkt, Alarmpunkt**

Lokalisation: Am Hinterrand der Tibia, 7 Cun oberhalb des Malleolus medialis.

Indikationen: Als zusätzlicher Alarmpunkt der Leber druckempfindlich bei Lebererkrankungen. Diagnostische und therapeutische Anwendung bei Stoffwechsel- und akuten Leber- und Gallenblasenerkrankungen.

Art der Nadelung: Senkrecht oder schräg, 1–3 cm tief.

Le. 8 Ququan Quelle in der Biegung **He-Punkt, Tonisierungspunkt**

Lokalisation: Am medialen Ende der Beugefalte des Kniegelenks, am Vorderrand der Mm. semimembranosus und semitendinosus.

Indikationen: Dysurie, Pruritus, Harnwegsinfekt, Schmerzen im Bereich des Kniegelenks, Impotenz, Dysmenorrhö.

Art der Nadelung: Senkrecht, 1–2 cm tief.

Le. 13 Zhangmen Zum Tor am Ende **Mu-Punkt Milz-Pankreas**
Meisterpunkt Zang-Organe

Lokalisation: Am freien Ende der 11. Rippe.

Indikationen: Abdominelle Schmerzen, Meteorismus, Diarrhö, Maldigestion, Erkrankungen der Leber und Gallenblase, Stoffwechselerkrankungen, Meisterpunkt für Zang-Organe (Lunge, Herz, Milz-Pankreas, Niere, Leber).

Nach traditioneller Vorstellung fördert dieser Punkt die Funktion des Milz-Pankreas also die Verdauungsfunktion daneben auch die Leberfunktion.

Art der Nadelung: Senkrecht, 1–2 cm tief.

Le. 14 Qimen Das Tor am Ende **Mu-Punkt Leber**

Lokalisation: Auf der Mamillarlinie im 6. ICR.

Indikationen: Chronische Lebererkrankungen, Übelkeit, Erbrechen, Schmerzen im Oberbauch und Thorax, Asthma bronchiale, Interkostalneuralgie, Mastitis, Laktationsstörungen.

Nach traditioneller Vorstellung löst Le. 14 Qimen Feuchtigkeit und Hitze, beseitigt Stagnation und harmonisiert das Leber-Qi.

Art der Nadelung: Schräg, 1–2 cm. Gefährlicher Punkt!

Weitere Punkte des Meridians mit der Übersetzung der Punktenamen:

Le. 4	Zhongfeng	Mitten auf dem Altar, Jing-Punkt
Le. 7	Xiguan	Kniepaß
Le. 9	Yinbao	Yin-Hülle (Uterus)
Le. 10	Wuli	Fünf Maßeinheiten
Le. 11	Yinlian	Yin-Ecke
Le. 12	Jimai	Schneller Puls

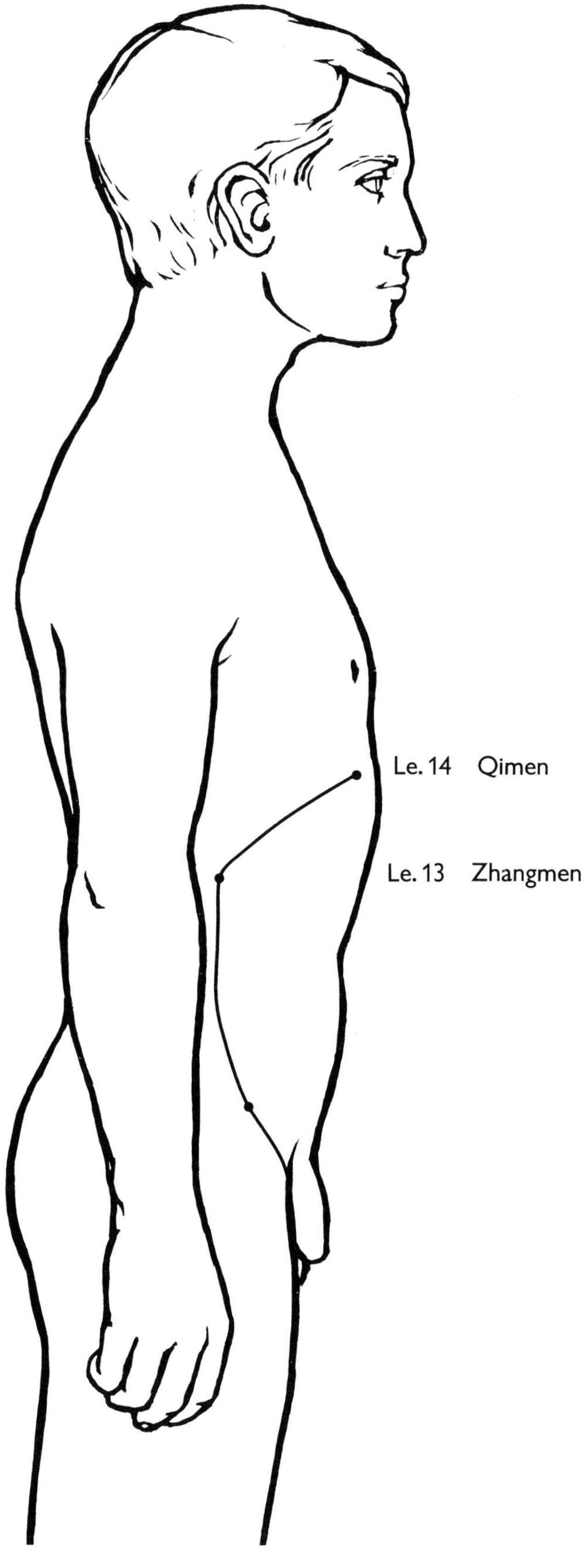
Le. 14 Qimen
Le. 13 Zhangmen

6.13 Lenkergefäß Du Mai

Dieser Meridian wird chinesisch Du Mai (Wade Giles: Tou Mo), deutsch Lenkergefäß oder Gouverneurgefäß (engl. governing vessel, GV.) genannt und zählt zu den 8 außerordentlichen Meridianen, chinesisch *Qi Jingbamai*. Du bedeutet regieren oder lenken. Mit dem Ren-Meridian und den 12 Hauptmeridianen zählt er zu den „14 Meridianen". Dem Du-Meridian ist kein Organ zugeordnet, jedoch besteht eine enge Beziehung zum Zentralnervensystem und zum chinesischen Nierensystem. Nach der traditionellen Vorstellung wird er als Lenker aller 12 Yin- und Yang-Meridiane und -Organe betrachtet und hat eine wichtige übergeordnete Rolle. Der Du Mai hat einen ausgeprägten Einfluß auf die Funktionen des Zentralnervensystems, besonders auf psychische Funktionen.

Verlauf: Der Du Mai beginnt am Os coccygis und zieht in der dorsalen Mittellinie über die Dornfortsätze zum Nacken, dann über die Mittellinie des Schädels zur Stirn und Nase, und endet unter der Oberlippe im Mund.

Klinische Bedeutung: Den 12 Yin- und Yang-Meridianen und -Organen übergeordnet hat der Du Mai eine wichtige koordinierende und harmonisierende Wirkung auf alle Körperregionen und Organe.

- Punkte des Du Mai im Lumbal- und Sakralbereich sind bei anorektalen und urogenitalen Erkrankungen sowie bei Lumboischialgien indiziert.
- Punkte in der Thorax- und Nackenregion werden zur Behandlung von BWS- sowie HWS-Syndrom, Interkostalneuralgie, Abwehrschwäche, Fieber und Infektionskrankheiten herangezogen.
- Punkte des kranialen Verlaufs sind wichtig in der Behandlung von psychischen, psychosomatischen und neurologischen Erkrankungen sowie bei Kopfschmerzen und Migräne
- Der Punkt Du 20 Baihui, auf dem Schädeldach gelegen, ist der bedeutendste übergeordnete Punkt und spielt deshalb eine eminent wichtige Rolle. Er kann bei jeder Akupunkturbehandlung genadelt werden.

Beschreibung der wichtigsten Punkte

Du 1 Changqiang Lang und kraftvoll

Lokalisation: Auf der Mitte zwischen Anus und der Spitze des Os coccygis.

Indikationen: Anorektale Erkrankungen, Diarrhö.

Art der Nadelung: Senkrecht, 1 cm tief.

Du 2 Yaoshu Transportpunkt zur Lende

Lokalisation: An der Grenze zwischen Os coccygis und Os sacrum.

Indikationen: Urogenitalerkrankungen, Lumbalgien. Bei spastischen Paresen Elektrostimulation mit Du 6 Jizhong.

Art der Nadelung: Senkrecht, 1 cm tief.

Du 3 Yaoyangguan Yang-Paß der Lende **L 4/5**

Lokalisation: Auf der Mitte zwischen L 4 und L 5.

Indikationen: Lumboischialgie, Urogenitalerkrankungen wie Dysmenorrhö, Zyklus- und sexuelle Störungen.

Art der Nadelung: Senkrecht, 1 cm tief.

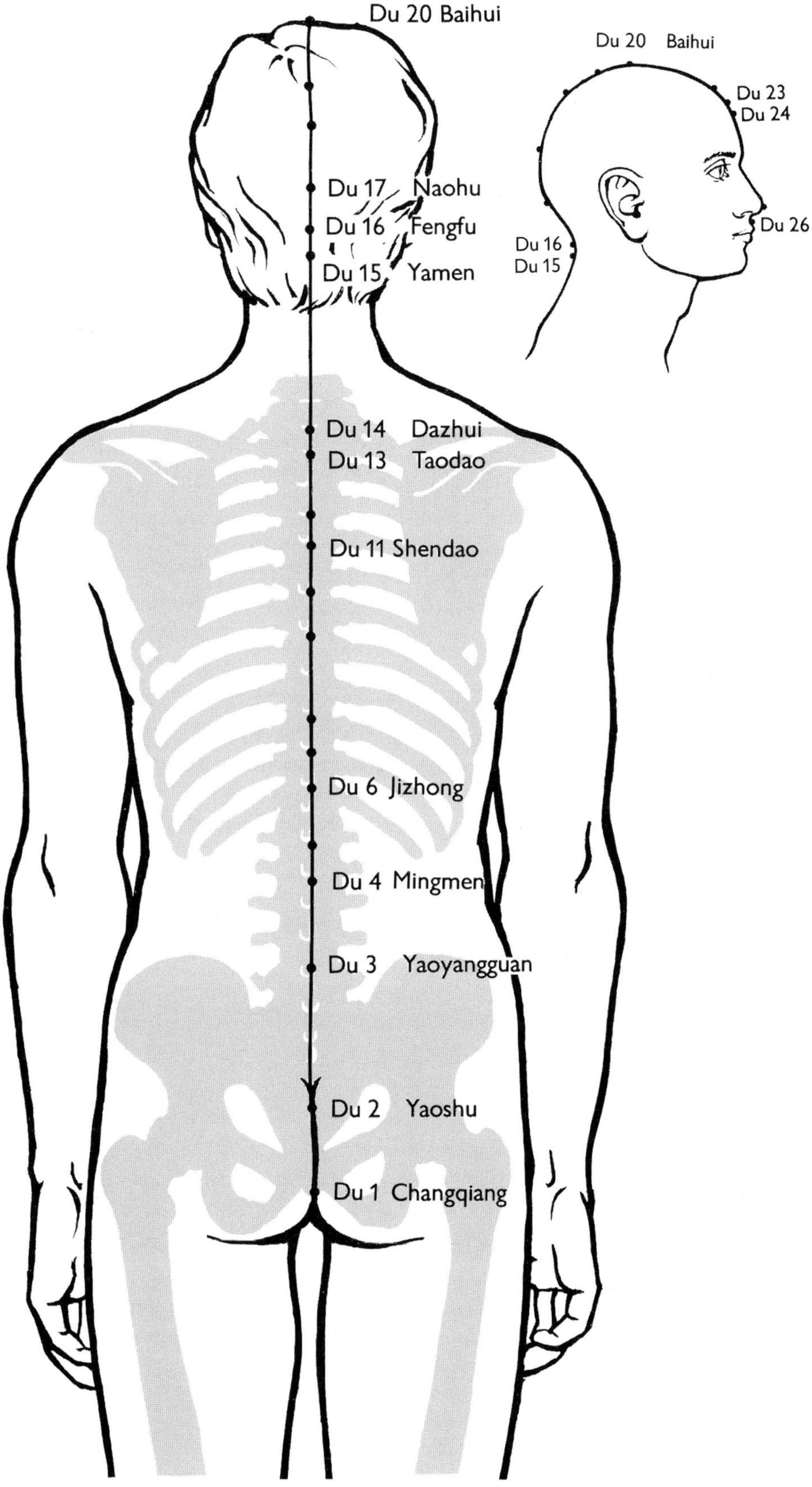
Du 20 Baihui
Du 17 Naohu
Du 16 Fengfu
Du 15 Yamen
Du 14 Dazhui
Du 13 Taodao
Du 11 Shendao
Du 6 Jizhong
Du 4 Mingmen
Du 3 Yaoyangguan
Du 2 Yaoshu
Du 1 Changqiang
Du 20 Baihui
Du 23
Du 24
Du 26
Du 16
Du 15

Du 4 Mingmen Tor des Lebens **L 2/3**

Lokalisation: Zwischen den Dornfortsätzen von L 2 und L 3.

Indikationen: Lumbalgie, Ischialgie, Migräne, Kopfschmerzen, Tinnitus, sexuelle Störungen, Urogenitalerkrankungen.
Nach traditioneller Vorstellung hat Du 4 Mingmen eine enge Beziehung zum Punkt Bl. 23 Shenshu und zum Nierensystem. Hier läßt sich das Yuan-Qi und das Yang der Niere wirksam tonisieren. Das Yang der Niere wird auch Tor des Lebens genannt.

Art der Nadelung: Senkrecht, 1 cm tief.

Du 6 Jizhong Mitte der Wirbelsäule **Th 11/12**

Lokalisation: Unterhalb des Dornfortsatzes von Th 11.

Indikationen: Lumbalgie, Ischialgie, Interkostalneuralgie, Diarrhö, Epilepsie. Bei spastischen Paresen Elektrostimulation mit Du 2 oder Ex. 20.
Bei der Behandlung von spastischen Paresen hat sich die Elektrostimulation der Punkte Du 2 Yaoshu und Du 6 Jizhong in klinischen Studien bewährt. Statt Du 2 kann auch Extrapunkt Ex. 20, 2 Cun oberhalb des Os coccygis gelegen, angewendet werden.

Art der Nadelung: Schräg, 1 cm.

Du 11 Shendao Weg des Geistes **Th 5/6**

Lokalisation: Unterhalb des Dornfortsatzes von Th 5.

Indikationen: Gedächtnisstörung, Angstzustände, Angina pectoris, Herzneurosen, BWS-Syndrom, psychische Störungen.
Nach traditioneller Vorstellung löst Du 11 Shendao Windstörungen auf und harmonisiert Herz sowie psychische Funktionen.

Art der Nadelung: Schräg, 1 cm.

Du 12 Shenzhu Körpersäule **Th 3/4**

Lokalisation: Unterhalb des Dornfortsatzes von Th 3.

Indikationen: Psychische Störungen, Angstzustände, Husten, Dyspnoe, Schlafstörung. Akupressur bei Säuglingen und Kleinkindern hat eine beruhigende und entspannende Wirkung. Massage dieser Region erfolgt wiederholt für 1–2 min.

Art der Nadelung: Schräg, 1 cm tief.

Du 13 Taodao Der Weg zwischen den Hügeln **Th 1/2**

Lokalisation: Unterhalb des Dornfortsatzes von Th 1.

Indikationen: HWS-Syndrom, Schulter-Arm-Syndrom, Migräne, okzipitale Kopfschmerzen, Fieber, Infektionskrankheiten.
Nach traditioneller Vorstellung löst dieser Punkt äußere pathogene Einflüsse u. a. Hitze, vor allem der Lunge auf.

Art der Nadelung: Schräg, 1–2 cm.

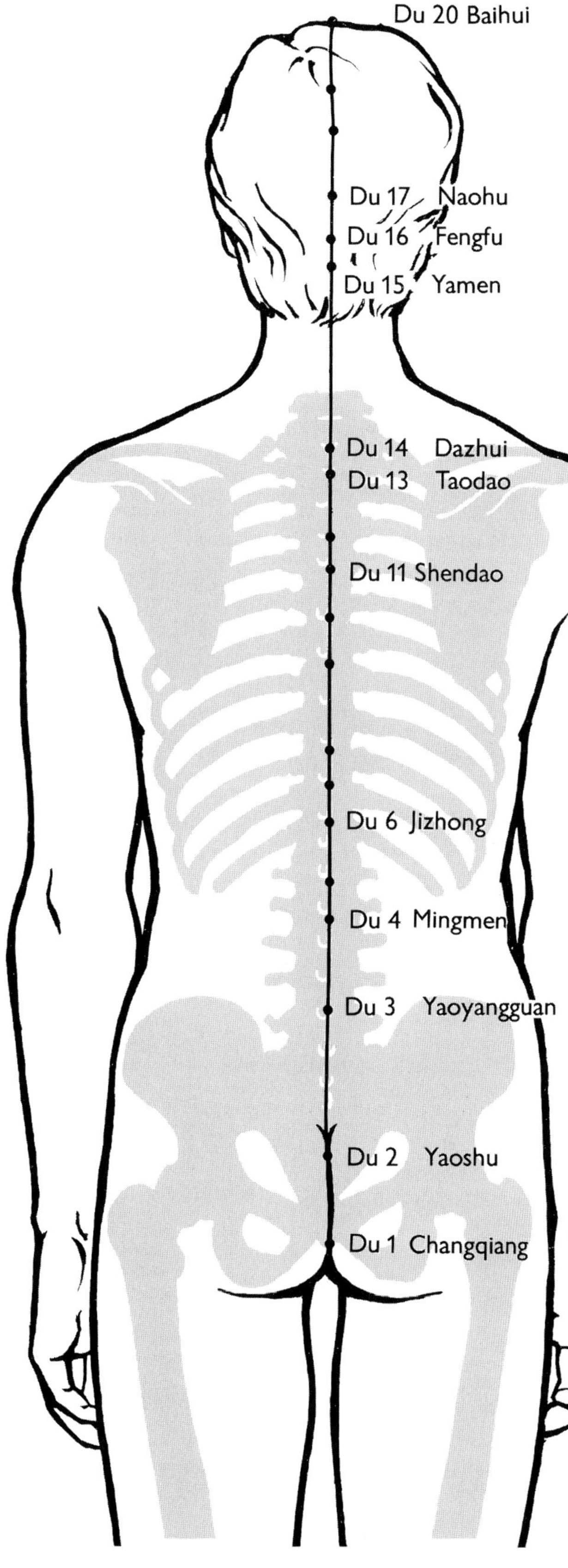
Du 20 Baihui
Du 17 Naohu
Du 16 Fengfu
Du 15 Yamen
Du 14 Dazhui
Du 13 Taodao
Du 11 Shendao
Du 6 Jizhong
Du 4 Mingmen
Du 3 Yaoyangguan
Du 2 Yaoshu
Du 1 Changqiang

Du 14 Dazhui Großer Wirbel C 7/Th 1

Lokalisation: Unterhalb des Dornfortsatzes der Vertebra prominens C 7.

Indikationen:
- Migräne, okzipitale Kopfschmerzen, HWS-Syndrom, Tortikollis.
- Asthma bronchiale, Ekzeme,
- Fieber, Infektionskrankheiten, Immunstimulation.
- Epilepsie, Depression, Schizophrenie;
- Du 14 Dazhui ist der Treffpunkt vieler Verbindungen zwischen den Yang Meridianen der Nacken- und oberen Thoraxregion. Deshalb ist er ein überaus wichtiger übergeordneter und koordinierender Punkt der Thorax- und Nackenregion.

Nach traditioneller Vorstellung hat dieser Punkt eine starke Wirkung auf das Yang-Qi im Körper, löst Hitze und harmonisiert Herz und psychische Funktionen.

Art der Nadelung: Senkrecht, 1–2 cm tief.

Du 15 Yamen Stummes Tor C 1/2

Lokalisation: Zwischen C 1 und C 2; (Subokzipitalpunktionsstelle).

Indikationen: Schwerhörigkeit, Aphasie, Sprachstörung. Okzipitale Kopfschmerzen, Migräne, HWS-Syndrom, Tortikollis. Psychiatrische Erkrankungen.

Art der Nadelung: Senkrecht, nicht tiefer als 1 cm, nicht manipulieren.
Gefährlicher Punkt.

Du 16 Fengfu Windansammlung

Lokalisation: Unterhalb der Protuberantia occipitalis.

Indikationen: Okzipitale Kopfschmerzen, Migräne, Erkältung, Apoplex, Hemiplegie, psychiatrische Erkrankungen.
Nach traditioneller Vorstellung ist dies ein wichtiger „Windpunkt" der Windstörungen im ganzen Körper eliminiert.

Art der Nadelung: Senkrecht, 0,5–1 cm tief.

Du 20 Baihui Hundert Zusammenkünfte

Lokalisation: In der Verlängerung der Verbindungslinie vom tiefsten zum höchsten Punkt der Ohrmuscheln auf der Medianlinie des Kopfes; 7 Cun oberhalb der Nackenhaarlinie, 5 Cun dorsal der Stirnhaargrenze. Hier ist meist eine leichte Vertiefung zu tasten, die bei vielen Patienten eine erhöhte Tastsensibilität aufweist.

Indikationen:
- Psychisch stark wirksamer Punkt, allgemeine sedierende und harmonisierende Wirkung.
- Kopfschmerzen, Migräne, Schlafstörung, Depression, Angst, Entzugserscheinungen bei Suchterkrankungen, Apoplex, Gedächtnisstörung.
- Fernpunkt bei urogenitalen und anorektalen Erkrankungen.
- Du 20 Baihui als einer der wichtigsten Akupunkturpunkte kann bei jeder Akupunkturbehandlung wegen seiner allgemeinen psychischen und koordinierenden Wirkungen genadelt werden. Nicht übermäßig manuell stimulieren.
- Du 20 Baihui liegt in der Mitte des Kronenchakra. Die „Öffnung" bzw. Aktivierung dieses Energiezentrums führt zu einer psychischen Aufhellung. Der Patient wird

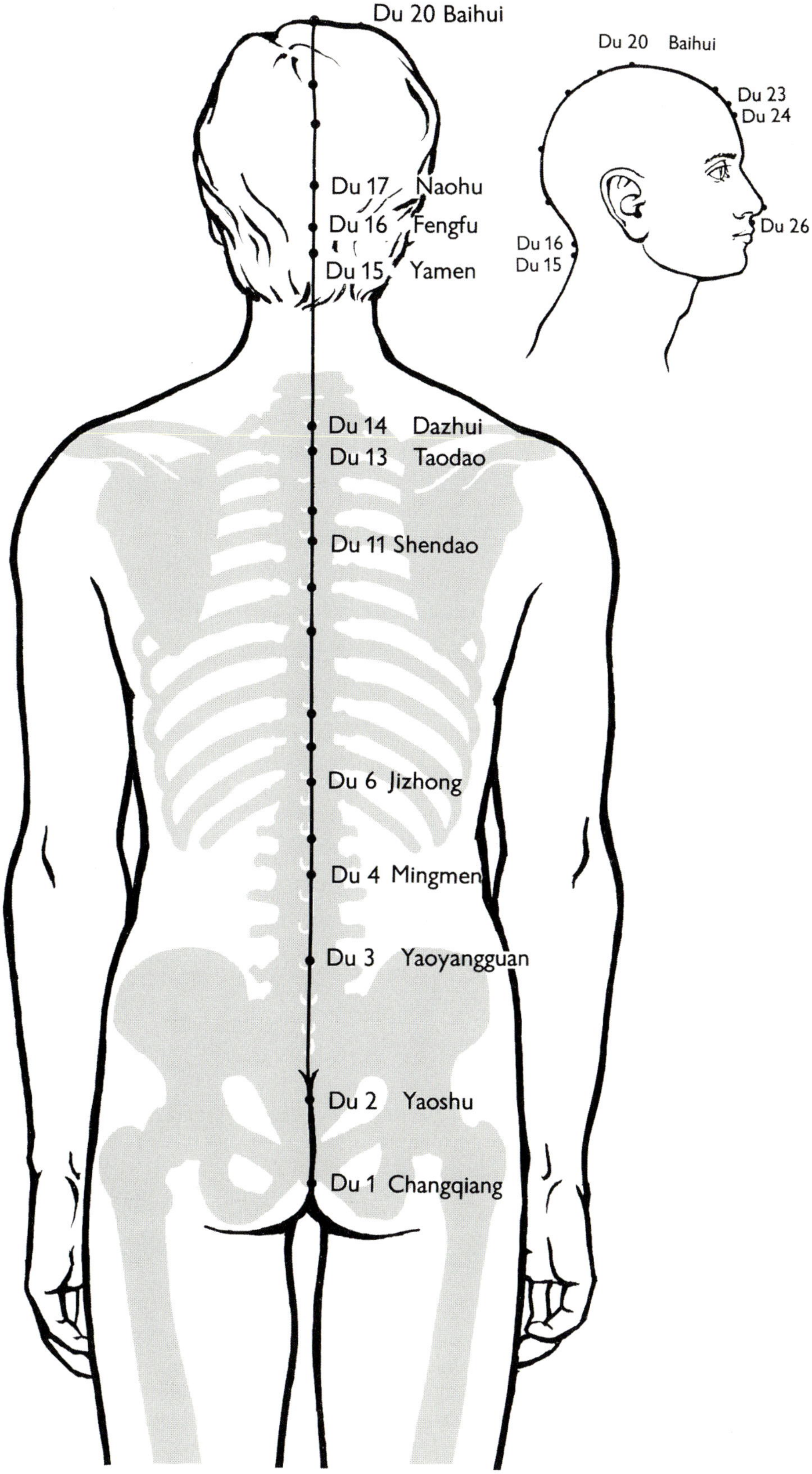

Du 20 Baihui
Du 17 Naohu
Du 16 Fengfu
Du 15 Yamen
Du 14 Dazhui
Du 13 Taodao
Du 11 Shendao
Du 6 Jizhong
Du 4 Mingmen
Du 3 Yaoyangguan
Du 2 Yaoshu
Du 1 Changqiang
Du 20 Baihui
Du 23
Du 24
Du 26
Du 16
Du 15

während der Akupunktursitzung aufgefordert, seine Aufmerksamkeit auf diese Region zu richten.
- Du 20 Baihui wird häufig mit Ex. 6 Sishencong gemeinsam, vor allem bei psychischen Indikationen angewendet.

Art der Nadelung: Schräg nach hinten, 5 mm.

Du 23 Shangxing Oberer Stern

Lokalisation: Auf der Mittellinie des Kopfes, 1 Cun dorsal von der Stirnhaargrenze (4 Cun oberhalb der Augenbraue).

Indikationen: Frontale Kopfschmerzen, Migräne, Sinusitis frontalis, Rhinitis, Erkältungskrankheiten, Schlafstörung, Angstzustände, psychische Störungen.

Art der Nadelung: Schräg, 5 mm.

Du 24 Shenting Vorhalle des Geistes

Lokalisation: 0,5 Cun dorsal von der Stirnhaargrenze.

Indikationen: Frontale Kopfschmerzen, Migräne, Schwindel, Schlafstörung, Rhinitis, Erkältung, Sinusitis frontalis, Augenerkrankungen, psychische Störungen. Du 23 und Du 24 werden häufig gemeinsam angewendet, oft auch in Verbindung mit Ex. 1 Yintang, der zwischen den Augenbrauen auf dem Du Mai liegt.

Art der Nadelung: Schräg nach hinten, 5 mm.

Du 25 Suliao Einfacher Knochenspalt (Knorpelspalt)

Lokalisation: Auf der Nasenspitze.

Indikationen: Rhinitis, Nasenbluten, psychische Störungen.

Art der Nadelung: Senkrecht, 5 mm;
Sehr schmerzhafter Punkt, wird deshalb selten angewendet.

Du 26 Renzhong Mitte der Oberlippe

Lokalisation: An der Grenze zwischen mittlerem und oberem Drittel der Entfernung zwischen Nase und Oberlippe.

Indikationen: Dies ist der Jing-Punkt (letzter Punkt auf der Haut) des Du Mai und einer der wichtigsten Jing-Punkte. Besonders wirksam bei akuten Notfällen, wie Kollapszuständen, Schock, epileptischen Anfällen.
Dies ist der wichtigste Punkt bei akuten Notfällen. Epileptische Anfälle, auch Grand mal können sofort unterbrochen werden.
Nach traditioneller Vorstellung löst Du 26 Renzhong Blockaden von Qi und Blut und bringt die Lebensenergie wieder zum Fließen.

Art der Nadelung: Schräg nach oben, 5 mm tief. Kräftig stimulieren bei epileptischen Anfällen. Wenn bei akuten Notfällen keine Akupunkturnadel zur Hand ist, sollte der Nagel des Zeigefingers oder eine Einmalkanüle verwendet werden.
Die letzten beiden Punkte des Du Mai, Du 27 und Du 28, liegen im Mund und werden bei Zahnschmerzen, Erkrankungen des Zahnfleisches und bei Hämorrhoiden verwendet.

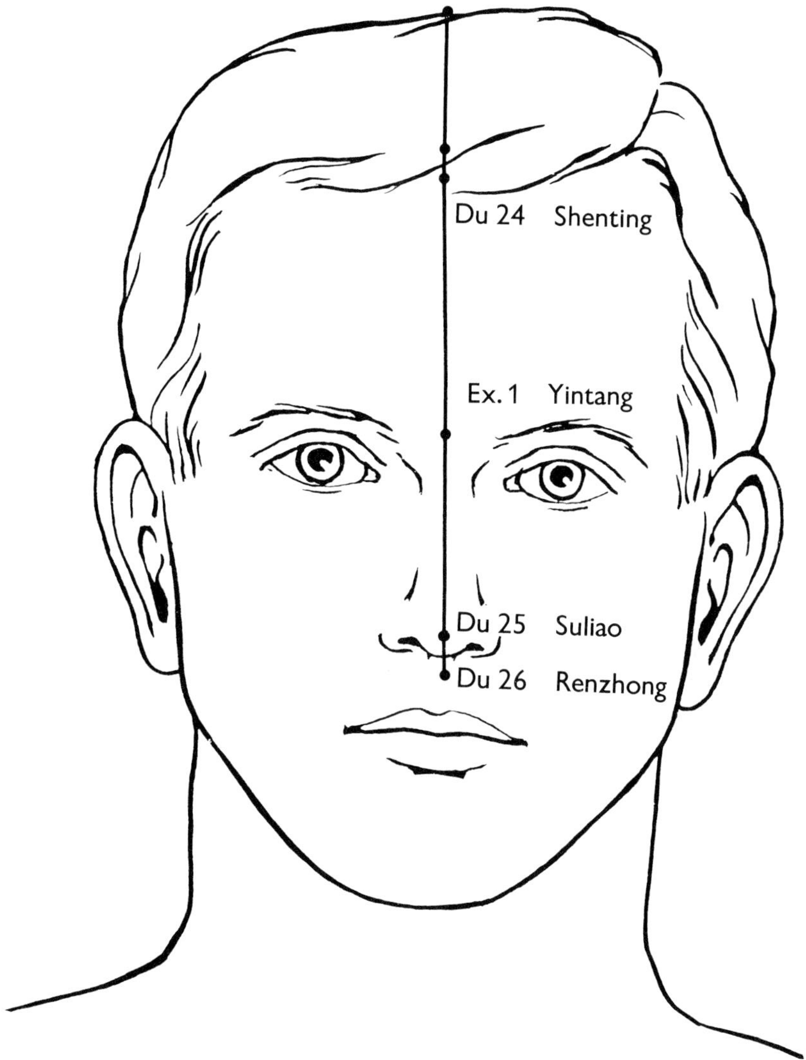

Weitere Punkte des Du Mai mit der Übersetzung der Punktenamen:

Du 5	Xuanshu	Hängender Drehpunkt (L 1/2)
Du 7	Zhongshu	Mitten in der Zentrale (Th 10/11)
Du 8	Jinsuo	Muskel zieht sich zusammen (Th 9/10)
Du 9	Zhiyang	Zum Yang hin (Th 7/8)
Du 10	Lingtai	Seelenhügel (Th 6/7)
Du 17	Naohu	Gehirntür
Du 18	Qiangjian	kräftiger Zwischenraum
Du 19	Houding	Rückwärtiger Scheitel
Du 21	Qianding	Vorderer Scheitel
Du 22	Xinhui	Zusammentreffen an der vorderen Fontanelle
Du 27	Duiduan	Am Rande der Höhle
Du 28	Yinjiao	Zahnfleischübergang

6.14 Konzeptionsgefäß Ren Mai

Der Ren-Meridian (Wade-Giles: Jen Mo) wird in der deutschsprachigen Literatur als Konzeptionsgefäß bezeichnet (engl. conceptional vessel, CV.).
Der Ren-Meridian ist ebenso wie der Du-Meridian keinem inneren Organ direkt verbunden. Er hat jedoch eine Kontrollfunktion über die 6 Yin-Meridiane und -Organe sowie die frontal gelegenen Alarmpunkte verschiedener innerer Organe. Aufgrund seines Einflusses auf die Genitalorgane wird er Konzeptionsgefäß genannt.

Verlauf: Der Ren-Meridian beginnt am Perineum und verläuft in der vorderen Mittellinie über Abdomen, Thorax sowie Hals und endet unter dem Mund.

Klinische Bedeutung: Als den 6 Yin-Organen übergeordneter Meridian haben die Punkte des Ren Mai eine regulierende und koordinierende Wirkung auf Erkrankungen der Yin-Organe des Abdomen, nämlich Milz-Pankreas, Leber und Niere, sowie des Thorax: Lunge und Herz. Deshalb werden die Punkte des Ren Mai bei urogenitalen, gastrointestinalen Erkrankungen und bei Herz- und Lungenerkrankungen häufig angewendet.
Auf dem Ren Mai liegen viele Alarmpunkte: Ren 3 Zhongji für Blase, Ren 4 Guanyuan für Dünndarm, Ren 5 Shimen für Sanjiao, Ren 12 Zhongwan für Magen, Ren 14 Jujue für Herz, und Ren 17 Shanzhong für Perikard. Auch Punkte mit starker tonisierender Wirkung sind auf dem Ren-Meridian zu finden, wie Ren 6 Qihai, Meer der Energie, und Ren 8 Shenjue, der Nabel (nur Moxibustion).

Beschreibung der wichtigsten Punkte

Ren 1 Huiyin Zusammentreffen des Yin

Lokalisation: In der Mitte des Dammes.

Indikationen: Hämorrhoiden, Pruritus.
Dieser Punkt wird wegen seiner Lage selten angewendet.

Art der Nadelung: Senkrecht, 1–2 cm tief.

Ren 2 Qugu Gebogener Knochen

Lokalisation: In der Mittellinie direkt über dem Symphysenoberrand, 5 Cun unterhalb des Nabels.

Indikationen: Urogenitale Erkrankungen wie Dysmenorrhö, Zyklusstörungen, Inkontinenz sowie Harnverhaltung, chronische Entzündungen im Beckenraum, Enuresis, Impotenz, Ejaculatio praecox.

Art der Nadelung: Senkrecht, 2–3 cm tief.

Ren 3 Zongji Mitte zwischen den Polen **Mu-Blase**

Lokalisation: In der Mittellinie 1 Cun oberhalb von Ren 2 Qugu oder der Symphyse.

Indikationen: Urogenitale Erkrankungen wie Dysmenorrhö, Zyklusstörungen, Inkontinenz sowie Harnverhaltung, chronische Entzündungen im Beckenraum, Enuresis, Impotenz.

Art der Nadelung: Senkrecht, 2–3 cm tief.

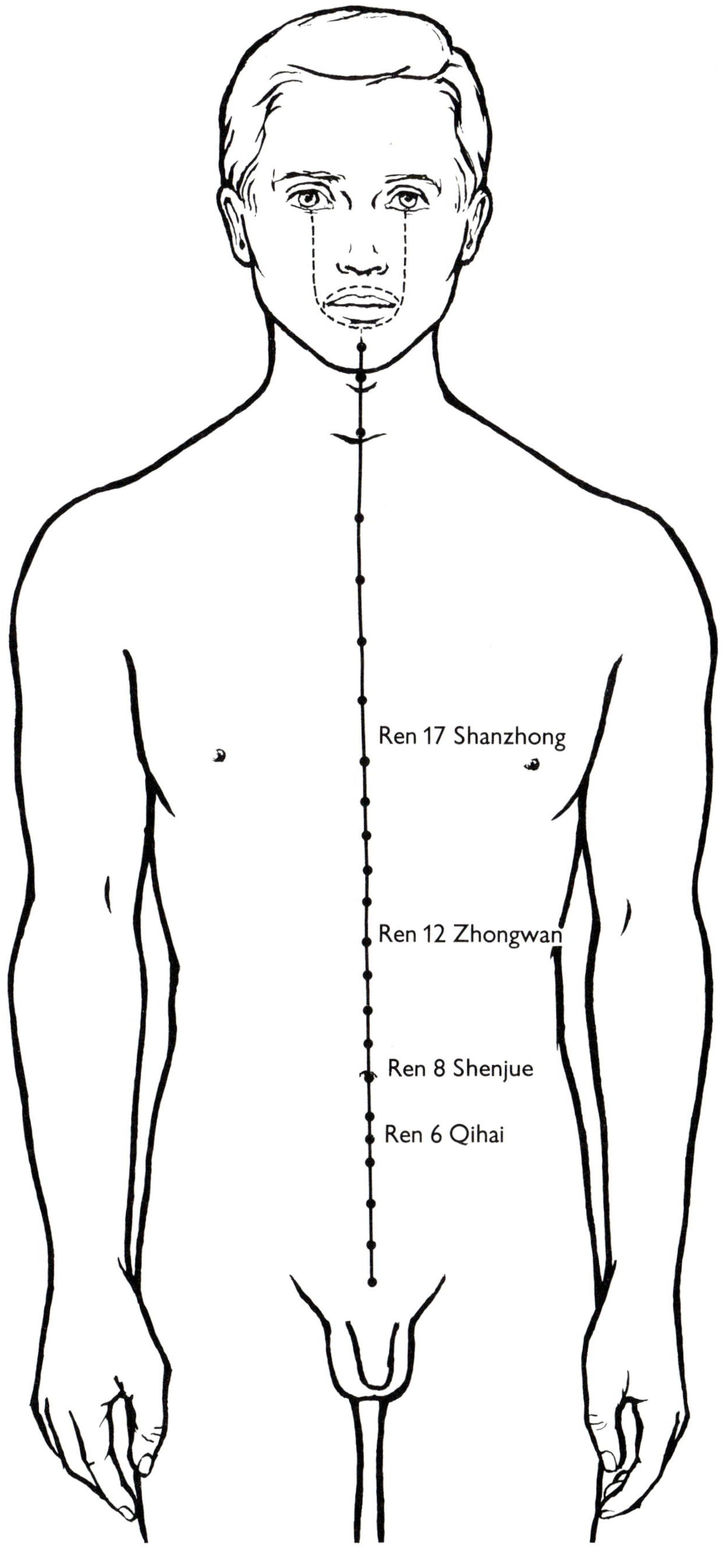
Ren 17 Shanzhong
Ren 12 Zhongwan
Ren 8 Shenjue
Ren 6 Qihai

Ren 4 Guanyuan Umschlossene Ursprungsenergie **Mu-Dünndarm**

Lokalisation: In der Mittellinie 2 Cun oberhalb von Ren 2 Qugu, 3 Cun unterhalb des Nabels.

Indikationen: Urogenitale Erkrankungen wie Dysmenorrhö, Zyklusstörungen, Inkontinenz sowie Harnverhaltung, chronische Entzündungen im Beckenraum, Enuresis, Impotenz, Rekonvaleszenz nach schweren Erkrankungen.

Nach traditioneller Vorstellung stärkt dieser Punkt das Yin im ganzen Körper sowie dadurch auch das Yang, besonders das Nieren-Yang.

Art der Nadelung: Senkrecht, 2–3 cm tief.

Ren 5 Shimen Steintor **Mu-Sanjiao**

Lokalisation: In der Mittellinie 2 Cun unterhalb des Nabels.

Indikationen: Diarrhö, Ödem und Aszites.
Allgemeiner Tonisierungspunkt - Moxibustion.

Art der Nadelung: Senkrecht, 2–3 cm tief.

Ren 6 Qihai Meer der Lebensenergie

Lokalisation: In der Mittellinie 1,5 Cun unterhalb des Nabels.

Indikationen: Schwäche- und Erschöpfungszustände. Als wirkungsvoller allgemeiner Tonisierungspunkt für das Qi wird er in Verbindung mit Ma. 36 Zusanli und MP. 6 Sanyinjiao zur Behandlung von Depression, chronischer Müdigkeit und Hypotonie verwendet - Moxibustion.

Art der Nadelung: Senkrecht, 2–3 cm tief.

Ren 8 Shenque Palasttor des Geistes

Lokalisation: Nabel.

Indikationen: Dieser Punkt ist für Akupunktur verboten. Indikationen nur für Moxibustion sind abdominelle Schmerzen und Diarrhö. Der Nabel ist ein wichtiger allgemeiner tonisierender Punkt wie Ren 6 Qihai.

Ren 9 Shuifen Wasser abtrennen

Lokalisation: In der Mittellinie 1 Cun oberhalb des Nabels.

Indikationen: Diarrhö, Ödem, Aszites.

Art der Nadelung: Senkrecht, 2–3 cm tief.

Ren 12 Zhongwan Mitten in der Magenhöhle **Meisterpunkt für Fu-Organe, Mu-Magen**

Lokalisation: In der Mittellinie auf der Mitte zwischen Xyphoidspitze und Nabel, 4 Cun oberhalb des Nabels.

Indikationen: Gastritis, Magenulkus, Übelkeit, Erbrechen, Maldigestion, Malabsorption, Lebererkrankungen. Bei Schwangerschaftsübelkeit ist die Kombination dieses Punktes mit Pe. 6 Neiguan sehr wirkungsvoll. Als Meisterpunkt für die Hohlorgane Magen, Dünndarm, Dickdarm, Blase und Gallenblase sowie als Alarmpunkt für den

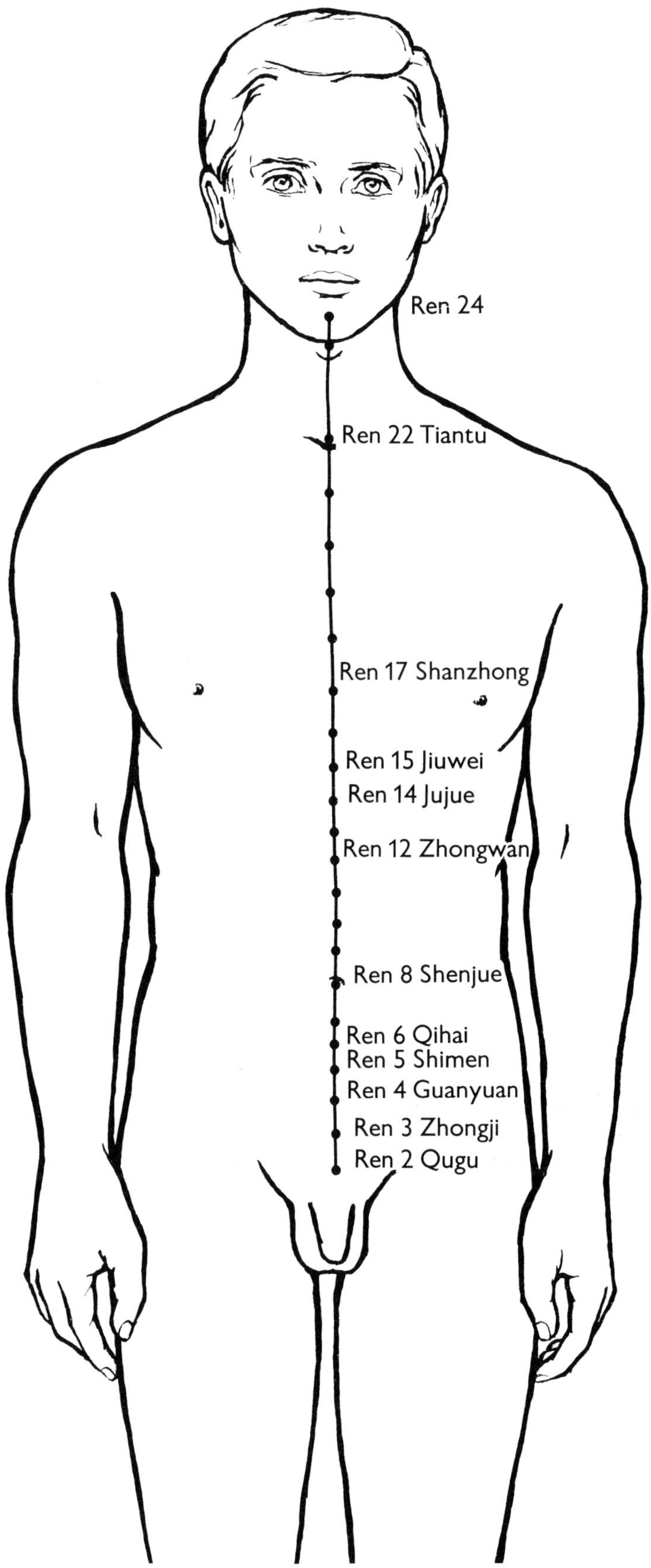
Ren 24
Ren 22 Tiantu
Ren 17 Shanzhong
Ren 15 Jiuwei
Ren 14 Jujue
Ren 12 Zhongwan
Ren 8 Shenjue
Ren 6 Qihai
Ren 5 Shimen
Ren 4 Guanyuan
Ren 3 Zhongji
Ren 2 Qugu

Magen kommt Ren 12 eine bedeutende Funktion bei der Behandlung von gastrointestinalen Erkrankungen zu.

Art der Nadelung: Senkrecht, 2–3 cm tief.

Ren 14 Juque Großes Palasttor **Mu-Herz**

Lokalisation: In der Mittellinie 6 Cun oberhalb des Nabels, 2 Cun unter der Xiphoidspitze.

Indikationen: Oberbaucherkrankungen, Herzerkrankungen wie vegetative Herzsyndrome, Angina pectoris, psychische Störungen wie Schlafstörungen und Erregungszustände. Als Alarmpunkt für das Herz hat dieser Punkt eine beruhigende Wirkung auf psychische Funktionen und auf das Herz.

Art der Nadelung: Senkrecht, 1–3 cm tief.

Ren 15 Jiuwei Wildtaubenschwanz Durchgangspunkt zum Du-Meridian

Lokalisation: Direkt substernal, 7 Cun oberhalb des Nabels.

Indikationen: Angina pectoris, Herzneurose, Singultus, Erbrechen, Oberbaucherkrankungen, psychische Störungen.

Art der Nadelung: Senkrecht, 1–3 cm tief.

Ren 17 Shanzhong Brustkorbmitte **Mu-Perikard**
Meisterpunkt der Respirationsorgane

Lokalisation: In Sternummitte zwischen den Brustwarzen, in Höhe des 4. Interkostalraumes.

Indikationen: Herz- und Lungenerkrankungen wie Asthma bronchiale, chronische Bronchitis; Erkrankungen der Thoraxwand, Laktationsstörungen.

Art der Nadelung: Schräg nach unten gerichtet, 1–3 cm tief.

Ren 22 Tiantu Aus dem Himmel herausragen

Lokalisation: In der Fossa jugularis

Indikationen: Akuter Asthmaanfall, Singultus, Dysphagie, Pharyngitis.

Art der Nadelung: In diesem Punkt wird die Nadel bei sitzender Position des Patienten zunächst 0,5 cm nach hinten eingestochen, dann wird der Patient aufgefordert, den Kopf ganz in den Nacken zu legen, und die Nadel wird parallel zur Sternumhinterseite 2–3 cm weiter nach kaudal geschoben. Dieser Punkt sollte jedoch nur bei sicherer Beherrschung der Technik angewendet werden. Falsche Nadelführung gefährdet die im Mediastinum gelegenen großen Gefäße und andere Organe. Gefährlicher Punkt!

Ren 23 Lianquan Quelle in der Biegung

Lokalisation: In der Mitte zwischen dem Oberrand des Krikoidknorpels und dem Unterrand der Mandibula.

Indikationen: Aphasie, Heiserkeit, Schluckstörungen, Sprachstörungen infolge eines Schlaganfalles, Stottern, Hypersalivation, Pharyngitis, Laryngitis.

Art der Nadelung: Schräg in Richtung zur Zungenwurzel oder Richtung Du 20 Baihui, 2–3 cm tief.

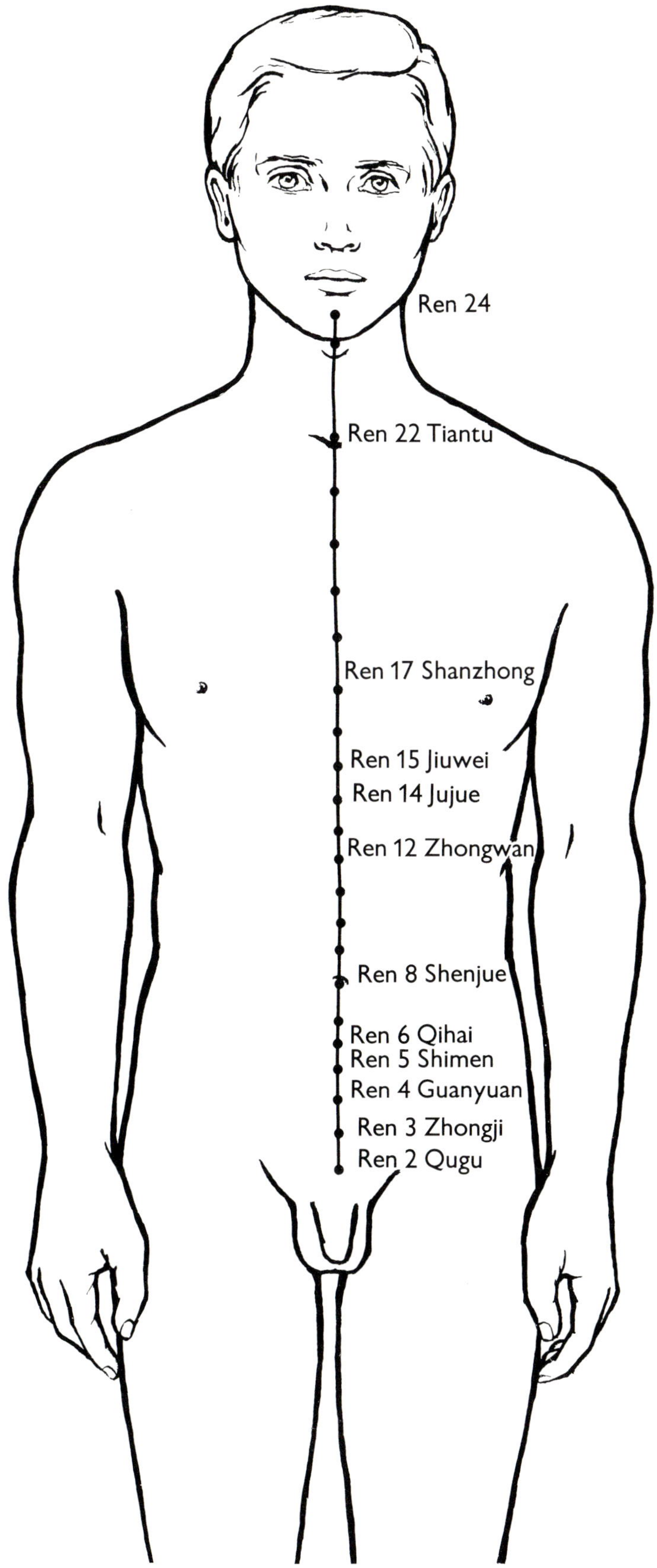
Ren 24
Ren 22 Tiantu
Ren 17 Shanzhong
Ren 15 Jiuwei
Ren 14 Jujue
Ren 12 Zhongwan
Ren 8 Shenjue
Ren 6 Qihai
Ren 5 Shimen
Ren 4 Guanyuan
Ren 3 Zhongji
Ren 2 Qugu

Ren 24 Chengjiang Brei empfangen

Lokalisation: In der Grube auf der Mitte zwischen Unterlippe und Kinnspitze.

Indikationen: Trigeminusneuralgie, Zahnschmerzen im Bereich der unteren Schneidezähne, Fazialisparese, Hypersalivation, Anästhesiepunkt zur Zahnextraktion.

Art der Nadelung: Senkrecht, 0,5–1 cm tief.

Weitere Punkte des Meridians mit Übersetzung der Punktenamen:

Ren 7	Bauch-Yinjiao	Kreuzung des Yin
Ren 10	Xiawan	Unter der Magenhöhle
Ren 11	Jianli	Das Innere aufbauen
Ren 13	Shangwan	Obere Magengrube
Ren 16	Zhongting	Mitten in der Vorhalle
Ren 18	Yutang	Jadehalle
Ren 19	Thorax-Zigong	Purpurpalast
Ren 20	Huagai	Prächtige Decke
Ren 21	Xuanji	Astronomisches Instrument

6.15 Gefäß der breiten Bahn Chong Mai

Die 6 außerordentlichen Gefäße (chinesisch *Qi Jingbamai*) Chong Mai, Dai Mai, Yangqiao, Yinqiao, Yangwei und Yinwei haben keine eigenen Punkte, sondern bilden Kollateralen zu den 12 Hauptmeridianen und benutzen deren Punkte. Nach traditioneller Vorstellung haben die 8 außerordentlichen Meridiane eine Reihe von Funktionen:
- Sie sind mit *Reservoirs* vergleichbar, die überschüssige Lebensenergie Qi aus den Hauptmeridianen aufnehmen und bei Schwäche wieder abgeben. Im Gegensatz dazu werden die Hauptmeridiane mit den Flüssen verglichen, in denen das Qi fließt. Die Speicherfunktion der außerordentlichen Meridiane hilft das Gleichgewicht des Qi regulierend aufrechtzuerhalten.
- Die außerordentlichen Meridiane empfangen Qi und Essenz, *Jing* von der Niere, mit der sie eng verbunden sind. So dienen sie auch als Speicher von Essenz, die sie auch im Körper verteilen, und sind folglich an der Ausbildung der Konstitution während der Wachstums- und Entwicklungsphase des Individuums beteiligt.
- In den außerordentlichen Meridianen fließt auch Abwehrkraft, *Wei Qi,* die an der Abwehr von pathogenen Faktoren beteiligt ist. Hier spielen Du Mai, Ren Mai und Chong Mai eine wichtige Rolle.

Die 8 außerordentlichen Gefäße kann man in 2 Gruppen untergliedern:
- Die primären außerordentlichen Gefäße sind Du Mai, Ren Mai, Chong Mai und Dai Mai mit dem Ursprung im Beckenraum. Sie haben eine enge Beziehung zum chinesischen Funktionskreis der Niere.
- Die 4 sekundären außerordentlichen Meridiane Yangqiao, Yinqiao, Yangwei und Yinwei verlaufen von kaudal nach kranial und haben eine enge Verbindung zum Blasenmeridian.

Die außerordentlichen Gefäße haben einen Kardinalpunkt, auch Konfluenz- oder Schlüsselpunkt genannt, mit dessen Hilfe man den entsprechenden außerordentlichen Meridian „einschaltet", d.h. aktiviert. Der Kardinalpunkt liegt auf einem Hauptmeridian, meist im Bereich des Hand- oder Fußgelenks.

Der **Chong Mai** wird nach der neuen deutschen Standardnomenklatur *Gefäß der breiten Bahn* oder auch *Vitalitätsgefäß* genannt. Chong bedeutet Impuls, bzw. Anstoß geben. Der Chong Mai beginnt im kleinen Becken, zieht dann zum Perineum (Ren 1),

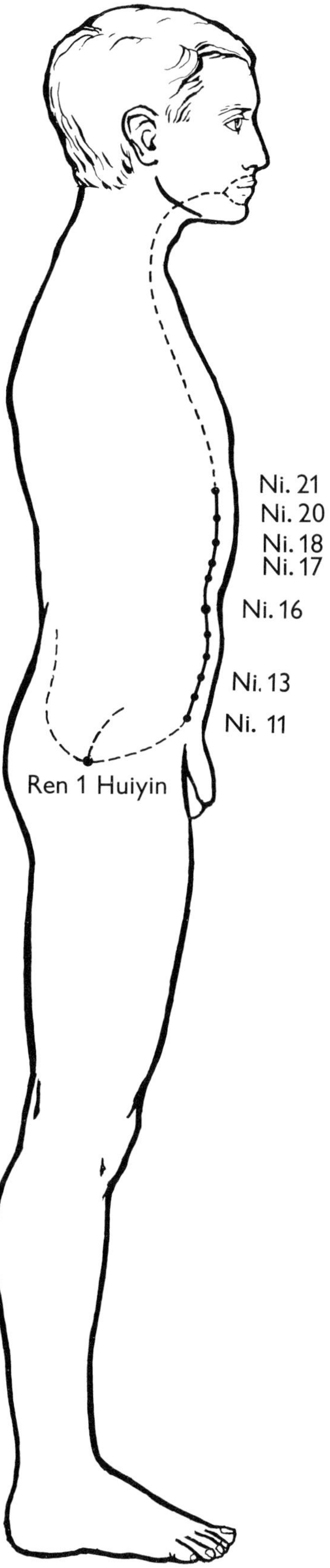
Ni. 21
Ni. 20
Ni. 18
Ni. 17
Ni. 16
Ni. 13
Ni. 11
Ren 1 Huiyin

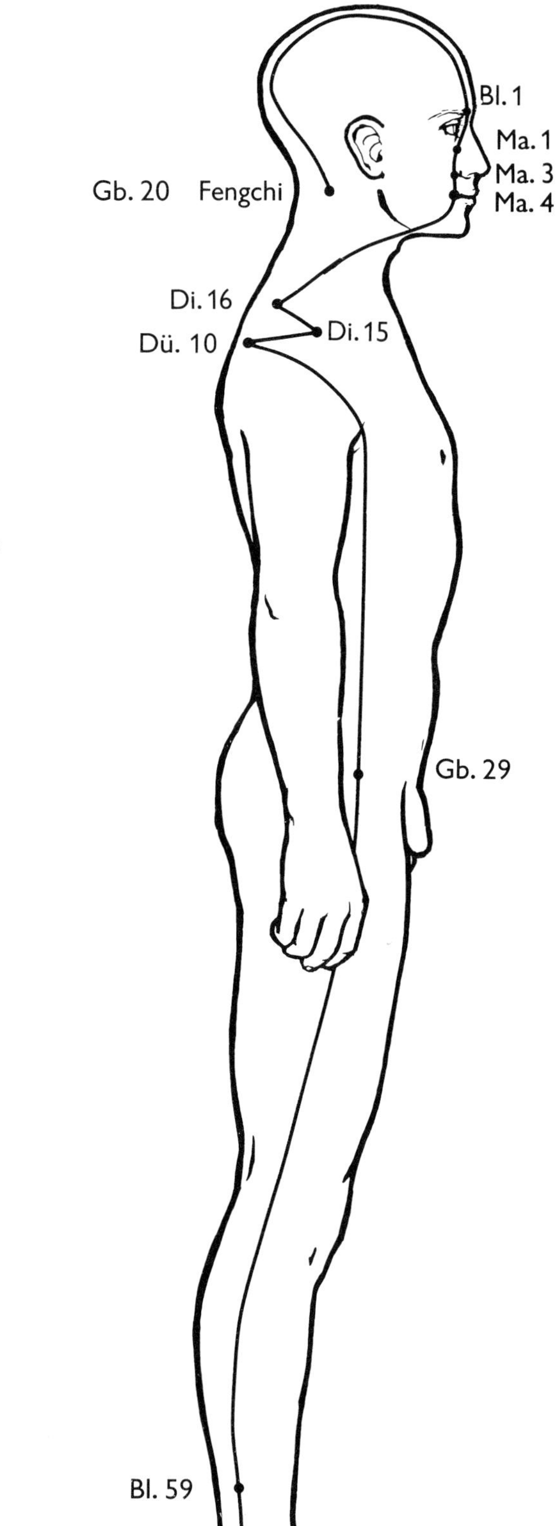
Bl. 1
Ma. 1
Ma. 3
Ma. 4
Gb. 20 Fengchi
Di. 16
Di. 15
Dü. 10
Gb. 29
Bl. 59
Bl. 62 Shenmai
Bl. 61

von hier verläuft der tiefe Ast kranial zur Wirbelsäule. Der oberflächliche Ast steigt ventral zum Nierenmeridian an und zieht mit diesem gemeinsam paramedian zum Hals, dann zum Mund und umkreist die Lippen.
Der Chong Mai hat eine enge Beziehung zur Niere und deren Meridian. Nach traditioneller Vorstellung wird der Chong Mai auch als „See der Hauptmeridiane“ oder „See des Blutes“ betrachtet, der den Körper mit Essenz, Jing bzw. mit Erbenergie, Yuan-Qi, versorgt. Eine enge Beziehung besteht zum Uterus, so ist eine der wichtigsten Funktionen die Kontrolle und Regulation der Menstration. Eine Verbindung wird auch zum Ren Mai und Du Mai beschrieben. Der Chong Mai spielt eine wichtige Rolle in der Behandlung von Stagnation des Qi im Beckenraum sowie im Abdomen, z. B. bei Dysmenorrhö, Amenorrhö, Prostatitis, abdominellen Schmerzen oder Krämpfen. Nach einer Hysterektomie ist der Chong Mai in seiner Funktion stark geschädigt.
Die Punkte des Chong Mai sind: Ren 1 Huiyin, Ni. 11 Henggu, Ni. 12 Dahe, Ni. 13 Qixue, Ni. 14 Siman, Ni. 15 Zhongshu, Ni. 16 Huangshu, Ni. 17 Shangqu, Ni. 18 Shiguan, Ni. 19 Yindu, Ni. 20 Tonggu, Ni. 21 Youmen.
Der Kardinalpunkt ist **MP. 4 Gongsun,** mit dem er eingeschaltet wird.

6.16 Gürtelgefäß Dai Mai

Dai bedeutet Gürtel, Mai Gefäß. Dai Mai, das Gürtelgefäß, zieht wie ein Gürtel von der Wirbelsäule über das Hypochondrium nach ventral.
Die Punkte des Dai Mai sind: Gb. 26 Daimai, Gb. 27 Wushu und Gb. 28 Weidao. Enge Beziehungen bestehen auch zu den Punkten Bl. 23 Shenshu und Ren 8 Shenque, dem Nabel.
Der Kardinalpunkt ist **Gb. 41 Fuß Linqi.**

6.17 Aufsteigendes Yang Gefäß Yangqiao

Der Yangqiao beginnt unter dem Knöchel im Punkt Bl. 62 Shenmai. Qiao bedeutet, sich auf die Zehen stellen. Der Meridian steigt an der Lateralseite des Beines auf, zieht lateral am Abdomen und Thorax zur Schulter, dann zum Hals und Mund. Vom Mund zieht eine Verbindung zum inneren Augenwinkel und dann weiter über den Blasenmeridian nach dorsal über den Kopf und endet im Punkt Gb. 20 Fengchi.
Die Punkte des Yangqiao sind: Bl. 62 Shenmai, Bl. 61 Pushen, Bl. 59 Fuyang, Gb. 29 Juliao, Dü. 10 Naoshu, Di. 15 Jianyu, Di. 16 Jugu, Ma. 4 Dicang, Ma. 3 Juliao, Ma. 1 Chengqi, Bl. 1 Jingming und Gb. 20 Fengchi.
Der Kardinalpunkt ist **Bl. 62 Shenmai.**

6.18 Aufsteigendes Yin Gefäß Yinqiao

Der Yinqiao beginnt an der Innenseite des Fußes im Punkt Ni. 6, der auch der Kardinalpunkt ist. Von hier verläuft er an der Innenseite des Beines zum Genitalbereich, dann paramedian am Rumpf zum Hals und endet am inneren Augenwinkel im Punkt Bl. 1, wo er sich auch mit dem Yangqiao-Meridian verbindet.
Die Punkte des Yinqiao sind: Ni. 6 Zhaohai, Ni. 8 Jiaoxin, Bl. 1 Jingming.
Der Kardinalpunkt ist **Ni. 6 Zhaohai.**

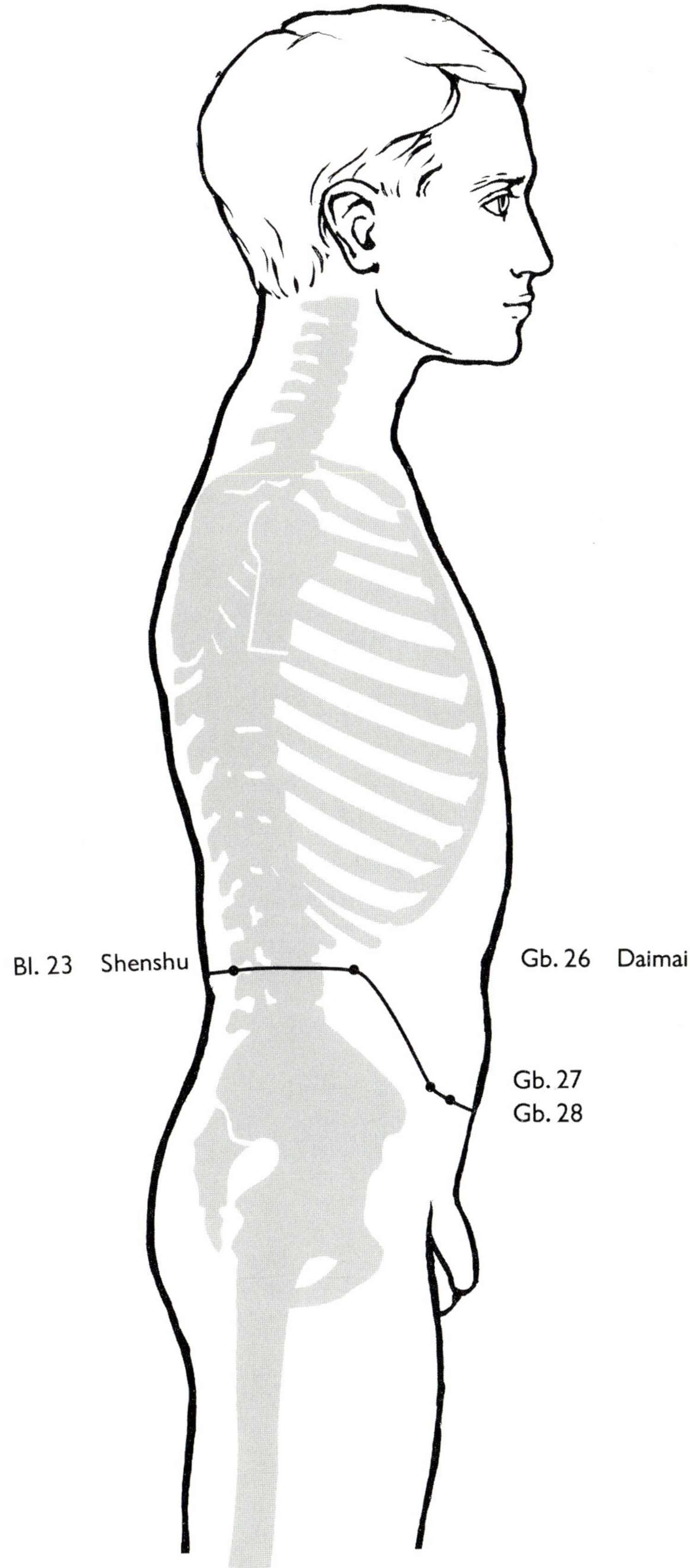

Bl. 23 Shenshu
Gb. 26 Daimai
Gb. 27
Gb. 28

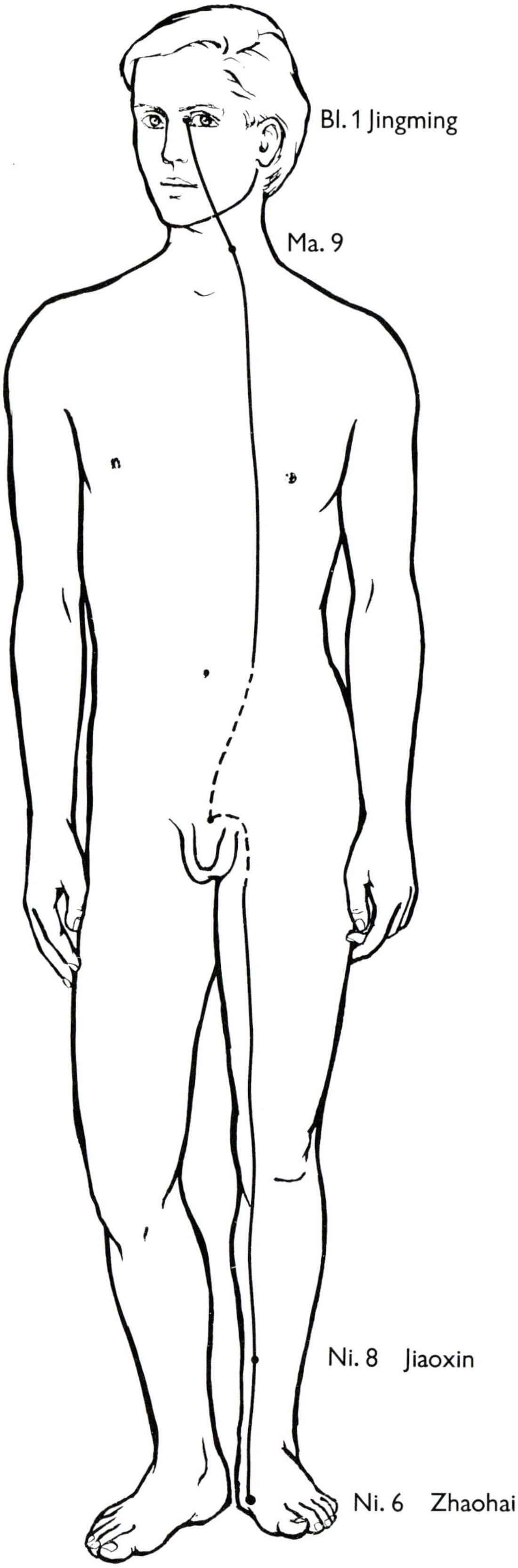
Bl. 1 Jingming
Ma. 9
Ni. 8 Jiaoxin
Ni. 6 Zhaohai

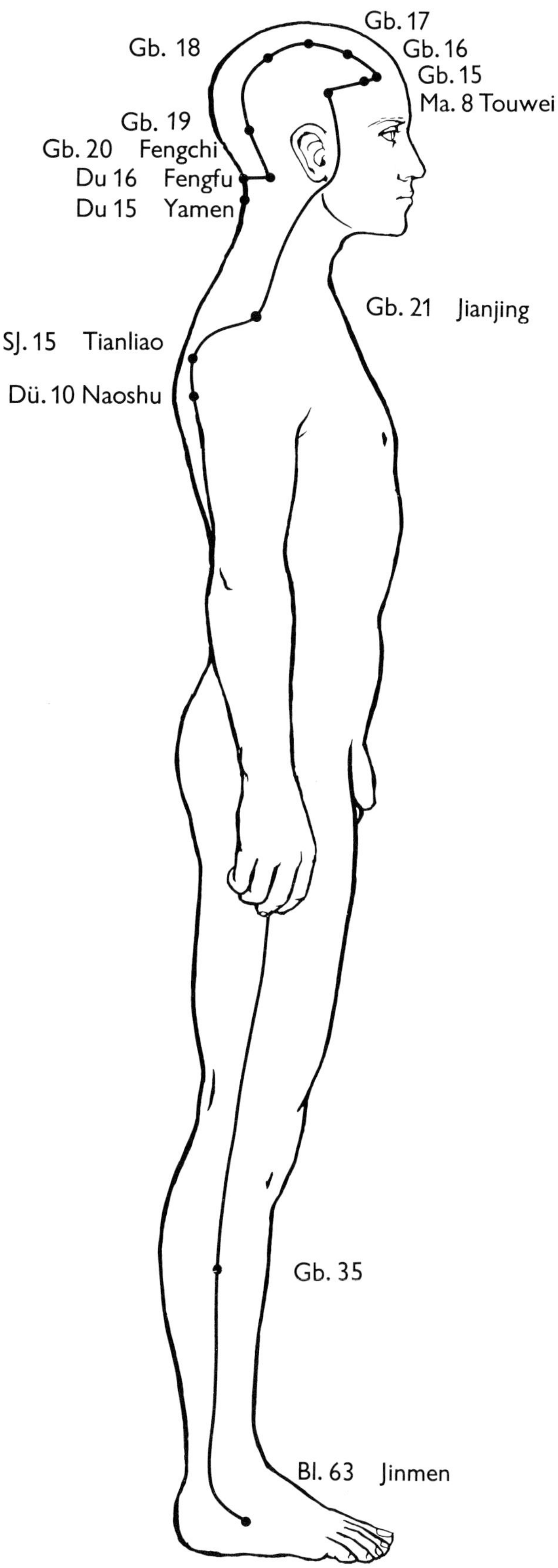
Gb. 17
Gb. 18
Gb. 16
Gb. 15
Ma. 8 Touwei
Gb. 19
Gb. 20 Fengchi
Du 16 Fengfu
Du 15 Yamen
Gb. 21 Jianjing
SJ. 15 Tianliao
Dü. 10 Naoshu
Gb. 35
Bl. 63 Jinmen

6.19 Haltegefäß des Yang Yangwei

Wei bedeutet die Außenschnüre eines Netzes, aber auch zusammenhalten, binden, verbinden. Nach traditioneller Vorstellung verbindet der Yangwei die Yang-Meridiane miteinander und kontrolliert die äußeren Körperschichten, die Haut und die Subkutis. Besonders bei der Therapie von Erkrankungen durch die klimatischen Faktoren Wind und Kälte ist dieser außerordentliche Meridian von Bedeutung. Sein Kardinalpunkt ist **SJ. 5 Waiguan,** ein Punkt, der bei klimatischen Einwirkungen auf den Kopf von großem Nutzen ist.
Der Yangwei beginnt vor dem Außenknöchel im Punkt Bl. 63, zieht an der Lateralseite des Körpers über Knie und Hüfte zur Schulter, dann zur Stirn und schließlich über die Punkte des Gallenblasenmeridians zum Nacken.
Die Punkte des Meridians sind: Bl. 63 Jinmen, Gb. 35 Yangjiao, Dü. 10 Naoshu, SJ. 15 Tianliao, Gb. 21 Jianjing, Ma. 8 Touwei, Gb. 13 Benshen, Gb. 14 Yangbai, Gb. 15 Linqi, Gb. 16 Muchuang, Gb. 17 Zhengying, Gb. 18 Chengling, Gb. 19 Naokong, Gb. 20 Fengchi, Du 16 Fengfu und Du 15 Yamen.

6.20 Haltegefäß des Yin Yinwei

Nach traditioneller Vorstellung verbindet der Yinwei alle Yin-Meridiane miteinander und hat einen wichtigen Einfluß auf das Yin-Organ Herz sowie auf die Yang-Organe Magen, Dickdarm und Gallenblase.
Der Yinwei verläuft von der Innenseite des Unterschenkels über Knie und Lateralseite des Abdomens zum Thorax und endet am Hals.

Die Punkte des Yinwei sind: Ni. 9 Zhubin, MP. 13 Fushe, MP. 15 Daheng, MP. 16 Fuai, Le. 14 Qimen, Ren 22 Tiantu und Ren 23 Lianquan.
Der Kardinalpunkt des Yinwei ist **Pe. 6 Neiguan.**

6.21 Extrapunkte Ex.

Neben den 361 klassischen Akupunkturpunkten, die auf den 14 Meridianen liegen, wurden nach Abschluß der Systematisierung der Punkte in China neue Punkte entdeckt. Diese Punkte werden auch *Punkte außerhalb der Meridiane* (P. a. M.) oder auch *Neupunkte* (NP) genannt. Hier wird die Terminologie und Numerierung der Academy of Traditional Chinese Medicine Peking verwendet, die diese Punkte bereits seit 1975 als *Extrapunkte* bezeichnet. Jeder Punkt hat einen chinesischen Namen, der meist Aufschluß über die Lokalisation oder die Funktion der Punkte gibt, z. B. Extra 2 Taiyang = Schläfe, Extra 8 Anmien = Ruhiger Schlaf. In den meisten Publikationen ist die Numerierung dieser Extrapunkte nicht einheitlich, deshalb ist der chinesische Name der Extrapunkte besonders wichtig für die eindeutige Kennzeichnung dieser Punkte. Die Mehrzahl der Extrapunkte liegt außerhalb der Meridiane; es gibt jedoch einige im Verlauf der 14 Hauptmeridiane, z. B. Extra 35 Dannang distal von Gb. 34 Yanglingquan.
Im Rahmen der Standardisierung der Nomenklatur in Zusammenarbeit mit der WHO sind zunächst 1984 in Tokyo 31 Extrapunkte, 1987 in Seoul 48 Extrapunkte aufgelistet. Wegen der Vielzahl der Numerierungen in der Akupunkturliteratur hat die Standardisierungskommission auf eine fortlaufende Numerierung verzichtet und führt nur den

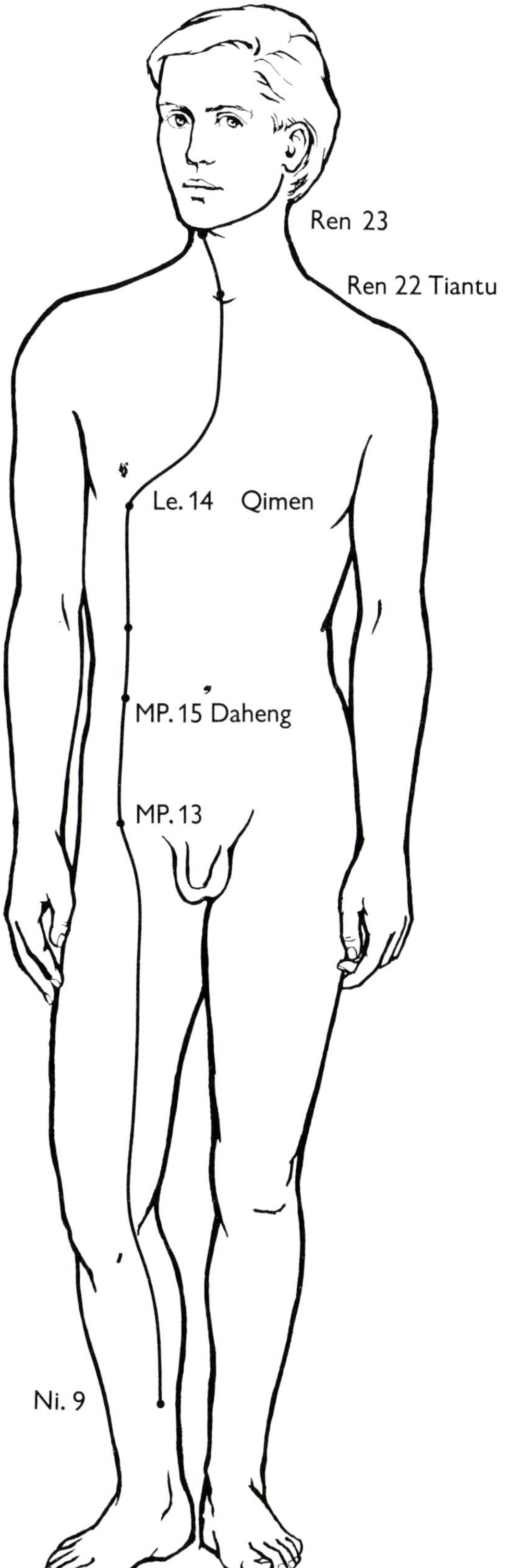
Ren 23
Ren 22 Tiantu
Le. 14 Qimen
MP. 15 Daheng
MP. 13
Ni. 9

chinesischen Namen auf, sowie die Region, in der die Punkte liegen. In diesem Lehrbuch sind die ursprünglichen Nummern von 1975 weiterhin als Orientierung vorhanden, weil sie häufig in Gebrauch sind.
Die Region, in der die Extrapunkte liegen, werden in der neuen WHO-Standardisierung wie folgt in englischer Sprache abgekürzt:

Extrapunkte des Kopfes und des Halses	– Ex-HN (head and neck)
Extrapunkte der Brust und des Abdomens	– Ex-CA (chest and abdomen)
Extrapunkte des Rückens	– Ex-B (back of trunk)
Extrapunkte der oberen Extremität	– Ex-UE (upper extremities)
Extrapunkte der unteren Extremität	– Ex-LE (lower extremities)

Nur die wichtigsten und häufig gebrauchten Extrapunkte werden hier beschrieben.

Extrapunkte des Kopfes und des Nackens Ex-HN

Ex. 1 **Yintang** Stempelhalle **Ex-HN 3**

Lokalisation: Zwischen den Augenbrauen in der Mittellinie an der Nasenwurzel.

Indikationen: Rhinitis, Sinusitis frontalis, Kopfschmerzen, Konzentrationsstörungen, Verwirrtheitszustände, Augenerkrankung.

Art der Nadelung: Schräg nach kaudal gerichtet, 5 mm.

Ex. 2 **Taiyang** Schläfe **Ex-HN 5**

Lokalisation: In Verlängerung der Augenbraue und des Unterlides nach lateral, am Schnittpunkt der 2 Linien, am lateralen Orbitarand.

Indikationen: Kopfschmerzen, Migräne, Augenerkrankungen, Fazialisparese, Trigeminusneuralgie, Sinusitis frontalis, Zahnschmerzen.

Art der Nadelung: Senkrecht oder schräg, 5–8 mm tief.
Gefährlicher Punkt.

Ex. 3 **Yuyao** Fischrücken **Ex-HN 4**

Lokalisation: In der Mitte der Augenbraue senkrecht oberhalb der Pupille.

Indikationen: Sinusitis frontalis, Augenerkrankungen, Kopfschmerzen.

Art der Nadelung: Schräg 5 mm nach medial bei Sinusitis frontalis, nach ventral bei Augenerkrankungen.

Ex. 4 **Qiuhou** Hinter dem Augenball **Ex-NH 7**

Lokalisation: Am unteren Orbitarand an der Grenze zwischen lateralem Viertel zum medialen Dreiviertel des Orbitaunterrandes.

Indikationen: Myopie, Erkrankungen des N. opticus, Glaukom und andere Augenerkrankungen.

Art der Nadelung: Senkrecht, wobei der Patient nach oben blickt. Die Nadel sollte am Orbitaboden in Richtung auf das Foramen opticum gerichtet sein, 1–2 cm tief. Gefährlicher Punkt, Verletzungsgefahr für das Auge. Dieser Punkt sollte nur bei strenger Indikation und vom erfahrenen Akupunkteur genadelt werden.

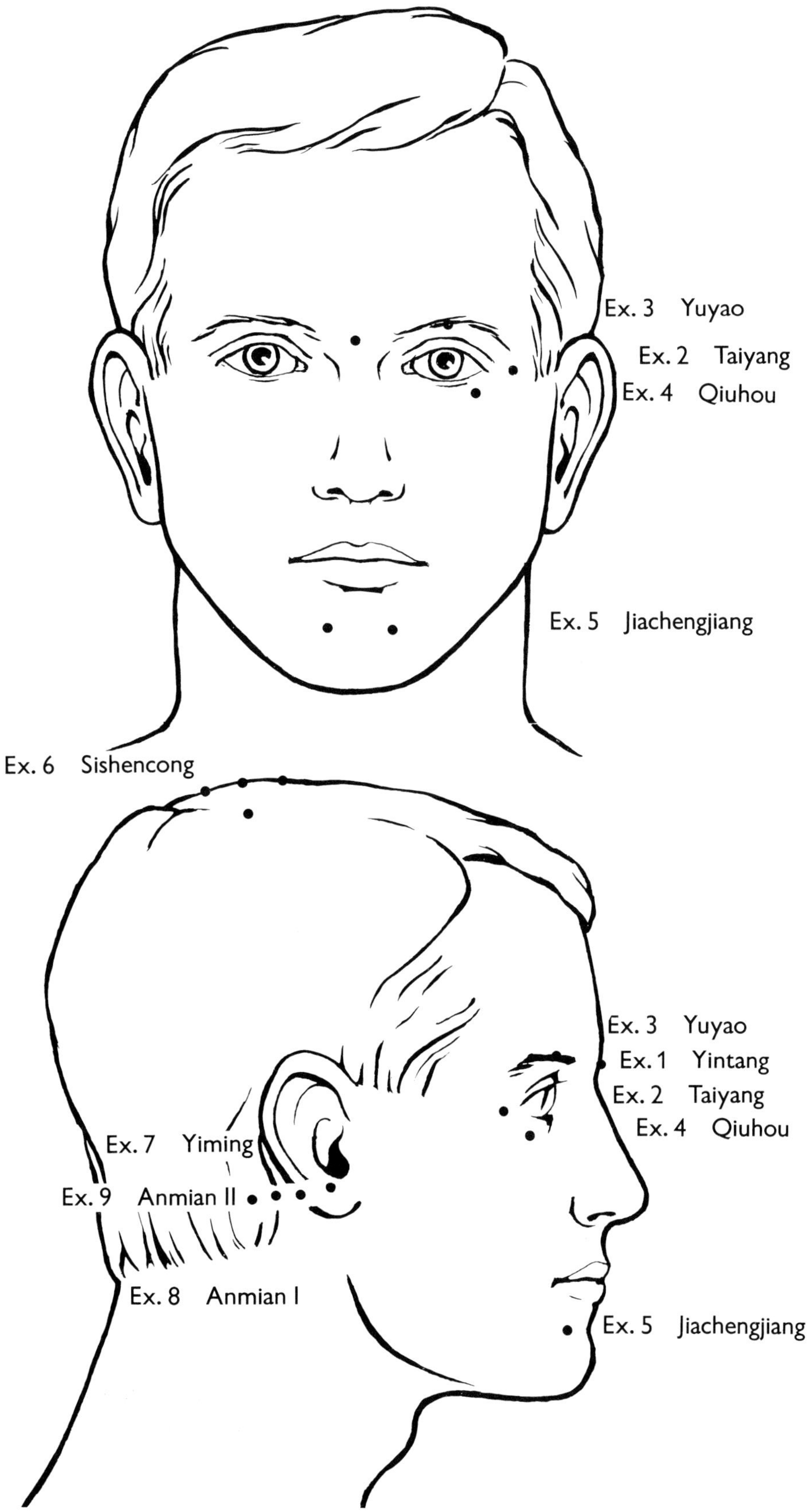
Ex. 3 Yuyao
Ex. 2 Taiyang
Ex. 4 Qiuhou
Ex. 5 Jiachengjiang
Ex. 6 Sishencong
Ex. 3 Yuyao
Ex. 1 Yintang
Ex. 2 Taiyang
Ex. 4 Qiuhou
Ex. 7 Yiming
Ex. 9 Anmian II
Ex. 8 Anmian I
Ex. 5 Jiachengjiang

Ex. 5 Jiachengjiang

Lokalisation: Entspricht dem Foramen mentale, 1 Cun lateral von Ren 24 Chengjiang.

Indikationen: Fazialisparese, Trigeminusneuralgie, Zahnschmerzen.

Art der Nadelung: Senkrecht, 0,5 cm tief.

Ex. 6 Sishencong Die vier geistigen Weisen **Ex-HN 1**

Lokalisation: 4 Punkte, die jeweils 1 Cun vor, hinter und lateral des Punktes Du 20 Baihui gelegen sind.

Indikationen: Kopfschmerzen, Angst- und Verwirrtheitszustände, Schwindel, Konzentrationsstörungen, Angst, Apoplex, Epilepsie, Erregungszustände, Schlafstörungen.

Nach traditioneller Vorstellung hellen diese Punkte den Geist auf und beruhigen ihn. Mit Du 20 Baihui werden sie gemeinsam gesetzt und zählen zu den wichtigsten Akupunkturpunkten.

Art der Nadelung: Schräg in Richtung auf Baihui, 5 mm.
Diese 4 Punkte werden gewöhnlich zusammen mit dem Punkt Baihui genadelt.

Ex. 7 Yiming Deutliche Heilung **Ex-HN 14**

Lokalisation: Der Punkt liegt auf einer geraden Linie zwischen SJ. 17 Yifeng und Gb. 20 Fengchi, 1 Cun dorsal von SJ. 17. Die Punkte SJ. 17, Ex. 8, Ex. 9 und Gb. 20 liegen auf einer waagerechten Linie hinter dem Ohrläppchen.

Indikationen: Erkrankungen von Ohr, z. B. Tinnitus, Schwerhörigkeit, Hörsturz, Schwindel und Augenerkrankungen sowie Kopfschmerzen.

Art der Nadelung: Senkrecht, 0,5–1 cm tief.

Ex. 8 Anmian I Ruhiger Schlaf

Lokalisation: Zwischen SJ. 17 Yifeng und Ex. 7 Yiming, 0,5 Cun dorsal von SJ. 17. Die Lokalisation von Anmian I und II ist nach dem chinesischen Standardlehrbuch **An Online of Chinese Acupuncture** angegeben. In der neueren Literatur ist nur ein Anmian Punkt aufgeführt, der auf der Mitte zwischen SJ. 17 Yifeng und Gb. 20 Fengchi lokalisiert wird. Eigene Erfahrungen zeigen eine gute Wirksamkeit von Anmian I und II in Verbindung mit Du 20 Baihui, Ex. 6 Sishenchong und He. 7 Shenmen.

Indikationen: Schlafstörungen.

Art der Nadelung: Senkrecht, 1 cm tief.

Ex. 9 Anmian II Ruhiger Schlaf

Lokalisation: Auf der Mitte zwischen Ex. 7 Yiming und Gb. 20 Fengchi.

Indikationen: Schlafstörungen.

Art der Nadelung: Senkrecht, 1 cm tief. Anmian I und II werden gemeinsam angewendet.

Extrapunkte am Thorax und Abdomen Ex-CA

Ex. 16 Zigong Uterus **Ex-CA 1**

Lokalisation: 3 Cun lateral von Ren 3 Zhongji, 1 Cun oberhalb der Symphyse.

Indikationen: Dysmenorrhö, Fertilitätsstörungen, Koxarthrose, Schmerzen im kleinen Becken.

Art der Nadelung: Senkrecht, 1–3 cm tief.

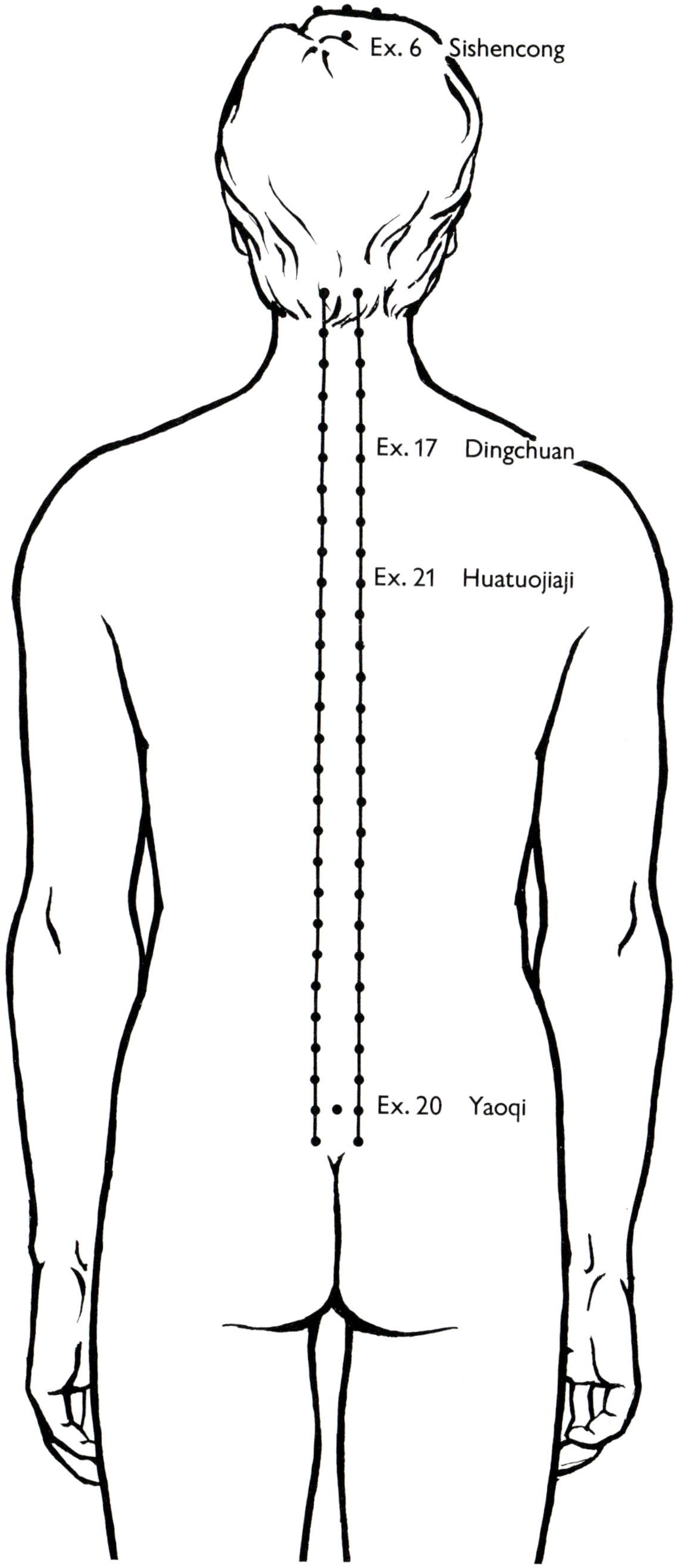
Ex. 6 Sishencong
Ex. 17 Dingchuan
Ex. 21 Huatuojiaji
Ex. 20 Yaoqi

Extrapunkte des Rückens Ex-B

Ex. 17 Dingchuan Beruhigt die Atemnot **Ex-B 1**

Lokalisation: 0,5 Cun lateral von Du 14 Dazhui.

Indikationen: Wichtiger Punkt bei Asthma bronchiale und chronischer Bronchitis, besonders bei Atemnot.

Art der Nadelung: Leicht nach medial gerichtet, 1 cm tief.

Ex. 20 Yaoqi Wunderbar am Kreuz **Ex-B 9**

Lokalisation: 2 Cun oberhalb des Os coccygis.

Indikationen: Spastische Paresen, Muskelrelaxation, Epilepsie.

Art der Nadelung: Schräg nach oben, 1 cm.

Ex. 21 Huatuojiaji Huatuo-eingefaßte Wirbelsäule **Ex-B 2**

Punktenamen: Bezeichnung des Punktes nach dem chinesischen Chirurgen Hua Tuo; Huatuo bedeutet Prächtiger Sohn.

Lokalisation: Es handelt sich um eine Gruppe von 28 Punktpaaren, die 0,5 Cun lateral des Unterrandes des Processus spinosus zwischen dem 1. Zervikal- und dem 4. Sakralwirbel liegen. In der neueren chinesischen Literatur sind die Huatuo-Punkte auf 17 Punktepaare beschränkt, vom 1. Thorakal- bis zum 5. Lendenwirbel.

Indikationen: Schmerzen entlang der Wirbelsäule, segmentale Schmerzausstrahlung, Interkostalneuralgie, Erkrankungen der inneren Organe entsprechend der segmentalen Innervation.

Art der Nadelung: 1 cm in Zervikal- und Thoraxbereich. Die Nadeln werden leicht schräg nach medial gerichtet.

Extrapunkte der oberen Extremität Ex-UE

Ex. 28 Baxie Die acht Schrägen **Ex-UE 9**

Lokalisation: Auf dem Handrücken in der Mitte der Schwimmhäute (8 Punkte). Die Punkte werdem am besten in Fauststellung der Hand genadelt.

Indikationen: Durchblutungsstörungen und Schmerzen im Hand- und Fingerbereich, z. B. bei rheumatoider Arthritis.

Art der Nadelung: Schräg nach proximal gerichtet, 1 cm.

Extrapunkte der unteren Extremität Ex-LE

Ex. 31 Heding Kranichgipfel **Ex-LE 2**

Lokalisation: In der Mitte des Oberrandes der Patella.

Indikationen: Schmerzhafte Erkrankung des Kniegelenks.

Art der Nadelung: Senkrecht, 0,5–2 cm tief.

Ex. 32 Xiyan Knieauge **Ex-LE 4**

Lokalisation: In Höhe des Unterrandes der Patella medial vom Ligamentum patellae.

Indikationen: Schmerzhafte Erkrankung des Kniegelenks.

Art der Nadelung: Senkrecht oder schräg nach lateral, 0,5–2 cm tief. Der Punkt Ma. 35 Dubi an der lateralen Seite des Patellaunterrandes wird auch als lateraler Xiyan bezeichnet. Diese Punkte werden zusammen mit Ex. 31 als lokale Punkte in der Behandlung von Kniegelenkerkrankungen verwendet.

Ex. 33 Lanwei Blinddarm **Alarmpunkt für Appendix Ex-LE 7**

Lokalisation: 2 Cun unterhalb von Ma. 36 Zusanli.

Indikationen: Appendizitis, Diagnostik und Therapie, z. B. bei postoperativen Schmerzen nach Appendektomie.

Art der Nadelung: Senkrecht, 2 cm tief.
Lanwei bedeutet im Chinesischen wurmförmiger Anhang. Dieser Punkt ist bei akuter Appendizitis auf Druck schmerzhaft und gibt dann diagnostische Hinweise.

Ex. 35 Dannang Gallenblase **Zusätzlicher Alarmpunkt der Gallenblase Ex-LE 6**

Lokalisation: 1 Cun distal von Gb. 34 Yanglingquan.

Indikationen: Diagnostik und Therapie bei Erkrankungen der Gallenblase und Leber.

Art der Nadelung: Senkrecht, 1–2 cm tief.

Ex. 36 Bafeng Acht Winde **Ex-LE 10**

Lokalisation: Auf dem Fußrücken in der Mitte der Schwimmhäute, 8 Punkte.

Indikationen: Arthritis der Zehen, Durchblutungsstörungen und Mißempfindung von Fuß und Zehen, z. B. bei Polyneuropathie.

Art der Nadelung: Schräg nach proximal gerichtet, 0,5–1 cm tief.

6.21.1 Weitere Extrapunkte

Diese Punkte sind in den letzten Jahren im wesentlichen aufgrund von Forschungsarbeiten im Bereich der Akupunkturanästhesie in China gefunden worden.

Neima (Nei bedeutet innen und Ma Anästhesie)

Lokalisation: Am hinteren Tibiarand in der Mitte zwischen dem Innenknöchel und dem Kniegelenk. Dieser Punkt entspricht weitgehend der Lage von Le. 6 Zhongdu.

Indikationen: Als wichtiger analgetischer Punkt bei chirurgischen Eingriffen im Unterbauch, Becken und Dammbereich. Zur Schmerzreduktion bei der Entbindung wird dieser Punkt zusammen mit MP. 6 Sanyinjiao angewendet und dann elektrostimuliert.

Art der Nadelung: Senkrecht, 1–2 cm tief.

7 Regionen mit den wichtigsten Akupunkturpunkten

7.1 Gesicht

Im Gesicht enden die 3 Yang-Meridiane des Armes, der Dickdarm-, der Sanjiao- und der Dünndarmmeridian. Außerdem nehmen im Bereich der Augen die 3 Yang-Meridiane, die zum Fuß ziehen, ihren Ausgang: Magen-, Gallenblasen- und der Blasenmeridian. Der unter dem Auge beginnende Magenmeridian zieht an der ventralen Körperseite zum Fuß; der Gallenblasenmeridian beginnt lateral vom Auge und verläuft am Körper ebenfalls lateral; der Blasenmeridian entspringt medial und oberhalb des Auges und zieht über die Dorsalseite des Körpers zum Fuß. Im Gesichtsbereich sind keine Yin-Meridiane.

Akupunkturpunkte des Gesichtes sind als Nahpunkte bei Erkrankungen der Augen, der Ohren, bei Trigeminusneuralgien, Fazialisparesen, Rhinitis sowie Zahnschmerzen indiziert. Die wichtigsten Punkte sind:

7.1.1 Im Bereich der Augen

Ma. 1	Chengqi	Am Orbitaboden unter der Mitte der Pupille
Gb. 1	Tongziliao	Lateral vom äußeren Augenwinkel
Bl. 1	Jingming	Oberhalb des inneren Augenwinkels
Bl. 2	Zanzhu	Auf der Augenbraue, oberhalb des inneren Augenwinkels
Ex. 1	Yintang	Zwischen den Augenbrauen
Gb. 14	Yangbai	1 Cun oberhalb der Augenbraue auf der Stirn, oberhalb der Mitte des Augapfels
Ex. 4	Qiuhou	Am Orbitaboden, lateral von der Mitte
Ex. 3	Yuyao	Auf der Augenbraue, oberhalb der Mitte der Pupille

Hauptindikationen dieser Punkte stellen Augenerkrankungen und frontale Kopfschmerzen dar. Die wichtigsten Fernpunkte für diese Region sind Di. 4 Hegu, Gb. 37 Guangming und Ma. 44 Neiting.

7.1.2 Im Bereich der Ohren

SJ. 21	Ermen	Oberhalb des Processus condyloideus der Mandibula, in der Vertiefung vor dem Tragus
Dü. 19	Tinggong	Vor dem Tragus, unterhalb von SJ. 21 Ermen
Gb. 2	Tinghui	Vor dem Ohr, unterhalb von Dü. 19 Tinggong
SJ. 17	Yifeng	Hinter dem Ohrläppchen

Als Hauptindikationen dieser Punkte sind Ohrerkrankungen zu nennen. Die wichtigsten Fernpunkte für das Ohr sind SJ. 3 Zhongshu und Gb. 41 Fuß-Linqi.

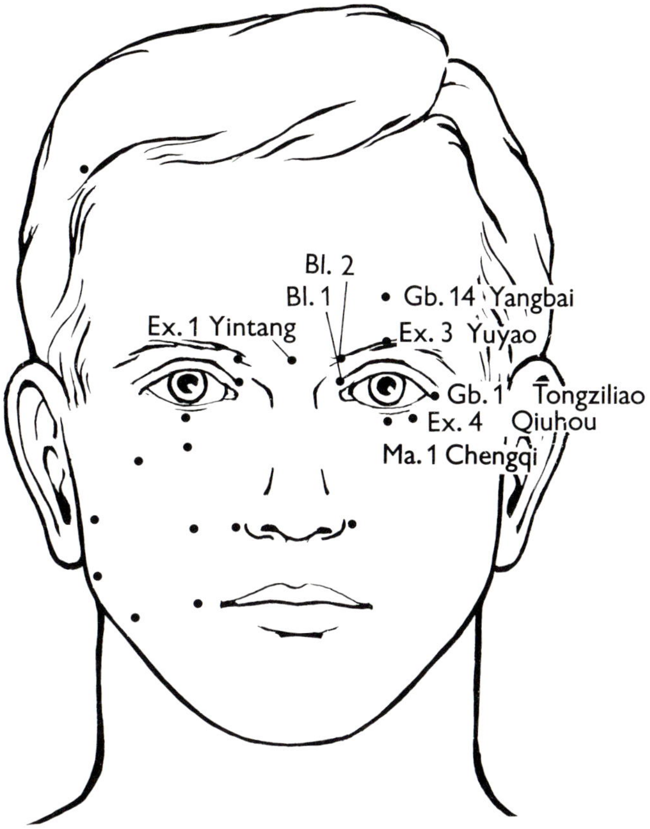
Bl. 2
Bl. 1
Gb. 14 Yangbai
Ex. 1 Yintang
Ex. 3 Yuyao
Gb. 1 Tongziliao
Ex. 4 Qiuhou
Ma. 1 Chengqi

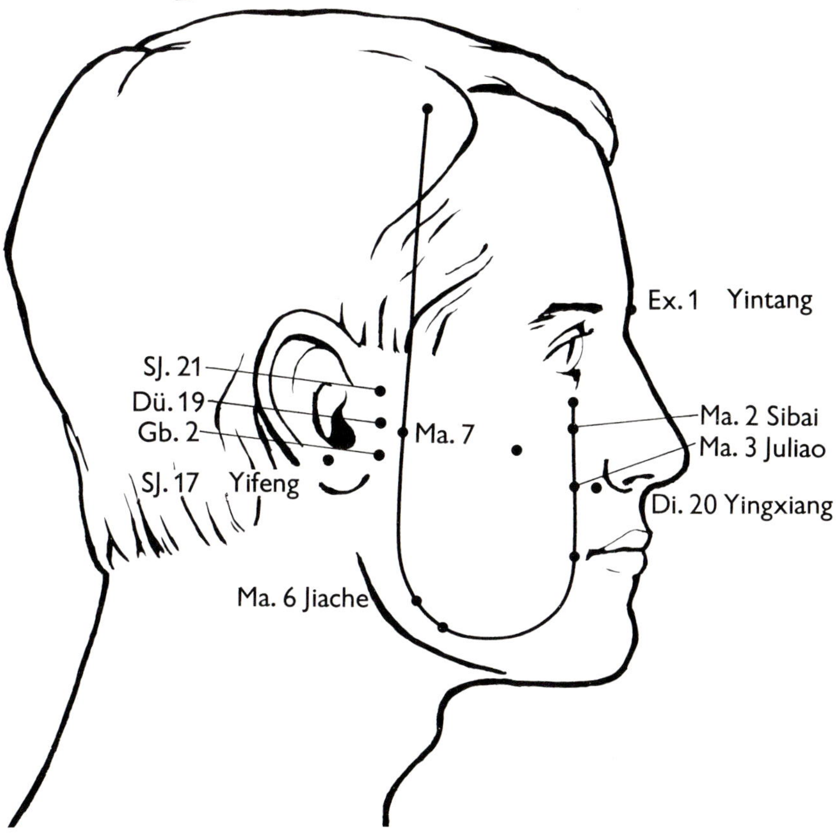
Ex. 1 Yintang
SJ. 21
Dü. 19
Gb. 2
Ma. 7
Ma. 2 Sibai
Ma. 3 Juliao
SJ. 17 Yifeng
Di. 20 Yingxiang
Ma. 6 Jiache

7.1.3 Im Bereich der Nase und der Wange

Ex. 1	Yintang	Zwischen den Augenbrauen
Di. 20	Yingxiang	Lateral des Nasenflügels
Ma. 2	Sibai	Auf dem Foramen infraorbitale
Ma. 3	Juliao	Unterhalb von Ma. 2
Ma. 6	Jiache	Am höchsten Punkt des M. masseter
Ma. 7	Xiaguan	Unter dem Os zygomaticum
Dü. 18	Quanliao	Unter dem lateralen Augenwinkel

Hauptindikationen dieser Punkte sind Rhinitis, Sinusitis maxillaris, Trigeminusneuralgie, Fazialisparese.

7.2 Nacken

Im Bereich des Nackens verlaufen der Du Mai auf der dorsalen Mittellinie, der Blasenmeridian lateral davon und noch ein Stück seitlich ist der Gallenblasenmeridian zu finden. Die Punkte im Nackenbereich sind bei okzipitalen Kopfschmerzen, HWS-Syndrom und Tortikollis indiziert.

Du 15	Yamen	Zwischen C 1 und C 2
Du 16	Fengfu	Unterhalb der Protuberantia occipitalis
Bl. 10	Tianzhu	1,3 Cun lateral von Du 15
Gb. 20	Fengchi	Zwischen den Ursprüngen der Mm. sternocleidomastoideus und trapezius
Du 14	Dazhui	Unterhalb des Processus spinosus von C 7
Du 13	Taodao	Unterhalb des Processus spinosus von Th 1
Bl. 11	Dashu	1,5 Cun lateral von Du 13
Gb. 21	Jianjing	Auf der höchsten Stelle der Schulter

Die Hauptindikationen dieser Nahpunkte bilden okzipitale Kopfschmerzen und HWS-Syndrom. Als wichtige Fernpunkte kommen Lu. 7 Lieque, Dü. 3 Houxi, Gb. 39 Xuanzhong und Bl. 60 Kunlun in Betracht.

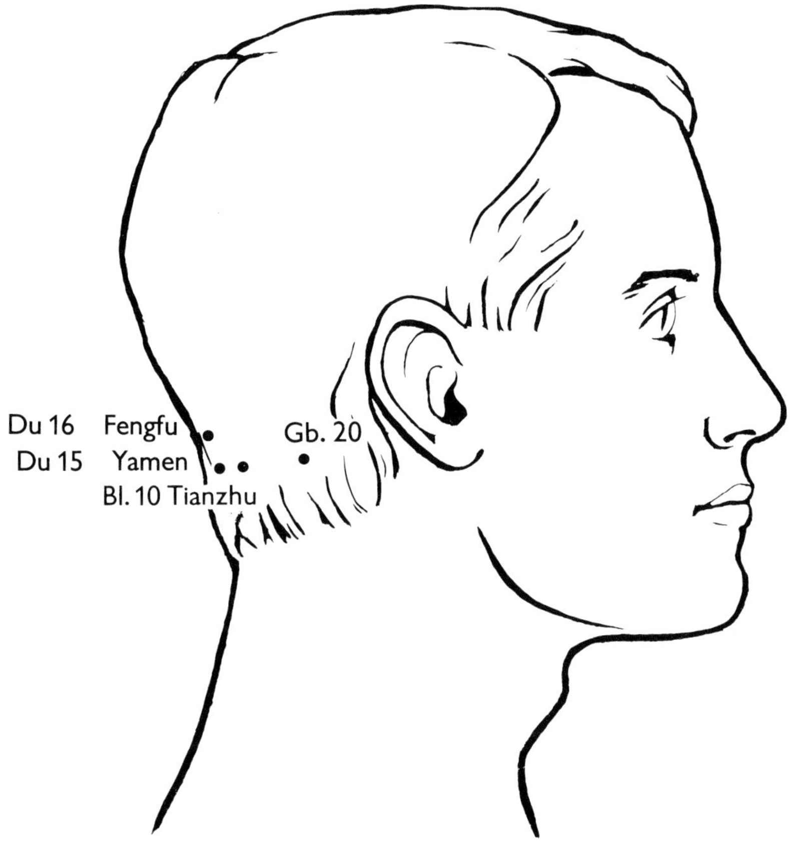
Du 16 Fengfu
Du 15 Yamen
Gb. 20
Bl. 10 Tianzhu

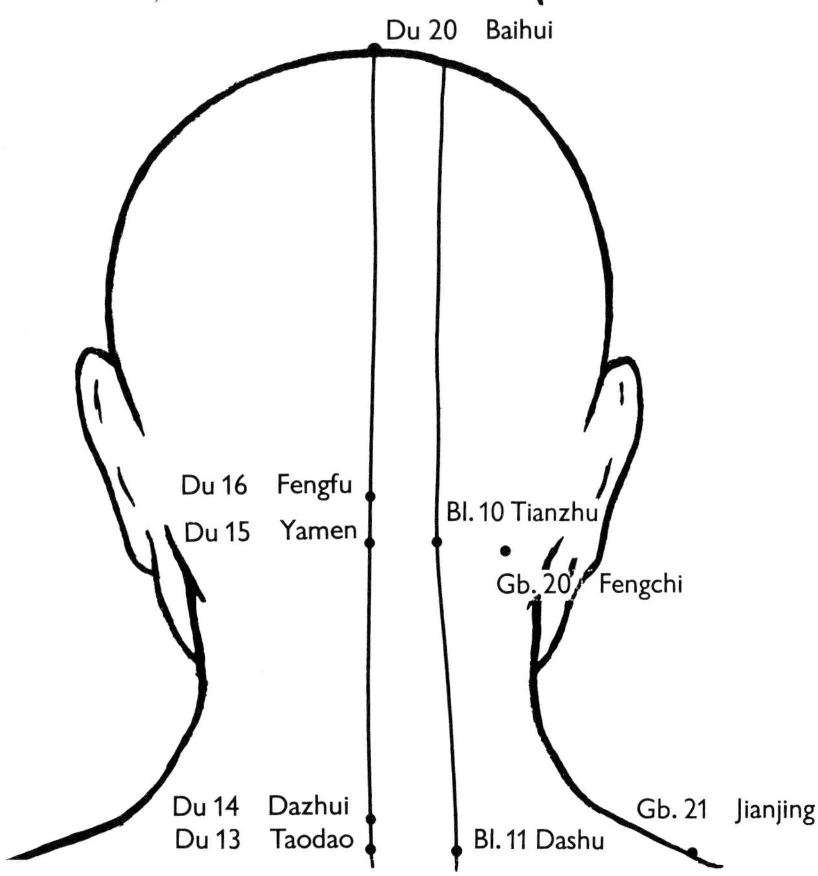
Du 20 Baihui
Du 16 Fengfu
Du 15 Yamen
Bl. 10 Tianzhu
Gb. 20 Fengchi
Du 14 Dazhui
Du 13 Taodao
Bl. 11 Dashu
Gb. 21 Jianjing

7.3 Rücken

Im Bereich des Rückens laufen die Meridiane parallel zur Mittellinie. Auf der Mitte der Dornfortsätze zieht der Du Mai das Lenkergefäß von kaudal nach kranial; 1,5 Cun lateral liegt der mediale Ast des Blasenmeridians (Punkte Bl. 11–Bl. 31) mit seinen wichtigen Shu- oder dorsalen Segmentpunkten, die eine spezifische Wirkung auf die inneren Organe ausüben. 3 Cun lateral der Mittellinie verläuft der laterale Ast des Blasenmeridians (Punkte Bl. 41–Bl. 54). Paravertebral im Abstand von 0,5 Cun liegt eine Gruppe von Extrapunkten, die nach dem Chirurgen Hua Tuo benannt sind. An der Lateralseite des Stammes zieht der Gallenblasenmeridian nach kaudal, er besitzt jedoch nur einen kurzen Abschnitt im Bereich des Rückens. Akupunkturpunkte am Rücken sind bei schmerzhaften Erkrankungen der Wirbelsäule, BWS, LWS, bei Ischialgien sowie bei Erkrankungen der inneren Organe indiziert.

Die wichtigsten Punkte sind:

Du 14 Dazhui	Unter dem Processus spinosus von C 7
Du 13 Taodao	Unter dem Processus spinosus von Th 1
Du 11 Shendao	Unter dem Processus spinosus von Th 5
Du 6 Jizhong	Unter der Processus spinosus von Th 11
Du 4 Mingmen	Unter dem Processus spinosus von L 2
Du 2 Yaoshu	An der Grenze zwischen Os sacrum und Os coccygis
Bl. 11–Bl. 27,	die dorsalen Segmentpunkte, s. S. 158
Bl. 41–Bl. 54	auf dem lateralen Blasenmeridianast s. S. 170
Ex. 21 Huatuojiaji	0,5 Cun lateral vom Unterrand des Processus spinosus des jeweiligen Wirbels
Gb. 25 Jingmen	Am Ende der 12. Rippe
Gb. 26 Daimai	Auf der Mitte zwischen 11. und 12. Rippe, auf der Höhe des Nabels

Fernpunkte für die LWS und den unteren Rückenbereich sind Bl. 40 Weizhong und Bl. 60 Kunlun, für die BWS SJ. 8 Sanyangluo und Gb. 40 Qiuxu.

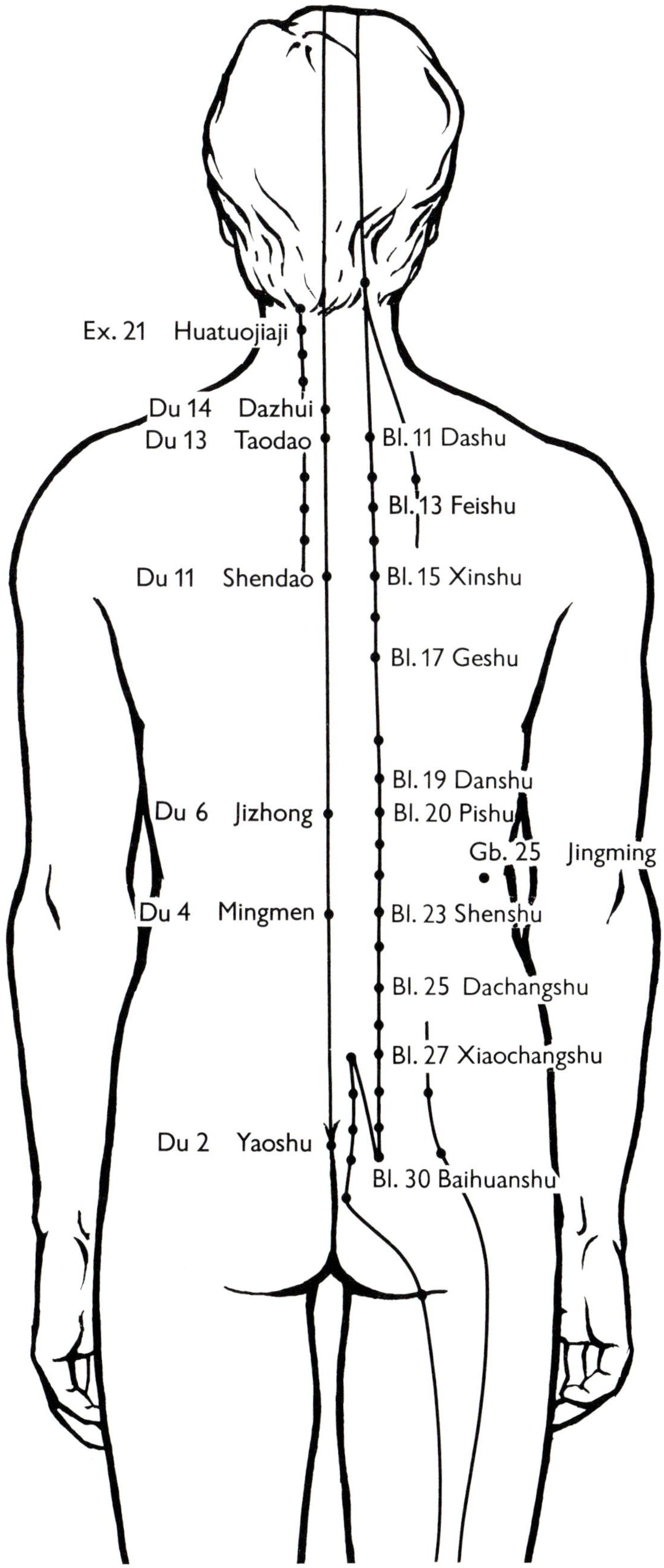

Ex. 21 Huatuojiaji
Du 14 Dazhui
Du 13 Taodao
Bl. 11 Dashu
Bl. 13 Feishu
Du 11 Shendao
Bl. 15 Xinshu
Bl. 17 Geshu
Bl. 19 Danshu
Du 6 Jizhong
Bl. 20 Pishu
Gb. 25 Jingming
Du 4 Mingmen
Bl. 23 Shenshu
Bl. 25 Dachangshu
Bl. 27 Xiaochangshu
Du 2 Yaoshu
Bl. 30 Baihuanshu

7.4 Abdomen

Im Bereich des Abdomens zieht das Konzeptionsgefäß, Ren Mai, auf der Mittellinie, der Nierenmeridian befindet sich paramedian im Abstand von 0,5 Cun, der Magenmeridian läuft ebenfalls paramedian im Abstand von 2 Cun. Seitlicher findet man dann den Milz-Pankreas-Meridian, den Lebermeridian und den Gallenblasenmeridian. Die Punkte im Abdominalbereich dienen als Nahpunkte bei gastroenterologischen Erkrankungen und bei Urogenitalerkrankungen. Dabei kommt besonders dem Ren Mai, dem Magenmeridian, dem Leber- und Gallenblasenmeridian eine wichtige Rolle zu. Die Punkte des Nieren- und Milz-Pankreas-Meridians in diesem Bereich werden nur selten benutzt.

Die wichtigsten Punkte sind:

7.4.1 Epigastrium

Ren 12	Zhongwan	Auf der Mitte zwischen Nabel und Xiphoid
Ma. 21	Liangmen	2 Cun lateral von Ren 12
Le. 13	Zhangmen	Am Ende der 11. Rippe
Le. 14	Qimen	Auf der Mamillarlinie im 6. ICR
Gb. 24	Riyue	Auf der Mamillarlinie im 7. ICR

Die Punkte im Epigastrium sind als Nahpunkte bei Magenerkrankungen wie Ulcera und Gastritis sowie bei Leber- und Gallenblasenerkrankungen bedeutsam. Die wichtigsten Fernpunkte sind Pe. 6 Neiguan und Ma. 36 Zusanli.

7.4.2 Mittel- und Unterbauch

Ma. 25	Tianshu	2 Cun lateral des Nabels
MP. 15	Daheng	4 Cun lateral vom Nabel
Gb. 26	Daimai	Auf der Mitte zwischen 11. und 12. Rippe, auf der Höhe des Nabels
Ren 6	Qihai	1,5 Cun unter dem Nabel
Ren 4	Guanyuan	3 Cun unter dem Nabel
Ren 3	Zhongji	4 Cun unter dem Nabel
Ma. 29	Guilai	4 Cun unter dem Nabel, 2 Cun lateral der Mittellinie

Die Hauptindikationen dieser Punkte sind Magen- und Darmerkrankungen sowie urologische und urogenitale Erkrankungen. Als Fernpunkte für diese Region kommen die Punkte Ma. 36 Zusanli und MP. 6 Sanyinjiao in Betracht.

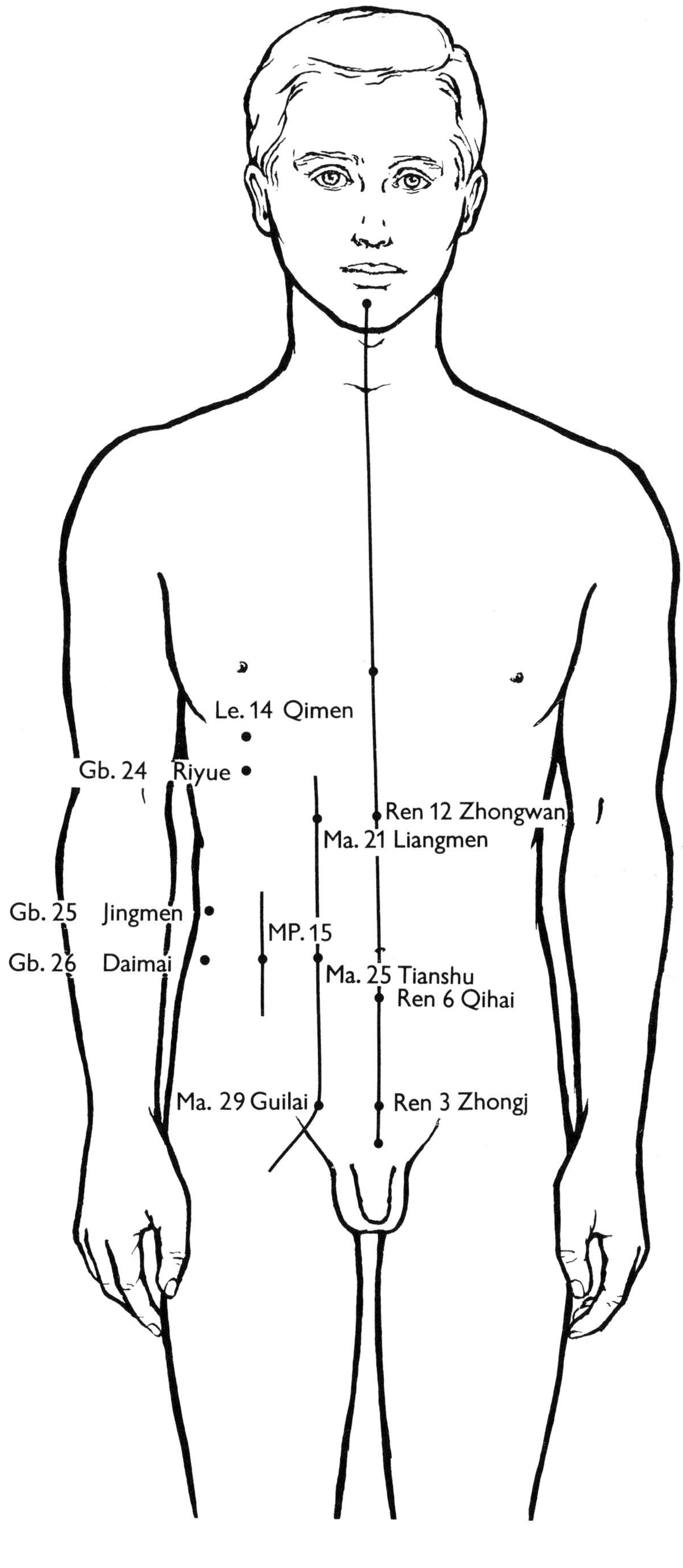
Le. 14 Qimen
Gb. 24 Riyue
Ren 12 Zhongwan
Ma. 21 Liangmen
Gb. 25 Jingmen
MP. 15
Gb. 26 Daimai
Ma. 25 Tianshu
Ren 6 Qihai
Ma. 29 Guilai
Ren 3 Zhongj

7.5 Schulter

Über die Schulter verlaufen die Yang-Meridiane Dickdarm, Sanjiao und dorsal Dünndarm.

Die wichtigsten Punkte sind:

Di. 15 Jianyu	In der vorderen Grube, bei abduziertem Arm
SJ. 14 Jianliao	In der hinteren Grube, bei abduziertem Arm
Dü. 9 Jianzhen	1 Cun oberhalb der dorsalen Falte der Axilla
Di. 14 Binao	Am Vorderrand des V-förmigen mittleren Schenkels des M. deltoideus
SJ. 15 Tianliao	Auf der Mitte zwischen Akromion und C 7
Dü. 10 Naoshu	Unterhalb des Akromion, kranial von Dü. 9

Die Akupunkturpunkte auf der Schulter sind bei Schulter-Arm-Syndrom, Periarthritis humeroscapularis indiziert. Die wichtigsten Fernpunkte für die Schulter sind Ma. 38 Tiaokou und Di. 4 Hegu.

7.6 Kniegelenk

Über das Knie ziehen die 3 Yang-Meridiane Magen, Gallenblase und Blase und medial die 3 Yin-Meridiane Milz-Pankreas, Leber und Niere. Daneben liegen auf dem Knie noch Extrapunkte, die nicht im Meridiansystem kategorisiert sind.

Die wichtigsten Punkte im Bereich des Kniegelenks:

Ma. 35 Dubi	Lateral und unterhalb der Kniescheibe
Ma. 36 Zusanli	1 Cun lateral der Tuberositas tibiae
Ex. 31 Heding	Oberhalb der Kniescheibe
Ex. 32 Xiyan	Medial und unterhalb der Kniescheibe
Gb. 34 Yanglingquan	Vor und unterhalb des Fibulaköpfchens
Bl. 40 Weizhong	In der Mitte der Kniekehle
MP. 9 Yinlingquan	In der Vertiefung am Unterrand des medialen Kondylus
Le. 8 Ququan	Am medialen Ende der Beugefalte des Kniegelenks

Die meisten Punkte im Bereich des Knies werden zu den Antiken Punkten, und zwar zu den proximal gelegenen He-Punkten gezählt (Ma. 36, Gb. 34, Bl. 40, MP. 9, Le. 8). Die häufigsten Indikationen der Nahpunkte im Bereich des Kniegelenks sind schmerzhafte Gonarthrose, Gonarthritis. Als Fernpunkte für das Knie sind Ma. 44 Neiting und Bl. 60 Kunlun zu nennen.

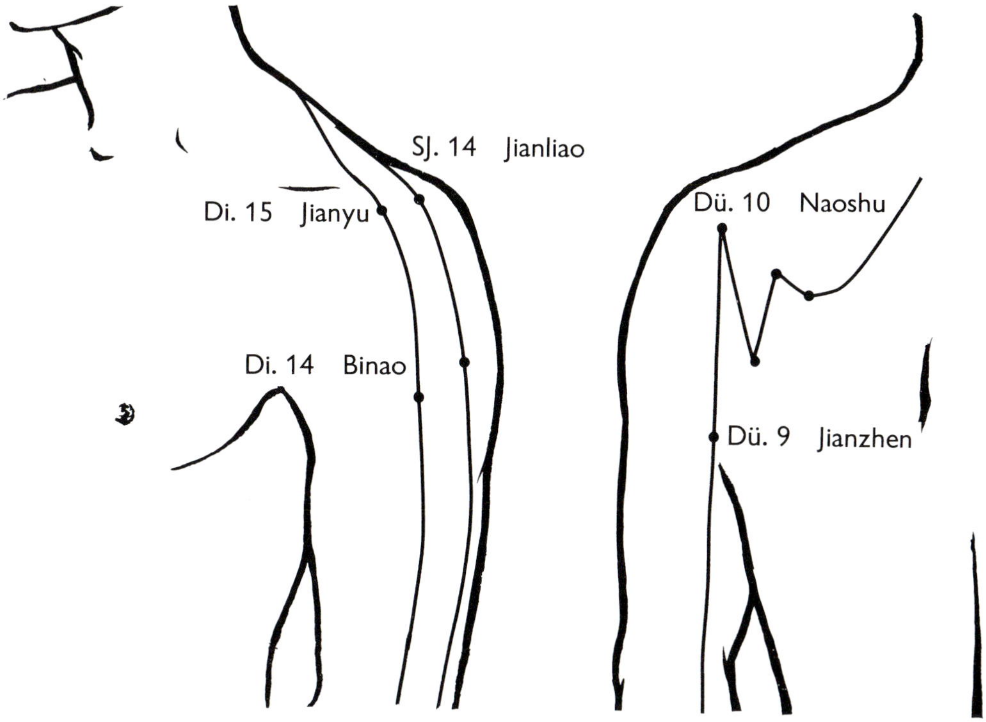
SJ. 14 Jianliao
Di. 15 Jianyu
Dü. 10 Naoshu
Di. 14 Binao
Dü. 9 Jianzhen

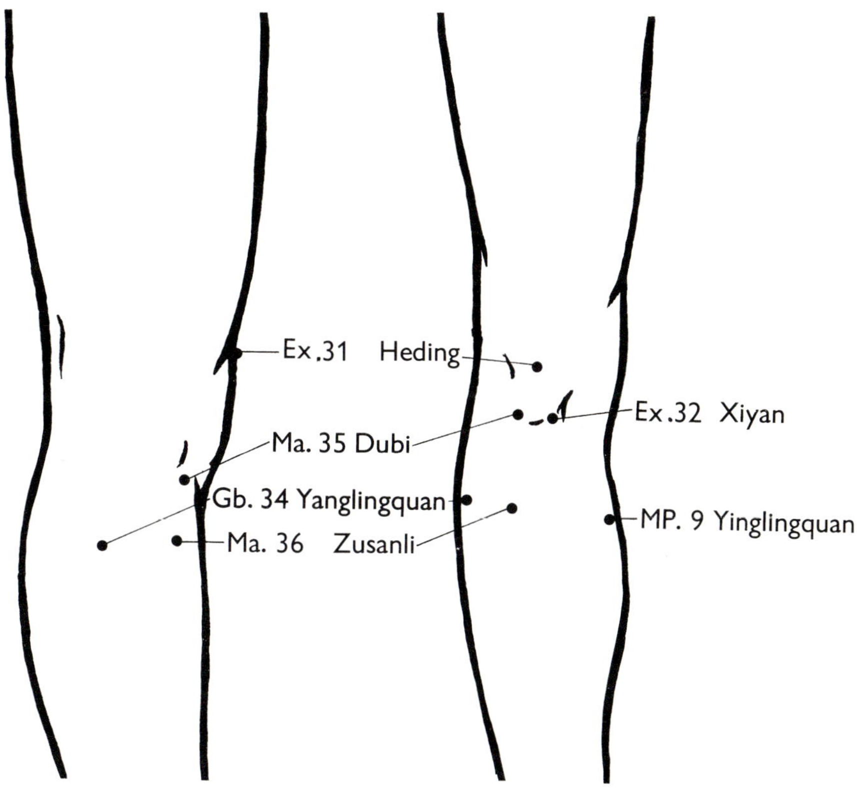
Ex.31 Heding
Ex.32 Xiyan
Ma. 35 Dubi
Gb. 34 Yanglingquan
MP. 9 Yinglingquan
Ma. 36 Zusanli

8 Technik der Akupunktur

8.1 Akupunkturnadeln

Schon in prähistorischen Zeiten wurden zugespitze Steine, chinesisch „Bian", zur Massage von besonderen Hautstellen verwendet. Später kamen „Nadeln" aus Knochen und Bambus hinzu. In der Han-Dynastie (202 v. u. Z.–220 n. u. Z.) fanden Nadeln aus Gold und Eisen eine weite Verbreitung.

In der Antike waren 9 klassische Akupunkturnadeln bekannt:

Chanzhen,	Hautnadeln, aus denen später die sog. Pflaumenblütennadeln (plum blossom needles) entstanden.
Yuanzhen,	stumpfe Nadeln, Spitze eiförmig, die der *Hautmassage* dienten.
Dizhen,	Spitze stumpf wie ein Hirsekorn, die zum *Pressen der Haut* verwendet wurden.
Fengzhen,	dreieckige Nadeln (3 edged needles); diese Nadeln wurden oft zum Stechen der Luo-Verbindungen verwendet.
Pizhen,	schwertförmige Nadeln, zweiseitig scharf, für die Chirurgie.
Yuanlizhen,	sehr kurze und dicke filiforme Nadeln mit rundflächiger Spitze.
Haozhen,	am meisten verwendete dünne filiforme Nadeln; Haozhen-Nadeln verwendet man oft zum Tonisieren.
Chongzhen,	lange filiforme Nadeln zum tiefen Stechen.
Dazhen,	dicke „große" Nadeln für die „Feuertherapie" (fire needling therapy).

Die filiformen Nadeln, Yuanlizhen und Haozhen, wurden am häufigsten verwendet. Heute benutzt man zur Akupunktur fast ausschließlich Nadeln aus Stahl. Die Akupunkturnadeln werden aus einem flexiblen Stahl gefertigt, der nicht bricht. Gold- und Silbernadeln benutzt man nur noch für die Ohrakupunktur. Heute werden in China ausschließlich Stahlnadeln verwendet. Die Dicke der Nadeln variiert von 0,2–0,6 mm, sie wird meist in Gauge (26–34) angegeben:

Gauge	34	32	30	28	26
mm	0,22	0,26	0,32	0,38	0,45

Meist verwendet man 0,25–0,35 mm dicke Nadeln. Die Nadeln für japanische Akupunktur sind mit 0,1–0,2 mm meist dünner. 0,12 mm dicke Nadeln bezeichnet man mit 00, 0,14 mm mit 0, 0,16 mm mit 1, 0,18 mm mit 2, 0,2 mm mit 3 und weiter in 0,02 mm Schritten. Die japanischen Nadeln werden mit Führungsröhrchen appliziert, die 3–5 mm kürzer sind wie die Nadeln.
Die Länge der Nadeln liegt zwischen 1 und 10 cm und wird in der Regel in Zoll (inch) angegeben. Am häufigsten sind 1,0, 1,5 oder 2,0 Zoll lange Nadeln im Gebrauch.
Die am meisten verwendeten Nadeln für die klassische Akupunktur sind sog. „filiforme" Nadeln, bestehend aus einer Spitze, einem „Nadelstiel" und einem Nadelgriff. Die Längenangabe bezieht sich auf den Nadelstiel, also ohne den Nadelgriff. Bei den meisten Nadeln besteht der Nadelgriff aus einem dünnen Silberdraht, der um die Nadel gedreht ist. Auch doppelt gewickelte Nadelgriffe sind im Gebrauch, sie werden von den Chinesen Drachennadeln (dragon needle) genannt und eignen sich besonders gut zum manuellen Simulieren der Nadeln. Bei zahlreichen neuen Nadeltypen ist der Griff aus Kunststoff. Dies sind reine Einmalnadeln, die nicht sterilisierbar sind.

Während der Akupunktur kann der Patient liegen oder in seltenen Fällen auch sitzen. Vor der Akupunktur sollte man den Patienten in eine stabile Position lagern, damit er sich entspannen kann. Am zweckmäßigsten liegt der Patient auf dem Rücken. Oft muß man jedoch z. B. bei Lumbalgien den Patienten auf die Seite oder auf den Bauch lagern und sollte gerade dann auf eine entspannte Position achten. Bei liegender Position kommen Kollapszustände nach der Nadelung nicht vor, wie man sie im Sitzen bei 5–10% der Patienten am Anfang der Behandlung beobachtet. Deshalb sollten die Patienten außer in begründeten Ausnahmefällen ausschließlich im Liegen behandelt werden.

8.2 Methoden der Nadelung und Stimulation

Yangjizhou, ein Arzt der Ming-Dynastie (1368–1644), beschreibt 8 einfache Methoden der Nadelungstechnik. Heute werden in China 24 moderne Techniken der Nadelung gelehrt, von denen man in der täglichen Praxis wenige anwendet. Die 8 Methoden von Yangjizhou werden hier kurz dargestellt, um daraus die wichtigsten heutigen Methoden abzuleiten:

Chuai nennt man das Suchen des Punktes mit dem tastenden Finger. *Akupunkturpunkte sind die empfindlichsten Stellen der Haut,* oft auch drucksensibel bis druckschmerzhaft.

Zhao ist das Drücken der Haut mit dem Nagel vor dem Nadeleinstich. Dies ist eine häufig verwendete Methode der Nadelung, bei der vor dem Einstich die Haut mit dem Nagel fest gedrückt wird. Man reduziert so den Schmerzreiz des Einstichs.

Chuo ist das Drehen der Nadel in eine Richtung, also eine der manuellen Stimulationstechniken. Man dreht die Nadel in eine Richtung bis ein Widerstand fühlbar wird.

Tan nennt man das Vibrieren der Nadel nach dem Einstich. Man streift mit dem Nagel über den gedrehten Nadelgriff von unten nach oben. Tan ist eine Methode der *tonisierenden Stimulation.*

Yao ist der Einstich der Nadel direkt in die Tiefe und dann das kreisende Zurückziehen.

Men nennt man das „Schließen" des Akupunkturpunktes mit dem Finger nach dem Ziehen der Nadel.

Xun ist das Entlangklopfen auf dem Meridian mit den Fingern nach der Nadelung von Punkten des entsprechenden Meridians.

Nian ist das Drehen der Nadel zwischen Daumen und Zeigefinger, also die wichtigste Methode der manuellen Stimulation. Nach traditioneller Vorstellung wird bei schnellem Vorwärtsdrehen der Nadel mit dem Daumen und dann langsam zurück das Qi im proximalen Meridianabschnitt angeregt, d.h. tonisiert. Bei Stimulation mit dem Daumen langsam vorwärts und schnell zurück, bewegt sich das Qi distal, was eine Sedierung bedeutet.

Die Akupunkturnadeln hält man zwischen Daumen einerseits, Zeigefinger und Mittelfinger andererseits. Der Zeigefinger kann auch wie der Mittelfinger zur Führung der Nadel benutzt werden. Bei der am häufigsten verwendeten Methode steht die Nadel senkrecht zu den Mittel- und Zeigefingern. Die Nadel kann auch parallel zum Zeige-

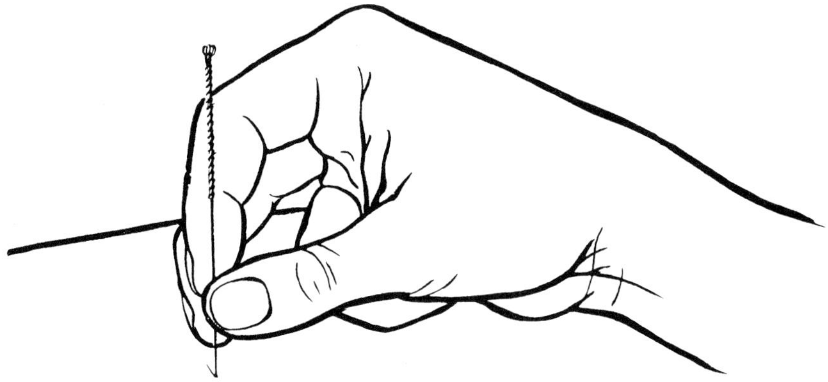

Abb. 8.1. Schnelle Einstichtechnik

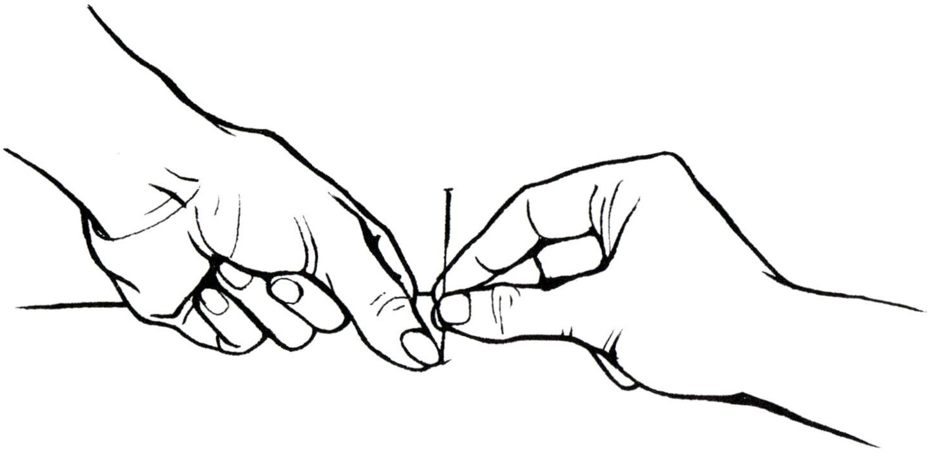

Abb. 8.2. Langsame Einstichtechnik

finger geführt werden (Abb. 8.1). Die Nadelspitze wird 1 cm freigelassen, dies besonders bei langen Nadeln, da sich diese leichter verbiegen können. Die Perforation der Nadel durch die Haut kann schnell oder langsam erfolgen. Bei der *schnellen Einstichtechnik* spürt der Patient meist nur einen geringen Schmerzreiz. Die *langsamere Einstichtechnik,* bei der die Nadel häufig gleichzeitig mit dem Einstich gedreht wird, ist meist schmerzhafter. Deshalb wird von vielen chinesischen Ärzten die schnelle Methode bevorzugt. Bei der langsamen Methode preßt man den Nagel der linken Hand neben den Akupunkturpunkt in die Haut, um die Nadel besser zu führen, und um so den Schmerzreiz zu reduzieren (s. Abb. 8.2). Wenn sich jedoch das Gewebe beim Drehen um die Nadel „wickelt", kann die langsame Methode schmerzhafter sein. Dies ist jedoch am Widerstand beim Nadeldrehen zu spüren.

Die Einstichmethoden können zunächst am besten an einem Gummikissen oder Korken geübt werden. Man kann auch einen kleinen Holzrahmen benutzen, auf dem einige Lagen Papier gespannt sind. Zur Übung der schnellen Einstichmethode empfiehlt es sich, dann die Anzahl der Papierlagen langsam zu steigern. Man sollte einige Punkte auf dem Papier oder dem Korken markieren, um die exakte Lokalisation der Einstichstellen mit der Nadel zu üben. Man kann auch eine Linie ziehen und dann entlang dieser Linie nadeln.

Beim Nadeleinstich *fokussiert man die Aufmerksamkeit* auf den zu stechenden Akupunkturpunkt und auf die Nadelspitze. Die Chinesen sagen, die Aufmerksamkeit und damit auch „das Qi sollte in die Nadel konzentriert werden".

Der Einstich erfolgt senkrecht oder schräg (30°–60°). Selten wird auch „tangential" (10°) genadelt. Die Stichrichtung und Stichtiefe wird bei der Beschreibung der Punkte angegeben, jedoch sind die Angaben nur Richtwerte und hängen von der individuellen Konstitution und Lokalisation ab. So ist die Einführungstiefe bei leptosomen Patienten geringer als bei Patienten mit athletischer oder adipöser Konstitution.

Die *Einstichtiefe* variiert je nach Akupunkturpunkt zwischen einigen Millimetern und 5 und mehr Zentimetern. Die oberflächliche Einstichschicht nennen die Chinesen „Himmel", die mittlere „Mensch" und die tiefe „Erde". Beim Einstechen kann man zunächst oberflächlich (Himmel) die Haut schnell perforieren und dann langsam die Nadel in die tiefe Gewebeschicht (Erde) vorschieben, also in 2 Phasen, oder in einem schnell in die Tiefe akupunktieren. Nach dem Nadeleinstich verweilen die Akupunkturnadeln 10–30 min im Körper und *müssen schmerzfrei liegen.* In seltenen Fällen, z. B. bei Trigeminusneuralgien, werden die Nadeln bis zu 60 min belassen. Der Patient sollte sich in dieser Zeit nicht bewegen, da dies Schmerzen auslösen kann.

8.3 De Qi-Gefühl

Typische Empfindungen beim Liegen der Nadeln oder deren manueller Stimulation, wie Taubheitsgefühl, Druck, Schweregefühl, Kribbeln, Hitzegefühl, Kältegefühl, werden als „De Qi"-Sensation bezeichnet und sind charakteristisch für eine richtig durchgeführte chinesische Akupunktur.
De Qi ist ein unabhängig vom Hautschmerz auftretendes, in der Tiefe des Gewebes empfundenes Gefühl, das manchmal so stark ist, daß es Schmerzcharakter hat oder als dumpfer Druck, dumpfes Ziehen beschrieben wird. Auch ein Gefühl ähnlich einer kleinen Elektrisierung kann empfunden werden. Häufig zieht oder fließt dieses Nadelgefühl entlang der Meridiane. Dieses Phänomen wurde in China intensiv untersucht und wird **„Propagated sensation along the channel"** (PSC) genannt. Nach Angaben chinesischer Autoren wird dieses Ziehen oder Fließen entlang der Meridiane von 5–10% der Patienten deutlich empfunden. Man spricht auch von **„Leitbahnphänomenen"**.
Für verschiedene Stellen ist das De Qi verschieden intensiv und von unterschiedlichem Gefühlscharakter, je nach der Gewebemenge und Innervierungsdichte des Gewebes. Besonders intensiv ist es daher in bestimmten Muskelarealen auszulösen. Bei über dem Knochen gelegenen Punkten ist das De Qi häufig nur schwach. In vielen Fällen, z. B. in der Therapie von Schmerzen, wird es als wichtig für den Erfolg der Behandlung angesehen. Patienten, die ein starkes De Qi empfinden, haben schneller therapeutische Wirkungen. Oft stellt man fest, daß es nur bei sehr genauer Punktlokalisierung, Stichrichtung und -tiefe empfunden wird. Um hierfür ein Gefühl zu bekommen, empfiehlt es sich von Erfahrenen akupunktieren zu lassen und sich auch selbst Nadeln zu setzen.

8.4 Tonisierende und sedierende Methoden der Nadelstimulation

Zu jeder Akupunktur gehört auch die **manuelle Stimulation** der Nadel. Nach traditioneller Vorstellung gibt es 3 Möglichkeiten:

1) Das Drehen der Nadel um die Längsachse um 90°–180°, jedoch nicht weiter, da sich sonst Gewebe um die Nadel wickelt.
2) Das Heben und Senken der Nadel.
3) Kombination der Rotation mit Heben und Senken.

Von der adäquaten manuellen Stimulation der Nadeln mit deutlichem De Qi-Gefühl hängt nach chinesischer Vorstellung die Wirksamkeit der Akupunkturbehandlung in einem entscheidenen Maße ab. Treten jedoch während der manuellen Stimulation neben der De Qi-Empfindung Schmerzen auf, muß die Manipulation der Nadeln unterbrochen werden.
Nach traditioneller Vorstellung können 3 Methoden der Nadelung angewendet werden:

1) **Tonisieren,** *chinesisch Bu,* wird bei Erkrankungen vom Schwäche-Yin-Typ - Xu-Erkrankungen - angewendet.
   Xu-Erkrankungen sind auf „Schwäche der Lebensenergie" zurückzuführen, sind also durch Kälte, Mangeldurchblutung, Pulsschwäche, *Unterfunktion der Organe* gekennzeichnet. Degenerative Erkrankungen gehören in diese Gruppe.
   Tonisieren wird durch vorsichtige, wenig schmerzhafte Nadelung mit dünnen Nadeln, Stichrichtung der Nadeln im Meridianverlauf und lange Verweildauer, fehlende oder allenfalls milde Stimulation erreicht. *Tan,* das Vibrieren des Nadelgriffs, ist eine wichtige Methode zum Tonisieren. Auch das langsame Entfernen der Nadeln ist von Bedeutung.
   Moxibustion, d. h. das Anwärmen von Akupunkturpunkten, ist auch eine wesentliche Methode des Tonisierens und findet bei Erkrankungen vom Schwächetyp häu-

fig Anwendung. Elektrostimulation mit hohen Frequenzen und niedriger Intensität hat auch eine tonisierende Wirkung.

2) **Sedierung,** Ableiten oder Dispergieren, *chinesisch Xie,* wird bei Erkrankungen vom Schwächetyp sowie bei Blockaden der Lebensenergie angewendet. Die *Shi-Erkrankungen* sind vom Yang-Charakter und durch „Fülle der Lebensenergie", Hitze, Hyperämie, „vollem Puls", *Hyperfunktion der Organe* gekennzeichnet. Entzündliche Erkrankungen werden zu diesen Füllestörungen gezählt. Die Methode der Sedierung ist gekennzeichnet durch *kräftige manuelle Stimulation,* Stichrichtung gegen den Meridianverlauf, schnelles Drehen der Nadeln und mit 10–15 min relativ kurze Verweildauer der Nadeln. Zum Sedieren kann man mit niedrigen Frequenzen und hoher Intensität elektrostimulieren oder auch nach traditioneller Vorstellung die Akupunkturpunkte bluten lassen. Dazu verwendet man die dickeren dreieckigen Nadeln, *Fengzhen-Nadeln.* Diese Differenzierung zwischen kräftiger *Xie-* und milder *Bu-Stimulation* ist klinisch von erheblicher Bedeutung.
3) Auch eine **ausgleichende Nadelung** (even method) wird angewendet, vor allem wenn das Wesen der Erkrankung noch unklar ist. Diese Methode liegt in ihrer Anwendung zwischen Tonisieren und Sedieren. Man geht also von einem Spektrum von Nadelungsmethoden zwischen Bu und Xie aus.

Die Kinderhämmerchen, auch Pflaumenblütennadeln genannt, werden zum Beklopfen der Meridiane bei Hauterkrankungen oder für Kinder benutzt. Dauernadeln für die Ohr- und Körperakupunktur sind im Gebrauch, jedoch ist die Gefahr der lokalen Infektion bei diesen Nadeln relativ hoch.

Tabelle 8.1. Sedierende und tonisierende Nadelung

Sedieren/Dispergieren, *Xie*	**Tonisieren, *Bu***
Bei Füllestörungen, bei Blockaden Reducing method	Bei Schwächestörungen Reinforcing method
Starke Nadelstimulation	Schwache Nadelstimulation
Dicke Nadeln (0,3–0,6 mm)	Dünne Nadeln (0,1–0,3 mm)
kurze Verweildauer (10–15 min)	Lange Verweildauer (15–30 min)
Richtung gegen den Meridian	Meridianrichtung
Gegenuhrzeigersinn betonen	Uhrzeigersinn-Drehen betonen
Langsamer Einstich	Schneller Einstich
Schrittweises, intermitierendes Ziehen	Langsames, konstantes Ziehen
Nadelung mit kräftiger Nadelstimulation	Moxibustion
Elektrostimulation mit niedriger Frequenz und hoher Intensität	Elektrostimulation mit hoher Frequenz und geringer Intensität

8.5 Elektrostimulation

Ende der 50er Jahre wurden in Zusammenhang mit der Entwicklung der Akupunkturanästhesie, die eine Stimulation von analgetisch wirksamen Punkten über längere Zeiträume notwendig machte, erste Versuche mit Stimulation durch schwache elektrische Ströme durchgeführt.

Inzwischen hat sich die Methode der Elektrostimulation für weitere Gebiete der Akupunktur als nützlich erwiesen, so daß sie in der täglichen Praxis routinemäßig angewendet wird bei:

- Schlaffen und spastischen Paresen (auch Folgezuständen nach Poliomyelitis)
- Starken chronischen Schmerzzuständen, z. B. Karzinomschmerzen, rheumatischen Schmerzzuständen
- Anderen schmerzhaften Erkrankungen, bei denen die manuelle Stimulation nicht ausreicht
- Akupunkturanästhesie

Bei bestimmten akuten Schmerzzuständen, wie Trigeminusneuralgie und anderen akuten neuralgieformen Schmerzen, z.B. in der Akutphase der Migräne, sollte die Elektrostimulation nur in Ausnahmefällen und dann ausschließlich an Fernpunkten angewendet werden, da bei diesen Krankheitsbildern in vielen Fällen die Schmerzen verstärkt werden können.
Kontraindikationen der Elektrostimulation sind:

- Schrittmacherpatienten
- Patienten mit Herzrhythmusstörungen
- Epilepsie
- Schockzustände
- Fieber
- Schwangerschaft (Abortgefahr),
  mit Ausnahme der Anwendung zur schmerzarmen Geburt

Relative Kontraindikation besteht bei geschwächten, ängstlichen, nervösen und ruhelosen Patienten sowie bei Kleinkindern. Aus der Elektrostimulation von Akupunkturpunkten wurden Methoden wie TENS, Elektrostimulationsanalgesie (ESA) entwickelt, die in der Schmerztherapie häufig angewendet werden.

Technik

Mit Hilfe von an die Akupunkturnadeln geklemmten Elektroden werden schwache Ströme mit unterschiedlichen Impulsmustern an den zu stimulierenden Akupunkturpunkten angelegt. Die handelsüblichen Elektrostimulationsgeräte geben Spike- oder Rechteckimpulse mit Frequenzen von 2–200 Hz und verstellbarer Stromstärke ab. Spezielle Hochfrequenzstimulationsgeräte mit Frequenzen bis 2000 Hz werden v.a. in der Akupunkturanästhesie verwendet.
Neuere Forschungsergebnisse geben Hinweise, daß kräftige Stimulation eine inhibitorische Wirkung auf das ZNS ausübt, also sedierend wirkt, während milde Stimulation eine Aktivierung hervorruft.
Zur Elektrostimulation werden die wichtigen Fernpunkte, z.B. Di.4, Di.11, SJ.5, Ma.36, Ma.38, Ma.44, MP.6, Neima, Bl.40, Bl.60 und Gb.34 bevorzugt. Nahpunkte kommen bei umschriebenen Schmerzen hinzu. In der Akupunkturanästhesie hat es sich bewährt, die Punkte im Operationsbereich mit Frequenzen von 2000 Hz zu stimulieren und gleichzeitig Fernpunkte mit niedrigen Frequenzen von 5–15 Hz zu reizen.

Praktisches Vorgehen

Nachdem man die zu stimulierenden Punkte genadelt hat, werden die Elektroden angelegt. Dabei ist darauf zu achten, daß der Stromstärkeregler auf Nullstellung steht. Dann wird die Stromstärke langsam erhöht, bis der Patient ein Pochen oder ein kräftiges Klopfen ohne Schmerzempfindung verspürt.
Die Elektrostimulation wird bei der therapeutischen Akupunktur meist für 5–15 min angewendet, wobei während der Behandlung die Stromstärke nachreguliert werden kann.
Patienten, die mit Elektrostimulation behandelt werden, sollten ständig unter Beobachtung sein, damit bei Auftreten von seltenen, unerwünschten Begleiterscheinungen, wie Übelkeit, Angst oder Ohnmacht, ein rasches Eingreifen möglich ist (Abbruch der Elektrostimulation und Allgemeinmaßnahmen).
Die Punkte Du 20 Baihui, Pe.6 Neiguan sowie Punkte im Bereich des vorderen Halses werden in der therapeutischen Akupunktur nicht elektrostimuliert (Gefahr der Kreislaufkomplikation).

Komplikationen der Elektrostimulation

Kreislaufkomplikationen, wie Blutdruckabfall, Ohnmacht sind seltene Komplikationen der Elektrostimulation.
Herzrhythmusstörungen bei zu hohen Stromstärken oder Patienten, die zu nervösen Rhythmusstörungen neigen werden in der Literatur diskutiert.

8.6 Sterilisation der Nadeln

Die Sterilisation der Nadeln erfolgt entweder durch Heißluftsterilisation bei 180° C oder durch Sterilisation in Autoklaven. Eine Desinfektion der Nadeln durch Kochen oder Einlegen in Alkohollösungen ist unzureichend. In den letzten Jahren setzt sich der Gebrauch von Einmalnadeln immer mehr durch. In China wird häufig vor dem Setzen der Nadeln die Haut mit Alkohol *kurz* abgetupft. Dies ist im Westen nicht üblich und wenig sinnvoll, da Untersuchungen gezeigt haben, daß das Abwischen der Haut mit Alkohol oder Desinfektionslösungen die Keimzahl auf der Haut nicht signifikant reduziert.

8.7 Komplikationen der Akupunkturtherapie

Akupunktur ist eine sichere Methode. Eine Begutachtung der Akupunktur durch die amerikanischen National Institutes of Health (NIH) hebt die extrem niedrige Nebenwirkungs- und Komplikationsrate der Akupunktur besonders im Vergleich mit konventionellen Therapiemethoden z. B. in der Schmerztherapie hervor. Trotzdem gibt es auch hier Möglichkeiten für Komplikationen und Nebenwirkungen, meist bei unsachgemäßer Anwendung der Akupunktur.

1) **Kollaps und Ohnmacht** während der Akupunktursitzung werden v. a. bei psychisch labilen, angespannten ängstlichen und kreislaufschwachen Patienten bei Anwendung der Akupunktur in sitzender Haltung beobachtet. Sie tritt in ca. 5% der Fälle bei *sitzenden Patienten* in den ersten Behandlungssitzungen auf. Zur Vermeidung dieser häufigsten Komplikation sollten die Patienten liegend behandelt werden.
2) **Lokale Infektionen** treten bei unsachgemäßer Sterilisation oder durch unzureichendes Nadelmaterial und übermäßiger Traumatisierung der Haut auf. Jedoch sind solche Infektionen extrem selten, da offenbar die Abwehrkraft des Gewebes gegenüber einer glatten, geschlossenen Metallnadel sehr hoch ist. Eigene Beobachtung von über 100 000 Akupunkturbehandlungen zeigte keine lokale Infektion.
   Der Ohrmuschelknorpel ist wegen seiner geringen Durchblutung und dem Fehlen von subkutanem Bindegewebe infektionsgefährdet. Wir empfehlen daher bei der Aurikulotherapie flach zu nadeln, so daß die Nadelspitze subkutan dem Knorpel anliegt, ohne einzudringen. Da der Knorpel selbst nicht innerviert ist, dürfte es auch beim Zustandekommen der therapeutischen Wirkung keine Rolle spielen; diese geht wohl nur von der komplex innervierten Haut der Ohrmuschel aus. Erst recht muß diese Gefahr lokaler Infektion bei der Behandlung mit Ohrdauernadeln beachtet werden. Deshalb vervorzugen wir die Anwendung von Ohrkügelchen, die ihre Wirkung durch Druck auf die Haut, ohne deren Perforation ausüben.
   In der Literatur wird immer wieder die Verbreitung der Hepatitis erwähnt, jedoch ist dies nur bei unzureichender Sterilisation der Nadeln möglich.
3) **Schmerzempfindung** während der Akupunktur ist zum großen Teil auf mangelhaftes Nadelmaterial (stumpf, verbogen) oder auf eine ungeschickte Nadelungstechnik

zurückzuführen. Schmerzen können auch durch Muskelbewegungen des Patienten ausgelöst werden, deshalb sollte sich der Patient während der Behandlung nicht bewegen. Diese einfachen Aspekte sind in der Praxis von großer Bedeutung, denn der Einstichschmerz kann sich leicht als entscheidendes Therapiehindernis auswirken. In extrem seltenen Fällen kommt es nach dem Ziehen der Nadeln zu persistierenden Schmerzen, die meist nach 1–2 Tagen abklingen. In 1 zu 20 bis 50 gesetzten Nadeln kommt es zur Bildung von Hämatomen nach dem Ziehen der Nadeln. Deutliche Rötungen nach dem Entfernen der Nadeln sind normale Reaktionen durch lokale Histaminausschüttung. Patienten die mit starken Rötungen nach dem Ziehen der Nadeln reagieren, zeigen meist schnelle therapeutische Wirkungen.

4) **Verletzung** von Organen (Lunge, Rückenmark, Gallenblase, Nieren, Augen) sind in der Literatur beschrieben. Jedoch treten solche Verletzungen äußerst selten nur bei unzureichender anatomischer Kenntnis oder grob-fahrlässiger Anwendung auf und stellen schwere Kunstfehler dar. Besondere Beachtung verdient die Gefahr der Verletzung der Lunge bei der Nadelung von Thoraxpunkten, da hier die entscheidende Läsion nicht der Stichkanal ist, sondern der wesentlich größere Riß, den die Lunge durch ihre Exkursion an der durch die Thoraxwand ragenden Nadelspitze erleidet. Aus diesem Riß strömt Luft in den Pleuraspalt, das Ergebnis ist ein Pneumothorax. Auch diese Komplikation, die auf unsachgemäßer Anwendung beruht, ist in der weltweiten Literatur nur vereinzelt beschrieben.

9 Moxibustion

9.1 Indikation und Anwendung

Wie die Nadelakupunktur hat die Moxibustion eine jahrtausendealte Tradition. Das Huang Di Nei Jing, das klassische Lehrbuch des gelben Kaisers, empfiehlt Moxibustion bei Erkrankungen durch Kälte und Feuchtigkeit, sowie bei Erkrankungen vom Schwächetyp. Schwächestörungen werden „Xu-Erkrankungen" genannt, haben „Yin-Charakter" und sind durch eine Schwäche der Lebensenergie Qi gekennzeichnet. Eine Schwäche der Lebensenergie kann sowohl in den Organen als auch in den Meridianen vorliegen. Gerade bei chronischen Erkrankungen ist zumeist eine energetische Schwäche festzustellen. Häufig treten dumpfe chronische Schmerzen auf.

Die Hauptanwendungsgebiete der Moxibustion sind folglich Erkrankungen von chronischem Charakter, z. B. chronische Bronchitis, chronisches Asthma bronchiale, chronische Diarrhö, Depressionen, Schwächezustände nach chronischen Erkrankungen sowie Erschöpfungsreaktionen (Tabelle 9.1). Die Punktauswahl für die Moxibustion ist bei diesen Erkrankungen von der individuellen Symptomatik bzw. vom diagnostizierten Störungsmuster abhängig. Bei Schwächezuständen nach chronischen Erkrankungen, bei Depressionen oder bei Erschöpfungssyndrome ist die Moxibustion der tonisierenden Akupunkturpunkte empfehlenswert. Neue Untersuchungen in Japan konnten eine immunitätssteigernde Wirkung der Moxibustion nachweisen. Eigene Erfahrungen zeigen die besondere Wirksamkeit der Moxibustion bei chronischen Erschöpfungszuständen und Depressionen.

Tabelle 9.1. Hauptindikationen für die Moxibustion

Chronische Bronchitis	Hypotonie
Asthma bronchiale	Erschöpfungssyndrom
Chronische Diarrhö	Kältegefühl im Körper
Depressionen	Chronische Erkrankungen
Irritables Kolon	

Moxibustion darf nicht angewendet werden bei Fieber, akuten infektiösen Erkrankungen, akuten Entzündungen, Hypertonie, Blutungen, während der Menstruation, bei übermäßiger Nervosität oder innerer Unruhe und Schlaflosigkeit, also bei Füllestörungen (Tabelle 9.2).

Tabelle 9.2. Kontraindikationen für die Moxibustion

Infektiöse Erkrankungen	Akute und chronische Blutungen
Fieber	Während der Menstruation
Akute Entzündungen	Nervosität und Übererregung
Hyperämie	Schlafstörungen
Hypertonie	

Moxibustion wird nicht im Gesicht, am Schädel und in der Nähe von Schleimhäuten angewendet. Der Nabel, der für die Akupunktur verboten ist, ist ein wichtiger Tonisierungspunkt bei der Moxibustion.

Bei der Moxibustion werden Akupunkturpunkte durch Abbrennen von getrockneten Blättern der Artemisia vulgaris (Beifuß) angewärmt. Artemisia vulgaris ist eine Heilpflanze, die sowohl in Asien als auch in Europa beheimatet ist. Die Blätter der Pflanze werden getrocknet, gereinigt und daraus ein watteartiges Pulver hergestellt.

Es gibt verschiedene Formen der Moxibustionsanwendung:

1) Direkte Moxibustion
2) Indirekte Moxibustion

9.2 Direkte Moxibustion

Bei der direkten Moxibustion wird ein Moxakegel direkt auf die Haut appliziert und an der Spitze angezündet. Das wie eine Zigarette langsam glimmende Moxa erhitzt die Haut, so daß je nach dem Zeitpunkt der Entfernung Brandblasen entstehen. Diese Methode ist sehr schmerzhaft und hinterläß meist Narben, so daß sie kaum mehr in China angewendet wird. Die direkte Form der Moxibustion kann jedoch auch milder durchgeführt werden, nämlich wenn der Kegel schon bei Hitzeempfindung des Patienten entfernt wird; dann entstehen Rötungen. Auch reiskorngroße Moxakugeln werden direkt auf der Haut abgebrannt. Von der Anwendung der direkten Form der Moxibustion muß im Westen jedoch aus forensischen Gründen abgeraten werden.

9.3 Indirekte Moxibustion

Bei der indirekten Methode wird eine ca. 1–2 mm dicke Scheibe frischen Ingwers mit 1–2 cm Durchmesser als Isolator der Hitze zwischen Haut und Moxakegel gelegt. Zunächst schneidet man aus einer frischen Ingwerwurzel 1–2 mm dicke Scheiben und legt einen ca. 1 cm großen Moxakegel darauf (siehe Abb. 9.1). Der Moxakegel wird dann an der Spitze angezündet und auf die zu behandelnde Hautstelle gelegt. So

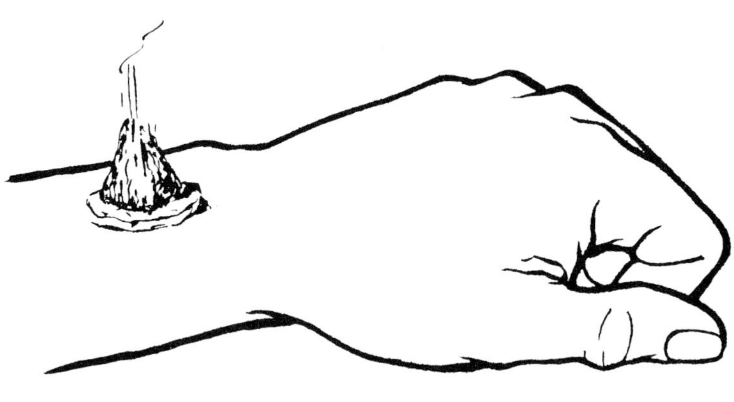

Abb. 9.1. Moxibustion mit Moxakegel auf Ingwerscheibe

kann langsam eine große Wärmemenge in die Tiefe des Gewebes dringen. Wenn der Patient ein deutliches Hitzegefühl am Akupunkturpunkt verspürt, wird die Ingwerscheibe mit dem Moxakegel zum nächsten Punkt geschoben. Man wechselt so, nach kurzer Behandlungszeit, von einem Punkt zum nächsten. Dabei sollte man jeden Punkt 6- bis 8mal erhitzen. Bei richtiger Anwendung zeigt die Hautstelle eine 1–2 cm große Rötung als Ausdruck der lokalen Hitzereaktion. Diese Methode ist sehr wirkungsvoll, jedoch sollte man beim Verschieben der Ingwerscheibe mit dem Moxakegel sehr vorsichtig sein, damit die Haut nicht verbrennt.
Diese Methode kann auch vom Patienten oder dessen Helfer selbständig zu Hause angewendet werden. Der Therapeut markiert vorher die ausgewählten Akupunkturpunkte mit einem wasserfesten Filzstift und zeigt dann dem Patienten die Methoden der indirekten Moxaanwendung.
Anstelle von Ingwer können auch Knoblauchscheiben als Isolator bei dieser Methode benutzt werden, was von der chinesischen Literatur als Zusatzbehandlung bei der Tuberkulose empfohlen wird.

9.4 Moxibustion mit „Moxazigarren"

Bei dieser Methode werden in dünnem Papier gerollte Moxastangen, sog. Moxazigarren, verwendet (siehe Abb. 9.2). Man zündet die Moxazigarre an einem Ende an; sie glimmt ähnlich einer normalen Zigarre. Man nähert diese glimmende Moxazigarre den ausgewählten Akupunkturpunkten auf 0,5–1 cm, bis man ein deutliches Hitzegefühl verspürt; dann geht man etwas weiter weg (3–4 cm). Nach kurzer Zeit nähert

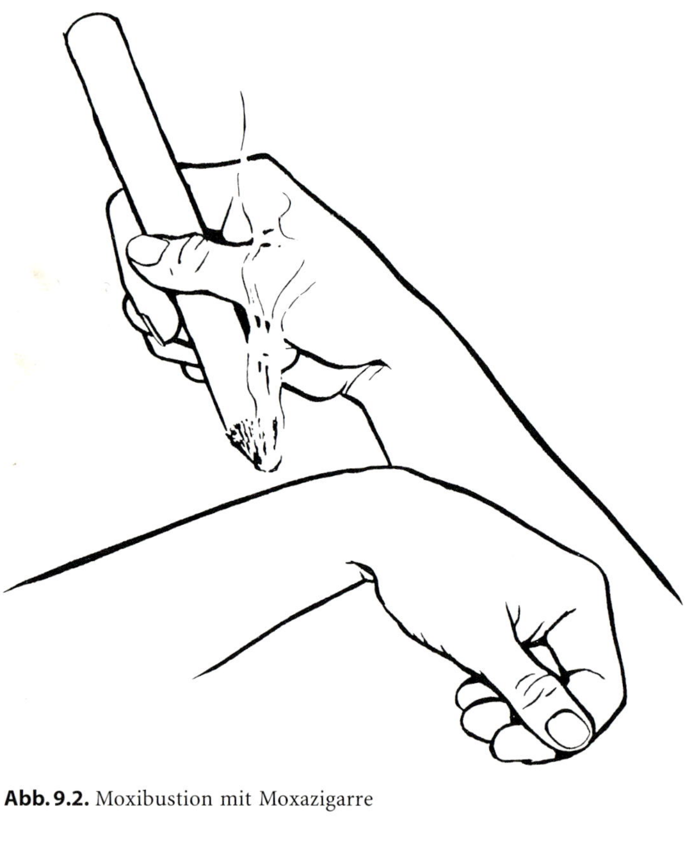

Abb. 9.2. Moxibustion mit Moxazigarre

man die Moxazigarre wieder der Haut, bis erneut ein Hitzegefühl zu spüren ist. Dies wiederholt man 6- bis 8mal je Punkt. Jeder Punkt wird so für ca. 30–40 s kräftig angewärmt, bis die Haut eine deutliche Rötung zeigt. Man sollte jedoch sehr vorsichtig sein und die Haut keinesfalls verbrennen. Diese Methode der Moxibustion wurde schon in der Ming-Dynastie (1368–1644) angewendet. Moxazigarren sind im Fachhandel erhältlich.

9.5 Moxibustion mit Erhitzung der Nadeln

Am freien Ende einer speziell geformten Akupunkturnadel wird ein Stück Moxawolle befestigt und angezündet (siehe Abb. 9.3). Die Hitze wird von der Nadel in die Tiefe des Gewebes geleitet. Besonders Shu-Punkte, aber auch Gb. 30 Huantiao, werden für diese Methode ausgewählt.

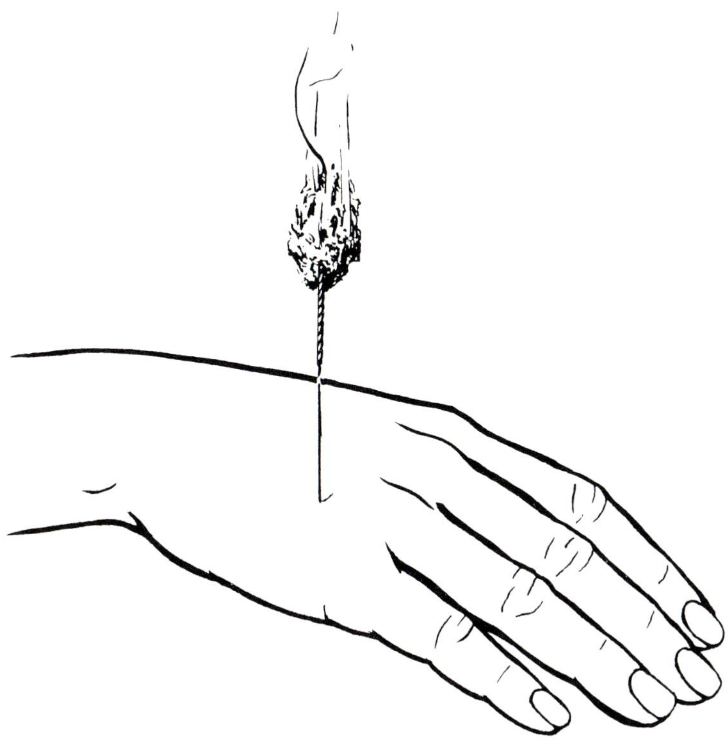

Abb. 9.3. Moxibustion mit Erhitzung der Nadeln

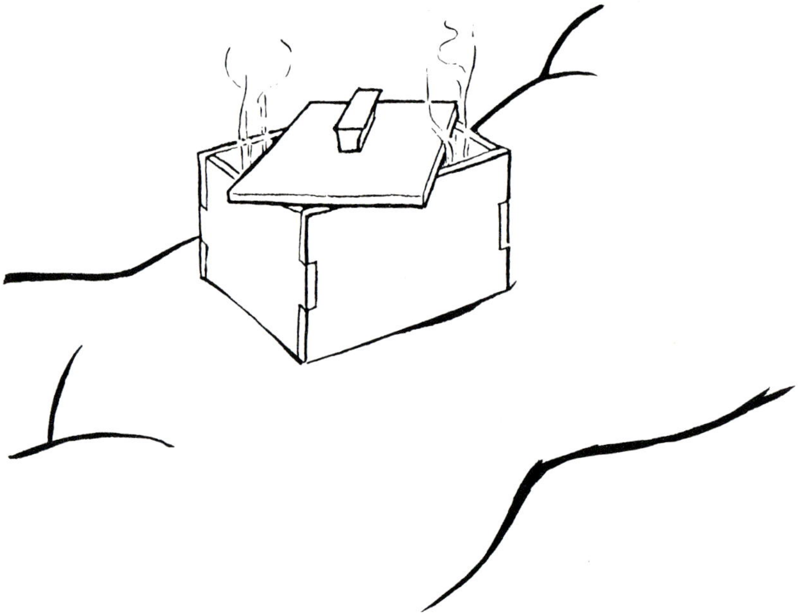

Abb. 9.4. Moxibustion mit Moxakästchen

9.6 Moxibustion mit Moxakästchen

Bei dieser Methode wird ein größeres Hautareal mit Hilfe eines Moxakästchens angewärmt (siehe Abb. 9.4). Diese Methode wird am Unterbauch und in der Lumbalgegend angewendet. Im Moxakästchen befindet sich ca. 2 cm oberhalb des Unterrandes, also der Haut ein Metallgitter auf das Moxakraut gelegt wird. Beim Verbrennen des Moxakrautes wird eine Fläche von ca. 8×8 cm angewärmt.

9.7 Infrarotmoxibustion

In den letzten Jahren wurden zahlreiche elektrische Geräte zur Wärmeapplikation an Akupunkturpunkten entwickelt. In China wird auf die Applikationsstelle ein Extrakt aus der Artemisia vulgaris vor der Hitzeanwendung aufgetragen.
Bei einem in der Bundesrepublik neuentwickelten Gerät, das mit Infrarotstrahlung arbeitet, wird ein Saphirkristall als Applikator verwendet. Dies führt durch die verbesserte Wärmeleitung zu einer Erhöhung der Wärmemenge, die in die Tiefe des Gewebes eindringen kann ohne die oberflächlichen Hautschichten zu verbrennen.
Die Bestrahlungszeit beträgt in der Regel 2–6 s je Akupunkturpunkt und wird, wie bei der klassischen Moxibustion 6- bis 8mal wiederholt. Die Bestrahlungszeit wird individuell am Anfang der Behandlung ermittelt, und zwar steigert man langsam die Zeit um jeweils 1 s, bis die Schmerzschwelle erreicht ist. Man behandelt je nach Schwere der Erkrankung 2- bis 4mal je Woche.
Die Intensität der Wärmebestrahlung der Akupunkturpunkte ist bei der klassischen Moxibustion in der Regel größer als bei der Infrarotmoxibustion. Vorteile ergeben sich jedoch durch die Geruchsneutralität der Infrarotmoxibustion, weil einige Patienten den Geruch der brennenden Artemisia vulgaris bei der klassischen Moxibustion unangenehm empfinden.

9.8 Punktauswahl bei der Moxibustion

Zur Punktauswahl bei der Moxibustion geht man von der individuellen Symptomatik aus, ordnet sie den traditionellen chinesischen Syndromen zu und wählt dann die speziellen Punkte aus. Die Punktauswahl orientiert sich am chinesischen Organ, bei dem eine Schwächestörung vorliegt. Allgemeine und spezielle Tonisierungspunkte, dorsale Segmentpunkte, Shu, sowie segmentale Alarmpunkte, Mu, werden zur Moxibustion am häufigsten ausgewählt.
Die wichtigsten Akupunkturpunkte, die bei der Moxibustion eine zentrale Rolle spielen, werden hier exemplarisch vorgestellt.

Allgemeine Tonisierungspunkte

Ren 6	Qihai
Ren 8	Shenque (nur Moxibustion, keine Akupunktur)
Di. 10	Shousanli
Ma. 36	Zusanli
MP. 6	Sanyinjiao

Spezielle Tonisierungspunkte der einzelnen Meridiane

Lu. 9	Taiyuan	Lunge
Di. 11	Quchi	Dickdarm
Ma. 41	Jiexi	Magen
Dü. 3	Houxi	Dünndarm
Bl. 67	Zhiyin	Blase
Ni. 7	Fuliu	Niere
SJ. 3	Zhongzhu	Drei Erwärmer
Le. 8	Ququan	Leber

Wichtige dorsale Segmentpunkte, Shu-Punkte

Bl. 13	Feishu	Lunge
Bl. 18	Ganshu	Leber
Bl. 20	Pishu	Milz-Pankreas
Bl. 22	Sanjiaoshu	Drei Erwärmer
Bl. 23	Shenshu	Niere
Bl. 25	Dachangshu	Blase

Wichtige segmentale Alarmpunkte, Mu-Punkte

Ren 12	Zhongwan	Magen
Ren 4	Guanyuan	Dünndarm
Ren 3	Zhongji	Blase
Gb. 25	Jingmen	Niere
Ren 5	Shimen	Drei Erwärmer

Eine Punktekombination für die Moxibustion, die sich in der Praxis bei Nieren-Schwächesyndromen bewährt hat, wird hier beispielhaft dargestellt:

Bl. 23 Shenshu	Lu. 9 Taiyuan	Ni. 7 Fuliu
Gb. 25 Jingmen	Di. 11 Quchi	Ni. 8 Jiaoxin
Ren 6 Qihai		Ni. 3 Taixi
Ren 4 Guanyuan		MP. 6 Sanyinjiao

9.9 Selbstbehandlung mit Moxibustion

Die Selbstbehandlung von Patienten mit Moxibustion hat sich in der täglichen Praxis als nützlich erwiesen. Patienten mit Schwächestörungen zeigen bei dieser Therapie meist eine deutliche Linderung ihrer Symptomatik. Zunächst wird dem Patienten das Wesen der Moxibustion und deren Notwendigkeit erläutert. Die Methode der Moxibustion mit Moxazigarren oder mit Moxakegel auf Ingwerscheiben wird dem Patienten gezeigt. Dazu eignet sich neben der praktischem Demonstration auch ein Videofilm, der die Methode veranschaulicht [131]. Der Therapeut markiert dann die ausgewählten Akupunkturpunkte mit einem wasserfesten Filzstift, die der Patient nach dem Waschen immer wieder nachzeichnet. Moxibustion wird in der Regel täglich angewendet, meist für 2–3 Monate, bis die Symptome der Schwächestörung deutlich gemildert sind.

10 Laserakupunktur

Ende der 60er Jahre bestrahlte Meester schlecht heilende Wunden flächig mit Laserlicht von geringer Intensität und stellte dabei fest, daß die Regeneration dadurch deutlich angeregt wurde. Wenige Jahre später begann man auch Akupunkturpunkte mit schwachem punktförmigen Laserlicht zu stimulieren und fand dabei ähnliche therapeutische Wirkungen wie bei der klassischen Nadelakupunktur.
Laserlicht ist durch Monochromasie, Kohärenz und starke Bündelung des Lichtstrahls charakterisiert. Die derzeit für die Akupunktur zur Verfügung stehenden 3 Lasertypen unterscheiden sich durch die abgestrahlte Wellenlänge von *632 nm im roten Lichtbereich, 780 bzw. 904 nm im Infrarotbereich.* Die in Laserdioden produzierten 632 nm scheinen nach eigener Erfahrung eine stärkere therapeutische Wirkung auszuüben. Die Laserröhre bzw. Laserdiode befindet sich entweder im Handgriff des Gerätes, oder wird über einen Monofaserlichtleiter in den Handgriff übertragen. Bei einigen Geräten besteht gleichzeitig die Möglichkeit der Punktsuche mittels Hautwiderstandsmessung über die Spitze des Handgriffs. Die Leistung der Laserstrahlen variiert zwischen 2 und 10 mW bei 632-nm-Lasern sowie 20 bis 150 mW bei den Infrarotlasern mit 780–904 nm Wellenlänge. Bei vielen Geräten kann der Laserstrahl pulsierend unterbrochen werden, wobei sich die Frequenz zwischen 1 und 5000 Hz modulieren läßt. Die Lasergeräte werden je nach Strahlungsdichte in Sicherheitsklassen unterteilt, wobei die handelsüblichen Akupunkturlaser der Klasse IIIa zugehören. Für Laser dieser Strahlungsdichte ist in den letzten Jahren die Bezeichnung **„Softlaser“** eingeführt worden.

10.1 Vorteile der Laserakupunktur

- Die Laserbestrahlung ist schmerzfrei, deshalb eignet sie sich besonders gut zur Reizung von Punkten im Gesichtsbereich sowie zur Behandlung von Kindern und anderen, besonders empfindlichen Patienten.
- Die Laserbestrahlung wirkt nicht gewebstraumatisierend, deshalb haben die „gefährlichen Punkte“ der Akupunktur für sie keine Geltung.
- Da die Laserbehandlung die Haut nicht verletzt, gibt es keine besonderen Vorsichtsregeln der Asepsis zu beachten. Bei Wundbestrahlung oder bei Behandlung von Schleimhäuten ist ein Gewebskontakt zu vermeiden, oder sterile Einmalhülsen zu verwenden.
- Besonders bei Hauterkrankungen ist es vorteilhaft, daß man auch Akupunkturpunkte in befallenen Hautarealen reizen kann. Hauterkrankungen und schlecht heilende Wunden, z.B. das Ulcus cruris, sind besonders gute Indikationen für die Lasertherapie.

10.2 Nachteile der Lasertherapie

- Bei vielen Erkrankungen ist die Wirkung des Lasers weniger intensiv als bei der klassischen Nadelakupunktur. So eignet sich die Lasertherapie nicht zur Behandlung akuter Erkrankungen bzw. akuter Schmerzzustände. In der Anästhesie wird der Laser nicht eingesetzt.
- Um eine Bestrahlung der Retina zu vermeiden, sollte v.a. bei Punkten im Bereich der Orbita der Handgriff zunächst auf den zu behandelnden Punkt aufgesetzt, und erst dann der Laser eingeschaltet werden.

10.3 Anwendung der Lasertherapie

Wie bei der klassischen Nadeltherapie werden 12–20 Punkte nach den Prinzipien der Akupunktur ausgewählt und für jeweils 15–60 s bestrahlt, in Abhängigkeit von der Leistung des Lasers und den individuellen Gegebenheiten der Erkrankung. Bei flächiger Bestrahlung hat sich eine Applikationszeit von 2 min/cm^2 mit Rotlichtlasern von 632 nm Wellenlänge bei einer Ausgangsleistung von 2–10 mW als therapeutisch sinnvoll erwiesen.

11 Akupressur

Akupressur ist die gezielte Massage von Akupunkturpunkten. Bei leichten und mittelschweren Erkrankungen und Störungen wird so eine Heilwirkung erzielt. Seit der Antike wird die Akupressur zur Selbstbehandlung angewandt.
Das Hauptanwendungsgebiet der Akupressur ist die Behandlung von leichten und mittelschweren Schmerzzuständen, wie Kopfschmerzen, Gesichts- und Zahnschmerzen, Nacken- und Schulterschmerzen, Ischialgien und Lumbalgien. Viele vegetative und psychosomatische Störungen lassen sich ebenfalls positiv beeinflussen, wie z. B. Schlaflosigkeit, Nervosität, innere Unruhe, Übelkeit, Brechreiz, Seekrankheit, Verstopfung und Mentruationsstörungen.

Anwendungsgebiete der Akupressur:

Kopfschmerzen
HWS-Syndrom
Schulter-Arm-Syndrom
Zahn- und Gesichtsschmerzen
Lumbalgie und Ischialgie
Übelkeit, Brechreiz, Seekrankheit
Verstopfung
Menstruationsstörungen
Innere Unruhe, Nervosität
Erkältungskrankheiten, Grippe, Schnupfen, Halsschmerzen
Notfälle, Ohnmacht, Kreislaufkollaps

Die Massage erfolgt mit der Fingerkuppe des Zeigefingers oder des Daumens oder bei einigen Punkten mit dem Nagel. Man massiert mit kreisender Bewegung oder in Längsrichtung zum Meridian, also auf und ab. Die massierende Bewegung wird in Richtung des Meridianflusses betont:
Bei den Yin-Meridianen an der Innenseite der Arme, vom Rumpf zur Peripherie;
Bei den Yang-Meridianen an der Außenseite der Arme ist die Richtung von unten nach oben, also von der Peripherie zum Zentrum;
Bei den dann folgenden Yang-Meridianen (Magen, Blase und Gallenblase) vom Kopf über den Rumpf zu den Füßen, also von oben nach unten; und schließlich bei den 3 Yin-Meridianen an der Innenseite des Beines von unten nach oben. Die Betonung der Massagerichtung entlang der Flußrichtung des Meridians ist besonders bei der Behandlung von ausstrahlenden Schmerzen von Bedeutung. Oft strahlen Schmerzen entlang der Meridiane aus; gerade dann ist es wichtig, Punkte des entsprechenden Meridians zu massieren. Der Massagedruck ist je nach Lage der Akupunkturpunkte unterschiedlich: Punkte im Bereich von Muskeln werden kräftig massiert, während Punkte im Gesicht und über Nervenaustrittsstellen vorsichtiger behandelt werden. Bei geschwächten und sensiblen Patienten massiert man weniger intensiv als bei athletischen. Am Anfang der Behandlung ist der Massagedruck zunächst geringer und wird dann langsam gesteigert. Die Massage sollte jedoch nie schmerzhaft sein. Die Massa-

gezeit beträgt bei den Nahpunkten im Bereich der Erkrankungen 30–60 s je Punkt, und bei den Fernpunkten an den Armen und Beinen 1–2 min.
Akupressur kann auch vom Patienten zusätzlich zu einer laufenden Akupunkturbehandlung angewendet werden. Gerade die zusätzliche Massage des wichtigen analgetischen Punktes Di. 4 Hegu kann die Akupunkturtherapie von schmerzhaften Erkrankungen wirksam unterstützen (siehe nebenstehende Abbildung: Akupressur von Di. 4 Hegu). Wie bei jeder Form der Selbsthilfe ist eine vorausgehende Diagnostik unentbehrlich, um schwerwiegende oder bösartige Erkrankungen nicht zu verschleppen. Die Anwendung der Akupressur ist auch über Videofilme erlernbar [131].

Tabelle 11.1. Wichtige Akupressurpunkte

Punkte		Wirkung	Anwendung
Di. 4	**Hegu**	Allgemeine Analgesie, Erkältungskrankheiten	Massage zwischen Daumen und Zeigefinger für 60–120 s
SJ. 5	**Weiguan**	Parietale Kopfschmerzen, Erkältungskrankheiten	Massage mit dem Zeigefinger für ca. 60 s
Pe. 6	**Neiguan**	Übelkeit, Brechreiz, Schluckauf, Seekrankheit	Massage mit dem Zeigefinger
He. 7	**Shenmen**	Schlaflosigkeit, innere Unruhe, Nervosität, psychosomatische Störungen, Angstzustände, Entzugserscheinungen bei Suchterkrankungen	Massage mit dem Nagel des Zeigefingers für ca. 60 s
Du 26	**Renzhong**	Notfälle, Ohnmacht, Kreislaufkollaps	Massage mit dem Nagel des Zeigefingers oder Daumens für ca. 30 s
Ren 17	**Shanzhong**	Lunge, Atmung, Asthma	Massage mit dem Zeigefinger für ca. 60 s
Ren 12	**Zhongwan**	Magen, Übelkeit	Massage mit dem Zeigefinger für ca. 30 s
Ren 4	**Guanyuan**	Menstruationsstörungen, Diarrhö	Massage mit dem Zeigefinger für ca. 60 s
Ma. 36	**Zusanli**	Erbrechen, Übelkeit, Diarrhö, Obstipation, Magen- Darmerkrankungen	Massage mit dem Zeigefinger für 60–90 s
MP. 6	**Sanyinjiao**	Menstruationsstörungen	Massage mit dem Zeigefinger für 60–90 s
Ma. 44	**Neiting**	Kopfschmerzen, Zahnschmerzen, Fieber, Erkältungskrankheiten	Massage mit dem Nagel des Zeigefingers oder Daumens für 30–60 s
Le. 3	**Taichong**	Menstruationsstörungen, Spannungszustände, Kopfschmerzen, Durchblutungsstörungen	Massage mit dem Nagel des Zeigefingers für ca. 60 s

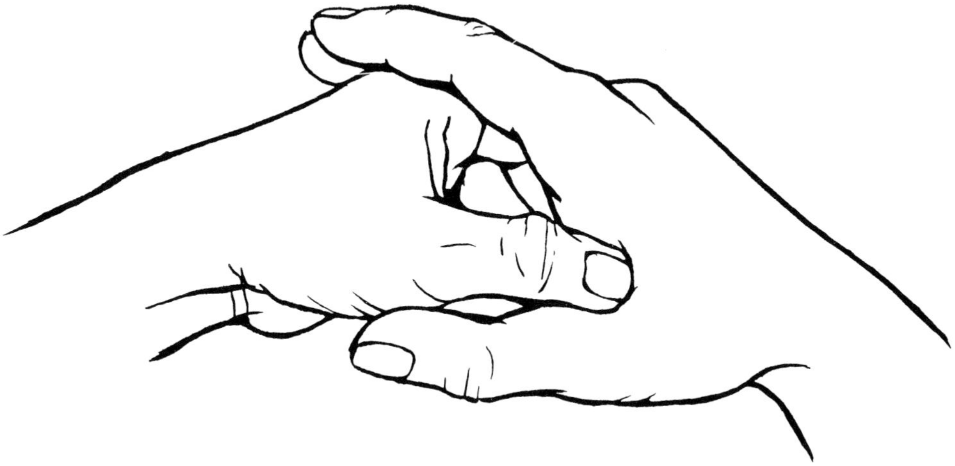

Abb. 11.1. Akupressur von Di. 4 Hegu

12 Grundlagen der Ohrakupunktur

Chinesischen Angaben zufolge wurde in der Antike bereits Akupunktur an Punkten der Ohrmuschel durchgeführt. Im Huang Di Nei Jing findet sich der Satz: „Das Ohr ist der Ort, an dem alle Meridiane sich treffen." Das Ausmaß der Verbreitung und Anwendung der Ohrakupunktur in der Antike ist nicht bekannt. In der arabischen Medizin kauterisierte man bestimmte Stellen der Ohrmuschel, um so Krankheiten, z.B. Ischias, zu behandeln. In Frankreich wurde die Ohrakupunktur von *Nogier* Anfang der 50er Jahre neu entdeckt und eingeführt und durch neuere Erkenntnisse, z.B. dem „Aurikulokardialen Reflex" ergänzt.

In den Lehrbüchern der Akupunktur aus China ist der Ohrakupunktur viel Platz eingeräumt. Durch die Entwicklung der Akupunkturanästhesie wurden auch auf dem Gebiet der Ohrakupunktur Fortschritte erzielt. So sind spezifische analgetische Wirkungen von Stellen der Ohrmuschel auf Regionen im Körper nachgewiesen worden. In vielen Zentren Chinas konnten Operationen in Akupunkturanästhesie mit ausschließlicher Verwendung von Punkten der Ohrmuschel durchgeführt werden.

Inzwischen sind auf der Ohrmuschel über 200 Punkte beschrieben, von denen 50 häufig benutzt werden. Wegen der geringen Größe der Ohrmuschel ist die genaue Lokalisation der Ohrpunkte von ausschlaggebender Bedeutung. Bei der Punktelokalisation orientiert man sich an den markanten anatomischen Strukturen der Ohrmuschel: Helix, Anthelix, Fossa triangularis, Tragus, Antitragus, Lobus und Cavum conchae. Das Ohr besitzt eine reiche nervöse Innervation aus den Ästen der folgenden Hirnnerven: Vagus, Glossopharyngeus, Trigeminus und Facialis sowie der 2. und 3. Ast der Spinalnerven. Über die Gefäße erreichen auch Sympatikusfasern das Ohr.

Die Grundlage für die Ohrakupunktur bildet die Theorie, daß der ganze Körper auf der Ohrmuschel repräsentiert ist, ähnlich, wie das von der Repräsentanz auf den Gehirnarealen bekannt ist. Die Projektion entspricht der Form eines Fetus im Uterus. Dabei ist der Kopf nach unten gerichtet. Die Spezifität des Projektionsschemas konnte am physiologischen Institut von Shanghai sowie von russischen Arbeitsgruppen durch tierexperimentelle Versuche nachgewiesen werden. Dabei zeigte sich z.B. nach der artifiziellen Läsion eines Kaninchenmagens eine Erniedrigung des elektrischen Hautwiderstandes an dem spezifischen „Magenpunkt" der Ohrmuschel des Tieres. Nach Abheilung der ulzerösen Läsion verschwand auch die Hautwiderstandsänderung. Diese elektrischen Reaktionen der Ohrmuschel sind durch Lokalanästhetikainjektion aufhebbar.

Die spezifische Repräsentanz der Organe ist auch diagnostisch von Bedeutung. Bei bestimmten Funktionsstörungen bzw. Erkrankungen findet man Hautwiderstandsänderungen an den korrespondierenden Stellen der Ohrmuschel. Dies macht man sich in der spezifischen **Aurikulodiagnostik** zunutze, indem man die Ohrmuschel vor der Therapie mit einem Punktsuchgerät nach Stellen mit erniedrigtem Hautwiderstand absucht. Auch finden sich auf der Ohrmuschel häufig Hautveränderungen, z.B. Rötungen oder Schuppungen, die mit der Repräsentanz von erkrankten Organen übereinstimmen.

Nogier, der Begründer der *„französischen Ohrakupunktur"*, fand in diesem Zusammenhang den „Reflex auriculocardiac" (RAC), den „aurikulokardialen Reflex". Wäh-

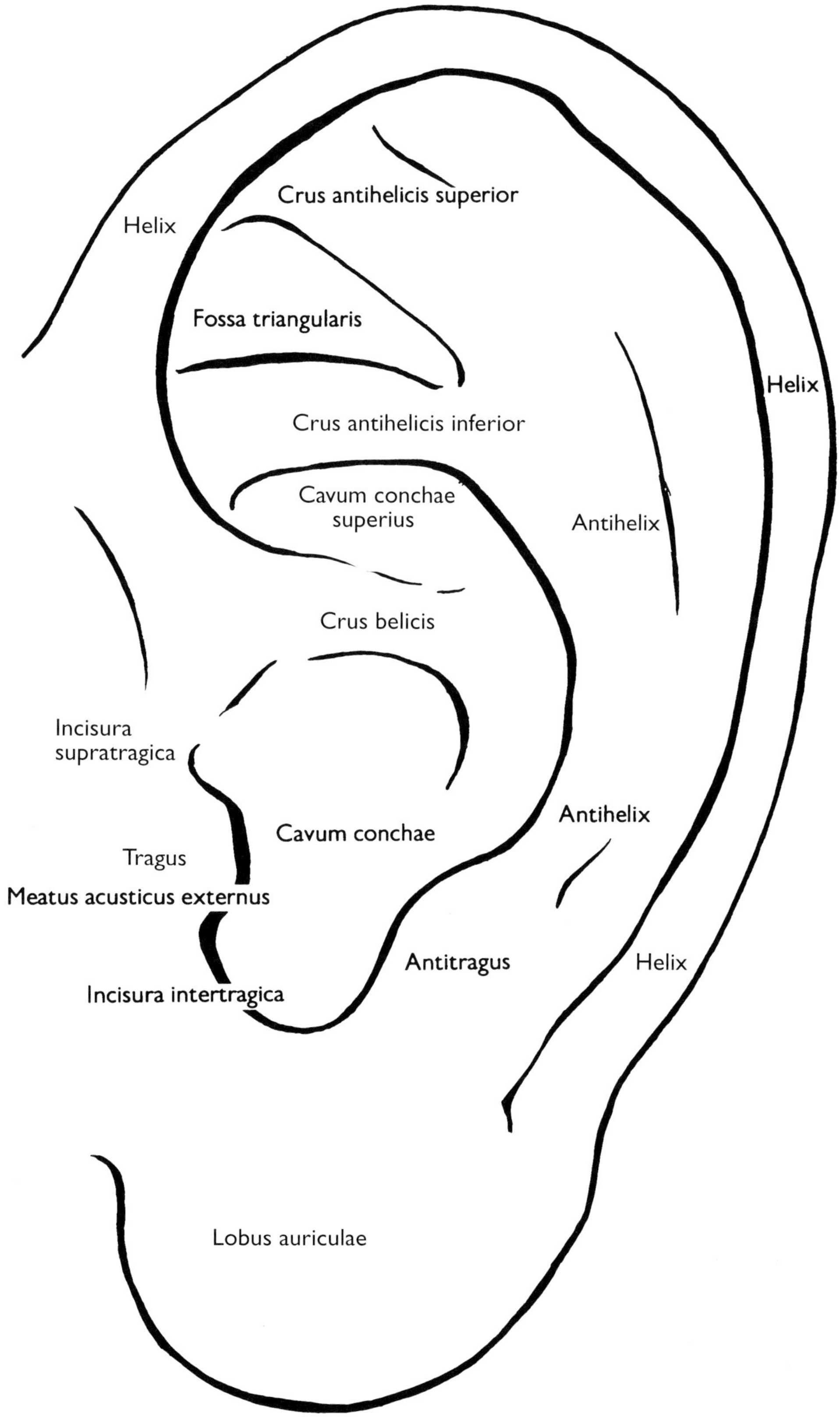
Crus antihelicis superior
Helix
Fossa triangularis
Helix
Crus antihelicis inferior
Cavum conchae
superius
Antihelix
Crus belicis
Incisura
supratragica
Antihelix
Cavum conchae
Tragus
Meatus acusticus externus
Antitragus
Helix
Incisura intertragica
Lobus auriculae

rend der Abtastung betroffener Regionen am Ohr werden Veränderungen der Radialispulsqualitäten fühlbar und als diagnostische Hinweise gewertet. Man fühlt den Radialispuls mit der linken Hand und tastet gleichzeitig mit einer stumpfen Sonde die Ohrmuschel ab. Die Sonde hat die Form eines kleinen Hammers. Die Hammerenden sind aus Gold bzw. Silber. Bei positivem aurikulokardialem Reflex kommt es zu einer Pulsqualitätsänderung nach der Betastung von Arealen, die mit erkrankten Organen korrespondieren.

12.1 Technik der Ohrakupunktur

Während es bei der Körperakupunktur ohne Bedeutung ist, aus welchem Metall die Nadeln gefertigt sind, sollen nach traditioneller chinesischer Vorstellung und nach der französischen Ohrakupunktur von Nogier verschiedene Metalle am Ohr unterschiedliche Wirkungen haben, wobei dem Gold tonisierende, Silber und Stahl sedierende Wirkungen zugeschrieben werden.
Im Bereich der Ohrmuschel finden kürzere und dickere Nadeln als in der Körperakupunktur Anwendung. Zur Vermeidung von Infektionen des Knorpels darf dieser nicht traumatisiert werden. Die am Ohr verwendeten Nadeln sind ca. 0,5 cm lang und 0,3–1,2 mm dick. Die Nadelung am Ohr ist oft schmerzhafter als bei der Körperakupunktur. Die Stichtiefe beträgt meist unter 1 mm und ist i. allg. senkrecht; selten wird auch mit dünneren Nadeln tangential genadelt, um auf diese Weise mit einer Nadel mehrere Punkte erfassen zu können.
Die Nadeln werden, wie bei der Körperakupunktur, durch Drehen manuell stimuliert. Die Verweildauer beträgt 15–30 min. Bei der chinesischen Form der Ohrakupunktur wird in dieser Zeit die Nadeln 2- bis 3mal manuell stimuliert. Besonders bei akuten und sehr schmerzhaften Erkrankungen wird kräftig stimuliert. In solchen Fällen, z. B. bei starken Schmerzen und schweren Suchterkrankungen, empfiehlt es sich, am Anfang täglich zu behandeln. Bei der manuellen Stimulation darf der Knorpel nicht traumatisiert werden. Im allgemeinen wird 1- bis 2mal in der Woche Ohrakupunktur angewendet.
Bei chronischen Erkrankungen verwendet man am Ohr auch *Dauernadeln*, die wie kleine Reißnägel aussehen und mit einem Pflaster festgeklebt werden. Wegen der Gefahr von Infektionen, besonders von eitriger und langwieriger Perichondritis des Ohres, sollten die Ohrdauernadeln *nur bei strengster Indikation* angewendet werden.
In letzter Zeit werden auch *„Ohrkügelchen“* zur Ohrakupressur appliziert. Dies sind kleine Stahl- oder Goldkügelchen, die man mit einem kleinen Pflaster an den Ohrpunkten festklebt. Die Ohrkügelchen verbleiben 3–6 Tage am Ohr und haben den Vorteil, die Haut nicht zu verletzen. Der Patient drückt mit einer pulsierenden Bewegung des Zeigefingers 3- bis 4mal am Tag für 1–3 min auf die Ohrkugel und führt so eine spezifische Akupressur auf diese Ohrpunkte aus. Besonders bei psychogenen Störungen und bei Suchterkrankungen werden die Ohrkügelchen neben der sonstigen Akupunkturbehandlung gerne gegeben. Auch die *Laserakupunktur* wird an den Ohrpunkten angewendet.
Ohrakupunktur wird in China meist in Kombination mit der Körperakupunktur angewendet. Jedoch hat sich in einigen Zentren, wie auch in Europa, die reine Ohrakupunktur durchgesetzt. Vorteile zeigen sich bei Suchterkrankungen, aber auch bei akuten und sehr schmerzhaften Erkrankungen, bei denen man oft eine verblüffende Sofortwirkung erzielen kann. Die Langzeitwirkungen der Ohrakupunktur sind nach unserer Erfahrung geringer als bei der Körperakupunktur. Deshalb sollte die Ohrakupunktur mit der Körperakupunktur kombiniert werden.

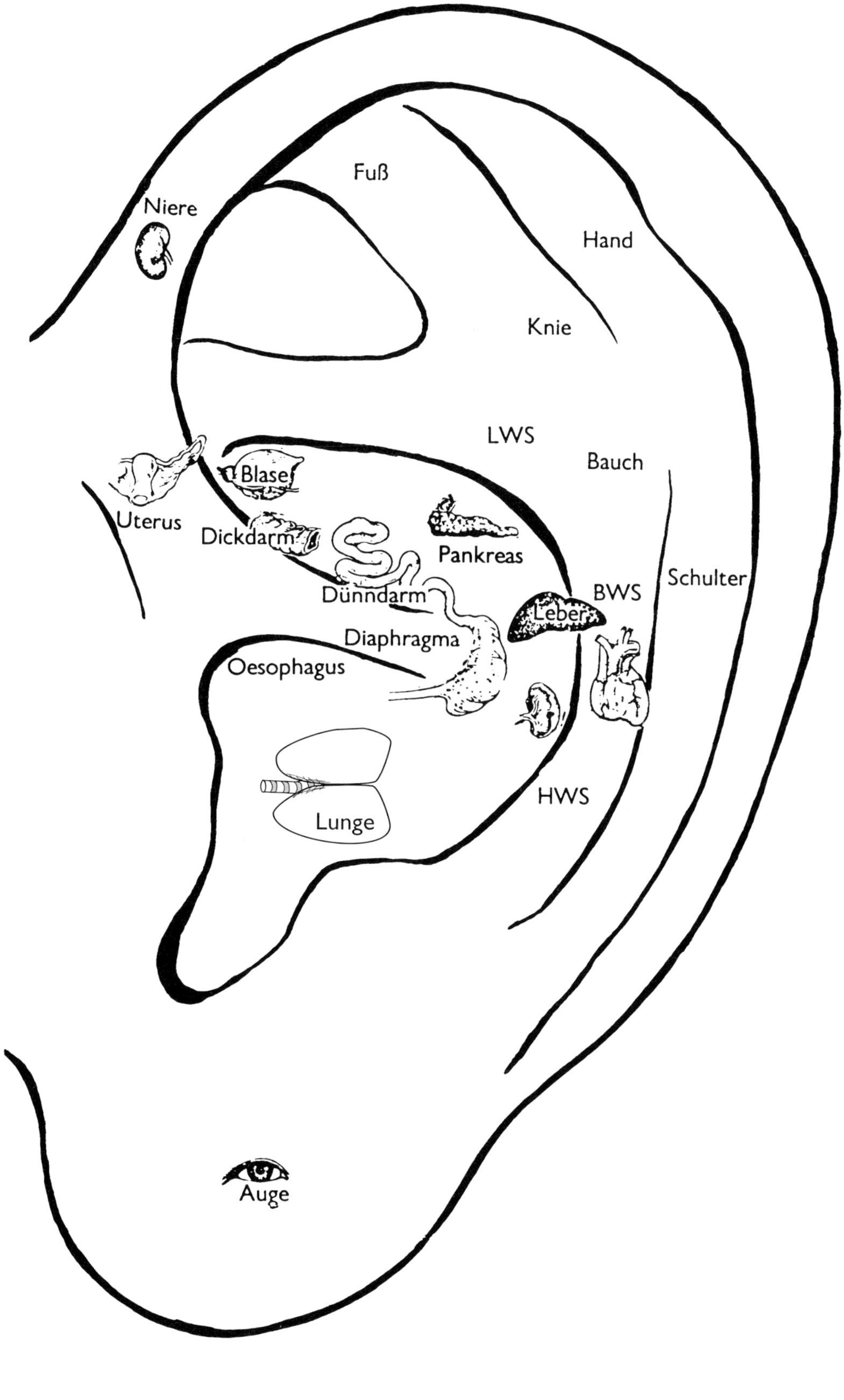
Fuß
Niere
Hand
Knie
LWS
Bauch
Blase
Uterus
Dickdarm
Pankreas
Schulter
Dünndarm
BWS
Leber
Diaphragma
Oesophagus
HWS
Lunge
Auge

12.2 Repräsentanz des Körpers auf der Ohrmuschel

Ähnlich wie es von der Repräsentanz von Körperteilen auf der Hirnrinde bekannt ist, werden kraniale Körperregionen am Ohr kaudal abgebildet.
Das Ohrläppchen entspricht somit der Gesichtsregion, der Antitragus der Kopfregion, die Anthelix der Wirbelsäule und das Cavum conchae den inneren Organen. Obere und untere Extremität sind zwischen Helix und Anthelix projiziert. Einzelne Punkte mit spezifischer Wirkung sind von diesem Projektionsschema unabhängig lokalisiert, so z. B. der Punkt Ohr-Shenmen, mit sedierender und analgetischer Allgemeinwirkung. Das Ohrläppchen läßt sich durch 3 horizontale und 2 vertikale Linien in 9 Areale unterteilen, deren Körperrepräsentanz hier aufgeführt wird:

- Region 1: Unterkieferzähne – *Ohrpunkt 1*
- Region 2: Zunge in der Mitte dieser Region – *Ohrpunkt 4*
  Gaumen im unteren Anteil – *Ohrpunkt 2,*
  Mundboden im oberen Anteil – *Ohrpunkt 3*
- Region 3: Oberkiefer im unteren Teil – *Ohrpunkt 5*
  Unterkiefer im oberen Teil dieser Region – *Ohrpunkt 6*
- Region 4: Oberkieferzähne – *Ohrpunkt 7*
- Region 5: Auge – *Ohrpunkt 8*; diese Region liegt in der Mitte des Ohrläppchens und ist die Stelle, an der die Ohrringöffnung liegt. Auf Entzündungen oder Reizzustände sollte man an dieser Stelle achten.
- Region 6: Innenohr – *Ohrpunkt 9*, auch Schwindel und Ohrensausen werden von dieser Region beeinflußt
- Region 8: Tonsillen und Rachen – *Ohrpunkt 10*
- Region 7 und 9 haben keine spezifische Körperrepräsentanz

Auf der Anthelix ist die Wirbelsäule abgebildet: die *HWS* liegt kaudal, an der Grenze zum Ohrläppchen, nach kranial folgt die *BWS* und die *Brustwand*, dann vor dem Beginn der Fossa triangularis die *LWS*. Auf dem nach ventral ziehenden Crus anthelicis inferior liegt die Repräsentanz des *Beckens* mit dem *N. ischiadicus* und auf dem nach kranial ziehenden Crus anthelicis superior findet sich die Repräsentanz der *Hüftgelenke, Knie und Füße*. Zwischen Anthelix und Helix finden sich von kaudal nach kranial die Abbildungsstellen des *Schultergürtels*, des *Ellbogens* und schließlich der *Hand*.
Im Cavum conchae sind die Repräsentanzstellen der *inneren Organe* halbkreisförmig um das Crus helicis angeordnet. In der Mitte des Cavum conchae unter dem Crus helicis liegt das *Herz*, umgeben von den *Lungenflügeln*, und zwar zeigen die *Trachea* und die *Lungenspitzen* nach ventral.
Im Cavum conchae schließt sich um das Crus helicis ein innerer und äußerer Halbkreis. Der innere Halbkreis wird vom *Gastrointestinaltrakt* gebildet, wobei der *Ösophagus* kaudal von ventral nach dorsal liegt, dann in den *Magen* übergeht, den man in der Mitte des Halbkreises findet. Der *Dünndarm* und schließlich der *Dickdarm* liegen dann im Bogen kranial oberhalb des Crus helicis. Der äußere Halbkreis wird von den *parenchymatösen Organen*, den chinesischen Yin-Organen, der Bauchhöhle gebildet. Dabei liegt die *Milz* dorsal vom *Magen*, das *Pankreas* kranial anschließend, danach die *Leber* kranial vom Dünndarm, oberhalb des Crus helicis, und schließlich die *Niere* und *Blase* am oberen und ventralen Ende des Halbkreises. In der Mitte der Fossa triangularis liegt die Repräsentanz des *Uterus* und in dem unteren Teil der Punkt *Ohr-Shenmen*, ein sedierender und analgetischer Punkt.
Die hier dargestellten chinesischen Angaben über Ohrakupunkturpunkte benutzen meist die Bezeichnung des Organs mit dem Zusatz Ohr, z. B. *Ohr-Lunge, Ohr-Magen* oder *Ohr-Shenmen*.

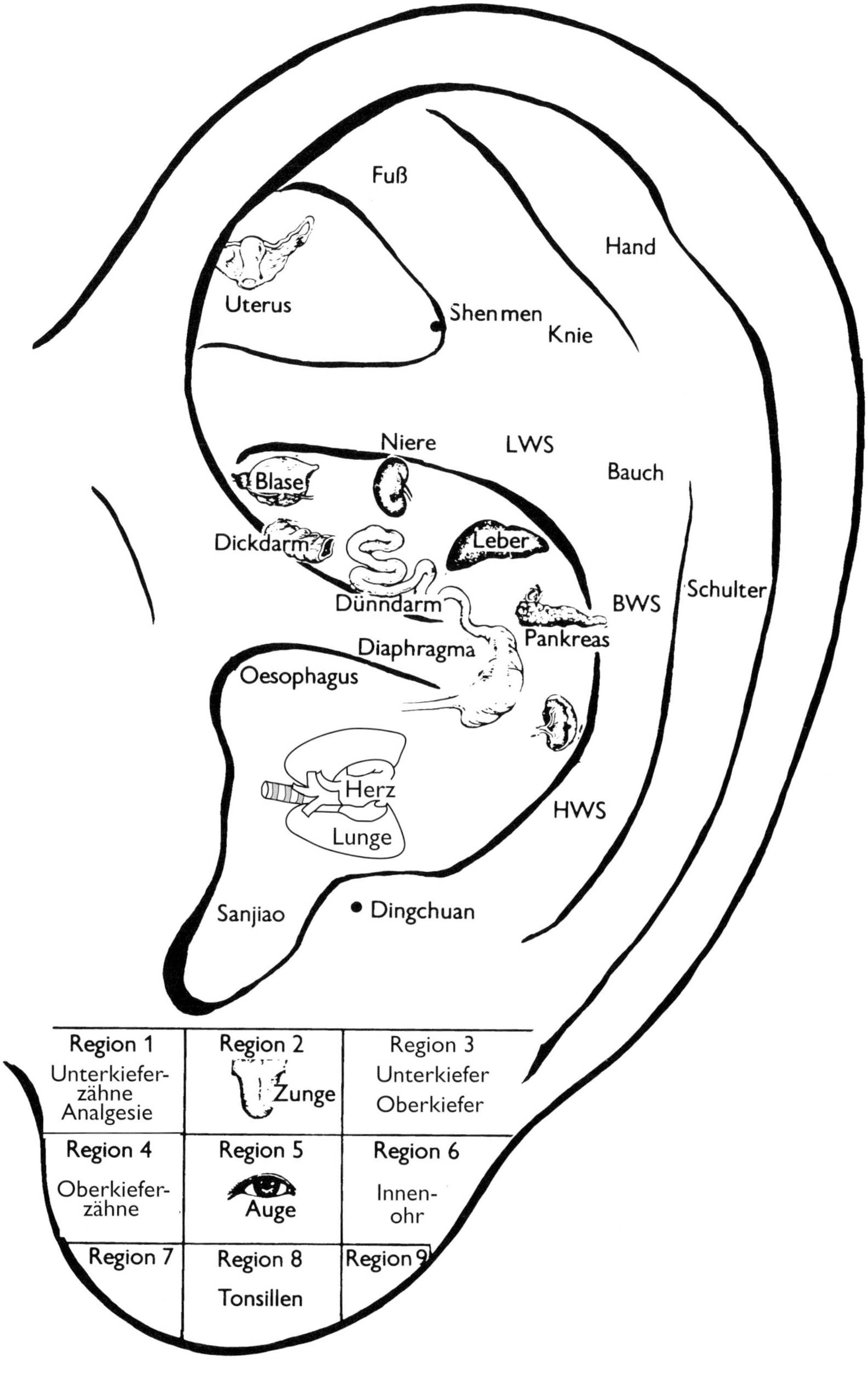
Fuß
Hand
Uterus
Shenmen
Knie
Niere
LWS
Bauch
Blase
Dickdarm
Leber
Dünndarm
BWS
Schulter
Pankreas
Diaphragma
Oesophagus
Herz
Lunge
HWS
Sanjiao
Dingchuan
Region 1
Unterkiefer-zähne
Analgesie
Region 2
Zunge
Region 3
Unterkiefer
Oberkiefer
Region 4
Oberkiefer-zähne
Region 5
Auge
Region 6
Innen-ohr
Region 7
Region 8
Tonsillen
Region 9

12.3 Numerierung der Ohrpunkte bei der chinesischen Ohrakupunktur

In chinesischen Ohrakupunkturtafeln, aber auch in europäischen Büchern über Ohrakupunktur, findet sich neben der oben beschriebenen Arealbenennung nach Organen und Regionen auch eine Numerierung der Ohrpunkte. Schon von Bachmann und Bischko wurden die Ohrpunkte durchnumeriert. Hier werden in den Ohrzeichnungen die Angaben aus den chinesischen Quellen dargestellt. Diese sind mit der Numerierung von König und Wancura identisch. Da wegen der geringen Größe des Ohres die Übersichtlichkeit erschwert ist, führte eine Numerierung zu exakterer Kategorisierung dieser Punkte und bietet Vorteile, vor allem bei der Dokumentation in den Krankenblättern. In der folgenden Darstellung der einzelnen Ohrpunkte werden die am häufigsten angewendeten Punkte kursiv abgedruckt.

Die Ohrpunkte 1–11 liegen auf den Ohrläppchen

Ohrpunkt 1	Analgesie für Unterkieferzähne
Ohrpunkt 2	Gaumen
Ohrpunkt 3	Mundboden
Ohrpunkt 4	Zunge
Ohrpunkt 5	Oberkiefer
Ohrpunkt 6	Unterkiefer
Ohrpunkt 7	Analgesie für Oberkieferzähne
Ohrpunkt 8	*Auge*
Ohrpunkt 9	*Innenohr*
Ohrpunkt 10	Tonsillen
Ohrpunkt 11	Wangen

Die Ohrpunkte 12–21 liegen auf dem Tragus

Ohrpunkt 12	Analgesie
Ohrpunkt 13	Nebenniere
Ohrpunkt 14	Nase
Ohrpunkt 15	Larynx und Pharynx
Ohrpunkt 16	Nasenschleimhaut (Rhinitis, Sinusitis)
Ohrpunkt 17	Durststillung
Ohrpunkt 18	Hemmung des Hungers
Ohrpunkt 19	Hypertonie
Ohrpunkt 20	*Ohr* (entspricht der Lage von SJ. 21 Ermen)
Ohrpunkt 21	Herz (Rhythmusstörungen)

Die Ohrpunkte 22–36 liegen auf dem Antitragus

Ohrpunkt 22	Endokrine Drüsen
Ohrpunkt 23	Ovar
Ohrpunkt 24	Auge
Ohrpunkt 25	Hirnstamm
Ohrpunkt 26	Zahnanalgesie
Ohrpunkt 27	Larynx
Ohrpunkt 28	Hypophyse
Ohrpunkt 29	Analgesie für den Kopf, aber auch bei Hypotonie und Schwindel
Ohrpunkt 30	Parotis
Ohrpunkt 31	*Dingchuan* (chinesisch: Atemnot beruhigen) bei Asthma bronchiale
Ohrpunkt 32	Hoden, Ovar
Ohrpunkt 33	Stirn
Ohrpunkt 34	Gehirn, neurologische Erkrankungen
Ohrpunkt 35	„*Sonne*" – Kopfschmerzen, Schlafstörungen
Ohrpunkt 36	Kopfschmerzen

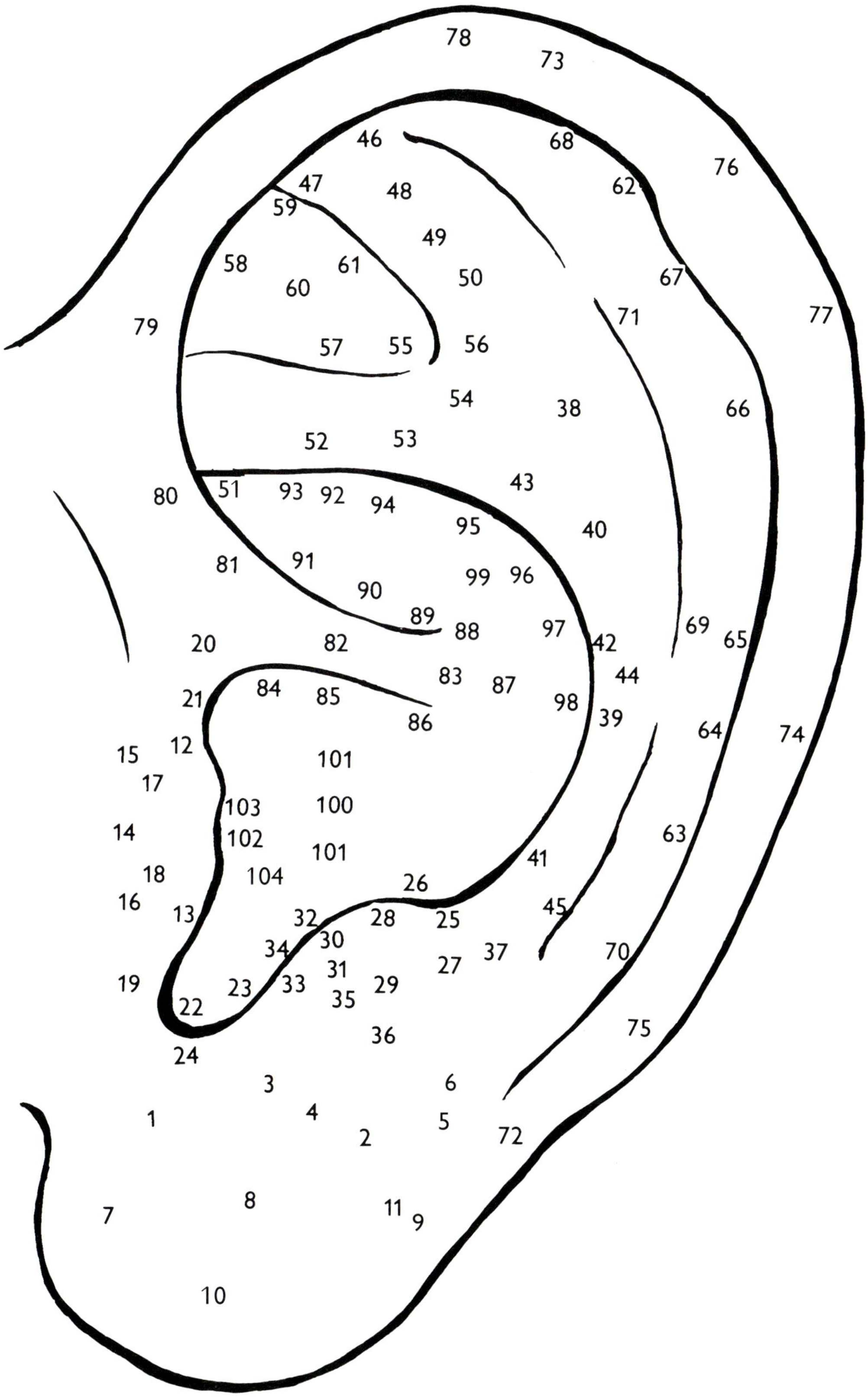
78
73
46
68
76
47
48
62
59
49
58
61
50
67
60
71
79
77
57
55
56
54
38
66
52
53
43
80
51
93
92
94
95
40
81
91
99
96
90
89
88
97
42
69
65
20
82
83
87
44
21
84
85
98
86
39
64
74
15
12
101
17
103
100
14
102
101
63
41
18
104
26
16
13
32
28
25
45
34
30
37
70
31
27
19
23
33
29
22
35
36
75
24
3
6
1
4
5
2
72
7
8
11
9
10

Die Ohrpunkte 37–54 liegen auf dem Antitragus

Ohrpunkt 37	*HWS*
Ohrpunkt 38	Os sacrum
Ohrpunkt 39	*BWS*
Ohrpunkt 40	*LWS*
Ohrpunkt 41	Hals
Ohrpunkt 42	Thorax
Ohrpunkt 43	Abdomen
Ohrpunkt 44	Mamma
Ohrpunkt 45	Thyreoidea
Ohrpunkt 46	Zehen
Ohrpunkt 47	Ferse
Ohrpunkt 48	Knöchel
Ohrpunkt 49	*Kniegelenk*
Ohrpunkt 50	*Hüftgelenk*
Ohrpunkt 51	*Vegetatives Nervensystem,* auch „Vegetativum" oder „Vegetativpunkt" genannt (auch endokrine Störungen und in der Suchtbehandlung nach M. O. Smits)
Ohrpunkt 52	*N. ischiadicus*
Ohrpunkt 53	Becken, Gesäß
Ohrpunkt 54	*Lumbosakralregion*

Die Punkte 55–61 liegen in der Fossa triangularis

Ohrpunkt 55	*Shenmen* – Tor des Geistes Allgemein wirksamer sedierender und analgetischer Punkt
Ohrpunkt 56	Kleines Becken
Ohrpunkt 57	*Hüftgelenk*
Ohrpunkt 58	*Uterus*
Ohrpunkt 59	Hypertonie
Ohrpunkt 60	Asthma, Dyspnoe
Ohrpunkt 61	Hepatitis

Die Punkte 62–71 liegen zwischen Helix und Anthelix in der sog. Scapha

Ohrpunkt 62	Finger
Ohrpunkt 63	Klavikula
Ohrpunkt 64	Schultergelenk
Ohrpunkt 65	Schultergürtel
Ohrpunkt 66	Ellbogen
Ohrpunkt 67	Hand, speziell Handwurzel
Ohrpunkt 68	Appendix 1
Ohrpunkt 69	Appendix 2
Ohrpunkt 70	Appendix 3
Ohrpunkt 71	Hauterkrankungen, Urtikaria

Die Ohrpunkte 72–78 liegen auf der Helix

Ohrpunkt 72	Diesem Punkt wird keine therapeutische Funktion zugeschrieben; er dient der Orientierung.
Ohrpunkt 73	Tonsillen 1
Ohrpunkt 74	Tonsillen 2
Ohrpunkt 75	Tonsillen 3
Ohrpunkt 76	Leber 1
Ohrpunkt 77	Leber 2
Ohrpunkt 78	Ohr

Die Ohrpunkte 79–83 liegen auf dem Crus helicis

Ohrpunkt 79	Äußeres Genitale
Ohrpunkt 80	Urethra
Ohrpunkt 81	Rektum
Ohrpunkt 82	Zwerchfell
Ohrpunkt 83	Diesem Punkt wird in der chinesischen Ohrakupunktur keine therapeutische Funktion zugeschrieben. Bei Nogier dient er der Behandlung von Angstzuständen.

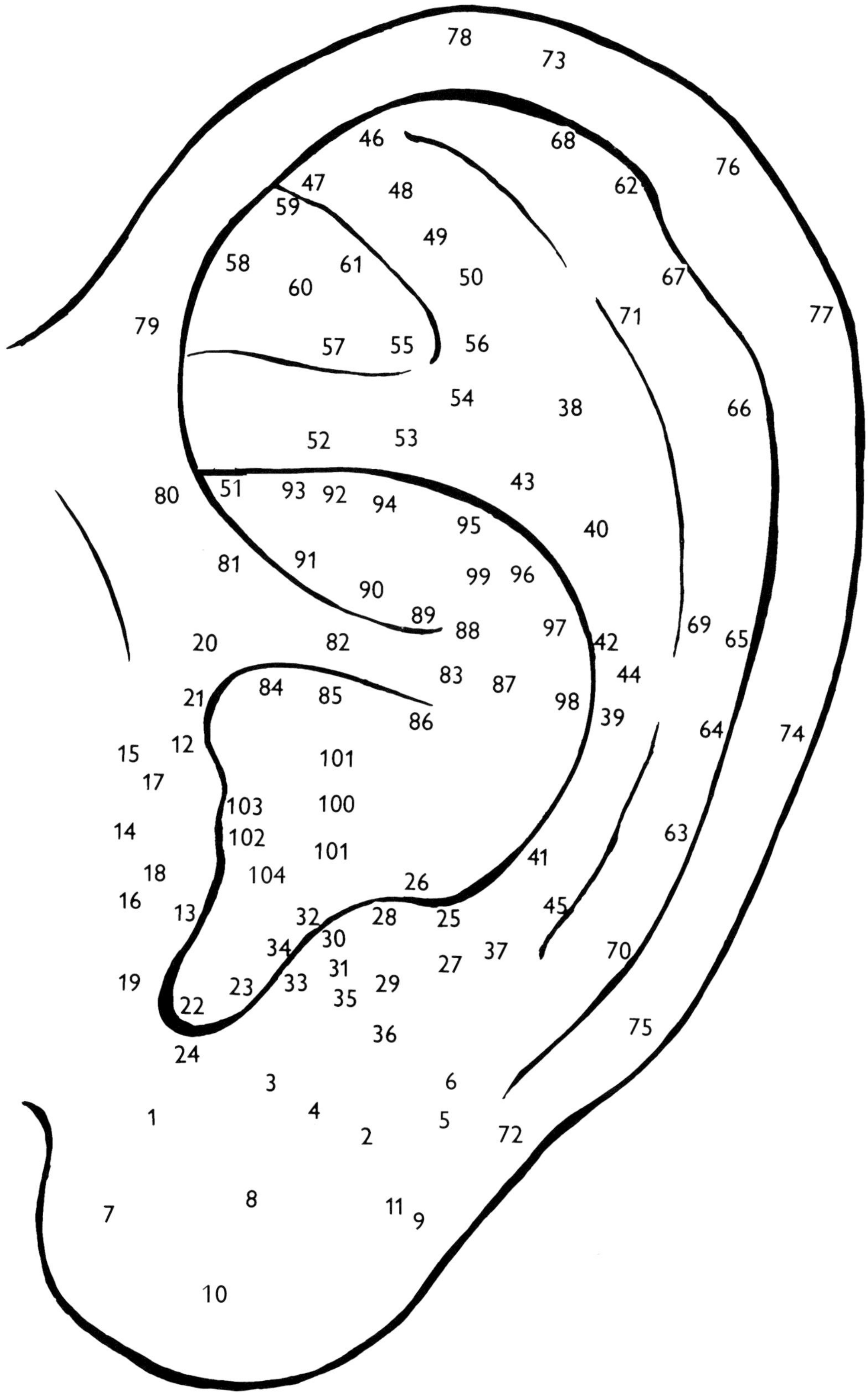
78
73
46
68
76
47
59
48
62
49
58
61
60
50
67
79
71
77
57
55
56
54
38
66
52
53
43
80
51
93
92
94
95
40
81
91
99
96
90
89
88
97
42
69
65
20
82
83
87
44
21
84
85
98
86
39
64
74
15
12
101
17
103
100
14
102
101
63
41
18
104
26
16
13
32
28
25
45
34
30
37
70
27
31
19
23
33
29
35
22
36
75
24
3
6
1
4
5
2
72
8
11
9
7
10

Die Ohrpunkte 84–104 liegen im Cacum conchae halbkreisförmig um das Crus helicis

Ohrpunkt 84	*Mund*
Ohrpunkt 85	Ösophagus
Ohrpunkt 86	*Kardia*
Ohrpunkt 87	*Magen*
Ohrpunkt 88	Duodenum
Ohrpunkt 89	Dünndarm
Ohrpunkt 90	Appendix
Ohrpunkt 91	Kolon
Ohrpunkt 92	Harnblase
Ohrpunkt 93	*Prostata*
Ohrpunkt 94	Ureter
Ohrpunkt 95	*Niere*
Ohrpunkt 96	Pankreas und Gallenblase
Ohrpunkt 97	*Leber*
Ohrpunkt 98	*Milz*
Ohrpunkt 99	Aszites
Ohrpunkt 100	*Herz*
Ohrpunkt 101	*Lunge*
Ohrpunkt 102	*Bronchien*
Ohrpunkt 103	Trachea
Ohrpunkt 104	Sanjiao

Die Ohrpunkte 105–108 liegen auf der Dorsalseite der Ohrmuschel

Ohrpunkt 105	Hypertonieareal
Ohrpunkt 106	Thoraxanalgesie
Ohrpunkt 107	Analgesie im Bereich des Sakrum
Ohrpunkt 108	Analgesie der LWS und unter BWS

Die hier angegebene Repräsentanz der Punkte 105–107 entspricht chinesischen Quellen und wird von europäischen Autoren unterschiedlich angegeben.

Bei der französischen Ohrakupunktur nach Nogier gibt es keine Numerierung der Ohrpunkte. Hier werden die Punkte in erster Linie anhand des aurikulokardialen Reflexes (RAC) ausgewählt.

12.4 Chinesische Regeln der Punktauswahl am Ohr

Verwendung von Punkten entsprechend den Körperprojektionen, z. B. Ohrpunkt der Lunge zur Behandlung von Asthma bronchiale.
Verwendung von Punkten nach traditionellen chinesischen Prinzipien, z. B. Zuordnung der Haut zur Lunge, des Auges zur Leber.
Verwendung von Punkten, die nach klinischer Erfahrung psychisch ausgleichend wirken, z. B. Ohr-Shenmen.

Verwendung von Punkten, die bei bestimmten Erkrankungen auffällig reagieren:
- Inspektion: Farbveränderung, insbesondere Rötung in der betroffenen Region.
- Hautwiderstandsmessung: Bei Erkrankungen eines Organs nimmt der Hautwiderstand in der korrespondierenden Region des Ohres ab. Dies wird mit Hautwiderstandsmeßgeräten gemessen; die betreffenden Punkte werden dann akupunktiert.
- Drucksensibilität: Mit Suchinstrumenten, z. B. mit federnd aufgehängtem Tastkopf, werden Punkte mit erhöhter Drucksensibilität aufgesucht.

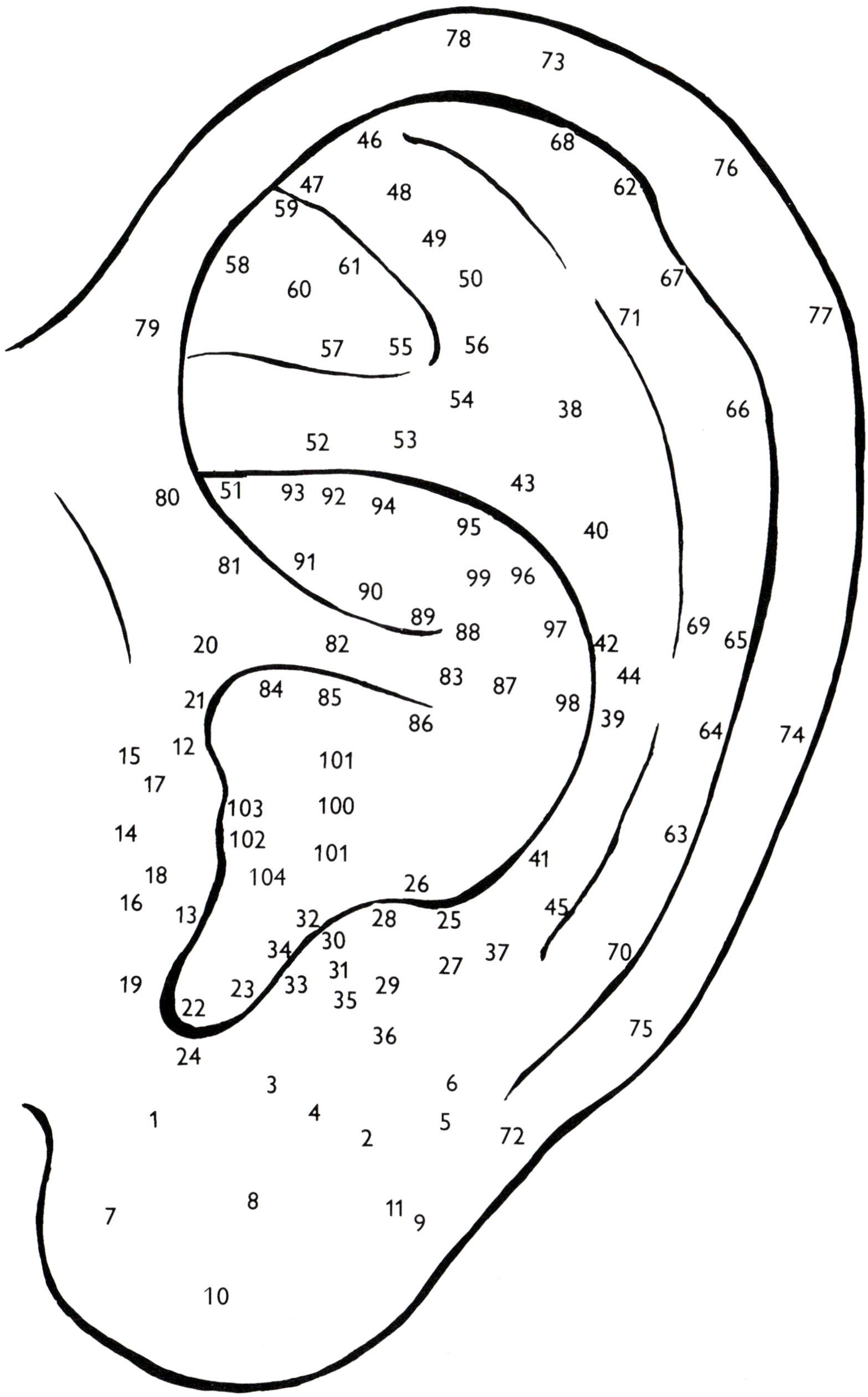
78
73
46
68
76
47
59
48
62
49
58
61
50
67
60
71
77
79
57
55
56
54
38
66
52
53
43
80
51
93
92
94
95
40
81
91
99
96
90
89
88
97
42
69
65
20
82
83
87
44
21
84
85
98
86
39
64
74
15
12
101
17
103
100
14
102
63
101
41
18
104
26
16
13
32
28
25
45
34
30
37
70
31
27
19
23
33
29
35
22
36
75
24
3
6
1
4
5
72
2
8
11
9
7
10

13 Schädelakupunktur

Aufgrund von empirischen Erkenntnissen wurde Anfang der 70er Jahre die Schädelakupunktur in China entwickelt. Zunächst waren die Indikationen auf zerebrale Paresen, Tremor und Parästhesien beschränkt, später konnten noch weitere Indikationen hinzugefügt werden. So werden auch chronische, therapieresistente Schmerzsyndrome mit Schädelakupunktur behandelt. Bei der Schädelakupunktur nadelt man unter anderem Areale, die mit der Lokalisation der wichtigsten Gehirnwindungen, z. B. Gyrus praecentralis oder postcentralis, übereinstimmen. Auf dem Schädeldach wurden zunächst 15 spezifische Zonen beschrieben.
Diese Areale der Schädelakupunktur sind in den letzten Jahren in China intensiv erforscht worden. Neue Forschungsergebnisse führten zu vielfältigen Veränderungen, so daß eine weitgehend neue Definition dieser Areale erfolgte. Die chinesischen Akupunkturzentren erarbeiteten in Zusammenarbeit mit der Weltgesundheitsorganisation 1984 in Tokyo eine neue Standardisierung der Schädelakupunktur. Die neuen Areale, jetzt Linien genannt, sind durch Akupunkturpunkte des Kopfes definiert und werden MS 1–14 genannt (MS steht für „*m*icrosystem" und „*s*calp points").
14 Linien werden jetzt beschrieben, die neu benannt wurden. In der folgenden Darstellung werden auch die chinesischen Namen aufgeführt.

13.1 Vierzehn Behandlungslinien

Linie 1 Frontale mittlere Linie Ezhongxian MS 1

Lokalisation: Diese Linie verläuft vom Punkt Du 24 Shenting, 1 Cun ventral auf dem Du Mai, also in der Mittellinie. Du 24 Shenting liegt 0,5 Cun dorsal der Haarlinie. Die Haarlinie ist 3 Cun oberhalb der Augenbraue.

Indikation: Psychische Störungen, psychosomatische Erkrankungen, Konzentrationsstörungen.

Linie 2 Frontale Linie 1 Epangxian 1 MS 2

Lokalisation: Die Linie verläuft vom Punkt Bl. 3 Meichong, 1 Cun ventral auf dem Blasenmeridian parallel zur Mittellinie. Bl. 3 Meichong liegt 0,5 Cun innerhalb der Haarlinie und genau oberhalb des inneren Augenwinkels.

Indikation: Diese Linie entspricht der früheren *Thoraxzone* (13) und wird bei Asthma bronchiale, chronischer Bronchitis und bei weiteren pulmonalen Erkrankungen angewendet.

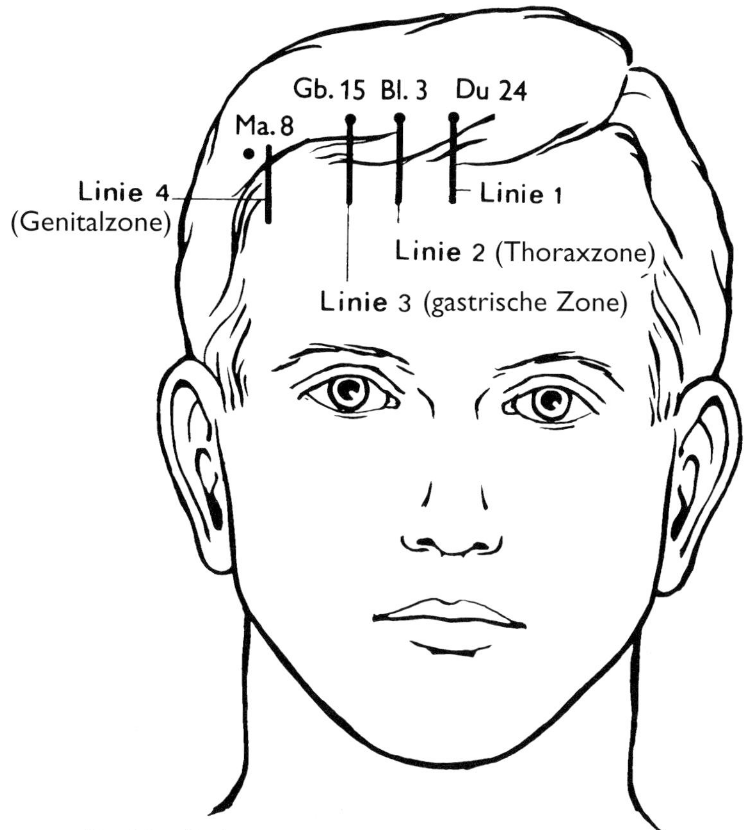
Gb. 15 Bl. 3 Du 24
Ma. 8
Linie 4
(Genitalzone)
Linie 1
Linie 2 (Thoraxzone)
Linie 3 (gastrische Zone)

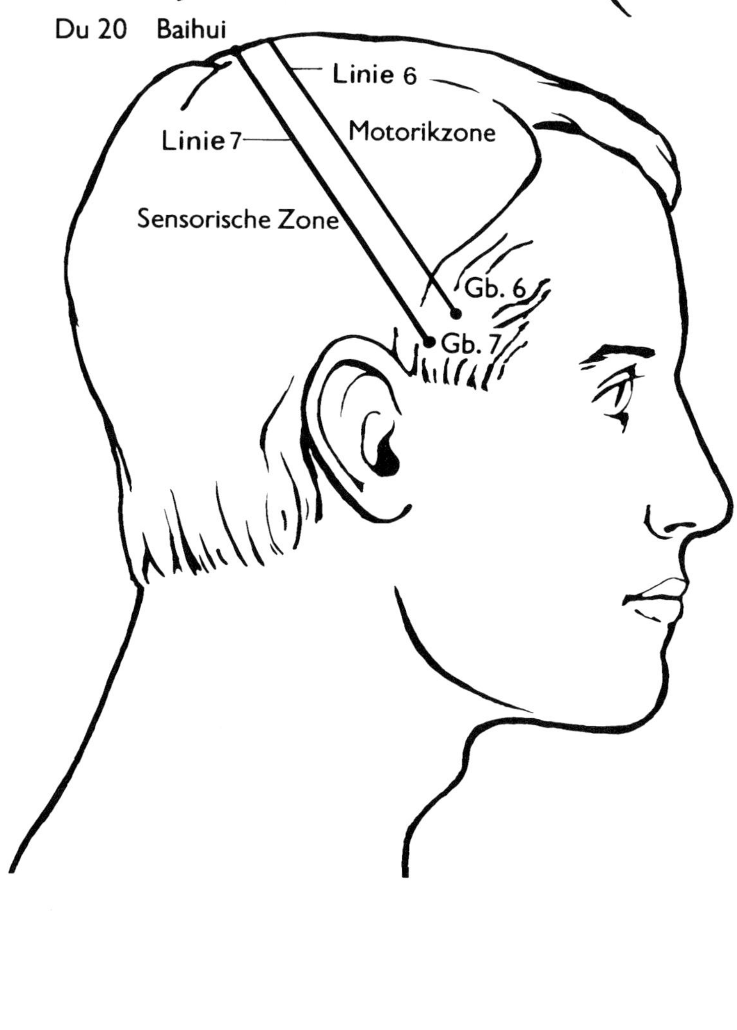
Du 20 Baihui
Linie 6
Motorikzone
Linie 7
Sensorische Zone
Gb. 6
Gb. 7

Linie 3 Frontale Linie 2 Epangxian 2 MS 3

Lokalisation: Die Linie zieht vom Punkt Gb. 15 Toulinqi 1 Cun ventral entlang des Gallenblasenmeridians. Gb. 15 Toulinqi liegt 0,5 Cun innerhalb der Haarlinie, genau oberhalb der Mitte des Augapfels.

Indikation: Die frontale Linie 2 entspricht der früheren *gastrischen Zone* (12) und ist bei Erkrankungen des Magens indiziert.

Linie 4 Frontale Linie 3 Epangxian 3 MS 4

Lokalisation: Die Linie liegt 0,5 Cun medial von Ma. 8 Touwei und zieht 1 Cun ventral.

Indikation: Diese Linie, die früher *Genitalzone* (14) genannt wurde, wird bei Dysmenorrhö, Hypermenorrhö und zur Akupunkturanästhesie bei Hysterektomie sowie Sectio caesarea angewendet.

Linie 5 Parietale mittlere Linie Dingzhongxian MS 5

Lokalisation: Die Linie verläuft auf dem Schädeldach in der Mittellinie vom Punkt Du 20 Baihui nach vorne zum Punkt Du 21 Qianding. Der Punkt Du 21 Qianding liegt 1,5 Cun ventral von Du 20 Baihui.

Indikation: Psychische Störungen und psychosomatische Erkrankungen.

Linie 6 Vordere parietotemporale Linie Dingnie Qianxiexian MS 6

Lokalisation: Diese Linie zieht vom Punkt Gb. 6 Xuanli zu einem Punkt auf der Mittellinie, der 1 Cun vor Du 20 Baihui liegt. Diese Linie verläuft parallel zur sensorischen Zone bzw. zur hinteren parietotemporalen Linie (Linie 7).

Indikation: Diese Linie entspricht der früheren *Motorikzone* (1) und ist bei zerebralen Paresen und motorischer Aphasie indiziert.

Linie 7 Hintere parietotemporale Linie Dingnie Houxiexian MS 7

Lokalisation: Die Linie verbindet den Punkt Gb. 7 Qubin mit Du 20 Baihui. Gb. 7 Qubin liegt eine Fingerbreite vor der höchsten Stelle des Ohres.

Indikation: Die frühere *sensorische Zone* (2) wird bei Schmerzen, z. B. Trigeminusneuralgie, Kopf- oder Phantomschmerzen, und bei sensorischen Störungen ausgewählt.

Linie 8 Parietale Nebenlinie 1 Dingpangxian 1 MS 8

Lokalisation: Diese Linie verläuft vom Punkt Bl. 7 Tongtian, 1,5 Cun auf dem Blasenmeridian parallel zur Mittellinie. Bl. 7 Tongtian liegt 4 Cun dorsal der vorderen Haarlinie. Der Blasenmeridian zieht 1,5 Cun lateral der Mittellinie.

Indikation: Diese Linie verläuft im Bereich der früheren *sensomotorischen Zone des Beines* und ist bei sensorischen sowie motorischen Störungen der unteren Extremität indiziert. Weitere Indikationen sind Lumboischialgie, Ödeme, Enuresis, Uterusprolaps.

Linie 9 Parietale Nebenlinie 2 Dingpangxian 2 MS 9

Lokalisation: Die Linie verläuft vom Punkt Gb. 17 Zhengying 1,5 Cun dorsal auf dem Gallenblasenmeridian. Gb. 17 Zhengying liegt 3,5 Cun dorsal der vorderen Haarlinie.

Indikation: Diese Linie liegt hinter der früheren *Sprachzone 1* und ist bei motorischer Aphasie indiziert.

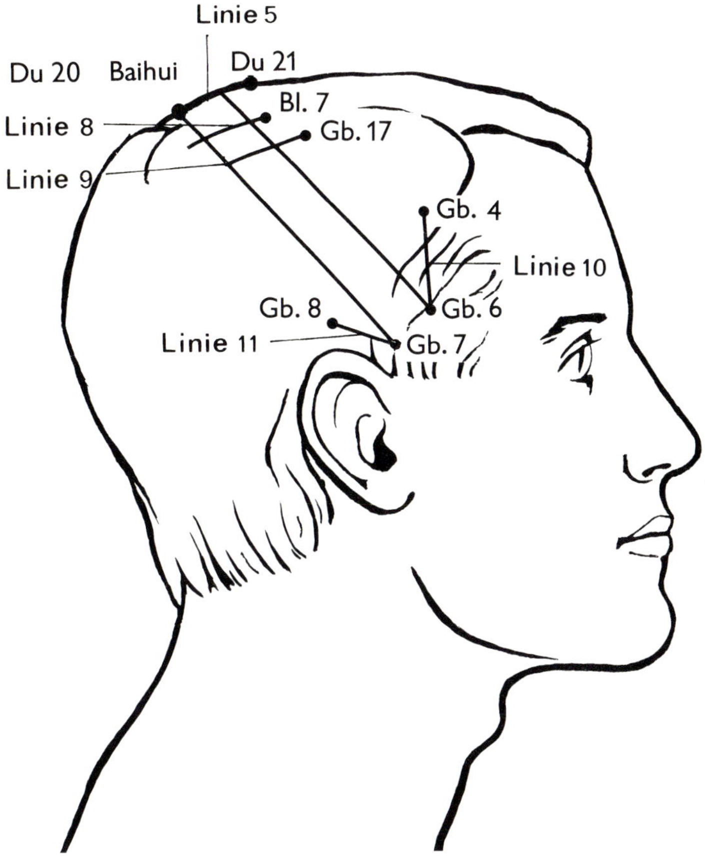
Linie 5
Du 20
Baihui
Du 21
Bl. 7
Linie 8
Gb. 17
Linie 9
Gb. 4
Linie 10
Gb. 8
Gb. 6
Linie 11
Gb. 7

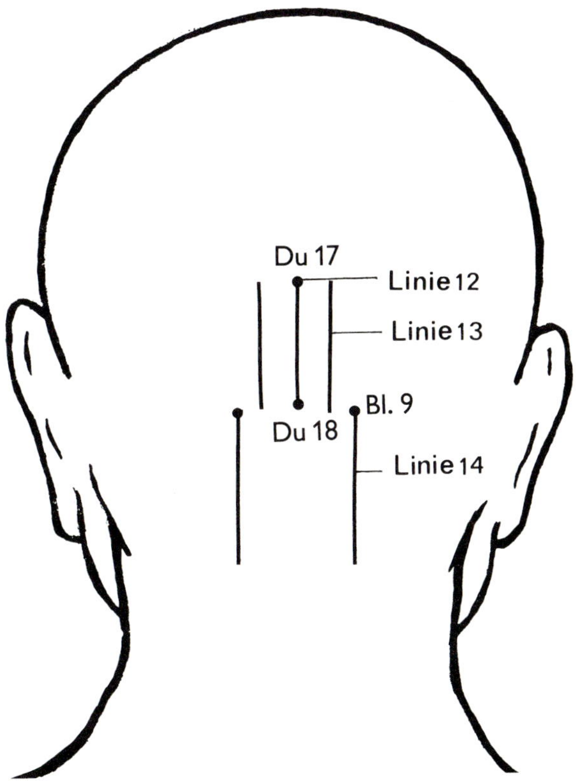
Du 17
Linie 12
Linie 13
Bl. 9
Du 18
Linie 14

Linie 10 Vordere Temporallinie Nieqianxian MS 10

Lokalisation: Diese Linie verbindet die Punkte Gb. 4 Hanyan mit Gb. 6 Xuanli. Gb. 4 Hanyan liegt auf der Mitte der Entfernung zwischen Ma. 8 Touwei und Gb. 7 Qubin.

Linie 11 Hintere Temporallinie Niehouxian MS 11

Lokalisation: Die Linie verbindet die Punkte Gb. 7 Qubin mit Gb. 8 Shuaigu. Gb. 8 Shuaigu liegt oberhalb der höchsten Stelle des Ohres, 1,5 Cun oberhalb der Haarlinie.

Linie 12 Mittlere Okzipitallinie Zhenshan Zhengzhongxian MS 12

Lokalisation: Diese Linie verbindet die Punkte Du 17 Naohu mit Du 18 Qiangjian. Du 17 Naohu liegt 1,5 Cun oberhalb von Du 16 Fengfu, der genau unter der Protuberantia occipitalis aufgesucht wird. Du 18 Qiangjian liegt 1,5 Cun oberhalb von Du 17 Naohu.

Linie 13 Obere okzipitale Nebenlinie Zhenshang Pangxian MS 13

Lokalisation: Diese Linie verläuft 1 Cun lateral und parallel zur mittleren Okzipitallinie.

Indikation: Diese Linie entspricht der früheren *optischen Zone* (10) und ist bei zentralen Sehstörungen indiziert.

Linie 14 Untere okzipitale Nebenlinie Zhenxia Pangxian MS 14

Lokalisation: Diese Linie verläuft vom Punkt Bl. 9 Yuzhen, 4 Cun kaudal.

Indikation: Diese Linie liegt medial von der früheren *Gleichgewichtszone.*

13.2 Methodik

Verwendet werden dicke Nadeln von 0,4–0,6 mm Durchmesser und einer Länge von 25–50 mm. Die Stichrichtung ist tangential zum Schädeldach und im allgemeinen zentrifugal (eine Ausnahme sind die waagerecht verlaufenden Zonen, bei denen von ventral nach dorsal genadelt wird). Meist werden mehrere Nadeln serienweise hintereinander im Abstand von 5–10 mm in die betreffende Linie appliziert. Zur Verstärkung können auch mehrere Nadeln buschelförmig in einem Punkt eingestochen werden. Die Stichtiefe beträgt 5–8 mm.
Die Nadeln werden bei Paresen, bei therapieresistenten und schweren Fällen kräftig für 5–10 min manuell stimuliert, indem sie in der üblichen Weise hin und her gedreht werden. Auch Elektrostimulation wird mit niedrigen Frequenzen angewandt.
Behandlungsdauer ist wie bei der Körperakupunktur 15–20 min. Man behandelt 2- bis 4 mal pro Woche in Serien von 10–12 Behandlungen. Bei schwerwiegenden Erkrankungen sind mehrere Behandlungszyklen notwendig. In den letzten Jahren ist man auf homolaterale Behandlung übergegangen.

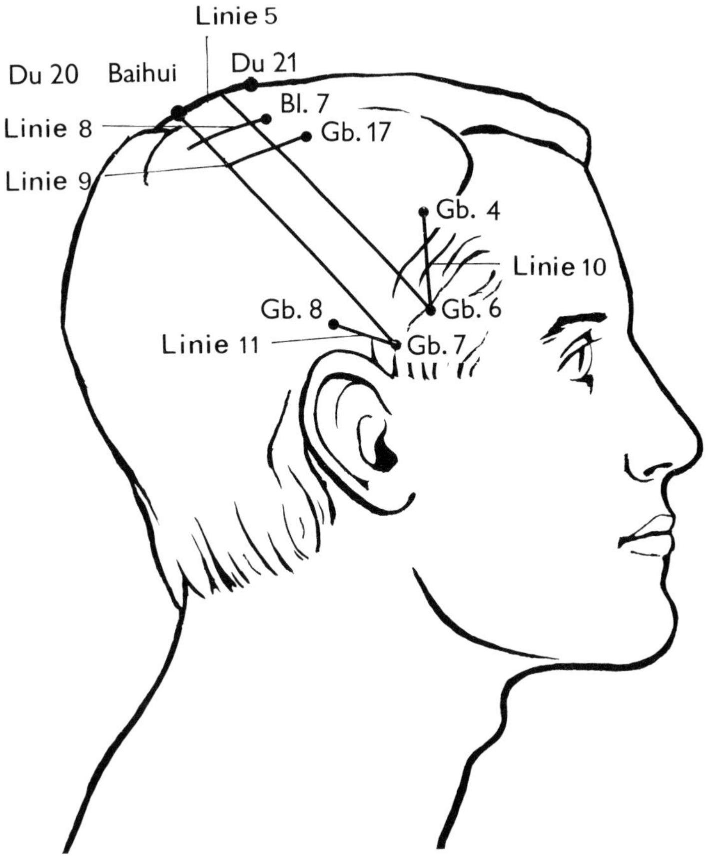
Linie 5
Du 20 Baihui
Du 21
Bl. 7
Linie 8
Gb. 17
Linie 9
Gb. 4
Linie 10
Gb. 6
Gb. 8
Linie 11
Gb. 7

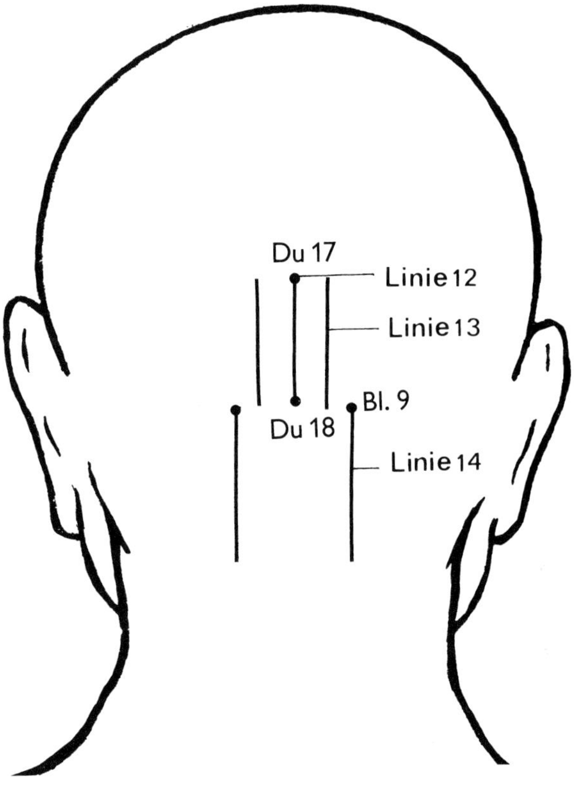
Du 17
Linie 12
Linie 13
Bl. 9
Du 18
Linie 14

14 Handakupunktur

Die Handakupunktur ist ähnlich der Ohr- und Schädelakupunktur ein weiteres Teilgebiet der chinesischen Medizin und beruht auf der Grundvorstellung, daß viele Körperregionen und Organe auf der Hand repräsentiert sind. Durch das Nadeln dieser speziellen Handpunkte erreicht man eine gezielte Wirkung auf eine bestimmte Körperregion.
Die Punkte der Handakupunktur liegen nicht auf den 14 Meridianen sondern werden als ein System zusätzlicher Punkte aufgefaßt. Handakupunkturpunkte wählt man symptomatisch aus und verwendet sie zusätzlich zu den Meridianpunkten der Körperakupunktur. In der Regel werden 1–2 Punkte der Handakupunktur zusätzlich zu den üblichen Körper- oder Ohrpunkten gesetzt. Ein entscheidener Nachteil dieser Methode ist jedoch die relativ *starke Schmerzhaftigkeit* der Punkte auf der Hand, was die *seltene Anwendung* erklärt.
Von den 34 Handakupunkturpunkten liegen 18 auf der Dorsalseite und 16 auf der Palmarseite der Hand. Bei ausgeprägter Symptomatik können die Punkte der Handakupunktur manuell oder elektrisch stimuliert (3–12 Hz) werden. Die Stichtiefe variiert je nach Lage der Punkte zwischen 2–10 mm. Dauer der Behandlung ist wie bei anderen Akupunkturformen 15–20 min. Auch die Laserbestrahlung von Handpunkten, also die Laserakupunktur, wird in Verbindung mit entsprechenden Punkten der Körperakupunktur angewendet. Der Handpunkt 1, für Lumbalgie und Ischialgie indiziert, wird am häufigsten genadelt.

14.1 Punkte an der Dorsalseite

Handpunkt 1 (Lende, Bein)

Lokalisation: Beide Punkte liegen am proximalen Ende der Metakarpalknochen zwischen Klein- und Ringfinger sowie zwischen Zeige- und Mittelfinger.

Indikationen: Lumbalgie, Ischialgie, besonders in akuten Fällen. Die Punkte werden gemeinsam gestochen und kräftig stimuliert.

Handpunkt 2 (Fuß)

Lokalisation: Auf der radialen Seite des Daumengrundgelenks, am Ende der Beugefalte. Die Handpunkte an den Fingergelenken liegen an den radialen und ulnaren Enden der betreffenden Beugefalten und werden bei gebeugtem Gelenk aufgesucht.

Indikationen: Gelenkschmerzen verschiedener Ätiologie.

Handpunkt 3 (Thorax)

Lokalisation: Auf der radialen Seite des Daumenmittelgelenks.

Indikationen: Interkostalneuralgie, Übelkeit, Erbrechen.

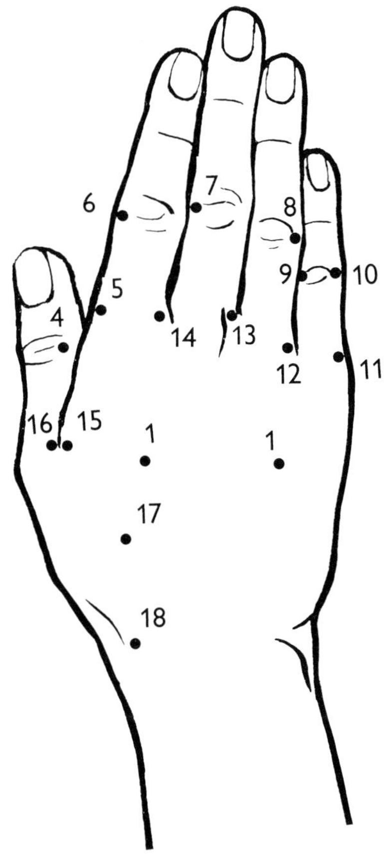
6
7
8
9
10
5
4
14
13
12
11
16
15
1
1
17
18

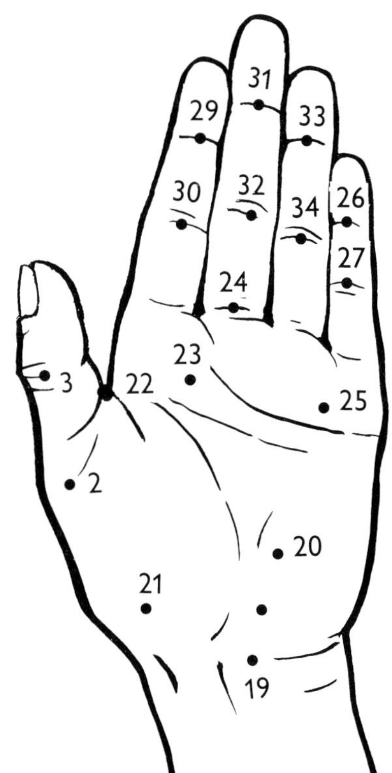
31
29
33
30
32
34
26
27
24
23
3
22
25
2
20
21
19

Handpunkt 4 (Auge)

Lokalisation: Auf der ulnaren Seite des Daumenmittelgelenks.

Indikationen: Augenerkrankungen, Konjunktivitis.

Handpunkt 5 (Schulter)

Lokalisation: Auf der radialen Seite des Zeigefingergrundgelenks.

Indikationen: Schulterschmerz und Schultersteife, z. B. bei Periarthritis humeroscapularis.

Handpunkt 6 (Stirn)

Lokalisation: Auf der radialen Seite des Zeigefingermittelgelenks.

Indikationen: Stirnkopfschmerz, Sinusitis.

Handpunkt 7 (Scheitel)

Lokalisation: Auf der radialen Seite des Mittelfingermittelgelenks.

Indikationen: Kopfschmerzen, Migräne.

Handpunkt 8 (Kopfhälfte, rechts oder links)

Lokalisation: Auf der ulnaren Seite des Ringfingermittelgelenks.

Indikationen: Einseitiger Kopfschmerz, Migräne, Brustschmerz, Gallenkolik.

Handpunkt 9 (Damm)

Lokalisation: Auf der radialen Seite des Kleinfingermittelgelenks.

Indikationen: Perianaler Schmerz, Hämorrhoiden.

Handpunkt 10 (Hinterkopf)

Lokalisation: Auf der ulnaren Seite des Kleinfingermittelgelenks im Verlauf des Dünndarmmeridians.

Indikation: Okzipitalkopfschmerz.

Handpunkt 11 (Wirbelsäule)

Lokalisation: Auf der ulnaren Seite des Kleinfingergrundgelenks.

Indikationen: Rückenschmerzen, Tinnitus.

Handpunkt 12 (Ischiasnerv)

Lokalisation: Auf der ulnaren Seite des Ringfingergrundgelenks.

Indikationen: Ischialgie, Hüftschmerz.

Handpunkt 13 (Innerer Hals)

Lokalisation: Auf der ulnaren Seite des Mittelfingergrundgelenks.

Indikationen: Tonsillitis, Pharyngitis, Zahnschmerz, Trigeminusneuralgie.

Handpunkt 14 (Äußerer Hals, Nacken)

Lokalisation: In Höhe des Zeigefingergrundgelenks auf der ulnaren Seite.

Indikationen: Zervikalsyndrome.

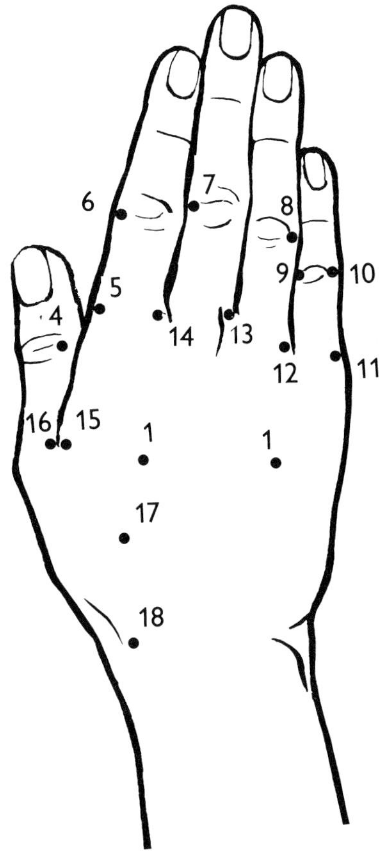
6
7
8
9
10
5
4
14
13
12
11
16
15
1
1
17
18

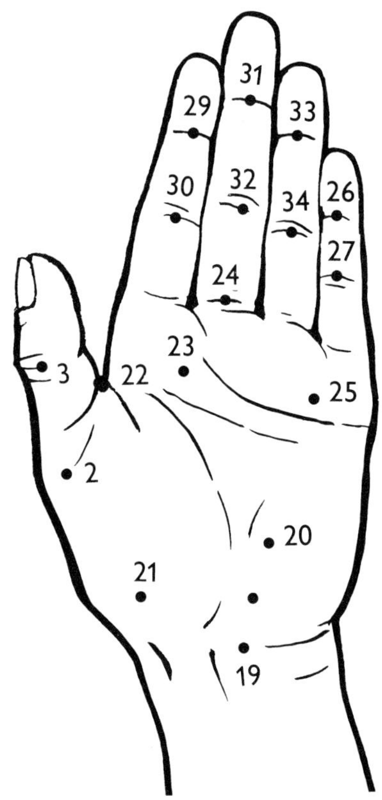
31
29
33
30
32
34
26
27
24
23
3
22
25
2
20
21
19

Handpunkt 15 (Nasenbluten)

Lokalisation: 0,2 Cun vom Rand der Schwimmhaut zwischen Zeigefinger und Daumen.

Indikation: Nasenbluten.

Handpunkt 16 (Kopf)

Lokalisation: Auf der ulnaren Seite des Daumengrundgelenks.

Indikationen: Kopfschmerzen, Migräne.

Handpunkt 17 (Nase)

Lokalisation: Im Winkel der Metakarpalknochen I und II, ca. 1 Cun proximal des Punktes Di. 4 Hegu.

Indikationen: Rhinitis, Sinusitis.

Handpunkt 18 (Handgelenk)

Lokalisation: In der Handgelenkbeugefalte zwischen Zeigefinger- und Daumenstrecksehnen.

Indikationen: Handgelenkschmerzen.

14.2 Punkte an der Palmarseite

Handpunkt 19 (Oberbauch)

Lokalisation: 1 Cun proximal des Akupunkturpunktes Pe. 8.

Indikationen: Oberbauchschmerzen infolge Gastroenteritis, Gastritis usw.

Handpunkt 20 (Fußgelenk)

Lokalisation: 0,5 Cun proximal des Punktes Pe. 8.

Indikationen: Fußgelenkschmerz, z. B. bei rheumatischen Erkrankungen.

Handpunkt 21 (Erkältung)

Lokalisation: In Höhe des Punktes 28, 0,5 Cun seitlich auf dem Daumenballen.

Indikationen: Erkältungskrankheiten.

Handpunkt 22 (Hysterie)

Lokalisation: In Höhe des Daumengrundgelenks bei abgespreiztem Daumen auf der Mitte der Schwimmhaut.

Indikation: Depressive Verstimmung.

Handpunkt 23 (Bronchitis)

Lokalisation: Zwischen Zeigefinger und Mittelfinger; wenn man die Strecke von der Schwimmfalte bis zur „Kopflinie" drittelt, liegt der Punkt am Übergang vom proximalen zum mittleren Drittel.

Indikationen: Husten und Fieber bei akuter und chronischer Bronchitis, Asthma bronchiale.

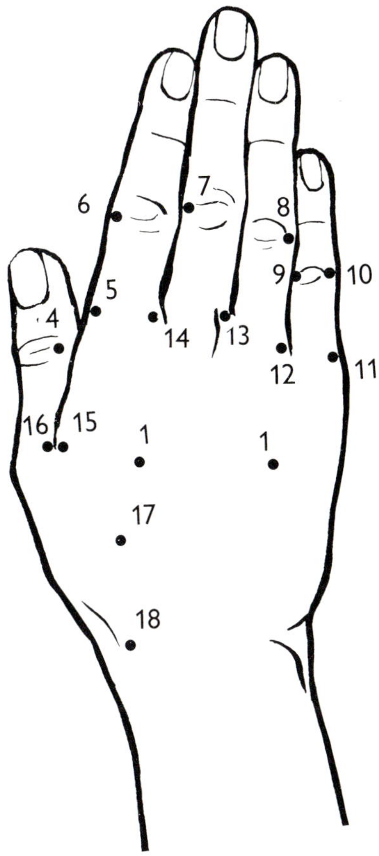
6
7
8
9
10
5
4
14
13
12
11
16
15
1
1
17
18

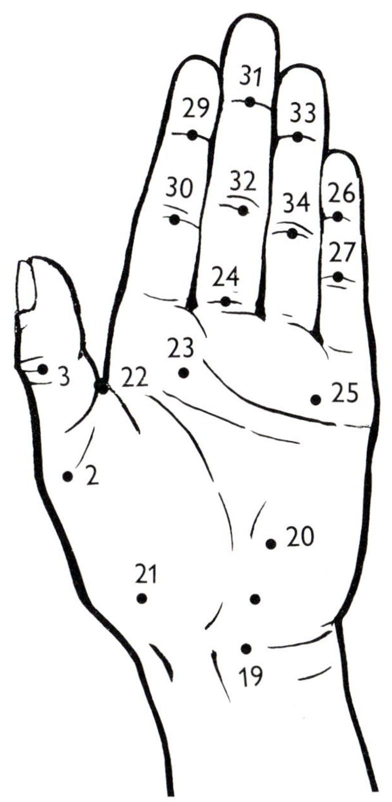
31
29
33
30
32
34
26
27
24
23
3
22
25
2
20
21
19

Handpunkt 24 (Mund)

Lokalisation: In der Mitte der Falte des Mittelfingergrundgelenks.

Indikation: Stomatitis.

Handpunkt 25 (Herz)

Lokalisation: Zwischen Ringfinger und Kleinfinger, 0,3 Cun distal der sog. „Herzlinie“.

Indikationen: Tachykardie, vegetative Herzbeschwerden, Angina pectoris.

Handpunkt 26 (Niere)

Lokalisation: In der Mitte der Falte des Kleinfingerendgelenks.

Indikationen: Schmerzen bei Nierenerkrankungen.

Handpunkt 27 (Bettnässen)

Lokalisation: In der Mitte der Falte des Kleinfingermittelgelenks.

Indikationen: Bettnässen und Inkontinenz.

Handpunkt 28 (Übermäßiges Schwitzen)

Lokalisation: Auf einer Geraden, 0,5 Cun oberhalb des Punktes 19.

Indikation: Hyperhidrosis.

Handpunkt 29 (Dickdarm)

Lokalisation: In der Mitte der Falte des Zeigefingerendgelenks.

Indikationen: Übelkeit, Meteorismus, irritables Kolon.

Handpunkt 30 (Dünndarm)

Lokalisation: In der Mitte des Zeigefingermittelgelenks.

Indikation: Diarrhö, abdominelle Schmerzen.

Handpunkt 31 (Herz)

Lokalisation: In der Mitte der Falte des Mittelfingerendgelenks.

Indikation: Tachykardie, vegetative Herzbeschwerden, Angina pectoris.

Handpunkt 32 (Sanjiao, Dreifacher Erwärmer)

Lokalisation: In der Falte des Mittelfingermittelgelenks.

Indikationen: Lymphatische Erkrankungen, Lymphangitis.

Handpunkt 33 (Milz)

Lokalisation: In der Mitte der Falte des Ringfingerendgelenks.

Indikationen: Bluterkrankungen wie Anämie, Polyglobulie.

Handpunkt 34 (Leber)

Lokalisation: In der Mitte der Falte des Ringfingermittelgelenks.

Indikationen: Appetitlosigkeit, Meteorismus, Lebererkrankungen.

15 Akupunkturtherapie spezieller Krankheitsbilder

Die chinesische Medizin sieht das Wesen einer Erkrankung in der Störung der Lebensenergie Qi der Organe und Meridiane. Die Qi-Störungen werden als Disharmonie von Yin und Yang beschrieben. Das primäre Ziel der Therapie ist die Wiederherstellung der Harmonie im freien Fließen von Qi und so das Ausgleichen von Yin und Yang. Schon im Huang Di Nei Jing wird vor 2000 Jahren der Prophylaxe von Erkrankungen große Aufmerksamkeit gewidmet. Eine harmonische Lebensweise, die den Körper und dessen Abwehrkräfte (Zheng Qi) stärkt, wurde empfohlen. Dazu gehörte ausgeglichene Ernährung, regelmäßige Körper- und Atemübungen (z. B. Qi Gong und später das Tai Ji Quan) sowie psychische Ausgeglichenheit im gesellschaftlichen Rahmen nach den Lehren des Konfuzianismus, des Taoismus oder des Buddhismus. Man erstrebte ein langes Leben in harmonischem Einklang mit der Natur und der Gesellschaft.
Wenn Krankheiten auftraten, wurden zunächst die Lebenskräfte gestärkt und dann die Störungen in den entsprechenden Meridianen und Organen gezielt bekämpft, indem man pathogene Faktoren eliminierte und die Blockaden von Qi auflöste. Ein weiteres wichtiges Therapieziel war der Ausgleich von Fülle- bzw. Schwächezuständen. Dazu dienten neben den Methoden der Akupunktur und Moxibustion auch die Verabreichung von Heilkräutern und die Ernährungstherapie.
Die Regulation der Lebensenergie Qi und damit der Funktionen von Organsystemen erfolgt nicht nur in gestörten Teilen des Körpers, sondern bezieht den ganzen Menschen ein. In der traditionellen Vorstellung der chinesischen Medizin kannte man keine Trennung zwischen Psyche und Soma und betrachtete den Menschen als Ganzheit in harmonischer Wechselbeziehung zur Natur und seinem gesellschaftlichen Rahmen.

Heute gelten im Westen die folgenden allgemeinen Voraussetzungen für eine erfolgreiche Akupunkturbehandlung:

- *Gründliche Diagnostik* mit den Mitteln der westlichen Medizin, besonders der Ausschluß von schwerwiegenden und malignen Erkrankungen.
- Genaue *Analyse der Symptomatik nach chinesischen Gesichtspunkten* und v. a. in hartnäckigen und schweren Fällen ihre Einordnung in das System der traditionellen Diagnosekategorien (s. Kap. 16). Dabei ist die Differenzierung in Fülle- oder Schwächezustände nach traditionellen diagnostischen Kriterien von großer therapeutischer Konsequenz. Füllestörungen werden mit sedierender Methode behandelt, während Schwächestörungen tonisiert werden. Bei Schwächestörungen spielt die Moxibustion eine wichtige Rolle. Auch bei der Auswahl der Akupunkturpunkte aus den Punktekategorien ist die Beachtung dieser diagnostischen Kategorien ausschlaggebend, besonders bei Organerkrankungen.
- Die Erstellung eines Therapieplans anhand der Akupunkturtherapieprinzipien mit Berücksichtigung sowohl der oberflächlichen, chinesisch *Biao,* als auch der grundlegenden, tiefen Ebene, *Ben,* der Erkrankung.
- Die Untersuchung und *Zuordnung von Symptomen, z. B. Schmerzen zu Meridianen* und Organen.
- Kenntnis der *Verläufe der 12 Hauptmeridiane* sowie des Ren Mai und Du Mai, deren Beziehung untereinander und der Verteilungsmuster der spezifischen Punkte. Die

genaue Kenntnis der einzelnen Punktekategorien, deren Indikationen und Bedeutung ist von besonderem Wert.
- Die *genaue Lokalisation der Punkte,* exakte Stichtechnik und eine adäquate Stichtiefe und Stimulation (sedierend oder tonisierend).

15.1 Therapieprinzipien der chinesischen Medizin und Regeln der Punkteauswahl

Die Grundlagen einer Akupunkturbehandlung bilden Therapieprinzipien der chinesischen Medizin. Auf diesen Therapieprinzipien beruht die Auswahl der Akupunkturpunkte. In der Literatur finden sich über 230 Therapieprinzipien, die meisten davon sind jedoch von untergeordneter Bedeutung (Flows 1993). Hier werden die 10 wichtigsten Therapieprinzipien dargestellt:

1) *Blockaden bzw. Stase im Fließen von Qi und Blut lösen.* Dazu dienen in der Regel die klassischen Punkte im Bereich der Blockade, also die *Nahpunkte* sowie die druckdolenten *Ah-Shi-Punkte.* Zum Lösen von Blockaden stimuliert man kräftig die lokalen Nadeln, man behandelt also sedierend.
2) *Das Fließen von Qi und Blut fördern.* Die Leber und das Herz sind in der chinesischen Medizin die Organe, die für das Fließen von Qi und Blut zuständig sind. Die Leber beeinflußt mehr das Fließen von Qi und fördert Bewegungsvorgänge im Körper. Zwei Punkte haben hier eine herausragende Bedeutung: Di. 4 Hegu und Le. 3 Taichong. Man nennt sie auch die *„vier Tore".*
3) *Pathogene Faktoren eliminieren.* Hitze, Kälte, Feuchtigkeit und Wind kann man mit wirkungsvollen Akupunkturpunkten eliminieren.
   Hitze wird gekühlt; wirksam sind hier z. B. Ma. 44 Neiting, Le. 2 Xingjian, Du 14 Dazhui.
   Kältestörungen können einerseits innere Ursachen haben, z. B. tritt bei Schwächestörungen häufig Kälte auf, man nennt die Störung dann Yang-Schwäche, z. B. Schwäche des Nieren-Yang. Auch äußere pathogene Kälte kann in die Meridiane meist von distal nach proximal eindringen. Moxibustion ist die wirksamste Therapie bei Kältestörungen.
   Feuchtigkeit hat ebenfalls zwei Ursachen, innere Feuchtigkeit durch Retention von Flüssigkeit im Magen-Darm-Trakt infolge einer Schwäche des Milz-Pankreas oder äußere Feuchtigkeit durch Eindringen von Feuchtigkeit meist in die untere Körperhälfte. Das Hauptsymptom ist ein Schwere- bzw. Trägheitsgefühl in der unteren Körperhälfte. Die wichtigsten Punkte, die bei Feuchtigkeitsstörungen regulierend wirken, sind MP. 9 Yinlingquan, Ren 5 Shimen und Ren 9 Shuifen.
   Wind wird aus den Meridianen in erster Linie mit den „Windpunkten" eliminiert, z. B. Gb. 20 Fengchi, Du 16 Fengfu, Gb. 31 Fengshi. Auch Di. 11 Quchi und Di. 4 Hegu beseitigen eingedrungenen Wind. Bei *„innerem Wind",* der bei schwerwiegenden Leberstörungen auftritt, wirkt Le. 3 Taichong, Di. 4 Hegu und Gb. 37 Guangming.
   Trockenheit wird befeuchtet. Dazu dienen neben bestimmten Nahrungsmitteln in erster Linie Heilkräuter.
4) Gleichzeitig mit dem Eliminieren pathogener Faktoren *stärkt man die geschwächte Abwehrkraft,* chinesisch *Zheng Qi,* des Körpers. Die geschwächte Abwehrkraft ist die innere Ursache der Erkrankung, das *Ben,* und beruht meist auf einer Schwächestörung innerer Organe, z. B. der Lunge oder des Milz-Pankreas. Äußere Erkrankungen entstehen meist im Wechselspiel von pathogenen Faktoren und der Abwehrkraft des Körpers. Wenn die Abwehrkraft sehr schwach ist, können die pathogenen Faktoren nicht vom Körper eliminiert werden. Die Folge sind lang-

wierige, zu Rezidiven neigende chronische Störungen oder Erkrankungen. Eine Reihe von wichtigen Akupunkturpunkten haben eine stärkende Wirkung auf die Abwehrkraft, z. B. Di. 11 Quchi, MP. 10 Xuehai, Du 14 Dazhui. Daneben stärkt man die geschwächten Organe, um die Abwehrkraft zu tonisieren.

5) *Bei Schwäche tonisieren.* Zum Tonisieren der Lebensenergie Qi, chinesisch *Bu*, verwendet man *allgemeine Tonisierungspunkte* wie Ren 6 Qihai, Ma. 36 Zusanli, MP. 6 Sanyinjiao. Daneben verfügt jeder Meridian über einen spezifischen Tonisierungspunkt, z. B. Lu. 9 Taiyuan für die Lunge, Ni. 7 Fuliu für die Niere. Hier läßt sich die Lebensenergie des zugehörigen Meridians und Organs tonisieren. Auch der Antike Punkt, der derselben Wandlungsphase zugeordnet ist wie der ganze Meridian, englisch „hourly point", hat eine anregende Wirkung (s. Kap. 5). Neben der tonisierenden Nadelung ist die Moxibustion eine der Hauptmethoden zum Wärmen und Stärken der Lebensenergie. *Moxibustion* wendet man häufig an den Alarmpunkten und den rückwärtigen Shu-Punkten der Meridiane, daneben sowohl an den Yuan- als auch an den Tonisierungspunkten an.
   Zum *Tonisieren von Qi- oder Yang-Schwäche* sind die folgenden Punkte wirksam: Ren 6 Qihai, Du 4 Mingmen, Di. 10 Shousanli, Ma. 36 Zusanli. Da eine Yang-Schwäche als eine Kombination von Qi-Schwäche und Kälte definiert ist, spielt auch hier die Moxibustion eine wichtige Rolle.
   Zum Stärken oder *Nähren des Yin* nadelt man Ni. 3 Taixi, Ren 4 Guanyuan und MP. 6 Sanyinjiao. Akupunkturpunkte, die das Yin nähren, tonisieren gleichzeitig auch das Yang, weil das Yin die Quelle des Yang ist. Neben der Akupunktur sind hier chinesische Heilkräuter, bestimmte Nahrungsmittel und viel Ruhe zu empfehlen.
6) *Fülle sedieren,* hier spricht man auch von dispergieren, ableiten oder zerstreuen, chinesisch *Xie.* Zum Sedieren der Fülle verwendet man die Sedierungspunkte der einzelnen Meridiane mit sedierender Nadelungstechnik, d. h. mit kräftiger Stimulation der Nadeln (s. Kap. 8).
7) *Ausgleichen von Yin und Yang* ist eng mit dem Tonisieren bzw. Sedieren verbunden. Das Yang entspricht der Funktion eines Organs, das Yin der Substanz, der Struktur, die die Funktion hervorbringt. Yin und Yang Anteile der Organe stehen im Gleichgewicht. Wenn das Yin eines Organs geschwächt ist, kann es das Yang nicht kontrollieren, es kommt zu einer überschießenden Organfunktion, die häufig von Hitze begleitet ist. Man spricht auch von *„Yang- oder Fülle-Störung"*. Unter *„Yin-Störung"* versteht man eine allgemeine Schwächestörung, *nicht* eine *„Yin-Schwäche"*.
   Eine *Yin-Schwäche* liegt bei schwerwiegenden konsumierenden Erkrankungen meist mit Schädigung des Parenchyms vor, z. B. bei Karzinomen, Rheuma, Tuberkulose oder Aids. Bei diesen Erkrankungen ist zunächst das Yang hyperaktiv, also in Fülle, später erschöpft es sich, man spricht dann von einer Yin- und Yang-Schwäche. Hier tonisiert man gleichzeitig beide Anteile. Liegt eine Yang-Fülle vor, nährt man das Yin - die Substanz - damit es das Yang kontrollieren kann, und sediert das Yang, die übermäßige Funktion.
8) *Ben und Biao gleichzeitig behandeln.* Ben, die innere Ebene, die Grundlage und Ursache der Erkrankung, therapiert man meist gemeinsam mit der äußeren Manifestation, den vordergründigen Symptomen, dem Biao. Bei der Therapie einer Lumboischialgie behandelt man nicht nur die oberflächliche schmerzhafte Meridianstörung des Blasenmeridians, Biao, sondern auch die tiefe Ebene, die Schwäche des Nieren-Yang beispielsweise. In der Regel therapiert man Ben und Biao gleichzeitig. In selteneren Fällen, beim Vorliegen massiver Beschwerden an der Oberfläche wendet man sich zunächst dieser oberflächlichen Störung zu und erst sekundär der tiefen Ebene, dem Ben.
9) *Schleim lösen.* Schleimstörungen, chinesisch *Tan,* treten meist bei Schwäche des Milz-Pankreas auf. Ma. 40 Fenglong, Ren 14 Juque, Bl. 20 Pishu, Ren 12 Zhongwan, Pe. 6 Neiguan lösen Schleim und führen zu dessen Ausleitung oder Umwandlung. Sie harmonisieren auch die Schleimproduktion.

10) *Den Geist beruhigen.* Dieses Therapieprinzip spielt eine besondere Rolle bei psychogenen Unruhezuständen, bei Nervosität und Rastlosigkeit. Eine Reihe von wichtigen Akupunkturpunkten beruhigen das *Shen,* den Geist: Du 20 Baihui, Ex.6 Sishencong, Ex. 1 Yintang, He. 7 Shenmen, Pe. 6 Neiguan, Bl. 15 Xinshu, Ren 14 Juque, Ex.7 und 8 Anmian. Diese Punkte sind auch bei Schlafstörungen sehr wirksam.

Im folgenden werden einige weitere Therapieprinzipien beispielhaft aufgeführt: Öffnen der Oberfläche, Lunge und Niere gleichzeitig behandeln, Qi tonisieren und Blutung stoppen, Mitte wärmen und Kälte zerstreuen, Mitte harmonisieren oder befrieden, Puls stärken, Husten lösen, Erbrechen hervorrufen, Laktation fördern (Ma. 18, Ren 17, Ma.36, Gb.37, Dü. 1), Geburt beschleunigen (Di.4, MP.6, Gb.34, Ma.36, Bl. 67), Menstruation auslösen bzw. regulieren, Würmer austreiben.

15.1.1 Regeln der Punkteauswahl

Bei der Auswahl von Punkten orientiert man sich an empirischen Regeln, die auf dem Wissensschatz der traditionellen chinesischen Medizin basieren und in den letzten 30 Jahren durch klinische Studien und Grundlagenforschung ausgebaut und präzisiert wurden.

1) Jeder Akupunkturpunkt wirkt als **Nahpunkt** auf die Stelle, an der er liegt, und auf seine unmittelbare Umgebung. Zum Beispiel ist Ma. 8 Touwei als lokaler Nahpunkt bei Schläfenkopfschmerzen indiziert. Als Nahpunkte wählt man so entweder wichtige lokale Punkte der Meridiane aus oder druckdolente Punkte, die nicht auf den Meridianen liegen. Blockaden bzw. Stagnationen im Fließen der Lebensenergie Qi werden durch die Nahpunkte aufgelöst. Bei der folgenden Darstellung der Akupunkturpunkte für die verschiedenen Indikationen stehen die Nahpunkte in der Regel in der 1. Spalte.
2) Schmerzende, verhärtete (z. B. Myogelosen) oder **druckempfindliche Punkte** (Locus-dolendi-Punkte), auch ohne Beziehung zu einem Meridian, werden im chinesischen **Ah-Shi-Punkte** genannt und ebenfalls als lokale Akupunkturpunkte benutzt. Sie geben auch wesentliche diagnostische Hinweise. Von großem Wert ist die Zuordnung von Schmerzen und Schmerzausstrahlung zu den Meridianen, da man hieraus auf die Fernpunkte oder auf die betroffenen Organe schließt.
Die **„Trigger-Punkte“** bei Trigeminusneuralgie werden auch als Ah-Shi-Punkte betrachtet, sollten jedoch bei akuten Zuständen *nicht* genadelt werden, da sie Schmerzen verstärken können.
3) Akupunkturpunkte wirken auf Erkrankungen im Bereich
1. des **zugehörigen Meridians,**
2. des gekoppelten Meridians,
3. auf Erkrankungen der zugehörigen Zang- und Fu-Organe,
4. der zugeordneten Gewebe und
5. Sinnesorgane (Tabelle 15.1).
Diese Grundregel der Akupunktur bildet die Basis für die Punktauswahl und ist grundlegend.

Tabelle 15.1. Beziehung Organ, Gewebe, Sinnesorgan, Element

Zang-Organe	Fu-Organe	Gewebe	Sinnesorgane	Element
Lunge	Dickdarm	Haut, Körperhaar	Nase	Metall
Niere	Blase	Knochen, Gelenke	Ohr	Wasser
Leber	Gallenblase	Sehnen, Muskulatur	Auge	Holz
Herz }	Dünndarm	Blut, Blutgefäße	Zunge	Feuer
Perikard }	Sanjiao			
Milz-Pankreas	Magen	Bindegewebe, Fettgewebe	Mund	Erde

4) Punkte distal von Ellbogen und Knie werden **Fernpunkte** genannt und beeinflussen proximale Regionen. Ein Fernpunkt wirkt entlang des Meridians, auf dem er liegt. So wählt man in der Regel Nah- und Fernpunkte des gleichen Meridians aus, z. B. bei Schläfenschmerzen Ma. 8 Touwei und Ma. 44 Neiting.
Die in Tabelle 15.2 aufgeführten 7 distalen Punkte sind von besonderer Bedeutung. Diese 7 Fernpunkte wählt man sehr häufig aus und zählt sie deshalb zu den wichtigsten Akupunkturpunkten. Neben ihrer Fernwirkung auf Kopf, Hals, Nacken, Epigastrium usw. haben sie auch wichtige allgemeine Wirkungen, z. B. Analgesie.
Bei akuten Erkrankungen werden mehr Nahpunkte ausgewählt als Fernpunkte, während bei chronischen Erkrankungen die Zahl der Fernpunkte höher sein sollte. Bei lokalen Hitzestörungen behandelt man in erster Linie über Fernpunkte, die die Hitze in distale Meridianabschnitte ableiten. Hier sind nur ganz wenige Nahpunkte indiziert.

Tabelle 15.2. 7 wichtige Fernpunkte

	Punkte		Wirkungsort	Lage
Arm	**Di. 4**	**Hegu**	Gesicht, Hals, Nacken Sinnesorgane, Kopf	Zwischen Daumen und Zeigefinger
	Lu. 7	**Lieque**	Nacken, dorsaler Thorax, Lunge	1,5 Cun proximal vom Handgelenk auf der Radialiskante
	Pe. 6	**Neiguan**	Epigastrium, ventraler Thorax	An der Innenseite des Unterarmes, 2 Cun proximal vom Handgelenk
	SJ. 5	**Waiguan**	Parietale Kopfregion, seitlicher Hals	An der Außenseite des Unterarms, 2 Cun proximal des Handgelenks
Bein	**Ma. 36**	**Zusanli**	Abdominalorgane	Neben der Schienbeinkante unter dem Knie
	Bl. 40	**Weizhong**	Kreuzgegend, Urogenitalorgane	In der Mitte der Kniekehle
	MP. 6	**Sanyinjiao**	Beckenorgane, Perineum	3 Cun oberhalb des Innenknöchels

Neben den aufgeführten 7 Fernpunkten wirken zahlreiche Punkte, die distal von Ellbogen und Knie liegen, als Fernpunkte auf proximale Regionen, z. B. auf die HWS (s. Tabelle 15.3).

Tabelle 15.3. Weitere Fernpunkte

	Punkte		Wirkungsort	Lage
Arm	**SJ. 3**	**Zhongzhu**	HWS und Ohr	Zwischen dem 4. und 5. Metacarpale
	Dü. 3	**Houxi**	HWS	Lateralseite der Hand
	SJ. 8	**Sanyangluo**	Thoraxwand	Dorsalseite des Unterarmes, 4 Cun proximal vom Handgelenk
Bein	**Ma. 38**	**Tiaokou**	Schulter und Arm	5 Cun unterhalb von Ma. 36
	Gb. 39	**Xuanzhong**	HWS	Lateralseite des Unterschenkels, 3 Cun oberhalb des Außenknöchels
	Gb. 41	**Zulinqi**	Parietale Kopfregion, Ohren	Distal der Basis des Os metatarsale 4 und 5
	Bl. 60	**Kunlun**	HWS	Zwischen Achillessehne und äußerem Malleolus

5) Akupunkturpunkte wirken auf Erkrankungen entlang der **Meridianachse,** so z. B. der Punkt Ma. 38 Tiaokou entlang der Yang-Ming-Meridianachse (Magen-Dickdarm) auf die Schulter. Die Punktauswahl entlang der Meridianachsen spielt vor allem bei der Behandlung von Erkrankungen des Bewegungsapparates, z. B. HWS-Syndrom, Lumboischialgie, aber auch bei Kopfschmerzen oder Migräne eine wichtige Rolle.

Hier werden in erster Linie Punkte der 3 Yang Meridianachsen ausgewählt:

1. Yang-Ming-Meridianachse: Dickdarm- und Magenmeridian
2. Shao-Yang-Meridianachse: Sanjiao- und Gallenblasenmeridian
3. Tai-Yang-Meridianachse: Dünndarm- und Blasenmeridian

Die Lokalisation sowie Ausstrahlung von Schmerzen werden einem bestimmten Meridian zugeordnet, und die Fernpunkte der entsprechenden Meridianachse ausgewählt. So werden zum Beispiel bei Schmerzen an der Dorsalseite der Schulter im Bereich des Dünndarmmeridians (Dü. 9–15) der Fernpunkt des Dünndarms, Dü. 3 Houxi an der Hand, sowie der Fernpunkt des Blasenmeridians, Bl. 60 Kunlun am Fuß, also entlang der Tai-Yang-Meridianachse ausgewählt. Häufig benennt man die entsprechende Form der Erkrankung mit dem chinesischen Namen der Meridianachse; so spricht man von *Shao-Yang-Kopfschmerzen* oder vom Schulter-Arm-Syndrom vom Yang-Ming-Typ.

6) Einige Akupunkturpunkte besitzen nach neuen Forschungsergebnissen besonders ausgeprägte **analgetische, sedierende, immunstimulierende, tonisierende oder Homöostase fördernde Wirkungen** (Tabelle 15.4).

Tabelle 15.4. Spezifische Punkte

Punkte mit analgetischer Wirkung	Di. 4	Hegu
	Ma. 44	Neiting
	Ma. 43	Xiangu
Punkte mit sedierender Wirkung	Du 20	Baihui
	Ex. 6	Sishencong
	He. 7	Shenmen
	Bl. 62	Shenmai
Punkte mit tonisierender Wirkung	Ren 6	Qihai
	Ren 8	Shenque
	Ma. 36	Zusanli
	MP. 6	Sanyinjiao
Punkte mit immunstimulierender Wirkung	Di. 11	Quchi
	Du 14	Dazhui
	Du 13	Taodao
Punkte mit Homöostase fördernde Wirkung	Di. 11	Quchi
	MP. 6	Sanyinjiao
	Ma. 36	Zusanli

7) Einige Akupunkturpunkte mit **spezifischen Wirkungen** werden symptomatisch eingesetzt und sind in der Tabelle 15.5 aufgeführt.

Tabelle 15.5. Symptomatische Punkte

Symptom	Punkte			
Abdominelle Schmerzen	Ma. 36,	MP. 4,	Pe. 6	
Schluckauf	Ma. 36,	Pe. 6,	Bl. 17	
Übelkeit	Pe. 6,	Ma. 36		
Schwitzen	He. 6,	Ni. 7,	Di. 4	
Niesen	Di. 20,	Ex. 1,	Pe. 6	
Ödeme	MP. 9,	Ren 5,	Ren 9	
Schlafstörung	Du 20,	He. 7,	Ex. 8,	Ex. 9
Fieber	Du 14,	Di. 11,	Di. 4	
Impotenz	Ren 6,	MP. 6,	Ma. 36,	Le. 8
Obstipation	SJ. 6,	Ma. 25,	Ni. 6	
Diarrhö	MP. 4,	Ma. 36,	Ren 6,	Di. 11
Sprachstörung	Ren 22,	He. 5,	Ren 23	

8) Die **5 Antiken Punkte,** distal von Ellbogen und Knie, entsprechen den fünf Wandlungsphasen und werden in der Therapie nach den Regeln der traditionellen chinesischen Medizin eingesetzt. Die Antiken Punkte 1. Jing, 2. Ying, 3. Yuan, 4. Jing und 5. He wendet man auch einzeln an. Sie haben dann unterschiedliche Wirkungen und Einsatzgebiete.
9) **Jing-Punkte,** engl. Jing-Well, Wade Giles: Ting, die 1. Antiken Punkte, sind die Endpunkte der Meridiane und liegen an den Nagelwinkeln der Finger und Zehen. Bei akuten Notfällen (z. B. Kreislaufkollaps, Schock, Übelkeit) werden sie ausgewählt. Nach traditioneller Vorstellung bringt man bei extremen Schwäche-, also Yin-Zuständen, z. B. bei Kollaps, die Yang-Energie durch die Nadelung der Jing-Punkte wieder in die Meridiane zurück. Einige Jing-Punkte verwendet man auch sedierend, z. B. bei epileptischen Anfällen oder bei sonstigen Hitze- oder Füllezuständen. Der Punkt Du 26 Renzhong, unter der Nase gelegen, ist der wichtigste Jing-Punkt. Ni. 1 Yongquan, auf der Fußsohle, ist ebenfalls einer der wirkungsvollsten Jing-Punkte. Die Nadelung der Jing-Punkte ist meist schmerzhaft. In akuten Notfallsituationen, wenn keine Nadel griffbereit ist, können die Jing-Punkte auch mit dem Fingernagel kräftig gepreßt werden.
10) Der **Ying-Punkt,** Wade Giles: Yong, der 2. Antike Punkt, kühlt nach traditioneller Vorstellung Hitze im Körper. Die Ying-Punkte werden so bei Wärme- oder Hitzestörungen sowie bei fieberhaften Erkrankungen angewendet. Die wichtigsten Ying-Punkte, die oft genadelt werden, sind: Ma. 44 Neiting, Le. 2 Xingjian, daneben seltener auch He. 8 Shaofu und Pe. 8 Laogong. Die Extrapunkte Ex. 28 Baxie an der Hand sowie Ex. 36 Bafeng am Fußrücken haben eine enge morphologische sowie funktionelle Beziehung zu den Ying-Punkten.
11) Am **Yuan- oder Quellpunkt** endet die Luo-Verbindung, die vom Luo-Punkt des gekoppelten Meridians entspringt. Am Yuan-Punkt ist die Konzentration der Lebensenergie des Organs im Verlauf des Meridians nach traditioneller Vorstellung am höchsten. Die Yuan-Punkte stärken die Abwehrkraft und können die Wirkung der Tonisierungs- bzw. Sedierungspunkte intensivieren. So gleichen sie Yin und Yang aus, z. B. Feuer und Wasser – He. 7 Shenmen und Ni. 3 Taixi. Die Yuan-Punkte werden bei Störungen der gekoppelten inneren Hohl- (Fu) und vor allem der Speicherorgane (Zang Organe) ausgewählt. Viele wichtige und häufig verwendete Akupunkturpunkte sind Yuan-Punkte, so z. B. Di. 4 Hegu, Le. 3 Taichong, Ni. 3 Taixi, He. 7 Shenmen.

Tabelle 15.6. Luo- und Yuan-Punkte der einzelnen Meridiane

Meridian	Luo-Punkt		Yuan-Punkt	
Dickdarm	Di. 6	Pianli	Di. 4	Hegu
Sanjiao	SJ. 5	Waiguan	SJ. 4	Yangchi
Dünndarm	Dü. 7	Zhiheng	Dü. 4	Hand-Wangu
Magen	Ma. 40	Fenglong	Ma. 42	Chongyang
Gallenblase	Gb. 37	Guanming	Gb. 40	Qiuxu
Blase	Bl. 58	Feiyang	Bl. 64	Jinggu
Lunge	Lu. 7	Lieque	Lu. 9	Taiyuan
Perikard	Pe. 6	Neiguan	Pe. 7	Daling
Herz	He. 5	Tongli	He. 7	Shenmen
Milz-Pankreas	MP. 4	Gongsun	MP. 3	Taibai
	MP. 21	Dabao		
Leber	Le. 5	Ligou	Le. 3	Taichong
Niere	Ni. 4	Dazhong	Ni. 3	Taixi
Du Mai	Du 1	Changqiang		
Ren Mai	Ren 15	Jiuwei		

12) Die **He-Punkte** am Ellbogen bzw. Knie sind die am weitesten proximal gelegenen Antiken Punkte. Nach traditioneller Vorstellung fließt hier der Fluß der Lebensenergie aus der Peripherie in den See des Körpers. Somit liegt der He-Punkt an der Grenze zwischen dem oberflächlichen, distalen Meridianverlauf und dem tiefen, proximalen Meridianteil. Der He-Punkt verbindet so diese beiden wichtigen Meridianabschnitte. Der distale Meridianverlauf wird nach traditioneller Vorstellung von äußeren klimatischen Faktoren stark beeinflußt, während der proximale Meridianabschnitt mit den inneren Organen in enger Beziehung steht. Deshalb sind die He-Punkte bei der Behandlung von Erkrankungen, die von äußeren, klimatischen Faktoren verursacht werden, von ausschlaggebender Bedeutung. Sie gleichen aber auch das gestörte Qi der inneren Organe wirkungsvoll aus. Deshalb werden die He-Punkte gemeinsam mit den Mu- und Shu-Punkten bei Erkrankungen der inneren Organe ausgewählt. Viele wichtige Akupunkturpunkte sind He-Punkte, z. B. Di. 11 Quchi, Ma. 36 Zusanli, MP. 9 Yinlingquan, Bl. 40 Weizhong, Gb. 34 Yanglingquan oder Le. 8 Ququan.
13) Nach traditionellen Gesetzmäßigkeiten lassen sich aus den 5 Antiken Punkten ein Tonisierungs- und ein Sedierungspunkt herleiten. Der **Tonisierungspunkt** entspricht dem „Mutterelement" nach der Zuordnung der fünf Wandlungsphasen zu den Antiken Punkten. Nach traditioneller Vorstellung tonisiert er das Qi des zugehörigen Meridians und Organs. Deshalb werden die Tonisierungspunkte bei Schwächezuständen der Organe und Meridiane ausgewählt. Häufig wird Moxibustion an den Tonisierungspunkten angewandt (s. Kapitel 5.9 und Tabelle 15.7).

Tabelle 15.7. Tonisierungspunkte

Tonisierungspunkte		Organ
Lu. 9	Taiyuan	Lunge
Di. 11	Quchi	Dickdarm
Ma. 41	Jiexi	Magen
MP. 2	Dadu	Milz-Pankreas
He. 9	Shaochong	Herz
Dü. 3	Houxi	Dünndarm
Bl. 67	Zhiyin	Blase
Ni. 7	Fuliu	Niere
Pe. 9	Zhongchong	Perikard
SJ. 3	Zhongzhu	Sanjiao
Gb. 43	Xiaxi	Gallenblase
Le. 8	Ququan	Leber

14) Der **Sedierungspunkt** entspricht dem „Sohnelement" nach der Zuordnung der fünf Wandlungsphasen zu den Antiken Punkten. Man sediert hier das Qi der Meridiane und Organe. Deshalb werden die Sedierungspunkte häufig bei Hitze- und Füllezuständen genadelt und dann nach der sedierenden Methode stimuliert.
15) Der **Luo- oder Durchgangspunkt** ist der Ausgangspunkt für das Luo-Gefäß, das diesen Punkt mit dem Yuan-Punkt des gekoppelten Meridians verbindet, z. B. Lu. 7 Lieque (Luo) mit Di. 4 Hegu (Yuan). Vom Luo-Punkt entspringt auch eine tiefe Verbindung, die zum entsprechenden inneren Organ zieht. Der Luo-Punkt ist somit direkt mit dem zugehörigen inneren Organ verbunden und hat daher eine starke Wirkung auf dieses Organ. Häufig wählt man die Luo-Punkte zur Behandlung der gekoppelten Yin- und Yang-Meridiane bzw. der inneren Zang- und Fu-Organe aus, so z. B. Lu. 7 Lieque bei Lungen-, Ma. 40 Fenglong bei Magen-, He. 5 Tongli und Pe. 6 Neiguan bei Herz- und Kreislauferkrankungen. Man nadelt den Luo-Punkt des Meridians, dessen Organ stärker betroffen ist oder chronischere Symptome zeigt.
Der Milz-Pankreas-Meridian hat 2 Luo-Punkte: MP. 4 Gongsun und MP. 21 Dabao. MP. 21 Dabao wird das „große Luo" genannt. Auch die beiden wichtigen außer-

ordentlichen Meridiane Du Mai und Ren Mai haben jeweils einen Luo-Punkt, und zwar Du 1 Changqiang und Ren 15 Jiuwei (s. Tabelle 15.6).

16) Die **Akutpunkte, Xi-Punkte,** engl. Xi-Cleft, Wade Giles: Trsi, wählt man bei akuten Erkrankungen und Störungen der zugehörigen inneren Organe (z. B. bei akuter Gastritis, akuter Bronchitis) aus (Tabelle 15.8). Nach traditioneller Vorstellung aktivieren die Xi-Punkte das Fließen der Lebensenergie der Meridiane und somit auch der Organe. Sie werden häufiger bei Füllezuständen genadelt. Deshalb werden die Xi-Punkte auch bei akuten Störungen der Meridiane, z. B. bei akuten Schmerzzuständen oder bei Neuralgien, ausgewählt. Die Xi-Punkte liegen in der Regel distal von Ellbogen und Knie. Sie werden kräftig manuell stimuliert.

Tabelle 15.8. Xi-Punkte der Organe

Organe	Xi-Punkte	
Lunge	Lu. 6	Kongzui
Dickdarm	Di. 7	Wenliu
Magen	Ma. 34	Liangqiu
Milz-Pankreas	MP. 8	Diji
Herz	He. 6	Yinxi
Dünndarm	Dü. 6	Yanglao
Blase	Bl. 63	Jinmen
Niere	Ni. 5	Shuiquan
Perikard	Pe. 4	Ximen
Sanjiao	SJ. 7	Huizong
Gallenblase	Gb. 36	Waiqiu
Leber	Le. 6	Zhongdu

17) Die **8 Meisterpunkte,** engl. influential points, haben neben ihren sonstigen Wirkungen einen spezifischen Einfluß auf die ihnen zugeordneten Gewebe bzw. Organsysteme und Funktionsbereiche (Tabelle 15.9). Als wichtige zusätzliche Punkte werden sie z. B. bei Erkrankungen der Atmungsorgane (Ren 17), des Bewegungsapparates (Bl. 11 und Gb. 34) oder der Hohlorgane (Ren 12) häufig angewendet.

Tabelle 15.9. Meisterpunkte

Gewebe, Organe	Meisterpunkte	
Zang-Organe, Speicherorgane	Le. 13	Zhangmen
Fu-Organe, Hohlorgane	Ren 12	Zhongwan
Atmungsorgane	Ren 17	Shanzhong
Blut	Bl. 17	Geshu
Knochen	Bl. 11	Dashu
Knochenmark	Gb. 39	Xuanzhong
Muskel, Sehnen	Gb. 34	Yanglingquan
Gefäßsystem	Lu. 9	Taiyuan

18) Die segmentalen **Alarmpunkte, Mu-Punkte,** Wade Giles: Mo, sind bei akuten oder chronischen Erkrankungen der zugehörigen Organe druckschmerzhaft oder verändern ihre tastbare Konsistenz. Sie geben diagnostische Hinweise bei Störungen und Erkrankungen der zugeordneten Organe und werden dann auch therapeutisch angewandt. Die Alarmpunkte werden in erster Linie bei Erkrankungen der zugehörigen Hohlorgane, seltener bei Hitzesyndromen ausgewählt. In Kombination mit den zugehörigen dorsalen Segmentpunkten, Shu-Punkten, finden sie auch häufig bei Erkrankungen der Zangund Fu-Organe Anwendung. Die Mu-Punkte liegen an der Ventralseite des Rumpfes. Jedem inneren Yin- oder Yang-Organ ist ein Mu-Punkt zugeordnet (Tabelle 15.10).

Tabelle 15.10. Mu- oder Alarmpunkte

Organ	Mu-Punkte	
Lunge	Lu. 1	Zhongfu
Perikard	Ren 17	Shanzhong
Herz	Ren 14	Juque
Leber	Le. 14	Qimen
Gallenblase	Gb. 24	Riyue
Milz-Pankreas	Le. 13	Zhangmen
Magen	Ren 12	Zhongwan
Sanjiao	Ren 5	Shimen
Niere	Gb. 25	Jingmen
Dickdarm	Ma. 25	Tianshu
Dünndarm	Ren 4	Guanyuan
Blase	Ren 3	Zhongji

19) Die **Shu-**, dorsalen **Segmentpunkte oder Transportpunkte,** Wade Giles: Yü, engl. back-Shu, liegen segmental auf dem medialen Ast des Blasenmeridians. Ähnlich den ventral gelegenen Alarmpunkten werden sie bei Erkrankungen des zugehörigen Organs druckempfindlich oder auch schmerzhaft. Neben ihrer diagnostischen Bedeutung spielen die Shu-Punkte eine wichtige Rolle in der Behandlung von Organerkrankungen vor allem der Zang-Organe, sowohl bei Fülle- als auch bei Schwächestörungen. Nach traditioneller Vorstellung transportieren die Shu-Punkte die Lebensenergie Qi zu den zugehörigen inneren Organen. Die Shu-Punkte der einzelnen Organe sind segmental angeordnet und korrespondieren in ihrer Lokalisation mit den sympathischen Ganglien des Grenzstranges. Sie werden häufig mit den segmentalen Alarmpunkten, Mu-Punkten, bei der Behandlung von Erkrankungen der inneren Organe, besonders bei chronischen Zuständen angewandt (Tabelle 15.11). Bei Schwächezuständen der Organe ist die Moxibustion der entsprechenden Shu- und Mu-Punkte von besonderer Wirkung.

Tabelle 15.11. Shu-Punkte

Organ	Shu-Punkte		Lokalisation
Lunge	Bl. 13	Feishu	- Th 3
Perikard	Bl. 14	Jueyinshu	- Th 4
Herz	Bl. 15	Xinshu	- Th 5
Leber	Bl. 18	Ganshu	- Th 9
Gallenblase	Bl. 19	Danshu	- Th 10
Milz-Pankreas	Bl. 20	Pishu	- Th 11
Magen	Bl. 21	Weishu	- Th 12
Sanjiao	Bl. 22	Sanjiaoshu	- L 1
Niere	Bl. 23	Shenshu	- L 2
Dickdarm	Bl. 25	Dachangshu	- L 4
Dünndarm	Bl. 27	Xiaochangshu	- S 1
Blase	Bl. 28	Pangguangshu	- S 2

20) Die *8 außerordentlichen Meridiane* können durch Schlüssel- oder Kardinalpunkte „eingeschaltet" werden (Tabelle 15.12). Von besonderer Bedeutung sind die Kardinalpunkte des Du Mai, des Ren Mai und des Chong Mai. Der Du Mai wird eingeschaltet mit Dü. 3 Houxi, der Ren Mai mit Lu. 7 Lieque und der Chong Mai mit MP. 4 Gongsun.

21) *Punktauswahl anhand der Innervation des Dermatoms,* Myotoms oder des entsprechenden peripheren Nervs ist bei neuralgieformen und neurologischen Erkrankungen angezeigt. Besonders wirkungsvoll sind die Huatuojiaji-Punkte (Ex. 21), die segmental 0,5 Cun lateral der Wirbelsäule liegen, sowie die Punkte auf beiden Ästen des Blasenmeridians.

Tabelle 15.12. Kardinalpunkte

Außerordentliche Meridiane	Kardinalpunkte	
Chong Mai (Tchong Mo)	MP. 4	Gongsun
Yinwei (Yin Oe)	Pe. 6	Neiguan
Du Mai (Tou Mo)	Dü. 3	Houxi
Yangqiao (Yang Keo)	Bl. 62	Shenmai
Dai Mai (Tae Mo)	Gb. 41	Zulinqi
Yangwei (Yang Oe)	SJ. 5	Waiguan
Ren Mai (Jenn Mo)	Lu. 7	Lieque
Yinqiao (Yin Keo)	Ni. 6	Zhaohai

22) Auch unilaterale Erkrankungen werden über Nah- und Fernpunkte beider Körperseiten behandelt. Dies gilt v. a. für die Auswahl der Fernpunkte, die in der Regel beidseitig genadelt werden. Bei der Auswahl der Nahpunkte konzentriert man sich auf die kranke Seite und wählt wenige Punkte der Gegenseite aus. Nur bei starken akuten Schmerzen einer Trigeminusneuralgie verwendet man Nahpunkte ausschließlich der gesunden Körperseite, während die Fernpunkte beidseitig benutzt werden.

Regeln der Kombination verschiedener Punkte

1. Die Kombination von Nah- und Fernpunkten ist essentiell für jede Akupunkturtherapie.
2. Auch die Kombination von Punkten im Verlauf eines Meridians (z. B. Bl. 23, Bl. 25, Bl. 40 und Bl. 60 bei Lumboischialgie) ist eine der grundlegenden Kombinationsregeln.
3. Die Kombination von Mu- und Shu-Punkten, also von segmentalen Alarmpunkten, mit dorsalen Segmentpunkten ist in erster Linie bei Erkrankungen und Störungen der zugehörigen Zang- bzw. Fu-Organe indiziert.
4. Die Kombination von Luo- und Yuan-Punkten, also von Durchgangs- und Quellpunkten, wird bei Störungen der gekoppelten Yin und Yang Meridiane oder bei Erkrankungen der Zang- und Fu-Funktionskreise angewendet. Man wählt den Yuan-Punkt des stärker betroffenen Meridians in Verbindung mit dem Luo-Punkt des gekoppelten Meridians aus.
5. Die Kombination von Shu-Punkt und Yuan-Punkt wendet man bei Störungen der Zang-Organe an, z. B. Bl. 23 und Ni. 3 bei Störungen der Niere.
6. Die Kombination von Mu-Punkten und He-Punkten ist bei Störungen der Hohlorgane oder bei Fülle- und Hitzesyndromen indiziert (Ren 12 Zhongwan in Kombination mit Ma. 36 Zusanli bei Magenerkrankungen).
7. Bei Füllestörungen kombiniert man den Sedierungspunkt des betroffenen Organs mit dem Punkt des Sohnelements, der dem Element entspricht (engl. hourly point). Dieser Punkt ist im beiliegenden Akupunkturselektor unterstrichen. So z. B. bei Füllestörung der Lunge Lu. 5 (Sedierungspunkt) mit Ni. 10 (Niere-Sohnelement, „Wasserpunkt“ des „Wasserorgans“).
8. Bei Schwächestörungen kombiniert man den Tonisierungspunkt des betroffenen Organs mit dem Punkt des Mutterelements, der dem Element entspricht. So bei Schwäche des Dickdarms Di. 11 (Tonisierungspunkt) mit Ma. 36 (Mutterelement, „Erdpunkt“ des „Erdorgans“) oder bei Schwäche der Lunge Lu. 9 mit MP. 3.

Im Rahmen dieses Grundlagenbuches haben wir uns auf die Darstellung der wichtigsten Regeln zur Punktauswahl und deren Kombinationsmöglichkeiten beschränkt.

15.1.2 Leitlinien für die Akupunkturanwendung

Vor jeder Akupunkturanwendung muß eine westliche Diagnose gestellt werden. Vor allem chronische Erkrankungen erfordern zusätzlich eine chinesische Diagnoseeinordnung. Aus einer chinesischen Syndromdiagnose folgen die spezifischen Therapieprinzipien, auf denen Punktauswahl und Nadelstimulation beruhen (s. S. 296).
Im Westen wird Akupunktur in der Regel *2 mal wöchentlich* angewendet [151 e]. Bei schweren Schmerzzuständen, z.B. Trigeminusneuralgie, oder bei akuten Erkrankungen mit schwerwiegender Symptomatik, wo ein Heilerfolg besonders dringend geboten erscheint, wird in der ersten Behandlungswoche 3- bis 4 mal behandelt. Zum Abschluß einer Behandlungsserie wird in den letzten Wochen nur einmal wöchentlich therapiert, um die Behandlung langsam „ausschleichen“ zu lassen. Einmal wöchentliche Anwendung der Akupunktur zu Beginn der Therapie wird als nicht ausreichend erachtet. In China wird Akupunktur häufig täglich angewendet oder auch 2- bis 4 mal pro Woche. Dies ist einer der markantesten Unterschiede in der Akupunkturanwendung in China und dem Westen.
Die Anwendung der Akupunktur *erfolgt in Serien von 10–12 Behandlungen* in einem Zeitraum von etwa 5–7 Wochen. Die Länge der dann folgenden *Behandlungspausen* ist abhängig von der Symptomatik in dieser Zeit: Sind sie schwerwiegend und nur geringfügig verändert, sollte die Behandlungspause nicht länger als 7–10 Tage betragen, bei deutlicher Linderung wird erst nach 2–3 Wochen weiterbehandelt. Anhand der Besserung der Symptomatik in dieser Behandlungspause wird über die Fortsetzung der Therapie in einer 2. Akupunkturserie entschieden; tritt eine deutliche Linderung der Beschwerden auf, wird einmal wöchentlich weiterbehandelt, ist die Besserung jedoch nicht ausgeprägt oder treten keine wesentlichen Veränderungen auf, wird eine 2. Serie mit 2 Behandlungen pro Woche, ähnlich der ersten Serie, durchgeführt.
In der Regel treten erste Linderungen der Symptomatik innerhalb der ersten 5 Behandlungen auf. Wenn keine Reduzierung der Symptomatik bis zur 5.–8. Sitzung zu verzeichnen ist, sollte das Therapiekonzept bzw. die entsprechende Punkteauswahl überprüft werden.
Bei akuten Erkrankungen sind in der Regel 5–10 Akupunkturen ausreichend, um einen Behandlungserfolg zu erzielen. Bei chronischen Erkrankungen, die über Jahre bestanden haben, sollte die Akupunkturtherapie nicht vor der 15.–20. Behandlungssitzung abgebrochen werden. Bei ca. 10% der chronisch Kranken tritt eine Besserung erst nach über 15 Behandlungssitzungen auf, wie eine eigene Untersuchung zeigt. In seltenen Fällen sind hier 30 und mehr Sitzungen erforderlich. Voraussetzung für ein Weiterführen der Akupunkturtherapie ist jedoch eine kompetent durchgeführte Akupunktur mit exakter Lokalisation der Punkte, ausreichender Anzahl der Nadeln, adäquater Reizstärke und genauer Beachtung der Therapieprinzipien der chinesischen Medizin, die sich in einer ausgewogenen Punkteauswahl spiegelt.
Bei einer Akupunktursitzung werden *12–20 Nadeln* gesetzt. Die Mindestanzahl von 12 Akupunkturnadeln wird nur bei ausgeprägten Schwächesyndromen der chinesischen Medizin unterschritten. Die Nadeln der chinesischen Akupunktur haben meist einen Durchmesser von 0,25–0,35 mm. Die Stichtiefe richtet sich nach Lokalisation der Punkte und kann zwischen 3–5 mm und 2–3 cm variieren. Punkte, die im Bereich der Muskulatur liegen, müssen tief, d.h. 1–3 cm, genadelt werden, weil der Wirkort der Nadeln entsprechend tief in der Muskulatur liegt. Bei der japanischen und koreanischen Akupunkturanwendung werden meist 20–50 Nadeln gesetzt, die mit 0,1–0,2 mm deutlich dünner sind als die chinesischen.
Das Setzen der Nadeln und deren erste manuelle Stimulation erfordern eine Zeitdauer von 5–15 min; die Nadeln verweilen dann für weitere *15–30 min.* Der Patient sollte mit geschlossenen Augen bequem in einem ruhigen Raum liegen. Er wird meist aufgefordert, tief und langsam in den Brustkorb zu atmen und seine Aufmerksamkeit auf den Körper und dessen Veränderungen zu richten. Dabei entspannen sich die Patienten

deutlich, sie sollten darum durch Praxisgeräusche nicht gestört werden. Eine Behandlung in „offenen Kabinen“ ist *nicht adäquat,* da der Behandlungserfolg im entscheidenden Maße auch von der Entspannung des Patienten während der Sitzung abhängt [151 a, b].
Beim Setzen der Nadeln tritt eine akupunkturspezifische Empfindung, das *De Qi,* auf, die durch Schwere-, bzw. Druckgefühl oder das Gefühl einer leichten Elektrisierung gekennzeichnet ist. Das De Qi wird als entscheidende Voraussetzung für die analgetische Akupunkturwirkung angesehen. Nach dem Setzen und während ihres Verweilens werden die Nadeln durch Drehen oder Heben und Senken manuell stimuliert, was das De Qi-Gefühl verstärkt. Dazu ist es oft notwendig, die Akupunkturpunkte etwa 5 min nach dem Setzen noch einmal durch Drehen zu stimulieren, in seltenen Fällen, z. B. bei starken akuten Schmerzen, auch 2- bis 3 mal. Der adäquaten Stimulation der Nadeln wird eine entscheidende Bedeutung für den Heilerfolg zugedacht. Nach chinesischen Behandlungskriterien wird bei Füllestörungen kräftig und bei Schwächestörungen gering stimuliert. Bei Schwächestörungen ist neben der Akupunktur auch die Moxibustion als tonisierende Therapie indiziert.
Moxibustion wird *täglich* angewendet, am besten vom Patienten Zuhause. Dazu zeichnet der Therapeut mit einem wasserfesten Filzstift 15–20 Akupunkturpunkte für die Moxibustion ein. Die Punkte werden 6- bis 8 mal mit einer „Moxazigarre“ oder einem Moxakegel auf einer Ingwerscheibe angewärmt, bei schweren Fällen auch 8- bis 12 mal, solange, bis eine deutliche Rötung sichtbar wird. Meist wird Moxibustion 2–3 Monate lang durchgeführt, sie ist jedoch während der Menstruation zu unterbrechen. In den Behandlungspausen der Akupunktur wird die Moxibustion in der Regel weitergeführt. Sie kann, bei gegebener Indikation, auch nach dem Abschluß der Akupunkturbehandlung fortgesetzt werden.

Im folgenden Abschnitt des Therapiekapitels erfolgt eine Zusammenstellung der wichtigsten Erkrankungen mit den Punktekombinationen, die sich in der täglichen Praxis bewährt haben. Die Weltgesundheitsorganisation hat 1979 eine Indikationsliste der wichtigsten Erkrankungen erstellt, bei denen Akupunkturtherapie erfolgversprechend ist (s. Anhang B). Das *Spektrum der Akupunkturindikationen* dieses Lehrbuches geht über die WHO-Liste hinaus und schließt die meisten Erkrankungen ein, die man im Westen mit Akupunktur behandelt. Vor kurzer Zeit haben führende deutsche Akupunkturgesellschaften eine aktuelle Indikationsliste für die Akupunktur erarbeitet (s. Anhang C).
Bei der folgenden Systematik der Therapie dienen westliche Diagnosen als Grundlage. Das Studium der traditionellen Syndrome der chinesischen Medizin wird empfohlen (s. Kapitel 16). Bei der Akupunktur sollte immer ein ganzheitliches Konzept Beachtung finden. Die Kombination mit Ernährungsberatung, Qi Gong, physikalischer Therapie und Psychotherapie kann für die Heilung von ausschlaggebender Bedeutung sein. Medikamentöse Therapie sollte, wenn notwendig und indiziert, langsam reduziert werden.
Die im folgenden aufgeführten Punktekombinationen sollten nicht wie ein Rezept kritiklos benutzt werden, sondern dienen dem Anfänger, der die Punktauswahl kennenlernen möchte, als Orientierung. Eine Analyse der Punktekombinationen anhand der dargestellten Prinzipien der Akupunktur hat einen besonderen didaktischen Wert. *Die Punktauswahl für eine bestimmte Erkrankung muß anhand der individuellen Symptomatik erfolgen.*

Der Punkt **Du 20 Baihui** ist der höchste Punkt und somit der „Gouverneur“ des Du Mai, des Lenkergefäßes, und ein Punkt, der eine zentrale Koordination aller Yang-Punkte im Körper bewirkt. Daneben hat Du 20 Baihui eine psychisch ausgleichende Wirkung. Dieser Punkt liegt in der Mitte des 7. Chakra, des Kronenchakra, und spielt auch deshalb eine herausragende Rolle (s. Kap. 17). Dieser wichtige Punkt kann bei jeder Akupunkturbehandlung Anwendung finden.

Vor jeder Akupunkturbehandlung, besonders bei Erkrankungen des Bewegungsapparates, werden schmerzhafte oder druckempfindliche Punkte in der betroffenen Region, sog. Ah-Shi-Punkte, aufgesucht, die als lokale Akupunkturpunkte behandelt werden. Diese Punkte sind in dem nun folgenden Abschnitt nicht immer aufgeführt.

In der folgenden Darstellung der Indikationen sind die Nahpunkte in der 1. Spalte, die Fernpunkte des Armes in der 2. Spalte aufgeführt. In der 3. Spalte stehen die Fernpunkte der Beine. Oben sind jeweils die wichtigen Punkte aufgeführt. Die auszuwählenden Punkte können im gegebenen Rahmen individuell variiert werden.

Um das Auffinden der **Akupunkturindikationen** zu erleichtern, werden sie hier alphabetisch aufgeführt:

15.2 Erkrankungen des Bewegungsapparates

Erkrankungen des Bewegungsapparates zählen zu den wichtigsten Indikationen der therapeutischen Akupunktur. Über 50 % der Patienten, die im Westen mit Akupunktur behandelt werden, leiden unter diesen Erkrankungen.
Erkrankungen des Bewegungsapparates sind durch Bewegungseinschränkung der Gelenke sowie akute oder chronische Schmerzen gekennzeichnet. Die Behandlung von chronischen Schmerzzuständen durch Anwendung von Wärme, Krankengymnastik oder Chirotherapie ist oft unbefriedigend. Medikamentöse Langzeitbehandlung wird durch Nebenwirkungen im Gastrointestinaltrakt, Störungen der Hämatopoese und durch Nierenschädigung begrenzt.
Die Wirkung der Akupunkturtherapie ist in dieser Erkrankungsgruppe durch kontrollierte und nicht kontrollierte Studien belegt. Die oft erstaunlichen Ergebnisse der Akupunkturtherapie bei chronischen Schmerzzuständen des Bewegungsapparates bestätigen sich auch in der täglichen Praxis. Die gute Aufnahme dieser Therapieform durch den Patienten in Verbindung mit der Wirksamkeit der Methode rechtfertigt die Forderung, die Akupunktur nicht nur als letztes Mittel der Therapie anzuwenden. Durch frühzeitige Akupunkturbehandlung kann ungünstigen Verlaufsformen mit eventueller Verkrüppelung vorgebeugt werden. Oft bleibt dem Patienten ein jahrelanges Schmerzleiden erspart.
Nach chinesischer Vorstellung liegt einerseits eine Störung im Fließen von Qi und Blut bei Vorherrschen von äußeren, meist klimatischen pathogenen Faktoren vor, andererseits häufig eine Schwächestörung innerer Organe sowie der Abwehrkraft des Körpers.
Gerade bei *chronischen* Erkrankungen des Bewegungsapparates ist das diagnostische Auffinden sowie die gezielte Therapie der inneren Ebene der Störung, *Ben*, von erheblicher Bedeutung für den Erfolg der Akupunkturtherapie. Hier finden sich neben der Störung im Fließen von Qi und Blut in den betroffenen Gelenken meist auch Schwächestörungen des Milz-Pankreas oder der Nieren, und zwar je nach Schwere, des jeweiligen Qi, Yang oder Yin. Hier wird mit tonisierender Nadeltechnik behandelt und auch Moxibustion intensiv angewendet.
Bei Milz-Pankreas-Disharmonien kommt es zu Störungen im Bindegewebe, bei Schwäche der Nieren zu Schmerzen und Funktionsstörungen der Gelenke; bei viel seltener vorkommenden Leberstörungen zu Verkrampfungen oder Schmerzen der Muskulatur. Arthrotische Gelenkveränderungen beruhen auf Störungen der Nieren, meist Schwäche des Nieren-Yang, seltener auch das Nieren-Yin. In schweren Fällen können Nieren- und Milz-Pankreas-Schwächezustände auch gemeinsam auftreten.
Bei *akuten* Erkrankungen des Bewegungsapparates ist meist nur eine periphere und oberflächliche Störung im Fließen von Qi auf dem Boden von äußeren pathogenen klimatischen Faktoren, von Traumen oder von Überbeanspruchung bzw. Überbelastung in den Gelenken zu finden. Diese Blockaden bzw. Stagnationen im Fließen von Qi lassen sich in der Regel mit wenigen Akupunkturbehandlungen (2–5) beseitigen.
Die chinesische Medizin kennt das „*Bi-Syndrom*", eine Erkrankung, die mit dem westlichen Rheumabegriff vergleichbar ist, der bei vielen Erkrankungen des Bewegungsapparates zu diagnostizieren ist.

Die **wichtigsten Therapieprinzipien** bei Erkrankungen des Bewegungsapparates sind:

- Eliminieren pathogener Faktoren;
- Tonisieren geschwächter innerer Organe, z. B. Niere und/oder Milz-Pankreas,
- Blockaden bzw. Stase lösen,
- Fördern des Fließen von Qi und Blut.

Regeln der Punktauswahl und weitere Therapieprinzipien

- In der Therapie dieser Erkrankungsgruppe kombiniert man Punkte im betroffenen Areal - **Nahpunkte** - mit wichtigen **Fernpunkten.**
- Schmerzhafte und **druckempfindliche Punkte,** Ah-Shi-Punkte, werden systematisch gesucht und genadelt.
- Die Lokalisation von Schmerzen und **Schmerzausstrahlungen wird den Meridianen zugeordnet** und dann mit spezifischen Nah- und Fernpunkten des entsprechenden Meridians behandelt. So werden z. B. Schmerzen der Schulter im Verlauf des Dickdarmmeridians mit lokalen Punkten des Dickdarmmeridians sowie mit wichtigen Fernpunkten wie Di. 4 Hegu, Di. 11 Quchi behandelt.
- Bei Schmerzen im Bereich eines Meridians sind auch Punkte der zugehörigen **Meridianachse** auszuwählen, so z. B. bei Schmerzen entlang des Dickdarmmeridians, Punkte des Magenmeridians, also der Yang-Ming-Meridianachse.
  Bei Erkrankungen des Bewegungsapparates werden die 3 Yang-Meridianachsen häufig benutzt:
  Yang Ming - Dickdarm- und Magenmeridian - ventral gelegen,
  Shao Yang - Sanjiao- und Gallenblasenmeridian - lateral gelegen,
  Tai Yang - Dünndarm- und Blasenmeridian - dorsal gelegen.
- Pathogene klimatische Faktoren werden mit Punkten wie Di. 4 Hegu, SJ. 5 Waiguan eliminiert.
- Der **Meisterpunkt für Muskeln und Sehnen Gb. 34 Yanglingquan** ist bei allen Erkrankungen des Muskel- und Sehnenapparates indiziert.
- Bei degenerativen Erkrankungen von Gelenken, Knochen und Knorpel wird der **Meisterpunkt Bl. 11 Dashu** ausgewählt.
- **Analgetische Punkte,** wie Di. 4 Hegu, Ma. 44 Neiting, sind indiziert.
- Der wichtigste **homöostatische Punkt Di. 11 Quchi** kann zusammen mit den tonisierenden Punkten Ma. 36 Zusanli und MP. 6 Sanyinjiao eingesetzt werden.
- Wichtige psychisch **sedierende Punkte,** wie He. 7 Shenmen und Bl. 62 Shenmai, sind in vielen Fällen indiziert.

15.2.1 Kiefergelenkarthrose

Häufig gehen Schmerzen des Kiefergelenks mit chronischen Verspannungen der Kaumuskulatur einher, die sich mit der Nadelbehandlung gut entspannen lassen. Psychogene Faktoren spielen bei der Entstehung und Chronifizierung dieses Krankheitsbildes eine große Rolle.
Nach traditioneller Vorstellung liegt eine Blockade bzw. eine Stase meist mit einer Füllestörung vor. Man behandelt mit kräftiger Nadelstimulation, d.h. sedierend. Schmerzen im Bereich des Kiefergelenks lassen sich mit Akupunktur positiv beeinflussen. Daneben erreicht man oft eine deutliche psychische Entspannung der Patienten.

Du 20 Baihui		
Ma. 7 Xiaguan	Di. 4 Hegu	Ma. 44 Neiting
Dü. 19 Tinggong	He. 7 Shenmen	Ma. 36 Zusanli
Gb. 2 Tinghui	SJ. 5 Waiguan	
SJ. 21 Ermen		
Dü. 18 Quanliao		
Gb. 20 Fengchi		
Ah-Shi-Punkte		

15.2.2 HWS-Syndrom, Tortikollis, zervikale Spondylosis

Nach chinesischer Einteilung unterscheidet man entsprechend der Schmerzlokalisation bzw. Schmerzausstrahlung 2 Hauptformen von HWS-Syndromen:
- Bei der ersten Form treten die Schmerzen nahe der Mittellinie auf und werden der *Tai-Yang-Meridianachse,* also dem Blasen- und Dünndarmmeridian zugeordnet. Sie sind durch Bewegungseinschränkung bzw. Schmerzen bei der Neigung des Kopfes nach vorne und nach hinten gekennzeichnet. Bei der Therapie wählt man neben den entsprechenden Nahpunkten auch Fernpunkte des Dünndarm- und Blasenmeridians aus.
- Schmerzen im seitlichen Bereich des Nackens und Bewegungseinschränkung bzw. Schmerzhaftigkeit der Kopfdrehung behandelt man über die *Shao-Yang-Meridianachse,* also den Sanjiao- und Gallenblasenmeridian.

Bei akutem HWS-Syndrom und Tortikollis wird nach sedierender Methode stimuliert, also mit kräftiger Manipulation der Nadeln oder mit Elektrostimulation. Bei chronischem Verlauf mit dumpfen, tief empfundenen Schmerzen können Schwächestörungen innerer Organe, z. B. der Niere vorliegen, hier wird die Moxibustion zusätzlich angewandt.

Mediale Form Tai-Yang-Typ, Dünndarm- und Blasenmeridian

Du 20 Baihui		
Bl. 10 Tianzhu	Dü. 3 Houxi	Bl. 60 Kunlun
Du 14 Dazhui	Dü. 6 Yanglao	
Bl. 11 Dashu	Lu. 7 Lieque	
Ex. 21 Huatuojiaji	Di. 4 Hegu	
Ah-Shi-Punkte		

Bei akutem Auftreten und starken Schmerzen mit ausgeprägter Bewegungseinschränkung wird bei dieser medialen Form vom Tai-Yang-Typ durch intensive manuelle Stimulation von Dü. 3 Houxi und Dü. 6 Yanglao eine schnelle Besserung erzielt.

Laterale Form Shao-Yang-Typ, Sanjiao- und Gallenblasenmeridian

Du 20 Baihui		
Gb. 20 Fengchi	SJ. 5 Waiguan	Gb. 39 Xuanzhong
Gb. 21 Jianjing	Di. 4 Hegu	Gb. 34 Yanglingquan
Du 14 Dazhui	SJ. 3 Zhongzhu	
Ah-Shi-Punkte	Lu. 7 Lieque	

15.2.3 Interkostalneuralgie, Thoraxprellung, ankylosierende Spondylitis, Zosterneuralgie

Auch bei chronischen und schweren Neuralgieformen lassen sich bei ausdauernder Akupunkturbehandlung gute Erfolge erzielen. Bei Thoraxtraumen oder wetterbedingten (Wind, Kälte) akuten Schmerzen, also bei Füllestörungen, ist die kräftige manuelle Stimulation vor allem der Fernpunkte wirkungsvoll. Bei längerem Verlauf und typischen Schwächesymptomen, z. B. bei Zosterneuralgien oder ankylosierender Spondylitis, ist die Moxibustion indiziert. Auch bei chronischen und schweren Zosterneuralgien lassen sich gute Behandlungserfolge erzielen, bei vorsichtiger Anwendung der Nahpunkte und kräftiger Stimulation der Fernpunkte. Hier kann man in den meisten Fällen eine ausgeprägte Schwächestörung innerer Organe diagnostizieren, z. B. der Niere oder des Milz-Pankreas. Auch schwere Yin-Schwächestörungen können die Ursache für eine Zosterneuralgie sein.

Du 20 Baihui		
Ex. 21 Huatuojiaji	SJ. 8 Sanyangluo	Gb. 40 Qiuxu
Regionale Blasenpunkte	Di. 4 Hegu	
Bl. 11–Bl. 21	Pe. 6 Neiguan	
Ah-Shi-Punkte		

15.2.4 LWS-Syndrom, Lumbalgie, Lumboischialgie, Ischialgie

Nach traditioneller Diagnostik der chinesischen Medizin ist zunächst die Zuordnung von Schmerzen zu den Meridianen bzw. Meridianachsen für die gezielte Therapie notwendig. Bei Lumboischialgien lassen sich die Schmerzen entweder dem *Blasenmeridian* (medial) im Bereich der Dermatome S1 und S2 oder dem *Gallenblasenmeridian* (lateral) im Bereich des Dermatoms L5 zuordnen.
Nach traditioneller Vorstellung liegt eine *Stagnation von Qi* (und Blut) entweder im Blasen- oder seltener im Gallenblasenmeridian vor. Auch eine *Kälte-Feuchtigkeit-Störung* mit Schwere- und Kältegefühl oder eine *Kälte-* und *Windstörung* mit Kältegefühl und wechselnden Schmerzen ist häufig zu diagnostizieren.
Bei akutem Auftreten und starken Schmerzen ist die kräftige Stimulation der Akupunkturnadeln sehr wirksam. Auch die Elektrostimulation der Nadeln kann bei diesen Formen hilfreich sein.
Bei chronischem Verlauf, dumpfem Schmerzcharakter mit Schwächesymptomen und Kälteempfindlichkeit ist neben der Nadelung die Moxibustion indiziert. Nach traditioneller Vorstellung liegt hier eine *Schwäche des Nieren-Yang*, seltener des Qi oder des Yin vor, die am wirksamsten mit Moxibustion der entsprechenden spezifischen Punkte (Bl. 23, Bl. 25, Ni. 7, Ni. 8, MP. 6) behandelt wird (s. auch Kap. 16 bei Nierenschwächestörungen).

Schmerzen im Bereich des Blasenmeridians, mediale Form

Du 20 Baihui		
Du 3 Yaoyangguan	Di. 4 Hegu	Bl. 40 Weizhong
Du 4 Mingmen	Handpunkt 1	Bl. 60 Kunlun
Bl. 23 Shenshu	Dü. 3 Houxi	Bl. 58 Feiyang
Bl. 25 Dachangshu		Bl. 57 Chengshan
Bl. 26 Guanyuanshu		Bl. 62 Shenmai
Bl. 27 Xiaochangshu		
Ex. 21 Huatuojiaji		
Bl. 32 Ciliao		
Bl. 54 Zhibian		
Bl. 36 Chengfu bei Ischialgie		
Bl. 37 Yinmen		
Ah-Shi-Punkte		

Von den angeführten Nahpunkten wählt man 3-4 aus, und zwar Punkte, die im Bereich der stärksten Schmerzen liegen. Dü. 3 Houxi und Bl. 62 Shenmai öffnen als Schlüsselpunkte den Du Mai und des Yangqiao. Auch der Handpunkt 1 Yaotongxue hat eine ausgeprägte analgetische Wirkung auf die Lendenwirbelsäule.
Daneben ist Bl. 23 Shenshu ein wichtiger lokaler Punkt mit ausgeprägter Wirkung auf die geschwächte Nierenenergie. Die Moxibustion dieses Punktes wird bei chronischen Verläufen mit Schwächesymptomatik häufig angewendet.

Schmerzen im Bereich des Gallenblasenmeridians, laterale Form

Du 20 Baihui		
Gb. 30 Huantiao	Di. 4 Hegu	Gb. 34 Yanglingquan
Gb. 31 Fengshi		Gb. 39 Xuanzhong
Du 3 Yaoyangquan		
Du 4 Mingmen		

Die Nadelung und kräftige Stimulation der Fernpunkte Bl. 40 Weizhong und Bl. 60 Kunlun bei der medialen Form (S1, S2) und Gb. 34 Yanglinquan bzw. Gb. 39 Xuanzhong bei der lateralen Form (L5) ist für den Therapieerfolg von ausschlaggebender Bedeutung.

Punkte für die Moxibustion bei Nierenschwächestörungen

Bl. 23 Shenshu	Lu. 9 Taiyuan	Ni. 7 Fuliu
Bl. 25 Dachangshu	Di. 11 Quchi	Ni. 3 Taixi
Du 3 Yaoyangguan		MP. 6 Sanyinjiao
Du 4 Mingmen		

Bl. 26–Bl. 30 Paravertebrale Linie, die sakrale Blasenpunkte verbindet.

15.2.5 Schulter-Arm-Syndrom, Periarthritis humeroscapularis

Lokale Punkte im Bereich des Schultergürtels wählt man nach der Lage der maximalen Schmerzhaftigkeit aus:
- Sind die Schmerzen im vorderen Teil der Schulter gelegen, nadelt man Punkte des Dickdarmmeridians (Di. 14, Di. 15, Di. 16) auf der Schulter zusammen mit Fernpunkten des Dickdarmmeridians (Di. 4, Di. 11) und dem wichtigen Fernpunkt der *Yang-Ming-Meridianachse* (Di. - Ma.) am Bein (Ma. 38).
- Werden die Schmerzen an der dorsalen Seite der Schulter angegeben, behandelt man mit lokalen Punkten des Dünndarmmeridians (Dü. 9, Dü. 10, Dü. 11) in Verbindung mit den Fernpunkten (Dü. 3, Dü. 6), sowie Punkten der *Tai-Yang-Meridianachse* am Bein (Bl. 60).
- Bei Schmerzen auf der Mitte der Schulter werden Nah- und Fernpunkte des Sanjiao-Meridians ausgewählt. Einen zusätzlichen Hinweis auf den auszuwählenden Meridian kann die Differenzierung der Bewegungseinschränkung bzw. Schmerzhaftigkeit im Schultergelenk hinsichtlich ihrer Hauptrichtung geben:

Bei Anteversion	– Dickdarmmeridian	– Yang-Ming-Meridianachse
Abduktion	– Sanjiao-Meridian	– Shao-Yang-Meridianachse
Retroversion	– Dünndarmmeridian	– Tai-Yang-Meridianachse

Oft ist zunächst eine genaue Differenzierung in die drei Formen nach dem Schmerzmaximum bzw. nach der Bewegungseinschränkung nicht möglich, weil die Symptomatik eher difus ist. Dann werden zuerst lokale Punkte der drei Meridiane Dickdarm, Sanjiao und Dünndarm (Di. 15, SJ. 14, Dü. 9) mit den Fernpunkten Di. 4 und Ma. 38 kombiniert. Häufig kommt es nach 2–3 Behandlungen zu einer Konzentration der Symptomatik auf einen Meridian, den man dann weiterbehandelt. Bei schmerzhafter Bewegungseinschränkung im Schultergelenk „frozen shoulder", ist die kräftige Stimulation von Ma. 38 Tiaokou sehr wirksam. In einer eigenen Studie waren 40% der Patienten nach der 1. Sitzung wiederhergestellt, 80% nach 3–5 Behandlungen [113, 114].

Du 20 Baihui		
Di. 15 Jianyu	Di. 4 Hegu	Ma. 38 Tiaokou
SJ. 14 Jianliao	SJ. 5 Waiguan	Bl. 60 Kunlun
Dü. 9 Jianzhen	Dü. 6 Yanglao	
Du 14 Dazhui	Di. 11 Quchi	
Di. 16 Jugu	Dü. 3 Houxi	
Gb. 20 Fengchi		
Gb. 21 Jianjing		

15.2.6 Epikondylitis, Tennisellbogen

Bei der Behandlung der oft äußerst schmerzhaften Epikondylitis steht die Auswahl von druckdolenten Punkten im Vordergrund. Dazu kommen dann die distalen Fernpunkte des entsprechenden Meridians. Kräftige Stimulation, v.a. der Fernpunkte, ist sehr wirksam. Während der Zeit der Behandlung sollte das Ellbogengelenk geschont werden. Besonders das Tragen von schweren Gegenständen und plötzliche Belastung des Gelenks müssen vermieden werden. In einer kontrollierten Studie aus der Universitätsklinik Düsseldorf konnte Molsberger die sofort-analgetische Wirkung der Akupunktur bei Tennisellbogen nachweisen [95].

Du 20 Baihui		
Di. 11 Quchi	Di. 4 Hegu	Gb. 34 Yanglingquan
Di. 10 Shousanli	SJ. 5 Waiguan	
Lu. 5 Chize	Dü. 6 Yanglao	
Pe. 3 Quze		
He. 3 Shaohai		

Ah-Shi-Punkte sollten sorgfältig aufgesucht und genadelt werden.

15.2.7 Schmerzen des Handgelenks

Bei Schmerzen des Handgelenks wählt man in erster Linie lokale Punkte im Bereich der stärksten Schmerzhaftigkeit aus und kombiniert diese mit den beiden analgetischen Punkten Di. 4 Hegu und Ma. 44 Neiting.

Pe. 7 Daling	Di. 4 Hegu	Ma. 44 Neiting
He. 7 Shenmen		
Lu. 9 Taiyuan		
Di. 5 Yangxi		
SJ. 4 Yangchi		
Ex. 28 Baxie		
Ah-Shi-Punkte		

15.2.8 Schmerzen der Hand, rheumatoide Arthritis, Dupuytren-Kontraktur

Auch hier werden Punkte im Bereich der größten Schmerzhaftigkeit mit den beiden allgemeinen analgetischen Punkten kombiniert. Kräftige Stimulation der Punkte ist notwendig. Die 8 Extrapunkte Ex. 28 Baxie (Ba = acht) sind besonders wirksam. Bei der Dupuytren-Kontraktur lassen sich die Verhärtungen der Sehnenplatte oft rückgängig machen, wenn die Therapie mit Akupunktur frühzeitig erfolgt. Die Behandlung der Stagnation des Leber-Qi mit Leberpunkten (z.B. Le. 3 Taichong) ist hier von ausschlaggebender Bedeutung (s. auch Kapitel 16 unter Stagnation des Leber-Qi).

Ex. 28 Baxie
Lu. 10 Yuji
Pe. 8 Laogong
He. 8 Shaofu
Ah-Shi-Punkte

Di. 4 Hegu

Ma. 44 Neiting
Le. 3 Taichong

15.2.9 Koxarthrose, Koxarthritis

Bei Koxarthrosen, die nach chinesischer Vorstellung meist auf Schwächestörungen der Niere, seltener auch der Leber beruhen, ist eine tonisierende Behandlung indiziert. Besonders wenn dumpfe, tiefempfundene und ziehende Schmerzen dominieren, zeigt neben der Nadelung die Moxibustion gute Behandlungserfolge. Die Ohrakupunktur kann bei Hüftschmerzen eine wirkungsvolle Ergänzung der Körperakupunkturtherapie sein.

Du 20 Baihui
Gb. 30 Huantiao
Bl. 54 Zhibian
Bl. 32 Ciliao
Bl. 36 Chengfu
Ah-Shi-Punkte

Di. 4 Hegu

Gb. 34 Yanglingquan
Gb. 41 Linqi
Bl. 40 Weizhong
Bl. 60 Kunlun
Ma. 44 Neiting

Punkte für die Moxibustion

Bl. 23 Shenshu
Bl. 54 Zhibian
Bl. 26–Bl. 30

Bl. 40 Weizhong
Ni. 3 Taixi
Ni. 7 Fuliu

15.2.10 Gonarthrose, Schmerzen des Kniegelenks

Schmerzen des Kniegelenks lassen sich durch Akupunktur besonders gut lindern. Trotz schwerer Gelenkveränderungen tritt oft eine dauerhafte Linderung der Schmerzen ein. Im Mittelpunkt der Behandlung stehen die 3 lokalen Punkte Ex. 31 Heding, Ex. 32 Xiyan und Ma. 35 Dubi, die auch Knieaugen genannt werden. Daneben sind lokale druckdolente Punkte auszuwählen. Fernpunkte auf den zugehörenden Meridianen werden kräftig stimuliert. Auch die allgemeinen analgetischen Punkte Ma. 44 Neiting und Di. 4 Hegu sind nützlich.

Du 20 Baihui
Ex. 31 Heding
Ex. 32 Xiyan
Ma. 35 Dubi
Ma. 36 Zusanli
Gb. 34 Yanglingquan
Bl. 40 Weizhong
Ah-Shi-Punkte

Di. 4 Hegu
Bl. 11 Dashu

Ma. 44 Neiting
Bl. 60 Kunlun

Bei Gelenkschwellungen oder Ergüssen
MP. 9 Yinlingquan

15.2.11 Schmerzen des Sprunggelenks

Bei Schmerzen des Sprunggelenks werden lokale druckdolente Punkte aufgesucht und genadelt. Wichtige allgemein wirksame Punkte wie MP. 9 Yinlingquan bei Schwellungen, Di. 4 Hegu und Ma. 44 Neiting bei starken Schmerzen ergänzen das Punktspektrum.

Ma. 41 Jiexi
Gb. 40 Qiuxu
Bl. 60 Kunlun
Ni. 3 Taixi
Ni. 6 Zhaohai
Ah-Shi-Punkte

Di. 4 Hegu
Bl. 11 Dashu

Ma. 44 Neiting

Bei Schwellungen
MP. 9 Yinlingquan

15.2.12 Schmerzen der Zehen

Die 8 Extrapunkte Ex. 36 Bafeng (Ba = acht) sind bei Schmerzen im Bereich der Zehen besonders wirksam.

Du 20 Baihui
Ex. 36 Bafeng
Ma. 44 Neiting
Ah-Shi-Punkte

Di. 4 Hegu

Gb. 34 Yanglingquan

15.2.13 Rheumatoide Arthritis

Die traditionelle chinesische Medizin beschreibt ein Syndrom, chinesisch „Bi" genannt, das in seiner Symptomatik weitgehend der rheumatoiden Arthritis entspricht. Die Ursache des Bi-Syndroms wird in einer Störung des Fließens von Qi und Blut gesehen. Pathogene Einflüsse wie *Wind, Kälte* und *Feuchtigkeit* bei Schwäche des Milz-Pankreas, der Niere und des Abwehr-Qi (Wei Qi) verursachen nach chinesischer Vorstellung diese Störung.

Man unterscheidet mehrere Formen des Bi-Syndroms:

1) Bi-Syndrom mit starken Schmerzen, die durch Wärme gelindert werden. Die Ursache ist pathogene *Kälte.*
2) Bi-Syndrom mit wandernden Schmerzen und Bewegungseinschränkung aufgrund von pathogenem *Windeinfluß.*
3) Bi-Syndrom mit dauerhaften Schmerzen und Schwere- sowie Trägheitsgefühl, das durch pathogene *Feuchtigkeit* bedingt ist.
4) Bi-Syndrom mit akuten entzündlichen Gelenkreaktionen (Schwellung, Rötung, Hitze) aufgrund einer Kombination von pathogener *Kälte, Feuchtigkeit* und *Wind.*

Die verschiedenen Formen des Bi-Syndroms beruhen auf einer Schwäche der inneren Organe, meist Milz-Pankreas und/oder Niere. Die traditionelle Therapie eliminiert die pathogenen Kälte-, Feuchtigkeits- und Windeinflüsse und stärkt die geschwächten Organe sowie das Abwehr-Qi des Körpers.
Da primär eine Schwäche vorhanden ist, beruht die Therapie auf einer Stärkung bzw. Tonisierung des Qi der gestörten Organe durch Moxibustion. Die Nadelung der betroffenen Meridiane bzw. Gelenke eliminiert die pathogenen Einflüsse und fördert die Wiederherstellung des Fließens von Qi.
Die Moxibustion zur Tonisierung erfolgt täglich:

Ren 6 Qihai
Ren 8 Shenque
Ren 12 Zhongwan
Bl. 20 Pishu
Bl. 22 Sanjiaoshu
Bl. 23 Shenshu
Du 4 Mingmen
Du 13 Taodao
Du 14 Dazhui

Di. 11 Quchi
Di. 10 Shousanli

Ma. 36 Zusanli
Ni. 7 Fuliu
MP. 6 Sanyinjiao

Die Nadelbehandlung der betroffenen Gelenke wird in Kombination mit der Moxibustion über längere Zeiträume durchgeführt. Für die Nadelung der schmerzhaften Gelenke wählt man die Nah- und Fernpunkte der Meridiane aus, die in dem vorangegangenen Abschnitt beschrieben sind. Antirheumatika, die die Patienten einnehmen, sollten abhängig von Entzündungsparametern und der Linderung der Schmerzen langsam reduziert werden.

Neben dieser Tonisierungstherapie wendet man analgetische Punkte mit kräftiger Stimulation an:

Di. 4 Hegu
Ma. 44 Neiting
Ma. 43 Xiangu

Der Meisterpunkt für Muskeln und Sehnen, Gb. 34 Yanglingquan, ist bei rheumatischen Erkrankungen sehr wirksam. Auch Bl. 11 Dashu, der Meisterpunkt für Knochen und Gelenke, wird häufig genadelt. Bei akutem entzündlichen Geschehen ist Du 14 Dazhui indiziert.
Bei ausreichend langer Behandlung gelingt es, nicht nur die Schmerzen zu reduzieren, sondern auch die Beweglichkeit der Gelenke zu verbessern.

15.3 Neurologische Erkrankungen

Häufig ist bei neurologischen Erkrankungen eine ursächliche Therapie nicht möglich; die übliche westliche Behandlung beschränkt sich meist auf symptomatische Maßnahmen, Physiotherapie, Vitamin- oder Analgetikagabe.
Akupunktur zeigt eine gute und langanhaltende Wirksamkeit v.a. bei Migräne, chronischen Kopfschmerzen, Trigeminusneuralgie. Hier ist die Akupunktur anderen therapeutischen Maßnahmen deutlich überlegen. Viele Patienten mit Migräne oder Trigeminusneuralgien sind nach jahrzehntelangem Krankheitsverlauf durch Akupunkturtherapie innerhalb von wenigen Wochen dauerhaft schmerzfrei. Diese oft erstaunlichen Therapieerfolge haben entscheidend zur Verbreitung der Akupunktur im Westen beigetragen. Auch bei vielen Lähmungen lassen sich mit der Akupunkturtherapie Verbesserungen der Bewegungsfunktion erreichen, die mit anderen Behandlungsformen nicht erzielt werden. Bei den Epilepsien hat Akupunktur eine erstaunliche antikonvulsive Wirkung im akuten Anfall, auch die Anfallshäufigkeit kann vermindert werden.

15.3.1 Kopfschmerzen und Migräne

Kopfschmerzen und Migräne zählen zu den Hauptindikationen der therapeutischen Akupunktur. Etwa ein Drittel der im Westen mit Akupunktur behandelten Patienten leidet an Migräne oder Kopfschmerzen.
Nach traditioneller Vorstellung sind chronische Kopfschmerzen und Migräne auf eine Stauung bzw. Blockade des Qi in den Yang-Meridianen des Kopfes zurückzuführen. Die Blockaden und somit die Schmerzen beruhen meist auf einer inneren Störung der Organe und Meridiane (z.B. „Aufsteigendes Leber-Feuer"), nur selten auf äußeren Einflüssen durch Wetterfaktoren wie Wind und Kälte. Je nach Schmerzcharakter können sowohl Fülle- als auch seltener Schwächestörungen vorliegen. Füllestörungen überwiegen meist und sind gekennzeichnet durch sehr intensive Kopfschmerzen oder Migräne mit starkem Spannungsgefühl, pochenden Schmerzen und

dem Gefühl „der Kopf könnte platzen". Bei Schwächestörungen sind die Kopfschmerzen dumpf, häufig in Verbindung mit Benommenheit und anderen allgemeinen Schwächesymptomen, wie z. B. übermäßige Müdigkeit, Erschöpfungsgefühl, Schwindel oder Hypotonie.

Die innere, tiefe Ebene der Störung, chinesisch *Ben,* ist meist die Ursache und Wurzel von chronischen Kopfschmerzen und Migräne. Die mit über 50 % der Fälle häufigsten Störungen innerer Organe sind Leber- und Gallenblasendisharmonie, und zwar in erster Linie *„Stagnation des Leber-Qi"* und *„Aufsteigendes Leber-Yang"*, seltener *„Aufsteigendes Leber-Feuer"* oder *„Leber-Yin-Schwäche"*. Gleichzeitig findet man eine chronische Blockade des Gallenblasenmeridians mit Schmerzen im Verlauf des Meridians.

Seltenere Kopfschmerzformen sind gekennzeichnet durch Milz-Pankreas-Schwäche mit oder ohne Magenfüllestörungen. Bei diesen Formen findet man häufig auch *Schleimstörungen* im chinesischen Sinne, die gekennzeichnet sind durch Benommenheit, Dumpfheits- bzw. Schweregefühl im Kopf mit Konzentrationsstörungen sowie Schwindel. Übermäßiger Alkoholgenuß kann die beschriebenen Schleimstörungen verstärken.

Schwächestörungen der Nieren häufig auf dem Boden von latenter Ängstlichkeit bei meist zwanghafter Persönlichkeitsstruktur können ebenfalls zu chronischen Kopfschmerzen führen. Die Kopfschmerzen sind hier häufig im Bereich des Blasenmeridians oder entlang des Du Mai lokalisiert und zwar sowohl im Nacken als auch in der Stirnmitte. Auch Kombinationen von Nierenschwäche mit Leberfüllestörungen sind bei chronischen Kopfschmerzen nach chinesischen Diagnosekriterien zu diagnostizieren.

Das Chronic-fatigue-Syndrom, das auch „chronic persistent headache" genannt wird, beruht auf einer chronischen Leberstörung und zwar *„Schwäche des Leber-Yin"* nach einer längeren Phase von *„Fülle des Leber-Yang"*. Wie alle Kopfschmerzen sind auch hier nach traditioneller Vorstellung unverarbeitete Gefühle an der Entstehung dieser Störungen beteiligt.

Die Akupunkturtherapie bei Migräne und chronischen Kopfschmerzen sollte nicht nur die oberflächliche Schicht, also die Blockaden der Meridiane, sondern auch die tiefe Ebene des Störungsmusters in den Organen berücksichtigen (s. chinesische Syndrome im Kap. 16).

Innere Ebenen der Störungen, *Ben* bei Kopfschmerzen und Migräne:
1. Stagnation des Leber Qi,
2. Aufsteigendes Leber-Yang,
3. Aufsteigendes Leber-Feuer,
4. Schwäche des Leber-Yin,
5. Magenfülle bzw. Feuer mit Schwäche des Milz-Pankreas,
6. Schleimstörung meist bei Milz-Pankreas-Schwäche,
7. Schwäche des Nieren-Yang oder -Qi mit oder ohne Leberfüllestörungen,
8. Allgemeine Schwäche des Qi (selten).

Die Lokalisation der Zephalgien ist für die individuell ausgelegte Akupunkturtherapie von großer Bedeutung. Nach dem traditionellen Konzept der chinesischen Medizin lassen sich nach Schmerzlokalisation und Ausstrahlung 4 Hauptgruppen anhand der betroffenen Meridiane herauskristallisieren:

- **Schmerzen im Verlauf des Gallenblasenmeridians** mit Schmerzmaxima im Bereich der Punkte Ex. 2 Taiyang, Gb. 14 Yangbai lateral bzw. oberhalb der Augen oder Gb. 20 Fengchi im Nacken. Nach der Meridianachse Sanjiao-Gallenblase spricht man auch von Shao-Yang-Kopfschmerzen. Mit 40–50% ist der *Shao-Yang-Kopfschmerz* die häufigste Form [137]. Man behandelt vor allem mit Fernpunkten des Sanjiao- sowie des Gallenblasenmeridians.

Zephalgie vom Shao-Yang-Typ

Du 20 Baihui		
Gb. 14 Yangbai	SJ. 5 Waiguan	Gb. 41 Linqi
Gb. 20 Fengchi	Di. 4 Hegu	Ma. 44 Neiting
Ex. 2 Taiyang		Le. 3 Taichong

- **Schmerzen im Bereich der Stirn und Schläfe** mit Schmerzmaxima im Bereich von Ma. 8 Touwei werden dem Magenmeridian zugeordnet. Man spricht von *Yang-Ming-Kopfschmerzen* und behandelt mit Fernpunkten des Dickdarm- und Magenmeridians.

Zephalgie vom Yang-Ming-Typ

Du 20 Baihui		
Ma. 8 Touwei	Di. 4 Hegu	Ma. 44 Neiting
Gb. 4 Hanyan	Di. 11 Quchi	Ma. 36 Zusanli
Ex. 1 Yintang		

- **Schmerzen im Verlauf des Blasenmeridians** mit Schmerzmaxima im Bereich von Bl. 2 Zanzhu zwischen den Augenbrauen oder Bl. 10 Tianzhu im Nacken nennt man *Tai-Yang-Kopfschmerzen*. Man behandelt mit Fernpunkten des Dünndarm- und Blasenmeridians.

Zephalgie vom Tai-Yang-Typ

Du 20 Baihui		
Bl. 2 Zanzhu	Dü. 3 Houxi	Bl. 60 Kunlun
Bl. 10 Tianzhu	Di. 4 Hegu	Bl. 67 Zhiyin

- **Schmerzen im Bereich des Punktes Du 20 Baihui** werden dem Lebermeridian zugeordnet. Hier findet man häufig Störungen und Symptome im Sinne des traditionellen Syndroms „Aufsteigendes Leber-Feuer“ (s. auch Kap. 16). Nach traditioneller Vorstellung zieht eine innere Verbindung vom Lebermeridian zum Punkt Du 20 Baihui am Vertex. Man behandelt mit Fernpunkten des Lebermeridians.

Zephalgie bei Störung des Leberfunktionskreises

Du 20 Baihui	Di. 4 Hegu	Le. 3 Taichong
Ex. 6 Sishencong		Le. 2 Xingjian
		Gb. 34 Yanglingquan

Bei der Akupunktur der Migräne wird 2mal in der Woche therapiert in Serien von 10–12 Behandlungen. Im therapiefreien Intervall von 10–14 Tagen nach der ersten Behandlungsserie wird anhand der Symptomreduktion über die Weiterführung der Therapie in einer zweiten Behandlungsserie entschieden. Im Durchschnitt sind ca. 15 Akupunkturbehandlungen erforderlich. In extremen Einzelfällen kann es erst nach 30–40 Behandlungen zu einer dauerhaften Besserung kommen. 3 Monate nach Beendigung der Therapie sollte eine Auffrischungsbehandlung mit 3–4 Akupunktursitzungen erfolgen, um den Langzeiterfolg zu sichern.
Eine eigene Untersuchung an 50 Patienten zeigt, daß 60% der Patienten dauerhaft schmerzfrei werden [137, 141]. 28% der Patienten gaben eine deutliche Besserung an, jedoch keine vollständige Schmerzfreiheit. Bei 12% konnte keine Änderung der Beschwerden festgestellt werden. 60% der Patienten waren nach 6 Monaten rezidivfrei. Ein Vergleich dieser Ergebnisse mit anderen klinischen Untersuchungen bestätigt die ausgezeichneten Therapieerfolge der Akupunkturtherapie bei Migräne und Kopfschmerzen. Die individualspezifische Auswahl der Akupunkturpunkte, eine klassische

Stichtechnik mit manueller Stimulation der Nadeln und die Anzahl der Sitzungen sind für eine langanhaltende Beschwerdefreiheit von erheblicher Bedeutung.

15.3.2 Trigeminusneuralgie

Die Trigeminusneuralgie zählt zu den Erkrankungen mit den stärksten Schmerzen. Die medikamentösen Therapieversuche sind häufig unbefriedigend.
Nach traditioneller Vorstellung beruht die Trigeminusneuralgie auf einer durch *Wind, Kälte* oder *Hitze* hervorgerufenen Blockade von Qi bei tiefergreifenden inneren *Fülle- und Hitzestörungen* der *Leber* und des *Magens.* Diese Organe sind im Füllezustand mit Hitzesymptomen, die sich in akuten schneidenden bzw. brennenden Schmerzen zeigen. Auch eine *Schwäche des Yin der Niere* kann vorliegen mit dumpfen bohrenden Schmerzen. Wenn die Schmerzen anfallartig, periodisch oder wandernd auftreten, spricht man von Windstörungen. Die Wetterfaktoren Hitze, Wind usw. dienen hier der Beschreibung der Schmerzqualitäten.
Bei der Behandlung der Trigeminusneuralgie nadelt man im Gesicht, auf der *nicht* befallenen Seite, eine Anzahl von Punkten (8–12), die immer wieder manuell stimuliert werden. Auf sedierende oder selten tonisierende Stimulation ist hier zu achten. Die Fernpunkte, besonders Di. 4 Hegu, Ma. 44 Neiting und Le. 3 Taichong, werden meist kräftig manuell stimuliert. In schweren Fällen wird am Anfang täglich behandelt und die Nadeln 30–60 min belassen. Bei starken anfallartigen Schmerzen darf nur die kontralaterale Gesichtshälfte genadelt werden, da sonst die Schmerzen zunehmen können. Keinesfalls dürfen die Triggerpunkte bei Patienten mit Trigeminusneuralgie genadelt oder mit Moxa angewärmt werden. Erst nach weitgehendem Abklingen der akuten Schmerzen, meist nach 4–8 Sitzungen, wird auf die kranke Seite übergegangen, zunächst mit wenig Nadeln, die Anzahl der Nadeln wird dann langsam gesteigert. Auch die Reizstärke bei der manuellen Nadelstimulation im Gesicht wird langsam erhöht. In der Mehrzahl der Fälle findet eine erste Schmerzlinderung nach 4–6 Sitzungen statt. Bis dahin verabreichte medikamentöse Therapie kann von diesem Zeitpunkt an langsam reduziert werden. Um jedoch zu einer vollständigen Schmerzreduktion zu kommen, muß man in der Regel 10- bis 20mal weiterbehandeln. Nach einem Therapiezyklus sind die Patienten meist für Jahre schmerzfrei. Rezidive sind jedoch bei Trigeminusneuralgien häufig. Beim Wiederauftreten der Trigeminusschmerzen wird eine neue Behandlungsserie mit weniger Sitzungen durchgeführt. Je nach Lokalisation der Schmerzen werden die Punkte wie folgt ausgewählt:

Schmerzen im Gebiet der N. ophthalmicus V_1

Du 20 Baihui		
Gb. 14 Yangbai	Di. 4 Hegu	Ma. 44 Neiting
Ex. 2 Taiyang	SJ. 5 Waiguan	Le. 3 Taichong
Bl. 2 Zanzhu		Ma. 36 Zusanli
Ex. 1 Yintang		

Schmerzen im Gebiet des N. maxillaris V_2

Du 20 Baihui		
Ma. 2 Sibai	Di. 4 Hegu	Ma. 44 Neiting
Ma. 3 Juliao	SJ. 5 Waiguan	Le. 3 Taichong
Dü. 18 Quanliao	Lu. 7 Lieque	Ma. 36 Zusanli
Du 26 Renzhong		
Ma. 7 Xiaguan		
Di. 20 Yingxiang		

Schmerzen im Gebiet des N. mandibularis V_3

Du 20 Baihui		
Ma. 4 Dicang	Di. 4 Hegu	Ma. 44 Neiting
Ma. 6 Jiache	SJ. 5 Waiguan	Le. 3 Taichong
Ma. 7 Xiaguan	Lu. 7 Lieque	Ma. 36 Zusanli
Ren 24 Chengjiang		
Ex. 5 Jiachengjiang		

Bei ausgeprägten Windstörungen mit anfallartigen oder wandernden Schmerzen nadelt man zusätzlich Gb. 20 Fengchi neben Di. 4 Hegu, Lu. 7 Lieque und SJ. 5 Waiguan, die ebenfalls pathogene Einflüsse eliminieren. Bei Füllestörungen mit Hitzesymptomen werden Ma. 44 Neiting, Le. 2 Xingjian und Le. 3 Taichong sedierend, also mit kräftiger manueller Stimulation behandelt. Bei Schwäche des Nieren-Yin sind Ni. 3 Taixi, Ni. 6 Zhaohai, Ren 4 Guanyuan und MP. 6 Sanyinjiao indiziert, die man tonisierend nadelt oder mit Moxa anwärmt.

15.3.3 Hemiparesen

Die Behandlung von Hemiparesen nimmt in den Akupunkturkliniken Chinas einen großen Raum ein. Hemiparesen nach zerebralem Insult zeigen eine bessere Prognose als posttraumatische. Auch Paresen nach Poliomyelitis werden nach Aussage chinesischer Ärzte mit Erfolg behandelt. Eigene Erfahrungen in der Behandlung von spastischen Paresen zeigen eine deutliche Reduktion der Spastik bei 30% der Patienten. Da die alleinige Behandlung von Paresen mit Physiotherapie oft unbefriedigend ist, empfiehlt es sich, die Akupunktur primär anzuwenden. Gerade Paresen nach zerebralen Insulten zeigen bei frühzeitiger Akupunkturbehandlung gute Erfolge. Auch bei länger bestehenden Paresen sind häufig gute Besserungen der Motorik zu erzielen.
Nach traditioneller Vorstellung liegt bei Paresen eine ausgeprägte *Schwächestörung* der *Niere* und meist auch des Milz-Pankreas mit massiver *Blockade von Qi* und Blut vor. Betroffen sind in erster Linie der Dickdarm- und Magenmeridian, also die Yang-Ming-Meridianachse. Man behandelt folglich vorwiegend mit Punkten des Dickdarm- und Magenmeridians, und zwar wird tief in die Muskulatur eingestochen, d.h. 2–5 cm. Um die Reizstärke zu erhöhen, stimuliert man die Nadeln mit niederfrequenten Strömen. Die Elektrostimulation verstärkt die Akupunkturwirkung. Neben der *Schwächestörung des Nieren-Yin* bzw. seltener des Nieren-Yang findet man häufig *Leberfüllestörungen* des Leber-Yang oder auch Leber-Feuer mit *Leber-Wind.* Diese Leberfüllestörungen manifestieren sich schon frühzeitig in Form von Hypertonie, Kopfschmerzen oder Schwindel. Oft ist daneben eine Schleimstörung bei *Schwäche des Milz-Pankreas* zu diagnostizieren.
Die Moxibustion ist bei ausgeprägten Schwächesymptomen nützlich und tonisiert zusätzlich den geschwächten Patienten. Wenn jedoch Sensibilitätsstörungen vorliegen, sollte keine Moxibustion im betroffenen Gebiet angewendet werden.
Bei der Paresebehandlung wird die Akupunktur für 2–3 Behandlungszyklen von jeweils 10–12 Sitzungen durchgeführt. Zeigt sich nach 10–15 Sitzungen kein Behandlungserfolg, sollte mit Schädelakupunktur weiterbehandelt werden. Die Akupunkturbehandlung wird mit Krankengymnastik kombiniert, um die Muskulatur zu stärken und Kontrakturen zu vermeiden.
Bei Aphasie nadelt man Ren 23 Lianquan und He. 5 Tongli. Bei ausgeprägter Nieren-Yin-Schwäche sind Ni. 3 Taixi, Bl. 23 Shenshu, Ren 4 Guanyuan wirksam; Le. 3 Taichong und Di. 4 Hegu fördern das Fließen von Qi.

Hemiparese der Arme		Hemiparesen der Beine		Allgemeinpunkte	
Di. 15	Jianyu	Ma. 31	Biguan	Du 20	Baihui
Di. 11	Quchi	Ma. 32	Femur-Futu	Ex. 6	Sishencong
Di. 10	Shousanli	Ma. 36	Zusanli	Di. 4	Hegu
Di. 4	Hegu	Ma. 37	Shangjuxu	Gb. 34	Yanglingquam
Ex. 28	Baxie	Ma. 40	Fenglong	Ma. 36	Zusanli
SJ. 14	Jianliao	Ma. 41	Jiexi	Le. 3	Taichong
SJ. 5	Waiguan	Ma. 44	Neiting		
SJ. 3	Zhongzhu	Ex. 36	Bafeng		
		Gb. 30	Huantiao		
		Gb. 37	Guangming		

Moxibustion bei Hemiparesen

Ren 6	Qihai	Di. 10	Shousanli	Ma. 36	Zusanli
Ren 4	Guanyuan	Di. 11	Quchi	MP. 6	Sanyinjiao
Bl. 23	Shenshu	SJ. 5	Waiguan	Ma. 41	Jiexi

15.3.4 Fazialisparese

Bei der Akupunkturbehandlung der idiopathischen Fazialisparese werden rasche Remissionen in vielen Fällen schon nach wenigen Behandlungen beobachtet. Besserungen können auch bei Patienten mit fehlender Spontanremission erwartet werden. Niederfrequente elektrische Stimulation mit 3–10 Hz oder kräftige manuelle Stimulation verstärkt die Wirkung der Nadelung. Man behandelt meist die erkrankte Gesichtshälfte einseitig, die Fernpunkte beidseitig.
Nach traditioneller Vorstellung liegt eine durch *Wind*- und seltener durch Kälteeinfluß hervorgerufene Blockade der Lebensenergie Qi im Gesicht vor. Die Nahpunkte lösen die Stase von Qi im Gesicht, während die Fernpunkte Di. 4 Hegu, SJ. 5 Waiguan und Ma. 44 Neiting pathogene Faktoren eliminieren und das Fließen von Qi fördern.

Du 20	Baihui				
Ex. 6	Sishencong	Di. 4	Hegu	Gb. 34	Yanglingquan
Gb. 14	Yangbai	Di. 11	Quchi	Ma. 36	Zusanli
Ex. 2	Taiyang	SJ. 5	Waiguan	Ma. 44	Neiting
Ma. 2	Sibai			Le. 3	Taichong
Ma. 3	Juliao				
Ma. 4	Dicang				
Ma. 5	Daying				
Ma. 7	Xiaguan				
Dü. 18	Quanliao				
Ex. 5	Jiachenjiang				

15.3.5 Epilepsie

Im Westen wird die Epilepsie nur selten mit Akupunktur behandelt, obwohl die Akupunkturtherapie gute antikonvulsive Wirkungen zeigt. Gerade bei der Behandlung von akuten Krampfanfällen ist die antikonvulsive Wirkung ausgeprägt. Hier führt die Nadelung oder die kräftige Akupressur mit dem Daumennagel in einem hohen Prozentsatz zu einer Krampfunterbrechung innerhalb von 10–30 s. Besonders der Punkt Du 26 Renzhong auf der Oberlippe zeigt eine gute Wirksamkeit beim akuten Krampfanfall bei 80–90% der Patienten, wie eine eigene Untersuchung belegt. Auch eine dünne Einmalkanüle kann im Notfall verwendet werden. Neben der Notfallbehandlung des akuten Anfalls ist die langfristige Behandlung von therapieresistenten Epilepsien wirkungsvoll. Die bestehende Medikation wird zunächst weitergeführt, bis eine anhaltende Anfallsfreiheit erreicht ist, dann kann versucht werden, sie in enger Absprache mit dem behandelnden Neurologen langsam zu reduzieren.

Anfallsbehandlung

Du 26 Renzhong

Intervallbehandlung

Du 20 Baihui		
Ex. 6 Sishencong	He. 7 Shenmen	Ni. 1 Yongquan
Ex. 1 Yintang	Pe. 6 Neiguan	Bl. 62 Shenmai
Du 26 Renzhong	Di. 4 Hegu	Gb. 34 Yanglingquan
		Le. 3 Taichong

15.4 Psychische Störungen und psychiatrische Erkrankungen

In China, aber auch in Westeuropa und Amerika wird in zunehmendem Maße Akupunkturtherapie bei psychiatrischen Erkrankungen angewandt. Neben und zusammen mit psychotherapeutischem Vorgehen ist die Akupunktur mit ihren vielfältigen psychischen Wirkungen geeignet, die Psychopharmakatherapie zu ersetzen.
Akupunktur hat eine ausgeprägte psychisch harmonisierende, sedierende oder tonisierende Wirksamkeit. Besonders Akupunkturpunkte des Du Mai, des Herz-, Perikard- und Gallenblasenmeridians haben psychische Wirkungen.
Bei vielen psychischen Störungen sind auch andere Organsysteme betroffen. Das diagnostische Auffinden der gestörten Organe und deren Störungsmuster ist therapieentscheidend. Man behandelt dann diese Organe mit den entsprechenden Meridianpunkten und fügt die wichtigen spezifischen Punkte für psychische Störungen hinzu.

Am häufigsten werden die folgenden Punkte ausgewählt:

Du 20 Baihui	der übergeordnete Punkt des Du Mai des Lenkergefäßes.
Ex. 6 Sishencong	mit ausgeprägter psychischer Wirkung in engem Zusammenhang mit Du 20 Baihui.
He. 7 Shenmen	der Yuan- sowie der Sedierungspunkt des Herzmeridians.
Pe. 6 Neiguan	der Luo-, Durchgangspunkt des Perikardmeridians.
Bl. 62 Shenmai	mit psychisch ausgleichender Wirkung.
Bl. 15 Xinshu	der Shu-, Transportpunkt des Herzmeridians.

Eine große Gruppe von psychosomatischen Störungen, wie Erregungszustände, Erschöpfungszustände, Schlafstörungen, sexuelle Störungen, Suchterkrankungen, Adipositas oder psychogene Kopfschmerzen, sprechen auf die Akupunkturbehandlung gut an; zahlreiche kontrollierte und nichtkontrollierte klinische Untersuchungen bestätigen dies.

15.4.1 Depression

Das Spektrum depressiver Störungen in der westlichen Medizin reicht von den reaktiven zu den sog. endogenen Depressionen. Entsprechend der Diagnose bewegen sich die Therapiemöglichkeiten von der großen Psychotherapie bis zur Gabe antidepressiv wirkender Medikamente.

Die chinesische Medizin beschreibt depressive Erkrankungen als Störungen der Niere, und zwar als Schwäche (Xie) des Nieren-Qi und Nieren-Yang. Der chinesische Begriff der Niere ist funktionell zu sehen und beinhaltet die Funktion des gesamten Urogenitalsystems, aber auch die Funktion der Nebennieren. Die Funktion des Willens ist das psychische Korrelat. Die Kräfte des „Ichs" werden von der Nierenenergie (Nieren-Qi) bestimmt. Schwaches Nieren-Yang oder -Qi bedeutet Ich-Schwäche.

Die Symptomatik der Nieren-Yang-Schwäche ist gekennzeichnet durch Blässe, übermäßiges Frieren, kalte Füße und Hände, Müdigkeit, verminderte Aktivität, Energiemangel sowie bedrückte Stimmung. Bei stärkerer Schwächestörung kommen noch deutlichere somatische Symptome hinzu wie ausgeprägtes Kältegefühl in der Lendengegend, Steifigkeit der Lendenwirbelsäule, Lumbalgien bzw. Ischialgien, Abnahme der Libido bis hin zu Impotenz; oft treten auch rezidivierende Harnweginfekte wegen der Schwäche der Abwehrenergie auf. In diesem Zusammenhang stehen häufig auftretende Infekte. Im psychischen Bereich tritt Energielosigkeit, Antriebsmangel, Rückzug von der Umwelt und von den Bezugspersonen in den Vordergrund (s. Kap. 16 unter Nieren-Qi und Nieren-Yang).

Die Therapie der Wahl ist die Moxibustion, wobei die indirekten Methoden mit Moxazigarren oder mit Moxakegel auf Ingwerscheiben bevorzugt werden. Moxibustion kann vom Patienten selbständig durchgeführt werden, wenn der Arzt dem Patienten die Methode zeigt und die indizierten Punkte mit einem wasserfesten Filzstift einzeichnet.

Die auszuwählende Punktekombination für die Moxibustion richtet sich nach dem individuellen Störungsmuster. Folgende Punkte haben sich in der täglichen Praxis als besonders empfehlenswert herauskristallisiert:

Bl. 23	Shensu	Shu-, der dorsale Segmentpunkt der Niere
Gb. 25	Jingmen	Mu-, der Alarmpunkt der Niere
Ren 6	Qihai	„Meer der Energie", ein wichtiger allgemeiner Tonisierungspunkt für das gesamte Qi
Ren 4	Guanyuan	„Umschlossene Ursprungsenergie", ein wichtiger Tonisierungspunkt für das Yin- und das Yang-Qi
Ren 8	Shenque	Nabel, ein wichtiger Tonisierungspunkt nur zur Moxibustion
Ni 3	Taixi	als Yuan-Punkt stärkt das Nieren-Yin und -Yang
Ni. 7	Fuliu	Tonisierungspunkt des Nierenmeridians
Ni. 8	Jiaoxin	verstärkt die Wirkung von Ni. 7 Fuliu
MP. 6	Sanyinjiao	„Kreuzung der 3 Yin-Meridiane", Milz-Pankreas, Niere und Leber, ein wichtiger allgemeiner Tonisierungspunkt

Neben der Störung der Niere kann bei Depressionen auch eine Schwächestörung der Lunge oder des Milz-Pankreas, selten auch der Leber vorliegen. Die Lungenschwäche ist durch ausgeprägte Traurigkeit gekennzeichnet. Oft findet man in der Vorgeschichte Verluste von wichtigen Bezugspersonen. Bei Milz-Pankreas-Schwäche ist meist das Selbstwertgefühl gestört, und die Patienten neigen zu Sorgen und übermäßigem Grübeln. Bei Leberstörungen findet man häufig unterdrückte Wut, die Symptomatik ist durch extreme Müdigkeit geprägt (spezielle Therapie s. Kap. 16).

In Fällen mit besonders ausgeprägter Schwächestörung sind weitere Punkte nützlich:

Ma. 36	Zusanli	ein allgemeiner Tonisierungspunkt für das Qi
Le. 8	Ququan	Tonisierungspunkt des Lebermeridians
Lu. 9	Taiyuan	Tonisierungspunkt des Lungenmeridians
Di. 11	Quchi	Tonisierungspunkt des Dickdarmmeridians

Bei agitierten Patienten mit innerer Unruhe, Rastlosigkeit und Nervosität sediert man mit He. 7 Shenmen das Herz. Weitere ausgleichende Punkte des Du Mai der Leber und des Perikardmeridians kommen hinzu:

Du 20 Baihui		
Ex. 6 Sishencong	He. 7 Shenmen	Le. 3 Taichong
	He. 5 Tongli	
	Pe. 6 Neiguan	

15.4.2 Psychogene Erschöpfungszustände, Burn-out-Syndrom, Rekonvaleszenz nach chronischen Erkrankungen

Hier überwiegen typische somatisch empfundene Schwächesymptome wie Energiemangel, Müdigkeit, verminderte Aktivität, Schwindel, Kälteempfindlichkeit. Je nach Grundstörung sollten die geschwächten Organe nach traditionellen Kriterien ermittelt werden. Wie bei Depressionen ist häufig eine Nierenschwäche zu finden. Andere Organe sind ebenfalls oft im Schwächezustand, wie Milz-Pankreas oder Lunge. Seltener kann auch die Leber in Form einer Stagnation oder Yin-Schwäche gestört sein. Die Therapie basiert auf Moxibustion, die mit Akupunktur kombiniert werden kann.

Moxibustion

Bl. 23 Shenshu	Di. 11 Quchi	Ni. 7 Fuliu
Bl. 22 Sanjiaoshu	SJ. 3 Zhongzhu	MP. 6 Sanyinjiao
Gb. 25 Jingmen	Lu. 9 Taiyuan	Ma. 36 Zusanli
Ren 6 Qihai		
Du 4 Mingmen		

Akupunktur

Du 20 Baihui		
Du 14 Dazhui	He. 7 Shenmen	Ma. 36 Zusanli
Bl. 15 Xinshu	Pe. 6 Neiguan	MP. 6 Sanyinjiao
Ren 6 Qihai		

15.4.3 Erregungszustände

Erregungszustände interpretiert man nach traditionellen Kriterien als Füllestörung des Herzens, seltener aber auch der Leber. Akupunktur kann hier oft schon nach einer Sitzung zu einer deutlichen Beruhigung führen. Mit wenigen Behandlungen gelingt es oft, die Patienten dauerhaft zu harmonisieren ohne begleitende Nebenwirkungen.

Du 20 Baihui		
Ex. 6 Sishencong	He. 7 Shenmen	Le. 3 Taichong
Ex. 1 Yintang	He. 5 Tongli	Bl. 62 Shenmai
Bl. 15 Xinshu	Pe. 6 Neiguan	

15.4.4 Schlafstörungen

Schlafstörungen können vielfältige Ursachen haben und in vielen Formen in Erscheinung treten. Nach traditionellen Kriterien der Diagnostik findet man meist einen Füllezustand des Herzens oder der Leber. Auch Schwächezustände, z. B. der Niere oder seltener des Herzens, können für die Schlafstörung verantwortlich sein. Aus den häufigen Begleitsymptomen wie innere Unruhe, Nervosität, Unkonzentriertheit, Müdigkeit und vielfältigen vegetativen Beschwerden lassen sich weitere Hinweise auf gestörte Organsysteme bzw. Funktionskreise ableiten, die man dann mit Akupunktur und bei Schwäche mit Moxibustion behandelt. Die Hauptpunkte für Schlafstörung werden ergänzt durch 2 spezifische Extrapunkte Ex. 8 Anmian I und Ex. 9 Anmian II. Anmian bedeutet im Chinesischen „guter Schlaf".

Die oft verabreichten Schlafmittel können nach wenigen Akupunktursitzungen abgesetzt werden.

Du 20 Baihui		
Ex. 6 Sishencong	He. 7 Shenmen	Bl. 62 Shenmai
Ex. 8 Anmian I	Pe. 6 Neiguan	MP. 6 Sanyinjiao
Ex. 9 Anmian II		Le. 3 Taichong
Ex. 1 Yintang		

Moxibustion bei Schwächestörungen

Bl. 23 Shenshu	Di. 11 Quchi	MP. 6 Sanyinjiao
Bl. 22 Sanjiaoshu		Ni. 7 Fuliu
Ren 6 Qihai		Ni. 8 Jiaoxin
		Ni. 3 Taixi

15.4.5 Schizophrenie

In China werden auch Psychosen, z.B. auch die Schizophrenie, mit Akupunktur behandelt. Dabei orientiert man sich an den individuellen Symptomen. Je nach Prädominanz von Agitiertheit mit Angst oder von depressiver Stimmungslage behandelt man die Störungsmuster sedierend oder tonisierend. Im Mittelpunkt der Therapie steht der Herzmeridian sowie der Du Mai, das Lenkergefäß mit psychisch harmonisierender Wirkung.

Du 20 Baihui		
Ex. 6 Sishencong	He. 7 Shenmen	Bl. 62 Shenmai
Du 26 Renzhong	He. 5 Tongli	Gb. 34 Yanglingquan
Du 13 Taodao	Pe. 6 Neiguan	
Du 14 Dazhui		
Gb. 20 Fengchi		
Ex. 1 Yintang		

15.4.6 Suchterkrankungen, Drogenabhängigkeit

In den 60er Jahren entdeckte der bekannte Hongkonger Neurochirurg Wen durch Zufall, daß Ohrakupunktur die Symptome des Drogenentzugs bei Heroinsüchtigen mindert. Auch das Verlangen nach Drogen war reduziert. Als er postoperative Schmerzen mit Akupunktur behandelte, besserte sich die Entzugssymptomatik bei einigen Patienten, die opioidabhängig waren. Dies wurde in verschiedenen klinischen Untersuchungen erfolgreich reproduziert und auch praktisch in der Drogentherapie genutzt. Akupunktur zeigt neben der Linderung der Entzugssymptomatik auch psychisch stabilisierende Wirkungen, z.B. Angstreduktion, die in der Rehabilitation von Drogenabhängigen von entscheidendem Wert sein können.

Der Wirkungsmechanismus konnte zunächst nicht erklärt werden. Erst Ende der 70er Jahre also nach der Entdeckung der Endorphine, wurde der Grundlagenaspekt dieses Phänomens erhellt. Bei Mäusen gelang es den Gesamtgehalt des Gehirns an Endorphin zu bestimmen, dieser ließ sich unter Entzug durch Akupunktur vermehren, während der Plasmaspiegel unbeeinflußt blieb. Auch die Entzugssymptome bei Mäusen und in anderen Untersuchungen auch bei Ratten wurden durch Akupunktur reduziert. In Studien bei heroinabhängigen Drogensüchtigen konnte der Liquorspiegel von Met-Enkephalin durch Akupunktur erhöht werden [20].

In den 70er Jahren begann Michael O. Smith im Lincoln Hospital in New York, zunächst Heroin- und Kokainabhängige mit Akupunktur zu behandeln. Die Resultate dieser Therapie waren so erfolgreich, daß nach kurzer Zeit 250 Drogenabhängige täglich ambulant behandelt wurden. Mehrere Untersuchungen zeigen einen Erfolg der Akupunktur bei 60–80 % der Patienten, gemessen anhand von drogenfreien Urinkontrollen. In den zurückliegenden Jahren sind in den USA über 300 Akupunkturdrogentherapiezentren nach dem Modell des Lincoln Hospitals eröffnet worden. Michael O. Smith hat eine internationale Organisation, die National Acupuncture Detoxification Association (NADA) zur Förderung der Drogentherapie mit Akupunktur gegründet, die auch eine deutsche Sektion hat. Inzwischen gibt es weltweit über 500 Drogentherapieeinrichtungen, die mit Akupunktur behandeln. Im Drogentherapiemodell von Michael O. Smith werden 3–5 wichtige Ohrpunkte wie Ohr-Shenmen 55, Ohr-Lunge 101, Ohr-Niere 95, Ohr-Leber 98 und Ohr-Vegetativum 51 gesetzt. Der Punkt Ohr-Vegetativum wird von Smith tief in der Rinne unter dem Crus antehelicis inferius in Richtung Helix genadelt. Er wird häufig in der englischen Literatur als „sympathicus point" bezeichnet, entspricht jedoch nicht dem Sympathikuspunkt von Nogier aus der französischen Ohrakupunktur.

Ohrpunkte nach Michael O. Smith

Ohrpunkt	55	Shenmen
Ohrpunkt	101	Lunge
Ohrpunkt	95	Niere
Ohrpunkt	98	Leber
Ohrpunkt	51	Vegetativum; wird tief in der Rinne unter dem Crus antehelicis inferius in Richtung Helix genadelt.

Nach traditioneller chinesischer Vorstellung liegt bei Drogenabhängigkeit meist das Syndrom des „Empty Fire" vor, d. h. bei einer massiven Erschöpfung des Yin des Patienten (Yin-Schwäche) tritt gleichzeitig eine überschießende Yang-Aktivität in Form von Hitzegefühlen, Nervosität, Aggressivität und extremer Unruhe auf. Die Akupunkturtherapie spezifischer Punkte beruhigt das übermäßige Yang und das „Feuer", führt so zur Entspannung und Harmonisierung des Patienten und fördert die Regeneration des erschöpften Yin.
Bei Suchterkrankungen behandelt man meist täglich, bei schweren Süchten häufig auch mehrmals täglich für einige Tage, bis keine Entzugserscheinungen mehr auftreten. In der Suchttherapie kann man zu den aufgeführten spezifischen Punkten nach Smith auch zusätzlich die folgenden Punkte aus der Körperakupunktur hinzufügen:

Du 20 Baihui		
Ex. 1 Yintang	He. 7 Shenmen	Ma. 36 Zusanli
Ex. 6 Sishenchong	Pe. 6 Neiguan	Gb. 34 Yanglingquan
Du 14 Dazhui	Di. 4 Hegu	Le. 3 Taichong

15.4.7 Alkoholabhängigkeit

Auch bei Alkoholabhängigkeit zeigt Akupunktur wegen ihrer psychisch stabilisierenden Wirkung gute Erfolge. Gerade die Reduzierung des suchtartigen Verlangens nach alkoholischen Getränken ist von besonderem therapeutischem Wert. Auch hier ist jedoch der therapeutische Rahmen und das soziale Umfeld entscheidend für den Behandlungserfolg. Die Störungen spielen sich meist in den Organsystemen Magen-Milz-Pankreas, Leber-Gallenblase ab. Häufig findet man eine „Stagnation des Leber-Qi", in schweren Fällen zusätzlich eine „Schwäche des Leber-Yin". Bei Leberfüllestörungen wird der Magen oder das Milz-Pankreas-System von der überschießenden Leberenergie „angegriffen". Die Therapie ist auf die Harmonisierung und Wiederherstellung des Fließens von Qi sowie auf den Ausgleich von Schwäche bzw. der Fülle gerichtet. Zusätzlich erzielt man über Punkte des Herzmeridians eine psychische

Beruhigung und über die spezifischen Punkte der Ohrmuschel eine Beseitigung des Verlangens nach Alkohol sowie die Reduzierung der Entzugserscheinungen.

Du 20 Baihui		
Ren 12 Zhongwan	He. 7 Shenmen	Ma. 36 Zusanli
Le. 13 Zhangmen	Pe. 6 Neiguan	Gb. 34 Yanglingquan
Le. 14 Qimen		Le. 3 Taichong

Ohrpunkt 55 Shenmen
Ohrpunkt 84 Mund
Ohrpunkt 87 Magen
Ohrpunkt 98 Leber
Ohrpunkt 51 Vegetativum

15.4.8 Zigarettenabhängigkeit

Auch bei der Entwöhnung von Zigaretten ist die Akupunkturtherapie sehr wirksam. Sie beseitigt das Verlangen nach Zigaretten und die häufigen Entzugssymptome wie innere Unruhe, Nervosität, Eßlust, aber auch Schwitzen, Herzklopfen und weitere vegetative Beschwerden. Wie bei allen Suchterkrankungen ist auch hier die Motivation des Patienten von entscheidender Bedeutung für den Therapieerfolg. Nachdem der Patient das Zigarettenrauchen für mindestens einen Tag vollständig einstellt, behandelt man 2- bis 3mal in der Woche, insgesamt 4- bis 5mal. In dieser Zeit tritt häufig auch eine erstaunliche psychische Stabilisierung ein. Bei der Behandlung von Zigarettenabhängigkeit hat sich eine Punktekombination bewährt, bei der die Punkte der Ohrakupunktur eine zentrale Rolle spielen.

Du 20 Baihui		
Ex. 6 Sishencong	He. 7 Shenmen	Le. 3 Taichong
Ex. 1 Yintang	Lu. 7 Lieque	
Du 14 Dazhui	Pe. 6 Neiguan	
	Di. 4 Hegu	

Ohrpunkt 55 Shenmen
Ohrpunkt 101 Lunge, eventuell auch Ohrpunkt 87 Magen und Ohrpunkt 91 Dickdarm bei übermäßiger Eßlust oder bei auftretender Obstipation.

15.4.9 Adipositas, Gewichtsabnahme

Akupunktur reduziert den übermäßigen Appetit und hat so auch bei vermehrter Eßlust eine appetitzügelnde Wirkung. Nach traditionellen Kriterien findet man bei adipösen Patienten Schwächestörungen einzelner Organsysteme bzw. Funktionskreise, am häufigsten des Magen-Milz-Pankreas-Systems oder auch der Nieren. Der übermäßige Hunger ist z.B. Ausdruck einer Schwäche des Milz-Pankreas oder des Magens. Häufig findet man bei adipösen Patienten ausgeprägte Schleimstörungen in Begleitung der sonstigen Schwächesyndrome. Ma.40 Fenglong und MP.4 Gongsun sind hier indiziert.
Am wirkungsvollsten ist diese Therapie, wenn sie mit einer Fastenkur von 1–2 Wochen begonnen wird. In dieser Zeit sollte der Patient 3–4 l Flüssigkeit täglich zu sich nehmen. Nach dem Ende der Fastentage kann der Patient seine Ernährungsgewohnheiten leichter umstellen. Eine individuelle Ernährungsberatung ist für den langfristigen Erfolg der Therapie ausschlaggebend. Man behandelt 2- bis 3mal in der Woche mit Akupunktur, für insgesamt 6- bis 8mal, in schweren Fällen auch länger. Eine Fastenkur kann nach 3 Monaten wiederholt werden. In der Regel erzielt man eine Gewichtsabnahme von 6–10 kg in 2–3 Wochen. Die spezifischen Punkte der Ohr-

akupunktur sind besonders wirkungsvoll und stehen im Mittelpunkt der Therapie. Sie werden durch spezifische Punkte für die geschwächten Organsysteme ergänzt. Neben der Nadelung ist die Moxibustion dieser Punkte für den Langzeiterfolg von großer Bedeutung. Sie sollte für mehrere Monate von Patienten täglich durchgeführt werden.

Du 20 Baihui		
Ohrpunkt 55 Shenmen	He. 7 Shenmen	Ma. 36 Zusanli
Ohrpunkt 87 Magen	Pe. 6 Neiguan	Le. 3 Taichong
Ohrpunkt 84 Mund		
Ohrpunkt 97 Milz-Pankreas		
Ohrpunkt 51 Vegetativum		

Moxibustion und Akupunktur bei Schwächesyndromen

Shu-Punkte	Mu-Punkte
Bl. 20 Pishu	Le. 13 Zangmen
Bl. 21 Weishu	Ren 12 Zhongwan
Bl. 23 Shenshu	Gb. 25 Jingmen

Zusätzliche Punkte
Ren. 6 Qihai
Di. 11 Quchi
Ma. 36 Zusanli
Ni. 7 Fuliu
MP. 6 Sanyinjiao

15.4.10 Sexuelle Störungen

Nach traditioneller Vorstellung beruhen die meisten sexuellen Störungen wie Libidomangel, Impotenz oder Frigidität auf einer Schwäche des Nieren-Yang, seltener auch des Nieren-Yin. Das Nieren-Yang wird auch *Ming Men,* „Tor des Lebens", genannt, und so spricht man auch von Schwäche des „Feuers am Tor des Lebens". Störungen der Leber in Form einer Stagnation und Schwäche des Milz-Pankreas können hinzukommen. Häufig findet man daneben typische Symptome wie Nervosität, innere Unruhe, Rastlosigkeit, die auf Störungen des Herzens hindeuten.

Du 20 Baihui		
Ren 3 Zhongji	He. 7 Shenmen	MP. 6 Sanyinjiao
Ren 4 Guanyuan		Le. 8 Ququan
Ren 6 Qihai		Le. 3 Taichong
Bl. 23 Shenshu		Ni. 7 Fuliu
Du 4 Mingmen		

Moxibustion der Punkte

Bl. 23 Shenshu	Ni. 7 Fuliu
Gb. 25 Jingmen	Le. 8 Ququan
Bl. 28 Pangguangshu	MP. 6 Sanyinjiao
Du 4 Mingmen	MP. 10 Xuehai
Ren 4 Guanyuan	

15.5 Erkrankungen der Atmungsorgane

Viele Erkrankungen der Atmungsorgane lassen sich mit Akupunktur günstig beeinflussen. Gerade bei chronischen Verläufen wie bei chronischer Sinusitis, Bronchitis oder Asthma bronchiale ist die Akupunktur anderen Therapieformen in ihrer Wirksamkeit überlegen. Häufig gelingt es, bei sonst therapieresistenten, chronischen Verlaufsformen langfristige Behandlungserfolge zu erzielen. Auch bei akuten Infekten der oberen Atemwege können die akuten Beschwerden meist schnell gelindert werden.

Nach traditioneller chinesischer Vorstellung beruhen entzündliche Atemwegserkrankungen auf einer *„Schwäche des Lungen-Qi"*, einem der am häufigsten auftretenden Syndrome der chinesischen Medizin. Das Syndrom „Schwäche des Lungen-Qi", Fei Qi Xu auf chinesisch, ist gekennzeichnet durch Blässe, Schwächegefühl im Körper, übermäßige Müdigkeit, leise und schwache Stimme, Lustlosigkeit zu reden, Husten ohne Kraft, Empfindlichkeit auf Wetterfaktoren, Kurzatmigkeit bei Belastungen, vermehrtes Schwitzen. Bei Kindern treten Lungen-Qi-Schwächestörungen besonders häufig auf (s. Kap. 16).

Auf dem Boden dieser Schwächestörung der Lunge können pathogene klimatische Einflüsse wie *Kälte* und *Wind* bzw. *Hitze* und *Wind* bei Sommergrippe schädigend wirken und zu weiteren tiefergehenden Störungen führen, die typisch für entzündliche Atemwegserkrankungen sind. Klimatische Faktoren haben eine pathogene Wirkung in erster Linie bei Wetterwechsel oder wenn sie besonders intensiv auf den geschwächten Körper einwirken. Bei Kältestörungen treten Frösteln, leichtes Frieren, Kälteschauer auf, und eine Besserung der Symptomatik wird durch Wärme erreicht. Windstörungen sind durch ständigen Wechsel der Lokalisation oder der Intensität der Symptome gekennzeichnet, z. B. wandernde Schmerzen. Fieber, Durst und Trockenheit der Schleimhäute sind typisch bei Hitzestörungen.

Die pathogenen Faktoren dringen von der Oberfläche des Körpers ein, zunächst in die Yang- und Yin-Meridiane und dann in die Yang- und schließlich in die Yin-Organe. Zunächst spielt sich z. B. die Kältestörung in der Nase und im Halsbereich, später in den Bronchien (Bronchitis) und schließlich in der Lunge (Pneumonie) der tiefsten Schicht ab.

Die chinesische Medizin beschreibt ein meist durch Fülle gekennzeichnetes Syndrom *„Schleim blockiert die Lunge"* (Tan Shi Zu Fei), das bei zahlreichen Erkrankungen der Atmungsorgane begleitend z. B. bei chronischer Bronchitis auftritt. Schleim, chinesisch Tan, wird in der chinesischen Medizin als pathogener Faktor gewertet, der durch „energetische Verdichtung" von klaren Flüssigkeiten entsteht und durch eine Störung im Fließen von Qi hervorgerufen wird. Die Symptomatik ist gekennzeichnet durch Schleimbildung in den Atemwegen mit Husten, Auswurf, Niesen, Benommenheit und Kopfschmerzen.

Die Therapie geht in 2 Richtungen; zunächst auf die *„Eliminierung der pathogenen klimatischen Einflüsse"*, dies geschieht in den äußeren Schichten des Körpers. Hitze wird durch Öffnung der Oberflächen mit spezifischen Akupunkturpunkten eliminiert. Bei Kälte kann auch Moxibustion neben der Nadelung tonisierender Punkte angewendet werden. Der wichtigste Akupunkturpunkt zum Lösen von Schleim ist Ma. 40 Fenglong. Die *„Stärkung des Lungen-Qi"* als Behandlung der tiefen Schicht, des *Ben*, ist ebenfalls ein essentieller Teil der Therapie, der v. a. spätere Rezidive vermindert und eine schnelle Rekonvaleszenz fördert.

Diese Therapie kann entweder mit Akupunktur und Moxibustion oder mit chinesischen Heilkräutern erfolgen. Auch Atemübungen aus dem Qi Gong stärken das Qi der Lunge. Die wichtigsten Akupunkturpunkte zum Eliminieren der pathogenen Faktoren und Öffnen der Oberfläche des Körpers sind Di. 4 Hegu, Lu. 7 Lieque, Lu. 5 Chize, SJ. 5 Waiguan, Gb. 20 Fengchi und Du 16 Fengfu. Die Punkte Lu. 1 Zhongfu, Du 14 Dazhui, Bl. 13 Feishu, Lu. 9 Taiyuan und Di. 11 Quchi stärken das Qi der Lunge.

Lungentuberkulose wird als eine *„Schwäche des Lungen-Yin"* interpretiert. Schwäche des Yin eines Organs bedeutet, daß die Substanz bzw. Struktur wesentlich geschädigt ist und dadurch meist auch das Yang, die Funktion, gestört ist. Bronchialkarzinome sind auch Lungen-Yin-Schwächeerkrankungen. Häufig tritt hier eine begleitende Hitzestörung auf, da das geschwächte Yin das Yang nicht kontrollieren kann, das dann überschießend mit Hitze und Überaktivität reagiert.
Besonders bei der Behandlung von schweren und chronischen Verlaufsformen ist die Einordnung in traditionelle Störungsmuster bzw. Syndrome im chinesischen Sinne und die gezielte Syndromtherapie zu beachten (s. Kapitel 16 unter Lungensyndromen).

Wichtige Punkte bei Erkrankungen der Atmungsorgane

- **Lokale Punkte** im Bereich der Erkrankung:
  Nase: Di. 20 Yingxiang, Ex. 1 Yintang
  Nebenhöhlen: Di. 20 Yingxiang, Ma. 2 Sibai, Ma. 3 Juliao, Dü. 18 Quanliao
  Stirnhöhlen: Bl. 2 Zanzhu, Gb. 14 Yangbai, Ex. 3 Yuyao, Ex. 1 Yintang
  Tonsillen: Ren 23 Lianquan, Di. 18 Hals-Futu, Dü. 17 Tianrong
- **Wichtige Fernpunkte** für Atemwegserkrankungen:
  Lu. 7 Lieque der Luo-Punkt der Lunge mit starker Wirkung auf die Atmungsorgane, aber auch auf den Hals und die Nackenregion. Dieser Punkt *„öffnet die Oberfläche"* und eliminiert auf diese Weise eingedrungene pathogene Einflüsse.
  Di. 4 Hegu mit starker Wirkung auf den Kopf und den Hals; *eliminiert pathogene Einflüsse,* senkt auch Fieber und fördert das Schwitzen; als Yuan-Punkt, Quellpunkt des Dickdarms stellt er über die Luo-Verbindung die Beziehung zum Lungenmeridian her.
  Lu. 6 Kongzui der Xi-Punkt der Lunge ist *bei akutem Verlauf* von Bronchitis oder Asthma indiziert.
  SJ. 5 Waiguan eliminiert wie Di. 4 Hitzesymptome und Windeinflüsse.
- Punkte im Bereich der Erkrankung mit besonderer Wirkung auf Windstörungen wie Gb. 20 Fengchi, Du 16 Fengfu, Bl. 12 Fengmen werden bei Erkältungskrankheiten ausgewählt.
- Die **Shu- und Mu-Punkte der Lunge,** Bl. 13 Feishu und Lu. 1 Zhongfu werden bei Schwächestörungen (Xu) der Lunge ausgewählt und tonisierend behandelt. Auch die Moxibustion dieser Punkte ist dann indiziert.
- Bei zähem und festsitzendem **Schleim,** chinesisch *Tan,* fördert **Ma. 40 Fenglong** den Auswurf.
- **Ren 17 Shanzhong,** *der Meisterpunkt* für das Respirationssystem, ist besonders bei Bronchitis und Asthma auszuwählen.
- **Ex. 17 Dingquan** ist ein spezifischer Extrapunkt zur Bekämpfung von Asthma.
- **Ren 22 Tiantu** ist besonders bei akutem Asthmaanfall wirkungsvoll.
- **Bl. 17 Geshu** hat eine beruhigende Wirkung auf das Diaphragma und ist bei Husten sowie Dyspnoe bei Asthma indiziert.
- Bei **Fieber** sind die Punkte Du 14 Dazhui, Di. 11 Quchi und Di. 4 Hegu wirksam.
- Wenn psychogene Faktoren im Vordergrund stehen, sind neben Du 20 Baihui auch He. 7 Shenmen und Pe. 6 Neiguan zu empfehlen.

15.5.1 Grippaler Infekt, Erkältungskrankheiten

Nach traditioneller Vorstellung sind bei Grippe und Erkältungskrankheiten äußere pathogene Klimafaktoren wie *Kälte, Feuchtigkeit* und *Wind,* selten auch Hitze, krankheitsverursachend bei geschwächter Abwehrkraft. Bei dem häufig vorliegenden traditionellen Syndrom „*Schwäche des Lungen-Qi*" ist die Abwehrkraft geschwächt, klimatische pathogene Einflüsse können eindringen (s. Kap. 16). Die typischen allgemeinen Symptome wie Kopfschmerzen, Gliederschmerzen, Abgeschlagenheit, Müdigkeit sind Ausdruck der äußeren Faktoren. Kältestörungen sind durch Frösteln, leichtes Frieren, Kälteschauer und Besserung der Symptomatik durch Wärme gekennzeichnet. Bei Feuchtigkeitsstörungen findet man Schweregefühl vor allem in der unteren Körperhälfte. Feuchtigkeitsstörungen führen häufig auch zu einer Schleimbildung in der Lunge. Windstörungen sind durch einen ständigen Wechsel der Symptomatik, sowohl der Intensität als auch des Beschwerdeortes, z. B. wandernde Schmerzen, gekennzeichnet. Fieber, Durst und Trockenheit der Schleimhäute treten bei Hitzestörungen auf.

Du 20 Baihui		
Gb. 20 Fengchi	Lu. 7 Lieque	MP. 10 Xuehai
Du 14 Dazhui	Di. 4 Hegu	MP. 6 Sanyinyiao
Du 16 Fengfu	Di. 11 Quchi	
	SJ. 5 Waiguan	

Wenn neben den allgemeinen Symptomen eines grippalen Infekts Tonsillitis, Sinusitis oder Bronchitis auftritt, werden zusätzlich die spezifischen Akupunkturpunkte für diese Erkrankungen ausgewählt (s. dazu 15.5.2, 15.5.3, 15.5.4 und 15.5.5).
In der Therapie kommt es neben der Beseitigung der äußeren pathogenen Faktoren besonders auf die Stärkung der Lunge und deren Abwehrkraft an (s. Kap. 16).
In der 2. Phase der Erkrankung, wenn die akuten Symptome gemildert sind, ist die Moxibustion der folgenden Punkte zu empfehlen. Der Patient kann die Moxibustion täglich selbst für mehrere Wochen durchführen.

Lu. 1 Zhongfu	Di. 11 Quchi	Ma. 36 Zusanli
Bl. 13 Feishu		Ni. 7 Fuliu
Ren 6 Qihai		
Bl. 12 Fengmen		

15.5.2 Tonsillitis, Laryngitis

Die akuten Symptome dieser Erkrankungen lassen sich mit Akupunktur schnell lindern.

Du 20 Baihui		
Dü. 17 Tianrong	Di. 4 Hegu	Ma. 44 Neiting
Di. 18 Hals-Futu	Lu. 11 Shaoshang	
Ren 23 Lianquan	He. 5 Tongli bei Heiserkeit	
Ren 22 Tiantu		

Bei Fieber zusätzlich Du 14 Dazhui

15.5.3 Sinusitis maxillaris

Gerade bei langdauernden Verläufen gelingt es mit Akupunktur, den chronischen Charakter der Erkrankung zu durchbrechen. Auch die Rezidivrate kann deutlich gesenkt werden. Akupunktur ist bei chronisch-rezidivierender Sinusitis wirksamer wie andere konventionelle Therapien.

Du 20 Baihui		
Di. 20 Yingxiang	Di. 4 Hegu	MP. 10 Xuehai
Ma. 2 Sibai	Di. 11 Quchi	
Ma. 3 Juliao		
Dü. 18 Quanliao		

15.5.4 Sinusitis frontalis

Bei Sinusitis frontalis lassen sich die Symptome wie frontale Kopfschmerzen, Druckgefühl zwischen den Augen in wenigen Sitzungen beseitigen. Nach einigen Behandlungen schwellen die Schleimhäute ab, so löst sich auch der Sekretstau.

Du 20 Baihui		
Bl. 2 Zanzhu	Di. 4 Hegu	Bl. 60 Kunlun
Ex. 3 Yuyao	Di. 11 Quchi	
Ex. 1 Yintang		
Gb. 14 Yangbai		

15.5.5 Chronische Bronchitis

Bei dieser Erkrankung liegt meist ein chronischer Reizzustand mit der Unfähigkeit, das Sekret aus den Bronchien zu eliminieren, vor. Auch chronische entzündliche oder allergische Reaktionen halten häufig diesen Zustand aufrecht.
Nach traditioneller Vorstellung liegt bei chronischer Bronchitis eine Schwächestörung der Lunge, meist *Schwäche des Lungen-Qi,* vor, häufig begleitet von Nieren- und Milz-Pankreas-Schwäche. Die Therapie richtet sich auf die Stärkung der geschwächten Organsysteme und auf ausgleichenden Einfluß auf die Lungenfunktion (s. Kap. 16 unter Lungensyndromen). Beim Vorliegen von pathogenen Einflüssen, wie z.B. Kälte, Wind oder Feuchtigkeit werden diese mit entsprechenden Punkten eliminiert. Feuchtigkeitsstörungen gehen häufig in Stagnation von Schleim, chinesisch Tan über, den man mit dem Punkt Ma. 40 Fenglong wirkungsvoll löst, bzw. die übermäßige Schleimproduktion reguliert.

Du 20 Baihui		
Lu. 1 Zhongfu	Lu. 9 Taiyuan	Ma. 40 Fenglong
Bl. 3 Feishu	Lu. 7 Lieque	Ma. 36 Zusanli
Du 14 Dazhui		
Ren 17 Shanzhong		

Chronischen Husten beruhigt man mit dem Punkt Bl. 17 Geshu.
Bei akuter Bronchitis liegt nach traditioneller Vorstellung ein äußerer Wind- bzw. Kälteeinfluß vor und dadurch eine akute Stagnation mit Füllestörung der Lunge. Man behandelt in ähnlicher Weise wie bei grippalen Infekten, eliminiert also die pathogenen Einflüsse und stärkt das Lungen-Qi.
Moxibustion ist gerade beim Vorherrschen der Schwächesymptome durch langen, chronifizierten Verlauf der Erkrankung besonders sinnvoll. Man stärkt das Lungen-, Milz-Pankreas- und das Nieren-Qi.

Bl. 13 Feishu		
Bl. 20 Pishu	Lu. 9 Taiyuan	Ma. 36 Zusanli
Bl. 23 Shenshu	Di. 11 Quchi	MP. 6 Sanyinjiao
Du 4 Mingmen		
Ren 6 Qihai		
Ren 12 Zhongwan		

15.5.6 Asthma bronchiale

Asthma bronchiale ist eine der Hauptindikationen der Akupunktur bei Erkrankungen der inneren Organe. Akute Formen zeigen oft dauerhafte Heilerfolge nach kurzer Therapiezeit. Selbst bei chronischem Verlauf über Jahrzehnte und bestehenden Lungenveränderungen gelingt es häufig, die Spastik und den Medikamentenkonsum deutlich zu reduzieren. Bei Asthmapatienten, die Kortikosteroide einnehmen, werden diese parallel mit der Akupunkturtherapie in den ersten Behandlungswochen langsam abgesetzt.
Nach traditioneller Vorstellung unterscheidet man Asthma vom Fülle- oder vom Schwächetyp (Shi- und Xu-Form). Asthma als Füllestörung beruht auf äußerem Wind- und Kälteeinfluß oder ist vom Wind-, Hitzetyp und meist durch Ansammlung von Schleim gekennzeichnet.
Bei Asthma mit Schwächestörung der Lunge ist oft auch die Niere geschwächt. Die Niere „kann das Qi der Lunge nicht aufnehmen“, das sich dann staut und nach traditioneller Vorstellung zu Atemnot führt. Bei ausgeprägtem Emphysem findet man meist auch Zeichen einer Schwäche des Lungen-Yin. Bei allergischem Asthma bronchiale ist neben dem Lungen-Qi auch das Milz-Pankreas-Qi geschwächt. Hier findet man auch gastrointestinale Symptome wie Appetitmangel, Völlegefühl im Abdomen und Maldigestion. In der Therapie wählt man hier Ren 12 Zongwan, MP. 3 Taibai, Ma. 36 Zusanli und MP. 10 Xuehai aus. Die Diagnose der gestörten Organe sowie die Unterscheidung in Fülle- bzw. Schwächetyp nach den traditionellen diagnostischen Kategorien ist für die Therapie von großer Bedeutung.
Die Anwendung von Qi Gong wird zur Unterstützung der Akupunkturtherapie empfohlen und zeigt eine deutliche Wirksamkeit bei der Harmonisierung der Atmung.

Asthma vom Fülletyp

Du 20 Baihui		
Ren 17 Shanzhong	Lu. 7 Lieque	Ma. 40 Fenglong
Bl. 13 Feishu	Di. 4 Hegu	(bei Sekretstau)
Lu. 1 Zhongfu	Lu. 5 Chize (bei Hitzestörung)	
Ex. 17 Dingquan	Lu. 6 Kongzui (bei akuter Atemnot)	
Ren 22 Tiantu (bei akuter Atemnot)		
Du 14 Dazhui (bei akutem Infekt)		

Asthma vom Schwächetyp

Du 20 Baihui		
Ren 17 Shanzhong	Lu. 9 Taiyuan	Ni. 3 Taixi
Bl. 13 Feishu	Lu. 7 Lieque	MP. 6 Sanyinjiao
Ex. 17 Dingquan		

Bei Asthma vom Schwächetyp ist neben der Nadelung mit tonisierender Stimulationstechnik (milde Stimulation) die Moxibustion wesentlich für den Heilerfolg. Moxibustion erfolgt täglich an wichtigen Tonisierungspunkten:

Bl. 13 Feishu	Lu. 9 Taiyuan	Ma. 36 Zusanli
Bl. 23 Shenshu	Di. 11 Quchi	Ni. 3 Taixi
Du 4 Mingmen		MP. 6 Sanyinjiao
Ren 6 Qihai		

Bl. 20 Pishu bei Milz-Pankreas-Schwächestörung mit Ren 12 Zhongwan
Bl. 23 Shenshu bei Nierenschwäche

15.6 Kardiovaskuläre Erkrankungen

Bei kardiovaskulären Erkrankungen ist Akupunktur oft sehr wirkungsvoll. Eine exakte westliche Diagnostik muß vor jeder Akupunkturtherapie erfolgen. Andere therapeutische Maßnahmen sind neben der Akupunktur häufig notwendig. Akupunktur eignet sich besonders zur Behandlung von psychosomatischen Herzerkrankungen.
Nach traditioneller Vorstellung diagnostiziert man hier am häufigsten die Syndrome „Stagnation des Herz-Blutes" und „Aufsteigendes Herz-Feuer", seltener eine „Schwäche des Herz-Qi oder Herz-Yang" (s. Kap. 16). Auch bei Hypo- und Hypertonie oder bei Erschöpfungszuständen infolge chronischer Herzerkrankungen ist Akupunktur wirkungsvoll.

15.6.1 Koronare Herzerkrankungen mit Angina pectoris

Bei koronarer Herzerkrankung wird die Akupunktur gleichzeitig mit der medikamentösen Therapie durchgeführt. Akupunktur hat eine beruhigende, spannungslösende und ausgleichende Wirkung auf das Herz. Nach traditioneller Vorstellung liegt hier meist eine Füllestörung des Herzens vor. Auch eine Stagnation von Qi und Blut ist je nach Schwere der Störung möglich. Da Akupunktur eine psychisch sedierende sowie harmonisierende Wirkung hat und das Fließen von Blut und Qi fördert, gelingt es oft, die Erkrankung deutlich zu bessern und vor allem Schmerzen, Spannungszustände und Ängste zu lösen. Die zusätzliche Anwendung von Entspannungsmethoden der „direkten Energietherapie", die auf eine „Öffnung" des Herzchakra gerichtet ist, bringt eine zusätzliche Besserung (s. Kapitel 17).

Du 20 Baihui		
Bl. 15 Xinshu	Pe. 6 Neiguan	Le. 3 Taichong
Ren 14 Juque	He. 7 Shenmen	
Ren 17 Shanzhong	Pe. 4 Ximen (bei akuten Zuständen)	
	Di. 4 Hegu	

15.6.2 Herzneurosen

Bei Herzneurosen tritt der psychogene Charakter der Erkrankung in den Vordergrund. Die Patienten klagen über Angst, innere Unruhe, Nervosität, Herzstiche, Herzrasen, Druckgefühl im Brustkorb, Ziehen an der Innenseite des linken Armes. Nach traditioneller Vorstellung liegt hier eine Stagnation von Qi und Blut mit Füllestörung des Herzens vor. Schon nach wenigen Akupunktursitzungen gelingt es, die Beschwerden deutlich zu reduzieren und die Ängste des Patienten zu mildern.

Du 20 Baihui		
Ex. 6 Sishencong	He. 7 Shenmen	Le. 3 Taichong
Ren 17 Shanzhong	He. 5 Tongli	
Ren 14 Juque	Pe. 6 Neiguan	
Pe. 1 Tianchi		

15.6.3 Herzrhythmusstörungen

Auch bei Herzrhythmusstörungen sollte Akupunktur versucht werden. Gerade bei psychogenen Störungen sind schnell Erfolge zu erzielen. Bei Tachykardie wird sedierend behandelt, während man bei Bradykardien tonisiert. Auch Moxibustion kann bei begleitenden Schwächesymptomen nützlich sein.

Tachykardie	Bradykardie
Du 20 Baihui	Du 20 Baihui
He. 7 Shenmen	He. 5 Tongli
Pe. 7 Daling	Du 25 Suliao
Pe. 6 Neiguan	Du 26 Renzhong
Pe. 4 Ximen	

15.6.4 Erschöpfungszustände bei Herzerkrankungen

Schwächesymptome wie Müdigkeit, Abgeschlagenheit, Belastungsdyspnoe, verschiedenste Herzsensationen, depressive, ängstliche Stimmungslage stehen im Mittelpunkt der Erkrankung. Nach traditioneller Vorstellung liegt eine Schwächestörung des Herzens vor. Auch eine Schwäche des Qi anderer Organe, z.B. der Niere oder des Milz-Pankreas-Systems, ist häufig nach den traditionellen Kategorien zu diagnostizieren.

Die Moxibustion wichtiger Shu- und Mu-Punkte steht im Mittelpunkt der Therapie und tonisiert die Schwäche der betroffenen Organe. Auch allgemeine Tonisierungspunkte sind hier hilfreich. Daneben gelingt es, durch die Nadelung wichtiger Punkte des Herz- und Perikardmeridians psychisch beruhigend und ausgleichend zu wirken.

Moxibustion der Punkte

Bl. 15 Xinshu für das Herz	
Bl. 20 Pishu für Milz-Pankreas	MP. 6 Sanyinjiao
Bl. 21 Weishu für Magen	Ni. 3 Taixi
Bl. 23 Shenshu für die Niere	Ma. 36 Zusanli
Ren 6 Qihai tonisiert das Qi	
Ren 14 Juque	
Ren 12 Zhongwan	
Gb. 25 Jingmen	

Akupunktur der Punkte

Du 20 Baihui		
Ren 17 Shanzhong	He. 7 Shenmen	Le. 3 Taichong
Ren 14 Juque	Pe. 6 Neiguan	MP. 6 Sanyinjiao

15.6.5 Hypertonie

Nach traditioneller Vorstellung liegt eine Füllestörung der Leber – „Aufsteigendes Leber-Yang oder Leber-Feuer“ vor, häufig auch eine Schwäche der Nieren. Le. 3 Taichong, der Yuan-, Quellpunkt der Leber, ist beim Ausgleich dieser Störung besonders wirkungsvoll. Wegen der starken blutdrucksenkenden Wirkung von Le. 3 Taichong sollte dieser Punkt nur bei liegenden Patienten genadelt werden. Kräftige Stimulation der Punkte (Sedierung) verstärkt die Wirkung. Die Gabe von Antihypertonika wird während der Akupunkturbehandlung den Blutdruckwerten entsprechend reduziert.

Du 20	Baihui				
Ex. 6	Sishencong	Di. 11	Quchi	Le. 3	Taichong
Le. 14	Qimen	He. 7	Shenmen	Ma. 36	Zusanli
Bl. 15	Xinshu	Di. 4	Hegu	Le. 2	Xingjian nur bei Leber-Feuer
Gb. 20	Fengchi				

15.6.6 Hypotonie

Bei der Hypotonie liegen viele typische Schwächesymptome vor: Schwindel, Müdigkeit, Schwächegefühl, leichtes Frieren, kalte Füße oder Hände. In den meisten Fällen ist eine Schwächestörung der Nieren zu diagnostizieren, viel seltener auch eine „Schwäche des Leber-Yin". Im Mittelpunkt der Therapie steht die Moxibustion wichtiger Tonisierungspunkte, die vom Patienten selbständig zuhause täglich angewendet wird (s. Kapitel 9 Moxibustion).
Auch die Nadelung dieser Punkte mit tonisierender Technik (geringe Stimulation) ist zu empfehlen.

Bl. 23	Shenshu	Di. 11	Quchi	Ma. 36	Zusanli
Ren 6	Qihai	Di. 10	Shousanli	Ni. 7	Fuliu
Du 12	Shenzhu			Ni. 3	Taixi
Du 11	Shendao			MP. 6	Sanyinjiao

15.6.7 Periphere Durchblutungsstörungen

Nach traditioneller Vorstellung liegt hier eine Stagnation von Qi und Blut in der Peripherie vor. Die Akupunkturtherapie versucht das gestörte Fließen von Qi und Blut wiederherzustellen. Wichtige homöostatische Punkte wie Di. 11 Quchi, Ma. 36 Zusanli sind gemeinsam mit dem Meisterpunkt für die Blutgefäße Lu. 9 Taiyuan und den peripheren Extrapunkten 28 und 36, Baxie und Bafeng, wirkungsvoll. Man stimuliert die Punkte kräftig manuell. Auch Moxibustion kann nützlich sein, jedoch muß man bei der reduzierten Sensibilität sehr vorsichtig anwärmen, um Verbrennungen zu vermeiden.

Du 20	Baihui	Di. 4	Hegu	Le. 3	Taichong
Bl. 15	Xinshu	Lu. 9	Taiyuan	Gb. 34	Yanglingquan
Ren 17	Shanzhong	Di. 11	Quchi	Ma. 36	Zusanli
		He. 3	Shaohai	Ex. 36	Bafeng
		Ex. 28	Baxie		

15.7 Gastroenterologische Erkrankungen

Zahlreiche gastroenterologische Erkrankungen lassen sich mit Akupunktur erfolgreich behandeln. Gerade bei funktionellen und psychosomatischen Erkrankungen sind die Behandlungserfolge erstaunlich gut. Bei Übelkeit und Brechreiz nach Operationen, in Begleitung einer Chemotherapie und bei Hyperemesis gravidarum zeigen kontrollierte Untersuchungen eine gute Wirksamkeit der Akupunktur im Vergleich zu Kontrollgruppen. Hier ist die Akupunkturwirkung ähnlich gut belegt wie in der Schmerztherapie (s. Kap. 2).
Nach traditioneller Vorstellung sind in erster Linie die Funktionskreise Milz-Pankreas sowie Magen und Leber sowie Gallenblase eng mit der Verdauungsfunktion ver-

bunden. Dünn- und Dickdarm haben eine sekundäre Bedeutung. Bei chronischen gastrointestinalen Erkrankungen und bei Funktionsstörungen ist die diagnostische Zuordnung zu den betroffenen Funktionskreisen sowie die Differenzierung nach den 8 diagnostischen Kategorien, besonders Fülle und Schwäche, für den Erfolg der Therapie von ausschlaggebender Bedeutung.

Schwäche des Milz-Pankreas-Qi bzw. -Yang sind die häufigsten Störungsmuster, die bei Magen-Darm-Erkrankungen vorkommen (s. Kap. 16). Diese Syndrome der chinesischen Medizin sind gekennzeichnet durch mangelhafte Verdauungsfunktion, also durch Maldigestion bzw. Malabsorption. Bei ausgeprägten Formen werden unverdaute Nahrungsreste mit dem Stuhl ausgeschieden. Man findet als Kardinalzeichen Zahneindrücke in der Zunge, die häufig auch vergrößert sein kann. Weitere wichtige Symptome sind Völlegefühl bzw. Druckgefühl im Abdomen, Blähbeschwerden, Appetitmangel oder Heißhunger und oft auch weiche, wenig geformte Stühle. Häufig neigen die Patienten zu geringfügigen, teigigen Ödemen sowie zu einer Schwäche des Bindegewebes mit Uterus- oder Analprolaps.

Neben diesen häufig vorkommenden Schwächestörungen sind auch Blockaden im Fließen des Qi mit Fülle- und Hitzestörungen zu diagnostizieren, z. B. bei Ösophagitis, Gastritis, Ulzera, irritables Kolon. Bei Übelkeit, Brechreiz und Erbrechen ist der normale Fluß des Qi umgekehrt, man spricht auch vom aufsteigenden oder rebellischen Qi. Bei Blockaden und bei Füllestörungen wird mit kräftiger Nadelstimulation sedierend behandelt. Bei Schwächestörungen wird neben der tonisierenden Nadelung auch Moxibustion angewendet. Eine Ernährungsberatung nach Yin und Yang sowie nach den 5 Wandlungsphasen ist auch empfehlenswert. Auch Qi Gong und andere Methoden der direkten Energietherapie können den Therapieerfolg gerade bei chronischen und sonst therapieresistenten Störungen und Erkrankungen im entscheidenden Maße fördern.

Bei der Behandlung von Erkrankungen der Verdauungsorgane sind folgende Punkte besonders wirkungsvoll:

- **Ma. 36 Zusanli** ist der wichtigste Fernpunkt für gastrointestinale Erkrankungen. Eigene Untersuchungen konnten anhand gastroskopischer und koloskopischer Kontrolle die spasmolytische Wirkung dieses Punktes auf den Magen und Dickdarm belegen.

- **Pe. 6 Neiguan** wirkt spezifisch auf den oberen Verdauungstrakt und ist besonders wirkungsvoll bei Übelkeit, Schluckauf, Brechreiz und Erbrechen. Kontrollierte Untersuchungen belegen eindrucksvoll diese Wirkungen.

- **Alarmpunkte, Mu-Punkte,** werden häufig eingesetzt

Ren 12	Zhongwan	Magen und Meisterpunkt der Fu-Organe (Hohlorgane)
Ma. 25	Tianshu	Dickdarm
Ren 4	Guanyuan	Dünndarm
Le. 6	Zhongdu	Leber
Ex. 35	Dannang	Gallenblase
Ex. 33	Lanwei	Appendix

- **Dorsale Segmentpunkte, Shu-Punkte,** sind besonders bei chronischen Erkrankungen nützlich

Bl. 21	Weishu	Magen
Bl. 20	Pishu	Milz-Pankreas
Bl. 22	Sanjiaoshu	Sanjiao
Bl. 18	Ganshu	Leber
Bl. 19	Danshu	Gallenblase

Bei der Moxibustion konzentriert man sich auf die Shu- und Mu-Punkte der entsprechenden Funktionskreise.

15.7.1 Ösophagitis, Dysphagie

Hier überwiegen die Füllesymptome wie Brennen, Schmerzen im Epigastrium und Schluckbeschwerden. Bei der Therapie ist eine sedierende Nadelung mit kräftiger manueller Stimulation der Punkte angezeigt.

Du 20 Baihui		
Ren 12 Zhongwan	Pe. 6 Neiguan	Ma. 36 Zusanli
Ren 14 Juque	Di. 4 Hegu	Ma. 44 Neiting
Ren 15 Jiuwei	Di. 11 Quchi	
Ren 22 Tiantu		
Bl. 17 Geshu		

15.7.2 Gastritis, Gastroenteritis

Bei akuter Gastritis überwiegen nach traditionellen Kriterien die Füllesymptome wie Sodbrennen, Völlegefühl und akuter Schmerz im Epigastrium. Bei Gastroenteritis kommen oft fulminante intestinale Symptome hinzu. Durch sedierende Akupunkturbehandlung mit kräftiger Stimulation der Nadeln gelingt eine schnelle Harmonisierung der Fülle des Magens und der Verdauungsorgane und dadurch eine schnelle Linderung der Symptome. Bei chronischer Gastritis liegt häufig eine Schwächestörung des Milz-Pankreas vor mit Symptomen wie Appetitlosigkeit, allgemeine Müdigkeit und Leeregefühl in der Magengegend. Hier ist neben der tonisierenden Nadelung auch die Moxibustion indiziert, besonders an den Shu- und Mu-Punkten des Magens und des Milz-Pankreas.

Du 20 Baihui		
Ren 12 Zhongwan	Pe. 6 Neiguan	Ma. 36 Zusanli
Ma. 21 Liangmen	Di. 4 Hegu	Ma. 34 Liangqiu
Ma. 25 Tianshu	Di. 11 Quchi	Ma. 44 Neiting
Bl. 21 Weishu	He. 7 Shenmen	
Le. 13 Zhangmen		

Moxibustion bei chronischen Schwächestörungen des Verdauungstraktes

Shu-Punkte	Mu-Punkte	
Bl. 21 Weishu	Ren 12 Zhongwan	Ma. 36 Zusanli
Bl. 20 Pishu	Le. 13 Zhangmen	MP. 6 Sanyinjiao

15.7.3 Ulcus ventriculi et duodeni

Ähnlich wie bei der Gastritis erfolgt auch hier die Differenzierung nach den traditionellen Kriterien in Fülle- und Schwächesymptome und dann die Behandlung mit sedierender oder tonisierender Methode. Meist findet man bei Ulzera eine Füllestörung des Magens, häufig mit „Aufsteigendem Magen-Feuer“. Schwächestörungen des Magens sind bei älteren Patienten zu diagnostizieren.

Bei akuten und krampfartigen Beschwerden im Hypochondrium kann gleichzeitig auch eine Füllestörung der Leber vorliegen, die den Magen „angreift“. Man behandelt dann mit den Punkten Le. 14 Qimen und Le. 3 Taichong, um das Leber-Qi zu harmonisieren.

Die akuten Ulkusschmerzen lassen sich in der Regel nach wenigen Stunden beseitigen. Man behandelt bei akuten Schmerzen zunächst täglich, dann ca. 1 Monat lang 2mal wöchentlich, bis das Geschwür abgeheilt ist.

Auch bei der Durchführung einer Gastroskopie ist die Akupunktur durch ihre analgetische und spasmolytische Wirksamkeit sehr effektiv. Die Prämedikation kann in der Regel eingespart werden.

Du 20 Baihui		
Ma. 21 Liangmen	Pe. 6 Neiguan	Ma. 36 Zusanli
Ma. 25 Tianshu	He. 7 Shenmen	MP. 4 Gongsun
Ren 12 Zhongwan		Ma. 44 Neiting
Bl. 21 Weishu		Le. 3 Taichong
Bl. 20 Pishu		
MP. 15 Daheng		
Le. 14 Qimen		
Ren 6 Qihai		

15.7.4 Diarrhö

Die Behandlung von Durchfallerkrankungen hat in China eine lange Tradition. Schon früh hatte man erkannt, daß die Nahrung eine der wichtigsten Ursachen ist. Auch bei der Diarrhö kann entweder eine Fülle- oder Schwächestörung vorliegen. Bei akuter Gastroenteritis (15.5.2) ist die Diarrhö vom Fülletyp mit Völlegefühl, akuten, z.T. krampfartigen Schmerzen. Kräftige Nadelstimulation, also sedierende Behandlung, bringt eine schnelle Besserung.

Bei chronischen Durchfallerkrankungen liegt neben der Störung des Dick- und Dünndarms häufig auch eine Schwächestörung von Milz-Pankreas und selten auch der Niere vor. Hier sind die Moxibustion sowie tonisierende Nadelbehandlung indiziert.

Wichtige Punkte für Durchfallerkrankungen sind Ma. 37 Shangjuxu, der untere He-Punkt des Dickdarms, Ma. 25 Tianshu, der Mu-Punkt des Dickdarms, MP. 4 Gongsun, der Luo-Punkt des Milz-Pankreas-Meridians.

Du 20 Baihui		
Ma. 25 Tianshu	Pe. 6 Neiguan	MP. 4 Gongsun
Bl. 25 Dachangshu	Di. 11 Quchi	Ma. 37 Shangjuxu
Ma. 29 Guilai	Di. 4 Hegu	Ma. 36 Zusanli
Ren 6 Qihai		MP. 6 Sanyinjiao
Ren 4 Guanyuan		Ma. 39 Xiajuxu

Moxibustion bei Diarrhö bei Schwächesyndromen

Ma. 25 Tianshu	Di. 11 Quchi	MP. 4 Gongsun
Bl. 20 Pishu		MP. 6 Sanyinjiao
Le. 13 Zhangmen		Ma. 36 Zusanli
Ren 6 Qihai		
Ren 4 Guanyuan		
Bl. 23 Shenshu (bei Nieren-Schwäche)		
Du 4 Mingmen		

15.7.5 Irritables Kolon, Reizdarm

Das Beschwerdebild des häufig vorkommenden irritablen Kolon ist abwechslungsreich und durch eine vielfältige Kombination von Stuhlbeschwerden (Obstipation und/oder Diarrhö), Abdominalschmerz, manchmal Schleimabgänge im Stuhl, Unverträglichkeit bestimmter Nahrungsmittel und vegetativen Beschwerden gekennzeichnet. Nach den Stuhlbeschwerden unterteilt man in 3 Gruppen: spastisches Kolon mit Obstipation, „emotionale“ Diarrhö und irritables Kolon mit Wechsel zwischen Obstipation und Diarrhö. Blähbeschwerden sind häufig. Außergewöhnliche psychische Belastungen spielen eine große Rolle in der Ätiologie dieser psychosomatischen Erkrankung. Oft verzeichnen die Patienten einen direkten Zusammenhang zwischen psychischen Bela-

stungen und dem Auftreten von organischen Beschwerden wie Abdominalschmerz, Blähbeschwerden, Völlegefühl oder Durchfällen.
Ähnlich wie bei anderen Erkrankungen der Verdauungsorgane erfolgt auch hier eine Differenzierung der Symptomatik nach den traditionellen diagnostischen Kategorien: Füllestörungen der Leber oder Hitze- und Feuchtigkeit im Dickdarm liegen bei akuten krampfartigen Schmerzen, akuter Diarrhö oder bei spastischer Obstipation vor.
Schwächestörungen in erster Linie des Milz-Pankreas sind gekennzeichnet durch chronische Obstipation, chronische Diarrhö mit Schwächesymptomen wie Appetitmangel, Müdigkeit, depressiver Stimmungslage, Angst bzw. Sorgen oder dumpfen Schmerzen. Hier steht die Moxibustion neben der Nadelung im Mittelpunkt der Therapie, während bei Füllestörungen die Nadelung mit kräftiger Stimulation erfolgen sollte.
Da sich die Störung hauptsächlich im Dickdarm abspielt, sind Ma. 37 Shangjuxu, der untere He-Punkt des Dickdarms und Ma. 25 Tianshu, der Mu-Punkt des Dickdarms, von großer Bedeutung.

Du 20 Baihui		
Ma. 25 Tianshu	Di. 4 Hegu	Ma. 37 Shangjuxu
Ma. 29 Guilai	Di. 11 Quchi	Ma. 36 Zusanli
MP. 15 Daheng	Pe. 6 Neiguan	MP. 4 Gongsun
Bl. 25 Dachangshu		
Bl. 20 Pishu		
Le. 13 Zhangmen		

Bei Schwächestörungen erfolgt die Moxibustion an den Mu- und Shu-Punkten von Dickdarm, Milz-Pankreas und seltener auch des Magens.

15.7.6 Obstipation

Ähnlich wie bei dem irritablen Kolon erfolgt hier die Punktauswahl anhand der individuellen Fülle- oder Schwächesymptomatik. Auch hier steht das Milz-Pankreas-System und der Dickdarm im Mittelpunkt der Therapie. SJ. 6 Zhigou, Ma. 36 Zusanli und MP. 4 Gongsun sind wirksame Punkte bei chronischen Obstipationen.

Du 20 Baihui		
Ma. 25 Tianshu	SJ. 6 Zhigou	Ma. 37 Shangjuxu
MP. 15 Daheng	Di. 11 Quchi	Ma. 36 Zusanli
Ma. 29 Guilai	Di. 4 Hegu	MP. 4 Gongsun
Bl. 25 Dachangshu		

Bei chronischen Schwächestörungen ist auch hier die Moxibustion unentbehrlich.

15.7.7 Hämorrhoiden, Analfissuren

Akupunktur eignet sich hier besonders zur Behandlung der akuten schmerzhaften Beschwerden dieser Erkrankung. Die kräftige Stimulation, besonders der Fernpunkte, ist von großer Wirksamkeit.

Du 20 Baihui		
Du 1 Changqiang	Du 26 Renzhong	Ma. 36 Zusanli
Bl. 32 Ciliao	Di. 4 Hegu	MP. 6 Sanyinjiao
Bl. 54 Zhibian	Du 28 Yinjiao	Ma. 44 Neiting
Bl. 24 Qihaishu		

Ren 1 Huiyin wird wegen der Lokalisation selten angewendet.

15.7.8 Lebererkrankungen, Hepatitis

Nach traditioneller chinesischer Vorstellung ist das *freie Fließen* der Lebensenergie Qi und auch des Blutes von der Funktion der Leber abhängig. Auch die Bewegung der Muskeln und Sehnen hängt von der ungestörten „Leberenergie“ ab. Das Qi der Leber „nährt“ die Augen. Visusschwäche, Nachtblindheit, chronische Augenentzündungen sind Ausdruck einer Leberstörung.
Die häufigste Störung der Leber ist die *Stagnation des Leber-Qi,* ein oft vorkommendes Syndrom der chinesischen Medizin. Die typischen Symptome dieses vegetativen Syndroms sind Stauungsgefühl im Körper, besonders in der Muskulatur, Völle- und Druckgefühl im Oberbauch, besonders rechts, Reizbarkeit, gehemmte Emotionalität, häufige Frustrationsgefühle, Depression. Als Ursache werden unterdrückte Gefühle wie Aggressionen, Wut und Zorn verantwortlich gemacht. Häufig findet man bei Menschen, die alkoholabhängig sind, dieses Syndrom. Alkoholgenuß fördert hier das Fließen der stagnierten Lebensenergie und führt zu subjektiver Beschwerdelinderung und zu einer Zunahme der Emotionalität. Damit steht das suchtartige Verlangen nach Alkohol in Zusammenhang.
Bei übermäßigem Alkoholkonsum kommt es schnell zu einer Schwächung der Leberenergie, das zu einer *Schwäche des Leber-Yin* führt. Dieses chinesische Syndrom ist gekennzeichnet durch extreme Müdigkeit, Schwächegefühl im Körper, besonders in der Muskulatur, Erschöpfungsgefühl, psychische Unruhe und emotionale Labilität, aber auch Hitzegefühl im Kopf, heiße Handflächen und Fußsohlen.
Ein weiteres Syndrom, das häufig auftritt, ist das *Aufsteigende Leber-Yang,* gekennzeichnet durch Spannungs- und Füllegefühl in der oberen Körperhälfte mit Kopfschmerzen, innerer Unruhe, übermäßiger Reizbarkeit, aber auch Visusschwankungen und seltener auch Ohrensausen. Die essentielle Hypertonie wird von der chinesischen Medizin als Ausdruck dieser Füllestörung der Leber gesehen. Das Syndrom *Aufsteigendes Leber-Feuer* ist eine stärker ausgeprägte Variante des vorangehenden Syndroms und kommt häufig im Klimakterium vor.
Zusammenfassend kann man feststellen, daß die Leberenergie zu Stagnation und zu starken Schwankungen neigt mit Wechsel in der Intensität, wobei Leberfüllestörungen mit „aufsteigender“ Tendenz überwiegen. Durch die Akupunkturtherapie kann man die Labilität und die Schwankungen der Leberenergie harmonisieren und so die Symptomatik von Lebererkrankungen deutlich lindern.
Auch das Chronic-fatigue-Syndrom wird von der chinesischen Medizin als Leberstörung interpretiert und zwar als Kombination einer Leber-Qi-Stagnation mit Leber-Yin-Schwäche und ist therapeutisch mit Akupunktur sehr gut zu beeinflussen. Die extreme Müdigkeit und das Schwächegefühl als Kardinalsymptom von Lebererkrankungen werden in der Regel innerhalb von 2–3 Wochen deutlich gebessert.
Die Wirksamkeit der Akupunktur bei chronischen Lebererkrankungen ist im Westen wenig bekannt, deshalb werden relativ wenige Patienten bei dieser Erkrankungsgruppe mit Akupunktur behandelt.
Durch Akupunktur lassen sich auch schwere Lebererkrankungen wie chronische Hepatitis positiv beeinflussen. In China wird Hepatitis mit Akupunktur und Moxibustion sowie mit Heilkräutern behandelt. Da es in der westlichen Medizin kaum wirksame therapeutische Möglichkeiten gibt, empfiehlt sich auch hier die Akupunktur. Die Kontrolle der Serumtransaminasen zeigt nach eigener Erfahrung nach 2–3 Wochen häufig einen deutlichen Abfall der Werte.
Die Mu- und Shu-Punkte der verschiedenen Verdauungsorgane stehen im Mittelpunkt der Behandlung. Je nach Fülle oder Schwächesymptomatik wird sedierend oder tonisierend behandelt. Im Akutstadium einer Hepatitis findet man Füllestörungen der Leber und Gallenblase. Bei chronischer Hepatitis und bei Übergang in eine Leberzirrhose überwiegen Schwächestörungen, in erster Linie des Leber-Yin. Als Hauptsymptome treten hier extreme Müdigkeit, Kraftlosigkeit und Erschöpfung der Lebenskräfte auf.

Akupunkturpunkte für die Hepatitisbehandlung

Du 20 Baihui

Mu-Punkte		Shu-Punkte
Le. 14	Qimen	Bl. 18 Ganshu
Gb. 24	Riyue	Bl. 19 Danshu
Le. 13	Zhangmen	Bl. 20 Pishu
Ren 12	Zhongwan	Bl. 21 Weishu

Weitere Punkte

Ma. 21 Liangmen	Di. 4 Hegu	Le. 3	Taichong
		MP. 6	Sanyinjiao
		Ma. 36	Zusanli
		Le. 6	Zhongdu
		Ex. 35	Dannang

15.7.9 Cholangitis, Cholezystitis, Gallenwegdyskinesie, Gallenkolik

Besonders bei chronischen und funktionellen Gallenwegerkrankungen ist Akupunktur indiziert. Da meist eine Stagnation mit Füllestörung der Leber und Gallenblase vorliegt, behandelt man sedierend mit wichtigen Punkten dieser Meridiane. Die Shu- und Mu-Punkte sind besonders wirksam.

Du 20	Baihui			
Gb. 24	Riyue	Di. 4 Hegu	Gb. 34	Yanglingquan
Le. 14	Qimen	Pe. 6 Neiguan	Gb. 37	Guangming
Bl. 19	Danshu		MP. 6	Sanyinjiao
Bl. 18	Ganshu		Le. 3	Taichong
Ma. 21	Liangmen		Ex. 35	Dannang
Gb. 21	Jianjing		Ma. 36	Zusanli
			Le. 6	Zhongdu

15.8 Gynäkologische Erkrankungen, Geburtshilfe

Die Hauptindikationen auf dem Gebiet der Frauenheilkunde sind funktionelle Beschwerden sowie schmerzhafte Erkrankungen der Beckenorgane. Nach traditioneller Vorstellung gehören die Genitalorgane zum chinesischen Nierensystem. Der Lebermeridian spielt ebenfalls eine wichtige Rolle, weil er durch das Genitale zieht. Der Ren Mai wird auch Konzeptionsgefäß genannt wegen der engen Beziehung zu den Genitalorganen. Erkrankungen der Genitalorgane behandelt man überwiegend mit Punkten des Nieren-, Lebermeridians sowie des Ren Mai, Chong Mai und Du Mai. Für den Therapieerfolg ist die Diagnose der gestörten Organsysteme sowie die Differenzierung in Fülle- oder Schwächestörungen von großer Bedeutung und die spezifische Nadeltherapie. Viele gynäkologische Erkrankungen beruhen auf Schwächestörungen, z.B. des Nierensystems, so ist die Moxibustion häufig indiziert. Die häufigsten Indikationen in der Gynäkologie sind Dysmenorrhö, Zyklusstörungen sowie klimakterische Beschwerden. Akupunktur ist auch bei der Geburtserleichterung und Geburtsvorbereitung sehr wirksam.

15.8.1 Dysmenorrhö

Nach traditioneller Vorstellung liegt hier eine Stagnation im Fließen von Blut und Qi vor und so entweder eine Füllestörung mit krampfartigen Schmerzen, die auf Druck oder Wärme zunehmen und in die Beine oder in den Rücken einstrahlen, oder eine Schwächestörung. Bei der Schwächestörung des Nieren-Yang, seltener des Nieren-Yin, mit Kältesymptomatik treten während oder nach der Menstruation dumpfe Schmerzen auf, die durch Wärme oder Druck gemildert werden. Auch Schwindel, Müdigkeit oder Kälteempfindlichkeit sind hier anzutreffen. Bei der Schwächestörung tritt häufig auch „Kälte im Uterus" oder „Kälte im Lebermeridian" auf, hier wird neben der Nadelung Moxibustion an den Mu- und Shu-Punkten angewandt.
Bei der Füllestörung, die auf eine *Stagnation des Leber-Qi* beruht und meist in Verbindung mit einem *„Aufsteigenden Leber-Yang"* vorliegt, wird die Blockade von Qi und Blut mit kräftiger Stimulation, also sedierend, behandelt. Nach traditioneller Vorstellung besteht bei der Dysmenorrhö meist auch eine Störung bzw. Disharmonie zwischen den außerordentlichen Meridianen Chong Mai (Schlüsselpunkt MP. 4 Gongsun) und dem Ren Mai.
Mit der Akupunkturtherapie beginnt man ca. 14 Tage vor Beginn der Menstruationsblutung und führt 5–6 Sitzungen, jeweils 2mal in der Woche durch. Nach 3–4 Behandlungszyklen erreicht man meist eine dauerhafte Beschwerdefreiheit selbst bei schwerwiegenden Fällen. Moxibustion bei Schwächestörungen wird ebenfalls für die Dauer von 3–4 Zyklen durchgeführt, nicht jedoch während der Menstruation.

Du 20 Baihui		
Ren 3 Zhongji	Di. 4 Hegu	Le. 3 Taichong
Ren 6 Qihai		MP. 6 Sanyinjiao
Ren 4 Guanyuan		MP. 10 Xuehai
Ma. 29 Guilai		Ma. 36 Zusanli

Moxibustion und Nadelung bei Schwächestörung

Bl. 23 Shenshu	Gb. 25 Jingmen	MP. 6 Sanyinjiao
Bl. 20 Pishu	Le. 13 Zhangmen	Ni. 3 Taixi
Ren 4 Guanyuan		Ni. 7 Fuliu
Ren 6 Qihai		Ma. 36 Zusanli
		Le. 8 Ququan

15.8.2 Klimakterium

Die vielfältigen Beschwerden im Klimakterium lassen sich durch Akupunktur deutlich bessern. So kann man meist eine hormonelle Therapie vermeiden. Klinische Studien zeigen eine Linderung der klimakterischen Beschwerden bei 50–88 % der Patienten. Nach traditioneller Vorstellung führt das Klimakterium zu einem *Abfall des Nieren-Yin* und als Folge davon zu einer *Fülle der Leber* in Form eines *Aufsteigenden Leber-Feuers,* oft in Verbindung mit *Stagnation des Leber-Qi.* Die Symptomatik im Klimakterium ist typisch für dieses Störungsmuster (s. Kap. 16).
Die Akupunkturtherapie ist auf die Beruhigung der überschießenden Leberenergie gerichtet – Le. 3 Taichong harmonisiert die Leber, Le. 2 Xingjian beseitigt das Leber-Feuer. Daneben steht die Stärkung des geschwächten Nieren-Yin durch Ren 4 Guanyuan und Ni. 3 Taixi im Mittelpunkt der Therapie. Auch viel Ruhe, Qi Gong oder Heilkräuter fördern und nähren das Nieren-Yin.

Du 20 Baihui		
Ex. 6 Sishencong	He. 7 Shenmen	Ni. 3 Taixi
Ex. 1 Yintang	Di. 4 Hegu	Le. 3 Taichong
Ren 4 Guanyuan		Le. 2 Xingjian *bei Hitze*

15.8.3 Amenorrhö

Auch die Amenorrhö wird in China mit Akupunktur und Moxibustion behandelt. Die Amenorrhö wird als Starre oder „Erschöpfung" des Blutes infolge von ausgeprägter Schwäche der Leber, Milz-Pankreas oder der Nieren betrachtet. Im Vordergrund steht folglich die Moxibustionbehandlung, die vom Patienten selbständig für mehrere Monate durchgeführt wird.

Punkte für die Moxibustion

Bl. 23 Shenshu	Lu. 9 Taiyuan	MP. 6 Sanyinjiao
Bl. 20 Pishu	Di. 11 Quchi	Ma. 36 Zusanli
Bl. 18 Ganshu		Le. 3 Taichong
Ren 3 Zhongji		
Ren 2 Qugu		
Ma. 29 Guilai		

Zusätzliche Nadelung der Punkte

Ren 3 Zhongji	MP. 6 Sanyinjiao
Ma. 29 Guilai	Le. 2 Xingjian
Du 4 Mingmen	Ma. 36 Zusanli
Ren 4 Guanyuan	

15.8.4 Adnexitis, Salpingitis

Neben der medikamentösen Therapie dieser Erkrankung gelingt es mit Hilfe der Akupunktur, die Schmerzen zu reduzieren und den Krankheitsverlauf zu verkürzen. Auch bei langwierigen chronischen Verläufen kann die Akupunktur in Kombination mit der Moxibustion durch ihre abwehrsteigernde Wirkung den chronischen Charakter der Erkrankung durchbrechen. Nach traditioneller Vorstellung der chinesischen Medizin beruhen chronische Infekte der Urogenitalorgane auf einer *Schwäche des Nieren-Qi* oder *Nieren-Yang* (s. Kapitel 16).

Du 20 Baihui		
Ren 4 Guanyuan	Di. 11 Quchi	MP. 6 Sanyinjiao
Ma. 29 Guilai	Di. 4 Hegu	MP. 10 Xuehai
Bl. 23 Shenshu		Ma. 36 Zusanli
Gb. 26 Daimai		Le. 3 Taichong
Bl. 31 Shangliao		
Bl. 32 Ciliao		

Bei chronischen Entzündungen der Beckenorgane und typischen Schwächesymptomen ohne deutliche und akute Entzündungszeichen wird neben der Nadeltherapie auch die Moxibustion angewandt.

Moxibustion bei chronischen Schwächesymptomen

Bl. 23 Shenshu	Di. 11 Quchi	MP. 6 Sanyinjiao
Gb. 25 Jingmen	Lu. 9 Taiyuan	Ni. 7 Fuliu
Bl. 18 Ganshu		Ma. 36 Zusanli
Ren 6 Qihai		Ni. 3 Taixi
Ren 4 Guanyuan		

15.8.5 Schmerzen bei Tumoren im Beckenraum

Da Akupunktur gute analgetische Wirkungen zeigt, ist sie bei Schmerzen im Beckenraum indiziert. Wegen des oft bestehenden reduzierten Allgemeinzustandes und weil Akupunktur nicht die Nebenwirkungen starker Analgetika aufweist, ist diese Methode besonders empfehlenswert. Bei starken Schmerzen ist die Elektrostimulation mit wechselnden niederfrequenten Impulsmustern sehr wirksam.

Du 20 Baihui		
Ren 4 Guanyuan	Di. 4 Hegu	MP. 6 Sanyinjiao
Du 3 Yaoyangguan	Di. 11 Quchi	Ma. 44 Neiting
Bl. 23 Shenshu		
Bl. 25 Dachangshu		

Bei reduziertem Allgemeinzustand mit Schwächestörungen wird mit Moxibustion tonisiert

Bl. 23 Shenshu	Di. 10 Shousanli	MP. 6 Sanyinjiao
Gb. 25 Jingmen	Di. 11 Quchi	Ni. 3 Taixi
Bl. 26–Bl. 30		Ma. 36 Zusanli
Ren 6 Qihai		Bl. 40 Weizhong

15.8.6 Pruritus vulvae

Nach traditioneller Vorstellung liegt hier eine Fülle- und Hitzestörung der Leber vor. Die kräftige Stimulation, also Sedierung der Punkte, löst den Juckreiz sehr wirkungsvoll.

Du 20 Baihui		
Ex. 6 Sishencong	Di. 11 Quchi	Le. 2 Xingjian
Ren 2 Qugu	Di. 4 Hegu	MP. 6 Sanyinjiao
Ren 1 Huiyin		MP. 10 Xuehai
Du 1 Changqiang		Le. 3 Taichong
Du 26 Renzhong		
Bl. 16 Dushu		

Bei gleichzeitig bestehenden Hauterkrankungen im Genitalbereich ist die flächenhafte Laserbestrahlung sehr wirksam. Bei psychogener Ursache des Pruritus sind zusätzliche Punkte wie He. 7 Shenmen oder Bl. 62 Shenmai zu empfehlen.

15.8.7 Hyperemesis gravidarum

In der Schwangerschaft wendet man Akupunktur nur unter Beachtung wichtiger Grundsätze an, da nach chinesischer Vorstellung bestimmte Akupunkturpunkte, und v.a. deren Stimulation, Wehen auslösen können. Kräftige Stimulation, also sedierende Nadelung ist zu vermeiden. Nach A. Römer gibt es in der Schwangerschaft *„keine verbotenen Punkte, nur verbotene Stimulation"*. Diese Grundsätze sind auch bei der Behandlung anderer Erkrankungen in der Schwangerschaft zu beachten [120a].
Nach traditioneller Vorstellung der chinesischen Medizin liegt bei Hyperemesis eine Störung der Magenenergie, aufsteigendes *„rebellisches"* Qi, vor. Pe.6 Neiguan und Ma. 36 Zusanli beruhigen das *„Aufsteigende Qi des Magens"*.

Punkte für die Akupunktur bei Hyperemesis

Du 20 Baihui		
Ren 12 Zhongwan	Pe. 6 Neiguan	(Ma. 36 Zusanli,
Ren 16 Zhongting	He. 7 Shenmen	vorsichtige Stimulation)

Bei bestehenden Kälte- bzw. Schwächesymptomen ist die Moxibustion wichtiger Tonisierungspunkte indiziert.

15.8.8. Geburtsvorbereitung

Zur Geburtsvorbereitung werden 4–6 Sitzungen 1- bis 2 mal wöchentlich in den letzten 4 Schwangerschaftswochen durchgeführt. Bei Verwendung der Punkte Ma. 36 Zusanli, MP. 6 Sanyinjiao, Gb. 34 Yanglingquan, Bl. 67 Zhiyin ist eine signifikant verkürzte Geburtsdauer und eine signifikant bessere Zervixreifung in einer kontrollierten Untersuchung von Römer nachgewiesen [120 a]. Die günstigere Zervixreifung war häufig von einer nachweisbaren Trichterbildung im Sinne eines beschleunigten Reifungsprozesses begleitet sowie einer verbesserten Wehenkoordination, die letztendlich zur Verkürzung der Eröffnungsphase bei Erstgebärenden führte. Behandlungsbeginn 36. Schwangerschaftswoche mit tonisierender Nadeltechnik.

Ma. 36 Zusanli
MP. 6 Sanyinjiao
Gb. 34 Yanglingquan
Bl. 67 Zhiyin *ab der 38. SSW*

Zusätzlich zu diesen „morphologisch" wirksamen Punkten können psychisch harmonisierende Punkte wie Du 20 Baihui, Ex. 6 Sishencong und He. 7 nützlich sein.

15.8.9 Geburtserleichterung, Analgesie während der Geburt

In den zurückliegenden Jahren hat sich die Anwendung der Akupunktur zur Geburtserleichterung aber auch zur Geburtsvorbereitung sehr ausgeweitet. Mit Hilfe der Akupunktur lassen sich die Schmerzen während der Geburt deutlich verringern. Auch eine signifikante Verkürzung der Entbindungszeit ist zu verzeichnen. Bei Wehenschwäche kommt es zur Anregung der Wehentätigkeit. Auch die Episiostomie und die spätere Dammnaht können unter der Akupunkturanalgesie erfolgen. Neben der analgetischen Wirkung kommt es durch die psychisch entspannende Wirkung der Akupunktur zu einer besseren Mitarbeit der Mutter [146].
Zunächst werden die psychisch ausgleichenden und beruhigenden Punkte Du 20 Baihui, Ex. 6 Sishenchong und He. 7 Shenmen gesetzt. Sie führen zu einer deutlichen Entspannung der Patientin und behindern nicht die Bewegungsfreiheit. Beim Einsetzen von stärkeren Schmerzen, in der Regel bei einer Muttermundöffnung von 4–5 cm, setzt man die Nahpunkte im Bereich des Unterbauches oder des Rückens. Die Nadeln an den Fernpunkten MP. 6 Sanyinjiao und am Extrapunkt Neima an der Innenseite des Beines werden zunächst beidseitig gesetzt, später auf der einen Seite gezogen, um den Geburtshelfer nicht zu behindern. An den Fernpunkten am Bein und bei starken Schmerzen in der Kreuzgegend wendet man Elektrostimulation auch an lokalen Punkten an. Die Elektrostimulation verstärkt die analgetische Wirkung der Akupunktur und *ist unentbehrlich für effiziente Geburtsanalgesie.* Der wichtige Analgesiepunkt Di. 4 Hegu an der Hand wird wiederholt manuell kräftig stimuliert.

Du 20 Baihui		
Ex. 6 Sishenchong	Di. 4 Hegu	MP. 6 Sanyinjiao
Ma. 29 Guilai	He. 7 Shenmen	Extra-Neima
Ren 4 Guanyuan	Pe. 6 Neiguan	Le. 3 Taichong
Du 2 Yaoshu		Ma. 36 Zusanli
Du 6 Jizhong		Ma. 44 Neiting
Gb. 21 Jianjing		
Bl. 67 Zhiyin als Tonisierungspunkt bei Wehenschwäche		

In der Regel wählt man 2 Nahpunkte am Unterbauch oder am Rücken (Ma. 29, Ren 4 oder Du 2, Du 6) und jeweils 2 Fernpunkte an den Armen (Di. 4) und Beinen (MP. 6 und Neima) aus. Bei starken Schmerzen kann man die Reizstärke erhöhen und noch einige Nadeln (Le. 3, Ma. 44) dazunehmen.
Beim Setzen der Nadeln zur Geburtserleichterung ist besonders darauf zu achten, daß die Nadeln schmerzfrei liegen und auch bei Bewegung der Arme und Beine nicht schmerzhaft werden [146].

15.8.10 Laktationsschwäche

Laktationsschwäche kann viele Ursachen haben. Nach den Vorstellungen der chinesischen Medizin liegt eine Schwäche von Qi und Blut vor. Auch eine Schwäche oder Stagnation der Leber kann vorkommen, meist bei psychischer Labilität oder Depression. Häufig ist neben der Akupunktur die Moxibustion indiziert.

Du 20 Baihui		
Ren 17 Shanzhong	Dü. 1 Shaoze	Gb. 37 Guangming
Ma. 18 Rugen	Di. 4 Hegu	Gb. 41 Linqi
Bl. 18 Ganshu (Th. 9)		Ma. 36 Zusanli
Bl. 20 Pishu (Th. 11)		MP. 6 Sanyinjiao
		Le. 3 Taichong

Moxibustion bei Laktationsstörung

Bl. 18 Ganshu (Th. 9)	Di. 11 Quchi	Ma. 36 Zusanli
Bl. 20 Pishu (Th. 11)		MP. 6 Sanyinjiao

15.9 Urologische Erkrankungen

Bei einem großen Spektrum urologischer Erkrankungen ist Akupunktur indiziert. Vor allem bei chronischen Entzündungen mit Reizzuständen sowie bei funktionellen Störungen im Urogenitalbereich zeigt die Akupunkturtherapie gute Wirksamkeit.
Nach traditioneller Vorstellung umfaßt das Nierensystem, chin. Shen neben der Nierenfunktion auch die Funktionen der Urogenitalorgane. Bei urologischen Erkrankungen liegt oft eine Schwächestörung des Nierensystems vor, mit Funktionsstörungen der Harnwege, Schwächegefühl, Müdigkeit, Energiemangel, kalten Füßen, Kältegefühl in der Lendengegend, Abwehrschwäche, Abnahme der Libido (s. Kapitel 16). Auch chronisch rezidivierende Infekte im Urogenitalbereich treten oft bei Nierenschwächesyndromen auf. Im psychischen Bereich sind Willensschwäche und Angst mit daraus erwachsenden Rückzugstendenzen vorherrschend.
Die Punkte des Nieren- und Blasenmeridians stehen im Mittelpunkt bei der Behandlung urologischer Erkrankungen. Daneben werden auch Punkte des Ren Mai, des Milz-Pankreas-Meridians und des Du Mai ausgewählt.
Wichtige Punkte zur Behandlung von urologischen Erkrankungen:

- **MP. 6 Sanyinjiao,** der Treffpunkt der 3 Yin-Meridiane Milz-Pankreas, Niere und Leber, ist der *wichtigste Fernpunkt* für das Urogenitalsystem.
- **Le. 3 Taichong,** der Yuan-Punkt, ist ein weiterer wichtiger Fernpunkt, weil der Lebermeridian durch das Genitale zieht und weil Urogenitalerkrankungen oft durch eine Stagnation im Fließen gekennzeichnet sind.
- **Bl. 23 Shenshu** ist der Shu-, Segmentpunkt der Niere. Bei Nierenstörungen kann man über diesen Punkt das Organ direkt beeinflussen.
- **Ren 3 Zhongji** ist der Mu-, Alarmpunkt der Blase und als Nahpunkt von großer Bedeutung bei der Behandlung der Harnblase.
- **Ren 6 Qihai** ist ein wichtiger allgemeiner Tonisierungspunkt mit besonderer Wirkung auch auf das Urogenitalsystem. Bei Schwächestörungen ist die Moxibustion sehr wirkungsvoll.

15.9.1 Pyelonephritis, chronische Harnweginfekte, Glomerulonephritis

Die traditionelle Einordnung der Symptome dieser Erkrankungen ergibt meist eine *Schwäche des Nieren-Yang* oder seltener eine Schwäche des Nieren-Qi (s. Kapitel 16). Die entzündungsbedingten Symptome wie Brennen, akuter Schmerz und Fieber sind Ausdruck einer Fülle- bzw. *Hitzestörung der Blase.* Die Therapie richtet sich auf die Stärkung der Niere, in erster Linie mit Moxibustion. Die Nadelbehandlung wird zur Linderung der akuten Füllesymptome der Blase zusätzlich angewendet. Bei Harnweginfekten ist Akupunktur mit der antibakteriellen Chemotherapie zu kombinieren, um die akute Entzündung unter Kontrolle zu bringen. Akupunktur und vor allem die Moxibustion beseitigen durch ihre abwehrsteigernde Wirkung die Rezidivneigung bei Harnwegentzündungen. Die Chronifizierung der Erkrankungen läßt sich dadurch häufig vermeiden.

Moxibustion

Bl. 23	Shenshu	Di. 11	Quchi	Ni. 3	Taixi
Gb. 25	Jingmen	Lu. 9	Taiyuan	Ni. 7	Fuliu
Du 4	Mingmen			Ni. 8	Jiaoxin
Bl. 28	Pangguangshu			MP. 6	Sanyinjiao
Bl. 25	Dachangshu			Le. 8	Ququan
Ren 4	Guanyuan				
Ren 6	Qihai				

Akupunktur der Punkte

Du 20 Baihui		
Ren 3 Zhongji	Di. 4 Hegu	Ni. 3 Taixi
Bl. 23 Shenshu	Di. 11 Quchi	Le. 3 Taichong
Du 3 Yaoyangguan		MP. 6 Sanyinjiao

Auch bei Niereninsuffizienz mit Oligurie liegt nach traditioneller Vorstellung eine ausgeprägte Schwächestörung des Nierensystems vor. Mit Akupunktur und Moxibustion kann hier ein Therapieversuch unternommen werden.

15.9.2 Nierenkolik

Die akuten kolikartigen Schmerzen sind mit Akupunktur deutlich zu lindern. Da hier nach traditioneller Vorstellung ein Füllezustand bei einer Stagnation im Fließen von Qi vorliegt, ist die sedierende Behandlung mit kräftiger Nadelstimulation, besonders der Fernpunkte, angezeigt.

Du 20 Baihui		
Bl. 23 Shenshu	Di. 4 Hegu	Ni. 5 Shuiquan
Du 3 Yaoyangguan		MP. 6 Sanyinjiao
Bl. 28 Pangguangshu		Le. 3 Taichong
Bl. 32 Ciliao		Ni. 3 Taixi
Bl. 54 Zhibian		Bl. 40 Weizhong
		Ma. 44 Neiting

15.9.3 Prostatitis, Uroneurosen

Bei diesen chronischen Reizzuständen liegt nach traditioneller Vorstellung eine Hitze- und Feuchtigkeitsstörung des Blasensystems vor. Häufig findet man Schwächestörungen der Niere, meist des Nieren-Yang, seltener des Nieren-Qi. Nach der Differenzierung der Symptome erfolgt die Therapie sedierend mit Nadeln oder tonisierend mit Moxibustion wichtiger Nierenpunkte. Gerade bei sonst therapieresistenten, oft psychosomatischen Störungen sind gute Therapieerfolge zu erzielen.

Du 20 Baihui		
Ren 3 Zhongji	Di. 4 Hegu	MP. 6 Sanyinjiao
Ren 4 Guanyuan		Ni. 5 Shuiquan
Bl. 23 Shenshu		Le. 3 Taichong
Bl. 28 Pangguangshu		

15.9.4 Impotenz, Fertilitätsstörungen beim Mann

Seit der Antike wird in China Impotenz mit Akupunktur behandelt. Impotenz wird als Schwäche des Nieren-Yang oder -Qi interpretiert, auch als „welkendes Yang“, man spricht von einer Schwäche des „Feuers am Tor des Lebens“. Auch Störungen des Herzens und des Milz-Pankreas können zusätzlich vorliegen, wenn über Nervosität, Schlafstörung und Magen-Darm-Beschwerden geklagt wird.
Fertilitätsstörungen beim Mann werden in China ebenfalls mit Akupunktur behandelt. Neue Untersuchungen aus Wien und Heidelberg zeigten einen signifikanten Anstieg der Spermienzahl sowie der Basis- und Spätmotilität der Spermien bei subfertilen Männern [55 a]. Da es sich hier um Schwächestörungen handelt, ist neben der Nadelung auch die Moxibustion der Punkte indiziert.

Nadelung der Punkte:

Du 20 Baihui		
Ren 3 Zhongji	He. 7 Shenmen	MP. 6 Sanyinjiao
Ren 4 Guanyuan	Di. 5 Yangxi	Ni. 3 Taixi
Ren 6 Qihai		Le. 8 Ququan
Du 4 Mingmen		Ma. 36 Zusanli
Bl. 23 Shenshu		
Ma. 30 Qichong		

Moxibustion

Bl. 23 Shenshu	Le. 8 Ququan
Du 4 Mingmen	MP. 6 Sanyinjiao
Ren 6 Qihai	Ni. 7 Fuliu
Ren 4 Guanyuan	Ma. 36 Zusanli

15.9.5 Enuresis

Nach traditioneller Vorstellung liegt bei der Enuresis eine Schwächestörung des Qi der Niere vor. Diese kann viele Ursachen haben, darunter häufig psychogene, z. B. Angst. Die Therapie richtet sich auf die Stärkung des Nieren-Qi durch Moxibustion. Daneben ist auch Akupunktur mit tonisierender Technik, z. B. mit dünnen Nadeln, bei älteren Kindern oder Jugendlichen indiziert. Bei Kleinkindern wird neben der Moxibustion Lasertherapie angewendet.

Moxibustion der Punkte

Bl. 23 Shenshu	Lu. 9 Taiyuan	Ni. 3 Taixi
Bl. 28 Pangguangshu		Le. 3 Taichong
Ren 3 Zhongji		MP. 6 Sanyinjiao
Ren 4 Guanyuan		Ma. 36 Zusanli
Ren 6 Qihai		Bl. 40 Weizhong
Bl. 32 Ciliao		Bl. 67 Zhiyin

Akupunktur bzw. Laserakupunktur

Du 20 Baihui		
He. 7 Shenmen	He. 7 Shenmen	MP. 6 Sanyinjiao
Ren 3 Zhongji		Ni. 3 Taixi
Ren 4 Guanyuan		Ma. 36 Zusanli
Bl. 23 Shenshu		

15.10 Erkrankungen der Sinnesorgane

Schwerhörigkeit, Hörsturz, Tinnitus, Schwindelzustände sowie Konjunktivitis und Visusschwäche sind die Hauptindikationen der Akupunktur bei Erkrankungen der Sinnesorgane. Klinische Untersuchungen aus China zeigen eine gute Wirksamkeit der Akupunkturtherapie bei Erkrankungen der Sinnesorgane, wobei der Wirkungsmechanismus bisher unbekannt ist.

Nach traditioneller Vorstellung gehört das Ohr zu dem Funktionskreis der Niere und Blase, während das Auge dem Funktionskreis Leber und Gallenblase zugerechnet wird. Daneben bestehen enge Verbindungen zwischen dem Ohr und dem Sanjiao-Meridian, der das Ohr umkreist und dessen Fernpunkte starke Wirkungen bei Ohrerkrankungen zeigen.

15.10.1 Schwerhörigkeit, Hörsturz

Bei angeborener Schwerhörigkeit, Hörsturz und Altersschwerhörigkeit sind Therapieversuche mit Akupunktur zu empfehlen. Nach traditionellen Kategorien sind bei angeborener Schwerhörigkeit und bei Altersschwerhörigkeit Schwächesyndrome der Niere, speziell des Nieren-Jing bzw. -Yin, und des Sanjiao vorherrschend. Deshalb ist neben der Akupunkturbehandlung auch die Moxibustion indiziert. Bei Hörsturz findet man eine Erschöpfung des Nieren-Yang, meist durch extreme psychische Überlastung, viel seltener auch eine Schwäche des Nieren-Yin.

Du 20 Baihui		
SJ. 21 Ermen	SJ. 3 Zhongzhu	Gb. 41 Linqi
Dü. 19 Tinggong	SJ. 5 Waiguan	
Gb. 2 Tinghui	Di. 4 Hegu	
SJ. 17 Yifeng	Dü. 6 Yanglao	
Gb. 20 Fengchi	Dü. 3 Houxi	
Du 15 Yamen		

Moxibustion

Bl. 23 Shenshu	SJ. 3 Zhongzhu	Ni. 3 Taixi
Bl. 22 Sanjiaoshu		Ni. 7 Fuliu

15.10.2 Tinnitus

Bei verschiedenen Formen von Ohrgeräuschen zeigt die Akupunkturtherapie oft erstaunlich gute Wirksamkeit. Gerade wenn frühere medikamentöse Therapieversuche keine Wirkung zeigten, ist Akupunktur indiziert.
Nach traditioneller Vorstellung liegt eine Füllestörung der Leber in Form eines *„Aufsteigenden Leber-Yang* oder *Leber-Feuers"* vor und oft auch eine Schwächestörung des Nierensystems, des *Nieren-Yin* oder *Nieren-Jing*. Die Nierenschwäche kann auch in Verbindung mit einer Schwäche des Lungen-Qi, ausgelöst durch Wind-Hitze oder Wind-Kälte, auftreten. In seltenen Fällen findet man bei Tinnitus eine Schwächestörung des Milz-Pankreas begleitet von Schleim, die den Kopf befällt oder eine Schwäche des Leber- oder Herz-Blutes. Auch eine Dysharmonie zwischen Niere und Herz auf dem Boden einer massiven Nierenschwäche kann nach chinesischer Vorstellung vorliegen (s. Kap. 16). Bei einer Füllestörung behandelt man sedierend mit kräftiger Nadelstimulation, während bei der Nierenschwäche Moxibustion wirksam ist.

Du 20 Baihui		
SJ. 21 Ermen	SJ. 3 Zhongzhu	Le. 3 Taichong
SJ. 17 Yifeng		Le. 2 Xingjian
Gb. 2 Tinghui		Gb. 41 Linqi

Moxibustion

Bl. 23 Shenshu		Ni. 3 Taixi
Du 4 Mingmen		Ni. 7 Fuliu
		MP. 6 Sanyinjiao

15.10.3 M. Ménière, Schwindel, Reisekrankheit, Labyrinthitis

Auch bei verschiedenen Formen von Schwindel ist die Akupunktur oft wirksam. Nach traditioneller Vorstellung liegt hier eine Füllestörung der Leber in Form eines *„Aufsteigenden Leber-Yang"* vor, mit *Leber-Wind*-Beteiligung, oft auch begleitet von einer

„Schleimstörung“ des Kopfes mit Benommenheit und Konzentrationsstörung auf dem Boden einer Schwäche des Milz-Pankreas (s. Kap. 17).
Im hohen Alter und bei massiver Erschöpfung der Lebenskräfte diagnostiziert man eine Schwäche des Nieren-Yin.
Bei anderen Schwindelformen sind die Störungen weniger tiefgreifend und durch Fülle der Leber bzw. des Herzens bei Labilität bzw. Schwäche der Niere gekennzeichnet. Bei leichtem Schwindel kann auch eine kurzzeitige Schwäche des Qi und des Blutes vorliegen.

Du 20 Baihui		
SJ. 21 Ermen	SJ. 3 Zhongzhu	Gb. 41 Linqi
Dü. 19 Tinggong	SJ. 5 Waiguan	Le. 3 Taichong
Gb. 2 Tinghui	Di. 4 Hegu	Ni. 3 Taixi
	Dü. 6 Yanglao	

Bei ausgeprägten Schwächesymptomen erfolgt auch die Moxibustion.

15.10.4 Chronische Konjunktivitis

Bei chronischer Konjunktivitis und bei anderen Reizzuständen des Auges, z.B. Kontaktlinsenunverträglichkeit, lassen sich gute Therapieerfolge mit Akupunktur erzielen.
Die chinesische Medizin beschreibt diese Reizzustände als *Aufsteigendes Leber-Feuer* (s. Kap. 16). Auch äußere klimatische Einflüsse wie Wind und Hitze können beteiligt sein.
Bei der Nadelung der Punkte im Bereich der Orbita ist besondere Vorsicht geboten, um das Auge nicht zu verletzen. Diese Punkte sollten vom Anfänger nicht verwendet werden. Fernpunkte des Leber- und Gallenblasenmeridians, besonders Gb. 37 Guangming, der Luo-Punkt, und Le. 3 Taichong, der Yuan-Punkt, spielen eine große Rolle. Daneben ist Di. 4 Hegu bei Erkrankungen der Augen sehr wirksam.

Du 20 Baihui		
Ex. 2 Taiyang	Di. 4 Hegu	Le. 3 Taichong
Bl. 1 Jingming	Di. 11 Quchi	Gb. 37 Guangming
SJ. 23 Sizhukong		MP. 6 Sanyinjiao
Ma. 1 Chengqi		
Gb. 1 Tongziliao		
Gb. 20 Fengchi		
Du 14 Dazhui		

15.10.5 Glaucoma simplex

Bei Glaucoma simplex zeigt die Akupunktur einen signifikanten Abfall des Augeninnendrucks, dieser muß während der Akupunkturtherapie kontinuierlich überwacht werden. Nach traditioneller Vorstellung liegen Füllestörungen der Leber dieser Erkrankung zugrunde. Deshalb ist sedierende Nadelung indiziert.

Du 20 Baihui		
Ma. 1 Chengqi	Di. 4 Hegu	Le. 3 Taichong
Ex. 4 Qiuhou		Gb. 37 Guangming
Ex. 2 Taiyang		
Gb. 14 Yangbai		
Gb. 20 Fengchi		
Bl. 2 Zanzhu		
Bl. 18 Ganshu		

15.10.6 Visusschwäche

Visusschwäche kann durch viele Augenerkrankungen hervorgerufen sein. Nach Ausschöpfung der Standardtherapien ist ein Versuch mit Akupunktur zu empfehlen, da zuweilen deutliche Verbesserungen der Sehfähigkeit erreicht werden. Nach traditioneller Vorstellung findet man hier typische Symptome einer Schwäche des Leber-Yin, die auch von Nieren-Yin-Schwäche begleitet sein kann.

Du 20	Baihui				
Ma. 1	Chengqi	Di. 4	Hegu	Gb. 37	Guangming
Ex. 4	Qiuhou	Dü. 6	Yanglao	MP. 6	Sanyinjiao
Bl. 2	Zanzhu	Di. 5	Yangxi	Le. 3	Taichong
Gb. 14	Yangbai	Di. 11	Quchi	Ma. 36	Zusanli
Gb. 20	Fengchi				
Ex. 2	Taiyang				
Bl. 18	Ganshu				

15.11 Hauterkrankungen

Bei vielen Hauterkrankungen wie Akne, Herpes zoster, Psoriasis oder Ekzeme ist die Akupunkturtherapie wirkungsvoll. Nach traditioneller Vorstellung ist die Haut der Lunge und dem Dickdarm zugeordnet und wird folglich vorwiegend mit Punkten dieser Meridiane behandelt. Auch das Milz-Pankreas-System kann bei Hauterkrankungen gestört sein. Häufig beeinflussen pathogene Wind-Hitze-Faktoren, seltener Wind-Kälte-Einflüsse die Abwehrkraft, Wei Qi, an der Oberfläche des Körpers und begünstigen die Entstehung und Chronifizierung von Hauterkrankungen. Auf Hitze-, Kälte-, Fülle- und Schwächezustände sollte bei der Punktauswahl und bei der Nadelstimulation eingegangen werden.

Prinzipien der Behandlung

- **Lokale Punkte** werden zusammen mit spezifischen Punkten kombiniert:
- Punkte in der Umgebung der Hauterkrankung: Das stark erkrankte Hautareal wird in der Regel nicht genadelt, besonders nicht im ulzerierten Gebiet.
- Punkte des **Lungenmeridians** (z.B. Lu. 5 bei Fülle und Hitze sowie Lu. 7, der die Oberfläche öffnet), da die Haut der Lunge zugeordnet ist.
- Der Punkt **MP. 10 Xuehai** reguliert das Blut und spielt aufgrund seiner antiallergischen und immunstimulierenden Eigenschaften eine wichtige Rolle.
- Die Punkte **Du 14 Dazhui** und **MP. 6 Sanyinjiao** wegen ihrer infektabwehrenden und immunstimulierenden Wirkungen.
- Der Punkt **Di. 11 Quchi** als tonisierender und ausgleichender Punkt.
- Der Punkt **Lu. 9 Taiyuan** als Meisterpunkt des Gefäßsystems wird bei Durchblutungsstörungen und bei Schwächestörungen genadelt.

Die Lasertherapie spielt neben der Nadelbehandlung bei Hauterkranungen eine wichtige Rolle. Mit dem Laserstrahl werden einerseits die Hautläsionen wie bei Herpes simplex oder bei schlecht heilenden Wunden flächenförmig bestrahlt. Daneben behandelt man Akupunkturpunkte in der Umgebung sowie spezifische Fernpunkte. Die Bestrahlungszeit bei flächenförmiger Anwendung beträgt bei Infrarotlasern mit 780–904 nm Wellenlänge 2 min/cm^2 bei einer Laserleistung von 20–50 mW. Die Akupunkturpunkte werden jeweils für 15–30 s bestrahlt. Zur Lasertherapie werden 12–20 Akupunkturpunkte ausgewählt.

15.11.1 Acne vulgaris

Bei der Aknebehandlung werden wichtige Akupunkturpunkte im Bereich der Akne, z. B. im Gesicht oder am Rücken, genadelt. Zusätzlich behandelt man die spezifischen Fernpunkte der Meridiane, die durch das befallene Gebiet ziehen. Daneben ist die flächenhafte Laserbestrahlung der Akne wirkungsvoll.

Akne im Gesicht

Du 20 Baihui		
Ma. 3 Juliao	Di. 4 Hegu	Ma. 36 Zusanli
Ma. 5 Daying	Di. 11 Quchi	MP. 10 Xuehai
Ma. 6 Jiache	Lu. 7 Lieque	MP. 6 Sanyinjiao
Ma. 7 Xiaguan	Pe. 4 Ximen	
Weitere lokale Punkte		

Akne am Rücken

Du 20 Baihui		
Du 14 Dazhui	Di. 11 Quchi	Bl. 40 Weizhong
Du 12 Shenzhu	Lu. 7 Lieque	Bl. 60 Kunlun
Bl. 13 Feishu		MP. 10 Xuehai
Weitere lokale Punkte		

15.11.2 Ulcus cruris, schlecht heilende Wunden

Hier ist die flächenförmige Bestrahlung der Hautläsionen von erstaunlicher Wirksamkeit. Innerhalb von wenigen Tagen bildet sich ein neues Granulationsgewebe, und die oft jahrelang bestehenden Läsionen heilen ab (88–94). Neben der Laserbestrahlung ist auch Akupunktur wirksam.
Als Nahpunkte werden Punkte proximal und distal des Ulkus ausgewählt. Als Fernpunkte sind Punkte des Meridians, der das betroffene Gebiet durchzieht, indiziert. Auch Punkte der kontralateralen Körperhälfte, die der Ulkuslokalisation entsprechen, sind für eine wirkungsvolle Therapie notwendig.

Allgemeine Punkte

Lu. 9 Taiyuan
Lu. 7 Lieque
Du 14 Dazhui
Di. 11 Quchi
MP. 6 Sanyinjiao

15.11.3 Neurodermitis, Ekzeme, endogenes Ekzem

Nach traditioneller Vorstellung liegt hier eine Yang- und Yin-Schwäche der Lunge, oft in Verbindung mit einer Milz-Pankreas-Schwäche, vor und auf dieser Grundlage eine Wind-, Feuchtigkeits- bzw. Hitzestörung der Haut. Bei der Behandlung von Ekzemen sind die Punkte des Lungen- und Dickdarmmeridians wirkungsvoll. Auch die Moxibustion zur Stärkung der Lunge kann an wichtigen distalen Punkten nützlich sein. Die Umstellung der Ernährungsgewohnheiten ist von großer Bedeutung für den Heilerfolg.

Du 20 Baihui		
Du 14 Dazhui	Di. 11 Quchi	MP. 10 Xuehai
Punkte der betroffenen Region	He. 7 Shenmen	MP. 6 Sanyinjiao
	Di. 4 Hegu	Ma. 36 Zusanli

15.11.4 Psoriasis

Nach traditioneller Vorstellung liegt eine Yin- und Blutschwäche vor, mit Wind-Hitze sowie Feuchtigkeitsstörung an der Oberfläche des Körpers. Bei der Psoriasis sind deutliche Heilerfolge nach lang ausdauernder Therapie zu erzielen. Oft sind 2–4 Behandlungszyklen von 10–12 Sitzungen erforderlich. Die Laserbestrahlung der befallenen Hautareale zeigt hier gute Wirksamkeit.

Du 20 Baihui		
Punkte der betroffenen Region	Di. 11 Quchi	MP. 10 Xuehai
	Lu. 5 Chize	MP. 6 Sanyinjiao
	Lu. 7 Lieque	Ma. 36 Zusanli
		Ni. 3 Taixi

15.11.5 Herpes zoster, Zosterneuralgien

Akupunkturtherapie eignet sich hier zur Analgesie im Akutstadium. Auch bei chronischer und über Jahre bestehender Zosterneuralgie läßt sich eine deutliche und anhaltende Linderung der Schmerzen erzielen.

Du 20 Baihui		
Du 14 Dazhui	SJ. 8 Sanyangluo	Bl. 60 Kunlun
Blasenmeridianpunkte der betroffenen Region	Di. 4 Hegu	Ma. 44 Neiting
	Di. 11 Quchi	MP. 10 Xuehai

Im akuten Stadium eines Herpes zoster werden die lokalen Nadeln oberhalb und unterhalb des befallenen Segments gesetzt. Die flächenförmige Laserbestrahlung ist hier ebenfalls wirkungsvoll. Die Fernpunkte werden kräftig manuell stimuliert.

15.11.6 Herpes simplex

Die Laserbestrahlung der Hautläsionen sollte beim ersten Erscheinen der Bläschen erfolgen. Die Bestrahlungszeit beträgt 2 min/cm^2 bei einer Laserleistung von 20–50 mW (780–904 nm Wellenlänge). Auch Fernpunkte für das Gesicht wie Di. 4 Hegu und Di. 11 Quchi sind zusätzlich indiziert. Bei Herpes im Genitalbereich werden MP. 6 Sanyinjiao und MP. 10 Xuehai bestrahlt oder genadelt. Man behandelt täglich, insgesamt 3–4 Tage, danach sind die Läsionen meist abgeheilt. Die Rezidivneigung wird durch die Laserbestrahlung gesenkt.

15.12 Akute Krankheitsbilder und Notfälle

Bei vielen akuten Krankheitsbildern, bei Ohnmacht, Kreislaufkollaps, zerebralem Anfall, und bei akuten Schmerzen läßt sich die Akupunktur neben der üblichen Notfalltherapie oft sehr erfolgreich einsetzen, z.B. kann man einen Patienten mit akutem Krampfanfall schon nadeln, bis die Medikamentenspritze aufgezogen ist. Bei Kreislaufkollaps wird oft innerhalb von wenigen Sekunden eine Kreislaufstabilisierung erzielt. Man nadelt hier in der Regel nur wenige Jing-Punkte, deren Anwendung nur Sekunden in Anspruch nimmt. Bei Notfällen, wenn keine Akupunkturnadel zur Hand ist, kann ausnahmsweise mit dünnen Einmalkanülen akupunktiert werden. Auch in diagnostischer Hinsicht ist hier Akupunktur nützlich: Sollte ein komatöser Patient auf die Nadelung keine Reaktion zeigen, handelt es sich um ein schwerwiegendes und lebensgefährliches Koma.

Prinzipien der Behandlung

- Einsatz von **Jing-Punkten** (z. B. Du 26 Renzhong, Lu. 11 Shaoshang)
- Wichtige spezifische Fernpunkte zur schnellen Befreiung von Schmerzen und anderen Symptomen (z. B. Di. 4 Hegu und Ma. 44 Neiting bei Schmerzen und Pe. 6 Neiguan bei Übelkeit und Erbrechen).
- Lokale, spontan oder auf Druck schmerzhafte Ah-Shi-Punkte.
- Akutpunkte, Xi-Punkte der betroffenen Organe.
- Du 20 Baihui, der wichtige allgemein ausgleichende und psychisch sedierende Punkt.

15.12.1 Ohnmacht, Kreislaufkollaps

Kräftige manuelle Stimulation der Nadel. Bei Fehlen von Akupunkturnadeln kann auch Akupressur mit dem Daumennagel am Punkt Du 26 Renzhong vorgenommen werden.

Du 26 Renzhong und weitere Jing-Punkte

15.12.2 Epileptischer Anfall

Im Anfall wird der Punkt Du 26 Renzhong genadelt und kräftig stimuliert. Man erzielt häufig eine rasche Unterbrechung der Krämpfe innerhalb von 10–20 s.

15.12.3 Akute Schmerzzustände

Bei akuten Schmerzzuständen, z. B. bei Nieren- oder Gallenkolik, Angina pectoris oder akuten Abdominalschmerzen kann durch die Nadelung wichtiger analgetischer Punkte eine schnelle Schmerzreduktion ohne Nebenwirkungen erzielt werden. Diese erleichtert dann das weitere diagnostische und therapeutische Vorgehen.

Die wichtigen Punkte bei akuten Schmerzzuständen sind:

Di. 4 Hegu an der Hand,
Ma. 44 Neiting am Fuß.

Diese Punkte werden kräftig manuell stimuliert. Du 20 Baihui kann zur psychischen Stabilisierung beitragen. Bei Übelkeit und Brechreiz sind Pe. 6 Neiguan und Ma. 36 Zusanli nützlich. Klinische Studien belegen die gute Wirksamkeit dieser Punkte (s. S. 31).

16 Traditionelle chinesische Syndrome

(Ätiologie, Pathogenese, Symptomatik und Therapie)

Die Nosologie der chinesischen Medizin ist grundverschieden von der westlichen. Die individuellen Symptome und Befunde werden nach den 8 traditionellen diagnostischen Kategorien *(Ba Gang)* analysiert, dann werden individuelle Störungsmuster der funktionellen 5 Yin- und 6 Yang-Organe *(Zang und Fu)* herausgearbeitet. Zum Verständnis dieser *Störungsmuster*, der *Syndrome der chinesischen Medizin*, ist die Kenntnis der Funktionen der traditionellen Zang- und Fu-Organe von großer Bedeutung (s. Kap. 5.1, S. 76). Die Störungsmuster (englisch „pattern of disharmony") spiegeln die Disharmonie des Qi und somit Funktionsstörungen der Zang-Fu-Organe wider. Man kennt Fülle oder Schwächestörungen in den Yin- und Yang-Anteilen der Zang-Organe und auf diesem Boden Störungen durch pathogene Faktoren wie Hitze, Kälte, Wind oder Feuchtigkeit bzw. Ansammlung von Schleim. Auch die Bewegungsrichtung des Qi kann gestört sein. Anhand der individuellen Symptomatik und Befunde einschließlich des Zungen- und Pulsbefundes, wird im Gegensatz zur westlichen Medizin, wo man morphologisch fundierte, objektive und allgemeine Diagnosen anstrebt, eine *individuelle, funktionsorientierte* Diagnose im chinesischen Sinne erarbeitet.
Die minuziöse Analyse der Störungen von Funktionen und die penible Befunderhebung ermöglicht auch die differenzierte diagnostische Erfassung von Störungen, die in der westlichen Medizin vage diagnostische Etikette wie „vegetative Dystonie" oder „vegetatives Syndrom" erhalten und dann nicht weiter differenziert werden. Diese weitergehende diagnostische Differenzierung in der chinesischen Medizin ermöglicht die gezielte und individuelle Therapie dieser Störungen, die meist wesentlich erfolgreicher verläuft als mit den Mitteln der westlichen Therapie.

Syndrome der Lunge

Die Lunge ist nach chinesischer Vorstellung ein „zartes, verletzliches Organ" und neigt zu Schwächestörungen, wobei am häufigsten *Schwäche des Lungen-Qi* auftritt. Auf dem Boden dieser Störung führen äußere pathogene klimatische Einflüsse zu *Wind-Kälte-Schädigungen der Lunge* oder *Wind-Hitze-Schädigung*. Auch die *Blockade der Lunge durch Schleim* ist möglich. Die *Schwäche des Lungen-Yin* ist eine schwere chronische Störung, gekennzeichnet durch eine Schädigung des Yin, der Substanz der Lunge, z. B. bei Bronchialkarzinom oder Tuberkulose, wobei dann das Yang, die Hitze, überwiegen kann. Die wichtigsten Syndrome der Lunge sind:

1. Schwäche des Lungen-Qi *Fei Qi Xu*
2. Schwäche des Lungen-Yin *Fei Yin Xu*
3. Wind-Kälte schädigt die Lunge *Feng Han Su Fei*
4. Wind-Hitze schädigt die Lunge *Feng Re Fan Fei*
5. Schleim blockiert die Lunge *Tan Shi Zu Fei*

Syndrome der Niere

Die Niere neigt zu Schwächesyndromen, wobei am häufigsten die *Nieren-Yang-Schwäche* auftritt. Dies ist auch ein traditioneller Syndromkomplex, der beim kühlen europäischen Klima oft anzutreffen ist. Eine *Schwäche des Nieren-Qi* ist eine abgeschwächte Form einer Nieren-Yang-Schwäche, wobei hier die Kältesymptome fehlen. *Nieren-Yin-Schwäche* findet man bei schweren chronischen Erkrankungen, z.B. bei Karzinomen, wobei das Yin, die Substanz der Niere und damit auch die Grundenergie des Körpers, geschädigt ist. Schwächesyndrome der Niere treten selten isoliert auf, sondern in Kombination mit Störungen der anderen Zang-Organe Lunge, Milz-Pankreas oder Leber. Die wichtigsten Syndrome der Niere sind:

1. Schwäche des Nieren-Yang *Shen Yang Xu*
2. Schwäche des Nieren-Qi *Shen Qi Xu*
3. Schwäche des Nieren-Yin *Shen Yin Xu*
4. Schwäche des Nieren-Jing *Shen Jing Xu*

Syndrome der Leber

Da die Leber nach traditioneller Vorstellung für das Fließen von Qi und Blut im Körper verantwortlich ist, sind die meisten Störungen durch *Stagnation* oder durch *Fülle* des *Leber-Yang* gekennzeichnet. Das in Fülle befindliche Leber-Qi hat eine aufsteigende Tendenz, man spricht von „Aufsteigendem Leber-Yang" oder „Aufsteigendem Leber-Feuer". Wenn sich das „Leber-Qi" jedoch über längere Zeit erschöpft, kommt es zur *Schwäche des Leber-Yin* bzw. seltener zur *Schwäche des Leber-Blutes.* Patienten mit Leberstörungen neigen zu einem Wechsel zwischen Fülle mit Yang-Symptomatik, z.B. in Form von Kopfschmerzen oder Migräne und Schwäche, gekennzeichnet durch Müdigkeit, Kraftlosigkeit, Schwächegefühl bzw. Erschöpfung. Die wichtigsten Syndrome der Leber und der Gallenblase sind:

1. Stauung des Leber-Qi *Gan Qi Yu Jie*
2. Aufsteigendes Leber-Yang *Gang Yang Shang Kang*
3. Aufsteigendes Leber-Feuer *Gan Shang Yan*
4. Leber Wind bewegt sich nach innen *Gan Feng Nei Dong*
5. Schwäche des Leber-Yin *Gan Yin Xu*
6. Schwäche des Leber-Blut *Gan Xue Xu*
7. Kälte stagniert im Lebermeridian *Han Zhi Gan Mai*
8. Feuchtigkeit und Hitze in der Leber und Gallenblase *Gan Dan Shi Re*
9. Schwäche der Gallenblase mit Stagnation von Schleim *Dan Yu Tan Rao*

Syndrome des Milz-Pankreas

Das Milz-Pankreas-System der chinesischen Medizin dient der Verdauung der Nahrung sowie der Verteilung von Nahrungsessenz bzw. Flüssigkeiten im Körper. Die häufigsten Störungen des Milz-Pankreas-Systems sind gekennzeichnet durch *Schwäche des Qi* oder des *Yang.* Auf dem Boden dieser Schwäche haben Kälte und Feuchtigkeit bzw. Hitze und Feuchtigkeit, die entweder über die Nahrung oder von außen kommen, pathogene Wirkungen. Hier kann dann die Schwäche in Blockaden mit Füllestörungen des Qi übergehen, die dann von Schleim begleitet wird. Die wichtigsten Syndrome des Milz-Pankreas und des Magens sind:

1. Schwäche des Milz-Pankreas-Qi *Pi Qi Xu*
2. Schwäche des Milz-Pankreas-Yang *Pi Yang Xu*
3. Kälte und Feuchtigkeit im Milz-Pankreas *Han Shi Kun Pi*

4. Hitze und Feuchtigkeit im Milz-Pankreas *Pi Yun Shi Re*
5. Schleim stört den Kopf *Tan Zhuo Shang Rao*
6. Aufsteigendes Magen-Feuer *Wei Huo Shang Sheng*
7. Schwäche des Magen-Yin *Wei Yin Xu*

Syndrome des Herzens

Nach traditioneller chinesischer Vorstellung reguliert das Herz das Fließen von Blut und Qi sowie die Funktion der Blutgefäße und beinhaltet weiterhin psychische Funktionen wie Bewußtsein, Denken, Gedächtnis (chinesisch Shen). Herzsyndrome sind einerseits durch *Fülle und Hitze* gekennzeichnet, dann stehen psychische und vegetative Symptome wie innere Unruhe, Rastlosigkeit, Nervosität im Vordergrund. *Aufsteigendes Herz-Feuer* ist eines der am häufigsten vorkommenden Herzsyndrome. Auf der anderen Seite stehen Schwächesyndrome des Herz-Qi, des -Yang bzw. des -Blutes. Unter *Stagnation des Herz-Blutes* wird die westliche Diagnose Koronare Herzerkrankung beschrieben, die man in der chinesischen Medizin bereits beim Auftreten erster Symptome intensiv behandelt, um das Qi und Blut wieder zum Fließen zu bringen. Dieses häufig auftretende Stagnationssyndrom beruht meist auf Fülle- bzw. Hitze-Störungen des Herzens. Häufig treten Herzsyndrome in Verbindung mit Syndromen des Milz-Pankreas oder der Niere auf. Die wichtigsten Syndrome des Herzens sind:

1. Stagnation des Herz-Blutes *Xin Xue Yu*
2. Schwäche des Herz-Qi *Xin Qi Xu*
3. Schwäche des Herz-Yang *Xin Yang Xu*
4. Aufsteigendes Herz-Feuer *Xin Huo Shang Yang*
5. Schwäche des Herz-Blutes *Xin Xue Xu*
6. Schwäche des Herz-Yin *Xin Yin Xu*

Im folgenden werden die wichtigsten traditionellen Syndrome dargestellt. Dem Namen des Syndroms in deutsch und chinesisch folgt die Ätiologie, Pathogenese, Bedeutung, westliche Diagnosen, dann die entsprechende Symptomatik, einschließlich des Zungen- und Pulsbefunds, und im letzten Kasten die Therapie mit Akupunktur. Die häufigsten und so wichtigeren Syndrome stehen bei den entsprechenden Organen am Anfang. Die Symptome der einzelnen Störungsmuster sind nach Wichtigkeit geordnet, wobei oben meist die wichtigen 2–3 Kardinalsymptome stehen. Nur einige der häufig vorkommenden Störungen der Hohlorgane werden hier dargestellt.

Literatur zu Kapitel 16

1. Cheng Xinnong (1987) Chinese acupuncture an Moxibustion. Foreign Language Press, Beijing
2. Ellis A, Wisemann N, Boss K (1988) Fundamental of Chinese acupuncture. Paradigm Publications, Brookline/MA
3. Heinke W (1994–97) Kursskript und Kursnotizen, Kurse für Traditionelle Chinesische Medizin. Düsseldorf
4. Kapchuk T (1983) Chinese medicine. The web that has no weaver. Rider, London
5. Li Xiao Hai (1988) Kursskript und Kursnotizen, Traditionelle Syndrome. Düsseldorf
6. Mc Donald J (1987) Zang Fu Syndromes. NSW College of Natural Therapy. Sydney
7. O'Connor J, Bensky D (1981) Acupuncture – A Comprehensive Text. Eastland Press, Chicago
8. Ross J (1985) Zang Fu, the organ systems of traditional Chinese medicine. Churchill Livingstone, Edinburgh
9. Stux G (1998) Einführung in die Akupunktur, 5. Aufl. Springer Berlin Heidelberg New York Tokyo
10. Wiseman N. Ellis A (1985) Fundamentals of Chinese medicine. Paradigm Publications, Brookline/MA

Lungensyndrome	Ätiologie, Pathogenese, Bedeutung, westliche Diagnosen
Schwäche des Lungen-Qi Fei Qi Xu 肺气虚	- Konstitutionelle Schwäche, z. B. bei Kindern - Chronische Erkrankungen, auch anderer Organe - Äußere pathogene Faktoren, von langer Dauer - Hohes Alter – Erschöpfung der Energie - Exposition Rauch, Staub, Zigaretten, Allergien - Trauer, Trennung, Verluste - Bedeutung: *Schwäche des Lungen-Qi ist eine der häufigsten Syndrome* und bildet die Grundlage vieler Erkrankungen der Lunge und des Respirationstraktes - Gemeinsames Auftreten mit Schwäche des Lungen-Yin oder Kälte bzw. Hitze schädigt die Lunge - Zusammen vorkommend mit Schwächestörungen der Niere oder des Milz-Pankreas - Westliche Diagnosen: Infektanfälligkeit der Atemwege, oft chronische Erkältungskrankheiten: Emphysem, chronische Bronchitis, Asthma, Grippe, Sinusitis, Laryngitis, Tonsillitis, Pharyngitis, Allergien
Schwäche des Lungen-Yin Fei Yin Xu 肺阴虚	- Chronische Erkrankungen, auch anderer Organe - Pathogene äußere oder innere Hitze, langdauernd - Langwierige, chronische Entzündungen der Lunge ohne Heilungstendenz - Extremes Rauchen, Staub-, Rauchexposition über lange Zeiträume - Bei längerem Bestehen einer Schwäche des Lungen-Qi kann auch eine Schwäche des Lungen-Yin hinzukommen - Yang-Hitze bzw. Hyperaktivität verbraucht Yin - Flüssigkeit wird verbraucht und nicht ersetzt (Trockenheit) - Hitze schädigt die Gefäße, Blutungen sind die Folge - Westliche Diagnosen: Bronchialkarzinom, chronische febrile Bronchitis im hohen Alter, Infektionsbronchitis in der Spätphase nach langem Verlauf, Tuberkulose, chronische Pharyngitis, Bronchiektasen in chronisch infektiöser Phase
Wind Kälte schädigt die Lunge Feng Han Shu Fei 风寒束肺	- Kälte und Wind dringen in die „Lunge“ (Respirationstrakt, Nase, und Nebenhöhlen) ein - Häufig Umwandlung der Kälte in Hitze - Nur beim Vorliegen einer *Schwäche des Lungen-Qi* kann übermäßiger Wind und Kälte die Lunge schädigen und so Infektionserkrankungen auslösen. - Westliche Diagnosen: Grippaler Infekt, Tonsillitis, Rhinitis, Sinusitis (Tai Yang), Bronchitis (Asthma), Erkältungen

Symptomatik	Therapie
- Blässe, übermäßige Müdigkeit, Schwächegefühl - Leise, schwache Stimme - Lustlosigkeit zu reden - Husten ohne Kraft - Empfindlichkeit auf Wetterfaktoren - Schwitzen während des Tages - Kurzatmigkeit bei geringer Belastung - Atemnot bei extremem Verlauf - Abwehrschwäche, Infektanfälligkeit - Zunge: Zart und blaß, mit geringem weißem Belag - Puls: schwach und leer	Therapieprinzip: Tonisieren der Lunge und des Qi; weiterhin Tonisieren anderer Organe wie Milz-Pankreas, Magen, Niere Moxibustion und Nadelung der Punkte: - Bl. 13 Feishu – Shu der Lunge - Lu. 1 Zhongfu – Mu der Lunge - Lu. 9 Taiyuan – Tonisiert die Lunge - Lu. 10 Yuji – Eliminiert pathogene Faktoren - Di. 11 Quchi – Tonisiert den Dickdarm - Du 14 Dazhui – stärkt das Yang und Qi, befreit die Lunge - Ren 17 Shanzhong – Meisterpunkt der Lunge - Ren 6 Qihai – Tonisiert das Qi - Ma. 36 Zusanli – Tonisiert das Yang - Spezielle Therapie wie bei den Syndromen Kälte schädigt die Lunge oder Hitze schädigt die Lunge
- Müdigkeit, extreme Erschöpfung - Trockener Rachen, rauhe leise Stimme (ausgetrocknete Haut) - Trockener, unproduktiver, quälender Husten (selten dicker stinkender Auswurf) - Hitzegefühl, Brennen der Hände und der Fußsohlen - Nachtschweiß - Abmagerung, trockene Haut - Fieberattacken (auch nachmittags) - Selten blutiger dicker Auswurf, trockene Nase, Nasenbluten - Zunge: dunkelrot, trocken - Puls: leer, kraftlos	Therapieprinzip: Hitze eliminieren, Yin stärken - Bl. 13 Feishu – Shu der Lunge - Lu. 1 Zhongfu – Mu der Lunge - Bl. 43 Gaohuangshu – Stärkt die Lunge - Lu. 9 Taiyuan – Stärkt die Lunge - Lu. 5 Chize – Eliminiert Hitze - Ni. 6 Zhaohai – Stärkt das Yin - Ni. 3 Taixi – Stärkt das Yin - Lu. 6 Kongzui – Xi-Punkt, bewegt das Lungen-Qi - Bl. 17 Geshu – Meisterpunkt für Blut - MP. 6 Sanyinjiao – Stärkt das Yin
- Leichte Ermüdbarkeit, Blässe - Husten, Heiserkeit, Schwächegefühl - Kälte- und Windempfindlichkeit - Halsschmerzen, rauhe Stimme - Frösteln, geringes Fieber, geringes Schwitzen - Wässeriger Sputum und Nasensekret - Kopfschmerzen, Nackenschmerzen bzw. -steifigkeit - Zunge: Dünner weißer Belag - Puls: Oberflächlich und gespannt	Therapieprinzip: Wind und Kälte eliminieren, Lungen-Qi stärken - Lu. 7 Lieque – Stärkt die Lunge, eliminiert Wind und Kälte - Lu. 5 Chize – Eliminiert Kälte - Di. 4 Hegu – Eliminiert Wind und Kälte - SJ. 5 Waiguan – Eliminiert äußere Einflüsse, Wind und Kälte - Ni. 7 Fuliu – Fördert das Schwitzen - Bl. 12 Fengmen – Eliminiert Wind - Gb. 20 Fengchi – Eliminiert Wind - Du 16 Fengfu – Eliminiert Wind - Lokale Punkte je nach Lage der Symptome: Di. 20 Yingxiang, Ma. 3 Juliao, Ex. 1 Yintang, Bl. 2 Zanzhu, Du 23 Shangxing, Du 24 Shenting, Ren 23 Lianquan

Ätiologie, Pathogenese, Bedeutung, westliche Diagnosen

Wind Hitze schädigt die Lunge
Feng Re Fan Fei
风 热 犯 肺

- Hitze (extrem hohe Temperaturen) und Wind schädigt die Lunge
- Feuchtigkeit (Yin) wird verbraucht
- Auftreten nur bei *Schwäche des Lungen-Qi*
- Westliche Diagnose: Sommergrippe

Schleim blockiert die Lunge
Tan Shi Zu Fei
痰 湿 阻 肺

- Äußere Feuchtigkeit dringt ein
- Innere Hitze entsteht
- Flüssigkeit trocknet aus
- Neigung zu Schleimbildung
- Vorkommen bei Schwäche des Milz-Pankreas-Qi und bei Schwäche des Nieren-Qi
- Dieses Syndrom wird auch weiter differenziert in:

1. Ansammlung von Schleim und Hitze in der Lunge und
2. Feuchtigkeit und Schleim blockiert die Lunge.

- Westliche Diagnosen: grippaler Infekt, chronische Bronchitis, Bronchiektasen

Nierensyndrome

Schwäche des Nieren-Yang
Shen Yang Xu
肾 阳 虚

- Kälteeinwirkung langandauernd
- Körperliche Erschöpfung, Konstitution, Alter
- Psychische Überlastung, Ängste
- Langwierige chronische Erkrankungen
- Inadäquates Sexualverhalten, viele Geburten
- Im Alter die Schwäche des Nieren-Yang physiologisch

- Yang-Schwäche führt zu Kältesymptomen
- Führt zu psychischem Aktivitätsmangel und Rückzugstendenzen
- Oft in Kombination mit Schwäche anderer Organe: Herz, Milz, Lunge
- Bedeutung: *Schwäche des Nieren-Yang ist ein sehr häufig vorkommendes Syndrom,* besonders im Alter und bei Frauen. Auch Patienten mit chronischen Harnwegsinfekten leiden an diesem Syndrom, das als Ursache für die Abwehrschwäche gewertet wird.

- Westliche Diagnosen: chronische Harnwegsinfekte, Nephritis, Glomerulonephritis, Prostatitis, Uretritis, sexuelle Störungen wie Frigidität oder Impotenz; Depression, Angstzustände, chronische Lumbago, Ischialgie, degenerative Gelenkerkrankungen, rheumatoide Arthritis, Hypothyreose, Schwerhörigkeit

Symptomatik	Therapie
- Hitzeempfindlichkeit - Durst, Obstipation, dunkler Urin - Trockene Nase, Rachen, Schleimhäute - Rachenrötung und Schwellung - Husten mit dickem gelben Sekret - Fieber, Schwitzen - Kopfschmerzen - Zunge: rot, trockener gelblicher Belag - Puls: schnell, oberflächlich	Therapieprinzip: Hitze eliminieren, Lungen-Qi stärken - Lu. 7 Lieque – Stärkt die Lunge, eliminiert Wind - Di. 4 Hegu – Eliminiert Hitze und Wind - Du 14 Dazhui – Eliminiert Hitze und Wind - Di. 11 Quchi – Eliminiert Hitze (Fieber) - SJ. 5 Waiguan – Eliminiert äußere Einflüsse - Gb. 20 Fengchi – Eliminiert Hitze und Wind - Lu. 11 Shaoshang – Eliminiert Hitze im Lungenmeridian, Blutlassen beseitigt Halssymptom - Lu. 10 Yuji – Eliminiert Hitze - Lu. 5 Chize – Eliminiert Hitze Zum Stärken des Lungen-Qi siehe auch Punkte, S. 363
- Schleimbildung in den Atemwegen - Husten, Auswurf - Häufiges Niesen - Benommenheit, Kopfschmerzen	Therapieprinzip: Schleim eliminieren, Lunge stärken - Ma. 40 Fenglong – Eliminiert Schleim - Bl. 13 Feishu – Shu der Lunge - Lu. 9 Taiyuan – Tonisierung der Lunge - Bl. 20 Pishu – Shu des Milz-Pankreas - Bl. 23 Shenshu – Shu der Niere - Ren 22 Tiantu – Befreit den Rachen - Ma. 36 Zusanli – Stärkt das Qi
- Blasse, gräuliche Hautfarbe - Antriebsmangel, häufige Müdigkeit - Gedrückte Stimmung, Depression, Rückzug von der Umgebung, Ängste - Kälteempfindlichkeit, häufiges Frieren - Kalte Füße, selten auch der Hände - Schwächegefühl oder Steifigkeit der Lendengegend - Rückenschmerzen - Urin klar und reichlich, Nykturie - Miktionsstörung, Inkontinenz - Prostatareizung - Impotenz bei Männern - Frigidität bei Frauen - Fertilitätsstörungen - Schwerhörigkeit, Schwindel, Tinnitus - Morgendliche Durchfälle - Symptome allgemein wie bei Schwäche des Nieren-Qi mit zusätzlicher Kältesymptomatik - Zunge: blaß, geschwollen, geringer weißer Belag - Puls: tiefer, schwacher Puls	Therapieprinzip: Nieren-Yin stützen und Yang erwärmen; Wärmen des Nieren-Yang mit Moxibustion - Bl. 23 Shenshu – Shu der Niere - Gb. 25 Jingmen – Mu der Niere - Du 4 Mingmen – Stärkt die Nierenenergie - Ren 4 Guanyuan – Stärkt das Yuan Qi - Ni. 3 Taixi – Yuan Punkt, stärkt das Yin - Ni. 7 Fuliu – Tonisierungspunkt - Ren 6 Quihai – Allgemeiner Tonisierungspunkt - MP. 6 Sanyinjiao – Treffpunkt der 3 Yin - Ma. 36 Zusanli – Allgemeiner Tonisierungspunkt für das gesamte Qi - Lu. 9 Taiyuan – Tonisierungspunkt Lunge - Di. 11 Quchi – Tonisierungspunkt Dickdarm Bei Urogenitalbeschwerden zusätzlich: - MP. 6 Sanyinjiao, Ni. 3 Taixi - Le. 3 Taichong, Ren 3 Zhongji - Moxibustion spielt eine entscheidende Rolle in der Therapie!

Ätiologie, Pathogenese, Bedeutung, westliche Diagnosen

Schwäche des Nieren-Qi Shen Qi Xu 肾气虚	– Körperliche Erschöpfung, Konstitution, Alter – Psychischer Streß – Auftreten häufig nach chronischen Erkrankungen – Inadäquates Sexualverhalten, viele Geburten – Häufig Auftreten in Kombination mit Schwäche des Lungen-Qi – Bedeutung: Dies ist eine Sonderform des Syndroms Schwäche des Nieren-Yang mit geringerer Ausprägung der Schwäche und ohne Kältesymptome – Westliche Diagnosen: vegetative Syndrome, chronische Harnwegsinfekte, Nephritis, sexuelle Störungen wie Frigidität oder Libidomangel, Depression, Erschöpfungssyndrom
Schwäche des Nieren-Yin Shen Yin Xu 肾阴虚	– Konstitution – Mangelernährung – Auftreten nach langdauernder chronischer Erkrankung, das Yin der Nieren wurde verbraucht – Überarbeitung, psychische Überlastung mit gleichzeitigem Schlafmangel (überhöhte Yang-Aktivität bei fehlender Yin-Regeneration) – Medikamentenabusus – Kortison, Tonika, Kokain, Amphetamine – Blutverlust, Drogen, Alkohol – Durch extreme Yang-Aktivität über längere Zeiträume, ohne Regenerationsmöglichkeit für das Yin, kommt es zur Yin-Schädigung. – Das schwache Yin kann das Yang nicht in Gleichgewicht halten, das dann überschießend reagiert, z. B. mit Hitze. – Flüssigkeit (Yin) wird verbraucht – Syndrom gekennzeichnet durch Yin-Schwäche und innere Hitze – Häufig in Verbindung mit Schwäche des Yin von Herz, Leber, oder Lunge – Westliche Diagnosen: chronisch konsumierende Erkrankungen, Karzinomerkrankungen, Aids, Infekt bei älteren, erschöpften Patienten, Glomerulonephritis, Hypertonie, Tinnitus, Ménière
Schwäche des Nieren-Jing Shen Jing Xu 肾精虚	– Konstitution – Körperliche und geistige Entwicklungsstörungen – Jing-Schwäche ist gekennzeichnet durch Yin- und Yang-Schwäche – Jing ist die Essenz, von der Wachstum, Entwicklung und Reproduktion abhängen. Folge ist Retardierung, Kleinwuchs, Intelligenzmangel, Debilität – Westliche Diagnosen: genetisch bedingte Erkrankungen, Anämie ausgeprägten Grades

Symptomatik	Therapie
- Blasse, leicht gräuliche Hautfarbe - Müdigkeit, Antriebsmangel - Depressiv gedrückte Stimmungslage, Ängste - Gedächtnisschwäche - Schwächegefühl und Steifigkeit in der Lumbalgegend - Inkontinenz, Enuresis - Libidomangel, Frigidität, Potenzstörungen - Frühzeitig graue Haare - Schwerhörigkeit - Zunge: deutliche Blässe - Puls: feiner, schwacher Puls - Die Symptomatik ist ähnlich wie bei Schwäche des Nieren-Yang, jedoch nicht so deutlich ausgeprägt und ohne Kältesymptomatik	Therapieprinzip: Stärken des Nieren-Qi - Bl. 23 Shenshu - Shu der Niere - Du 4 Mingmen - Stärkt die Niere - Ren 4 Guanyuan - Stärkt das Yuan-Qi - Ren 6 Qihai - Allgemeiner Tonisierungspunkt für das Qi - Ni. 3 Taixi - Yuan-Punkt, stärkt das Yin - MP. 6 Sanyinjiao - Treffpunkt der 3 Yin, stärkt das Qi und die Niere - Ma. 36 Zusanli - Allgemeiner Tonisierungspunkt für das Qi - Therapie ähnlich wie bei Schwäche des Nieren-Yang - Moxibustion spielt eine wichtige Rolle in der Therapie
- Heiße Handflächen und Fußsohlen, rote Wangen - Mundtrockenheit, trockener Hals - Extreme Müdigkeit, Abgeschlagenheit, Erschöpfungsgefühl, Krankheitsgefühl - Vergeßlichkeit, Schlafstörung - Ohrensausen, Schwerhörigkeit, Schwindel - Subfebrile Temperaturen - Nachtschweiß, Hitzewallungen (akute Fieberschübe) - „Heißer", konzentrierter Urin, Obstipation - Wundes Gefühl in der Lendengegend - Amenorrhö oder geringe, seltene Menstruationsblutung - Ejaculatio praecox, Potenzstörungen, Fertilitätsstörungen - Extremer Haarausfall - Zunge: rot, dünner, trockener Belag, tiefe Risse - Puls: fadenförmig, schnell	Therapieprinzip: Nieren-Yin stärken - Bl. 23 Shenshu - Shu der Niere - Du 4 Mingmen - Stärkt die Niere - Ni. 3 Taixi - Stärkt das Yin - Ni. 7 Fuliu -Stärkt die Niere - Bei Schlafstörungen: - He. 7 Shenmen - MP. 6 Sanyinjiao - Du 20 Baihui In der Therapie stehen Heilkräuter im Vordergrund. Auch ausgewogene Ernährung und viel Ruhe sind von großem therapeutischem Wert.
- Störungen des Wachstums und der Entwicklung bei Kindern - Aktivitätsmangel, Depression - Blasse, graue Hautfarbe, Anämie - Schwindel, Ohrensausen, Schwerhörigkeit - Schwächlicher Knochenbau, Osteodystrophie - Geistige Retardiertheit, niedrige Intelligenz - Fertilitätsstörungen, Amenorrhö - Frigidität und Impotenz - Vorzeitiges Altern - Haarausfall - Symptomatik kann eine Mischung aus Schwäche des Nieren-Yang und Schwäche des Nieren-Yin aufweisen	Therapieprinzip: Nieren stärken, Jing stützen - Du 4 Mingmen - Stärkt die Niere - Ren 4 Guanyuan - Stärkt das Yuan-Qi - Bl. 23 Shenshu - Shu der Niere, stärkt die Niere - Ni. 3 Taixi - Stärkt das Yin der Niere - Bl. 47 Hunmen - Stärkt die Niere - Bl. 11 Dashu - Eliminiert pathogene Faktoren - Moxibustion bei Kältesymptomatik

Lebersyndrome	Ätiologie, Pathogenese, Bedeutung, westliche Diagnosen
Stauung des Leber-Qi Gan Qi Yu Jie 肝 气 郁 结	- Unterdrückte Emotionen wie Agressionen, Wut, Zorn - Die Leber ist für das Fließen von Qi und Blut verantwortlich. Bei diesem *sehr häufigen Syndrom* kommt es zu Stagnationen, sowohl im Körper als auch im psychischen Bereich - Die langandauernde Stagnation des Leber-Qi kann zu einer Schwäche bzw. Erschöpfung des Leber-Qi führen, die durch starke Müdigkeit gekennzeichnet ist („chronic fatigue“, Yuppie-Syndrom) - Auch eine Störung des Milz-Pankreas-Systems kann durch die Leber hervorgerufen werden. Leber-Yang stört das Milz-Pankreas - Westliche Diagnosen: Kopfschmerzen, vegetatives Syndrom, Alkoholabusus, Menstruationsstörungen, Yuppie-Fatigue-Syndrom, Hepatitis
Aufsteigendes Leber-Yang Gan Yang Shang Kang 肝 阳 上 亢	- Konstitution (Choleriker), Neigung zu Wutausbrüchen - Alkohol - Beim aufsteigenden Leber-Yang liegt ein Ungleichgewicht zwischen den Yin und Yang der Leber vor: Leber-Yang in Fülle, Leber-Yin ist etwas schwach, unfähig das Yang zu kontrollieren; auch das Nieren-Yin kann geschwächt sein - Das unkontrollierte Yang steigt in den Brustkorb und Kopf - Bei chronischem Verlauf sind Übergänge zum aufsteigenden Leber-Feuer häufig - Westliche Diagnosen: Hypertonie, Kopfschmerzen, Migräne, chronische Konjunktivitis, Glaukom
Aufsteigendes Leber-Feuer Gan Shang Yan 肝 上 炎	- Alkohol, mangelnde Ruhe - Psychische Dauerspannung bzw. Streß - Das aufsteigende Leber-Feuer ist eine ausgeprägte Form des aufsteigenden Leber-Yang, bei der Hitzesymptome hinzutreten - Bei diesen Yang-Füllesymptomen ist das Yin schwach bzw. verbraucht - Nach längerem Bestehen dieser Füllestörung wird das Leber-Qi, später auch das Leber-Yin verbraucht; Müdigkeit, Schwäche, Kraftlosigkeit sind die Folge - Westliche Diagnosen: Kopfschmerzen, Migräne, Hypertonie, chronische Konjunktivitis, klimakterisches Syndrom, M. Ménière

Symptomatik

- Stauungsgefühle im Körper, besonders in der Muskulatur
- Unterdrückte Gefühle, psychische Gespanntheit
- Frustrationsgefühle, Depression
- Reizbarkeit
- Schwellungen der Brust
- Druckgefühl im Oberbauch, Übelkeit, Völlegefühl
- Blähbeschwerden
- Plötzliche Emotionsausbrüche, z. B. Wut
- Unregelmäßige Menstruation
- Prämenstruelles Syndrom
- Neigung zu Alkoholabusus - durch Alkoholgenuß wird das Leber-Qi bewegt, was das Wohlbefinden zunächst bessert; später erschöpft sich das Leber-Qi durch übermäßigen Alkoholgenuß
- Zunge: dünner weißer Belag, violette Farbe
- Puls: gespannt, drahtförmig
- Übelkeit, Brechreiz, Bauchschmerzen, Diarrhö bei Störung („Übergriff") des Milz-Pankreas durch die Leber (Ke-Hemmungszyklus)

Therapie

Therapieprinzip: Fließfunktion der Leber wiederherstellen

- Le. 14 Qimen - Mu Leber
- Gb. 34 Yanglingquan - He-Punkt der Gallenblase, bewegt das Qi
- Le. 13 Zhangmen - Meisterpunkt für Zang-Organe
- Le. 3 Taichong - Yuan der Leber, fördert das Fließen des Qi im ganzen Körper und harmonisiert die Leber
- MP. 4 Gongsun - Luo des Milz-Pankreas
- Pe. 6 Neiguan - Befreit den Thorax
- MP. 6 Sanyinjiao - Bewegt das Leber-Qi
- Gb. 41 Linqu - Bei Beschwerden der Brust
- MP. 8 Diji - Bei Menstruationsstörungen

- Reizbarkeit, innere Unruhe, Erregung, Wut, Zorn
- Füllegefühl im Kopf bzw. im Brustkorb
- Kopfdruck, Kopfschmerzen, Migräne
- Gerötete Augen, Rötung des Gesichts
- Spannungsgefühl in der Muskulatur
- Ohrensausen, Schwindel
- Sehstörungen, Augenflimmern
- Schlafstörungen, Schlaflosigkeit
- Mund- und Rachentrockenheit
- Schwächegefühl in der Lendengegend
- Zunge: rot
- Puls: gespannt und schnell

Therapieprinzip: Leber-Yin stärken, das Yang harmonisieren

- Le. 3 Taichong - Harmonisiert die Leber
- Bl. 18 Ganshu - Shu der Leber
- Bl. 23 Shenshu - Shu der Niere
- Ni. 3 Taixi - Stärkt das Yin, Yuan der Niere
- Gb. 20 Fengchi - Harmonisiert das Feuer und das Yang des Kopfes
- Du 20 Baihui - Harmonisiert das Yang des Kopfes
- Le. 2 Xingjian - Sediert das Leber-Yang, bei ausgeprägter Symptomatik

---

- Hitzegefühl des Kopfes bzw. Brustkorbs
- Brennende, gerötete Augen, Augenflimmern
- Ausgeprägte innere Unruhe, Reizbarkeit, Erregbarkeit, Wutausbrüche
- Starke Kopfschmerzen und Kopfdruck
- Schlaflosigkeit, unruhige Träume
- Schwindel
- Trockener Mund, Durst
- Bitterer Mundgeschmack
- Tinnitus
- Nasenbluten
- Phasen von Müdigkeit und Erschöpfung nehmen im späteren Verlauf der Erkrankung zu
- Urin dunkel, spärlich
- Obstipation
- Zunge: rot, gelblicher Belag
- Puls: gespannt, schnell

Therapieprinzip: Das Leber-Feuer eliminieren

- Le. 2 Xingjian - Eliminiert das Leber-Feuer
- Le. 3 Taichong - Harmonisiert die Leber
- Gb. 20 Fengchi - Eliminiert Feuer im Kopfbereich
- Ex. 3 Taiyang - Klärt den Kopf
- Bl. 2 Zanzhu - Eliminiert Hitze des Kopfes
- Bl. 17 Geshu - Harmonisiert Blut
- Bl. 18 Ganshu - Shu der Leber
- Du 20 Baihui - Harmonisiert Yang des Kopfes
- Gb. 34 Yanglingquan - He-Punkt, harmonisiert Leber und Gallenblase
- He. 7 Shenmen - Bei ausgeprägter Unruhe
- Ren 17 Shanzhong - Fördert das Fließen von Qi im Brustkorb
- Di. 4 Hegu - Eliminiert Hitze, wirkt besonders auf den Kopf

	Ätiologie, Pathogenese, Bedeutung, westliche Diagnosen
Leber-Wind bewegt sich nach innen Gan Feng Nei Dong 肝风内动	– „Leber-Wind" entsteht, wenn Leber-Füllesyndrome extrem auftreten und außer Kontrolle geraten, meist bei ausgeprägter Schwäche des Leber-Yin. – Leber-Wind bedeutet einen ständigen Wechsel in der Symptomatik. „Der Wind bewegt den Körper ähnlich wie die Äste eines Baumes" – Leber Wind kann entstehen aus 1) überschießendem Leber-Yang, aus 2) extremer Hitze oder 3) Blut-Schwäche – Westliche Diagnosen: Kopfschmerzen, ischämischer Insult, Apoplexie, Krampfanfälle, Morbus Parkinson, M. Ménière – Weitere Leber-Wind-Syndrome sind 1. Leber-Yang wandelt sich zu innerem Wind 2. Leber-Wind infolge extremer Hitze 3. Leber-Wind infolge von Schwäche des Blutes
Schwäche des Leber-Yin Gan Yin Xu 肝阴虚	– Erschöpfung nach psychischer oder körperlicher Überforderung und schwerer Erkrankung – Chronische Erkrankungen – Bei Schwäche des Leber-Yin kann das Leber-Yang oder Leber-Feuer unkontrolliert aufsteigen. Deshalb ist häufig eine Kombination mit diesen Füllesyndromen möglich – Westliche Diagnosen: Kopfschmerzen, vegetatives Syndrom, Hypertonie, chronische Konjunktivitis, „chronic fatigue"
Schwäche des Leber-Blut Gan Xue Xu 肝血虚	– Unzureichende Ernährung – Chronische Erkrankungen – Nach traditioneller Vorstellung speichert die Leber das Blut. Bei Schwäche des Leber-Yin kann es auch zu „Blut-Schwäche" (Mangel) kommen – Auch eine Schwäche der Niere kann aus einer Schwäche des Leber-Blutes resultieren – Bedeutung: *Enger Zusammenhang zur Schwäche des Leber-Yin* – Westliche Diagnosen: Anämie, chronische Hepatitis, Dysmenorrhö
Kälte stagniert im Lebermeridian Han Zhi Gan Mai 寒滞肝脉	– Kälte dringt in den Lebermeridian häufig bei Vorliegen von anderen Schwächestörungen – Westliche Diagnosen: Hernie, Harnwegsinfekte, vegetative Syndrome

Symptomatik	Therapie
- Extreme Kopfschmerzen oder pulsierend - Augenflimmern - Benommenheit, Schwindel - Bewußtlosigkeit, Bewußtseinsstörungen - Nackensteife - Tremor - Paraesthesien, Paresen oder Spastik der Extremitäten - Krampfanfälle (bei hohem Fieber) - In Extremfällen, Hemiparesen und Koma - Zunge: dunkel oder rot - Puls: gleitend	Therapieprinzip: Wind eliminieren, Leber-Yin stärken - Gb. 20 Fengchi - Wichtiger Windpunkt - Du 16 Fengfu - Wichtiger Windpunkt - Du 14 Dazhui - Harmonisiert das Yang - Bl. 18 Ganshu - Shu der Leber - Le. 3 Taichong - Harmonisiert die Leber - Le. 2 Xingjian - Sediert die Leber, bei Leber-Feuer - Bl. 23 Shenshu - Shu der Niere - Ni. 3 Taixi - Stärkt das Yin, Yuan der Niere Bei Notfällen wie Koma oder Krampfanfällen: - Du 26 Renzhong - Jing-Punkt - Ni. 1 Yingquan - Jing-Punkt
- Rotes Gesicht bzw. Wangen - Heiße Handflächen und Fußsohlen - Nervosität, innere Unruhe - Fieber - Schwindel - Trockene Augen - Störungen des Sehens - Depression - Zunge: rötlich - Puls: dünn, schnell, drahtförmig	Therapieprinzip: Leber-Yin nähren - Bl. 18 Ganshu - Shu der Leber - Le. 3 Taichong - Harmonisiert die Leber - Le. 2 Xingjian - Bei Leber-Feuer - MP. 6 Sanyinjiao - Stärkt das Yin - Bl. 23 Shenshu - Shu der Niere - Ni. 3 Taixi - Yuan der Niere, stärkt das Yin - He. 7 Shenmen - Sediert das Herz
- Glanzloses Gesicht - Ausgeprägte Blässe - Augen trocken, Nachtblindheit - Schwindel - Schwächegefühl, Müdigkeit - Muskelschwäche, Zittern - Taubheitsgefühl - Druckgefühl im Hypochondrium - Amenorrhö oder Menstruationsstörungen (unregelmäßige, seltene, geringe Blutungen) - Sehstörungen - Schlaflosigkeit - Zunge: blaß ohne Belag - Puls: dünn, drahtförmig	Therapieprinzip: Leber-Blut nähren - Bl. 17 Geshu - Meisterpunkt des Blutes - Bl. 18 Ganshu - Shu der Leber - Bl. 20 Pishu - Shu des Milz-Pankreas - MP. 10 Xuehai - Meer des Blutes - MP. 6 Sanyinjiao - Tonisiert das Yin - Bl. 23 Shenshu - Shu der Niere - Ni. 3 Taixi - Yuan der Niere, stärkt das Yin
- Spannungsgefühl und Schmerzen in der Leiste und Innenseite des Beines - Kälteempfindung in der unteren Körperhälfte - Schwellungen des Skrotums - Besserung der Symptome durch Wärme - Zunge: heller weißer Belag - Puls: tief, langsam, drahtförmig	Therapieprinzip: Kälte eliminieren, Leber wärmen; Nadelung und Moxibustion der Punkte - Le. 3 Taichong - Bewegt das Qi im Lebermeridian - Le. 2 Xingjian - Ying-Punkt entspricht dem Feuer - MP. 6 Sanyinjiao - Bewegt das Qi im Lebermeridian

Gallenblasensyndrome	Ätiologie, Pathogenese, Bedeutung, westliche Diagnosen
Feuchtigkeit und Hitze in der Leber und Gallenblase Gan Dan Shi Re 肝 胆 湿 热	– Alkohol – Fette Speisen – Äußere Feuchtigkeit und Hitze – Stagnation des Leber-Qi – Schwäche des Milz-Pankreas-Qi oder Yang – Auf dem Boden einer Yin-Schwäche oder Stagnation entwickelt sich innere Hitze – Häufig gleichzeitig auch Störungen des Milz-Pankreas-Systems – Westliche Diagnosen: Cholangitis, Pankreatitis, Hepatitis, Verschlußikterus
Schwäche der Gallenblase mit Stagnation von Schleim Dan Yu Tan Rao 胆 郁 痰 扰	– Übermäßige Emotionen, Wut und Zorn – Stagnationen führen zur Entwicklung von Schleim – Gemeinsames Auftreten mit Herzstörung durch Schleim und Hitze

Milz-Pankreas-Syndrome

Schwäche des Milz-Pankreas-Qi Pi Qi Xu 脾 气 虚	– Unregelmäßige Nahrungsaufnahme – Mangelernährung, unzureichende Nahrungsaufnahme – Konstitutionelle Schwäche der Verdauungsorgane – Chronische Erkrankungen – Süße Speisen und übermäßiger Zuckerkonsum schwächt das Qi des Milz-Pankreas – Schwäche von Qi und Blut – Bedeutung: Die Schwäche des Milz-Pankreas-Qi ist *eines der häufigsten Syndrome,* besonders in der zweiten Lebenshälfte. Dieses Syndrom bildet die Grundlage für zahlreiche weitere Schwächesyndrome auch anderer Organe (z. B. Niere, Leber). Mit der Schwäche des Milz-Pankreas-Qi gehen zwei Untersyndrome „Sinkendes Milz-Qi“ und „Milz-Pankreas kontrolliert das Blut nicht“ einher – Westliche Diagnosen: Maldigestion, Malabsorption, Allergiebereitschaft, Adipositas, Diabetes mellitus, irritables Kolon, Colitis ulcerosa, Morbus Crohn, Diarrhö, Bulimie, Anorexie, Anämie, Gastroenteritis

Symptomatik	Therapie
- Unruhe, Reizbarkeit, Schwächegefühl - Übelkeit, Brechreiz, saures Erbrechen - Schmerzen oder Druckgefühl im Hypochondrium - Völlegefühl oder Schmerzen im Abdomen - Ikterus, Skleren gelb - Bitterer Mundgeschmack - Frösteln und Fieber - Dunkler Urin - Zunge: gelber, schmieriger Belag - Puls: drahtförmig, schnell	Therapieprinzip: Feuchtigkeit und Hitze eliminieren - Le. 14 Qimen - Mu der Leber, eliminiert Feuchtigkeit und Hitze - Gb. 24 Riyue - Mu der Gallenblase, eliminiert Feuchtigkeit und Hitze - Du 9 Zhiyang - Eliminiert Feuchtigkeit und Hitze - Du 14 Dazhui - Eliminiert Hitze - Le. 2 Xingjian - Eliminiert Hitze aus der Leber - Gb. 34 Yanglingquan - He-Punkt, eliminiert Feuchtigkeit und Hitze
- Oberbauchschmerzen, Blähbeschwerden - Übelkeit, Brechreiz - Unruhe, Rastlosigkeit, Reizbarkeit - Ängstlichkeit, Angst - Herzklopfen - Sehstörungen, verschwommenes Sehen - Schwindel - Bitterer Mundgeschmack - Schlafstörungen - Zunge: gelber schmieriger Belag - Puls: drahtförmig, dünn	Therapieprinzip: Auflösen von Schleim, Eliminieren von Hitze - Bl. 19 Danshu - Shu der Gallenblase - Gb. 34 Yanglingquan - He-Punkt, eliminiert Schleim - Ma. 40 Fenglong - Löst Schleim - Le. 3 Taichong - Harmonisiert die Leber - He. 7 Shenmen - Beruhigt das Herz - Pe. 6 Neiguan - Harmonisiert die Lunge - Gb. 20 Fengchi - Eliminiert pathogene Faktoren
- Unvollständige Verdauung, Maldigestion, Malabsorption, unverdaute Nahrungsreste im Stuhl - Blähbeschwerden, Völlegefühl, Druckgefühl im Bauch, Besserung bei Massage - Appetitmangel - Müdigkeit, Schwächegefühl, Kraftlosigkeit - Blässe, (gelbliche) Gesichtsfarbe - Geringe, teigige Ödeme der Extremitäten - Weicher, wenig geformter Stuhl - Uterusprolaps, Analprolaps, Gastroptose - Nach längeren Bestehen: Blutarmut - Muskelschwäche, Kraftlosigkeit der Glieder - Blut im Stuhl - Hypermenorrhö - Blut außerhalb der Gefäße - Puls: langsam und schwach - Zunge: blasse, weiche Zunge mit geringem weißem Belag	Therapieprinzip: Stärken des Qi des Milz-Pankreas, tonisierende Therapie mit Moxibustion - Le. 13 Zangmen - Meisterpunkt der Zang-Organe - Bl. 20 Pishu - Shu des Milz-Pankreas - Ren 12 Zhongwan - Meisterpunkt der Fu-Organe - MP. 6 Sanyinjiao - Stärkt den Magen und das Milz-Pankreas - MP. 3 Taibai - Stärkt das Milz-Pankreas - Ma. 36 Zusanli - Harmonisiert und stärkt den Magen und Milz-Pankreas - Moxibustion und Nadelung der Punkte

	Ätiologie, Pathogenese, Bedeutung, westliche Diagnosen
Schwäche des Milz-Pankreas-Yang Pi Yang Xu 脾阳虚	– Folge von langdauernder Schwäche des Milz-Pankreas-Qi – Rohe, kalte, „unverdauliche“ Nahrung – Kältesyndrom infolge der Yang-Schwäche – Bedeutung: Schwäche des Milz-Pankreas-Yang ist eine schwerere Form einer Milz-Pankreas-Qi-Schwäche, die zusätzlich Kältesymptomatik aufweist. Häufig liegt gleichzeitig eine Schwäche des Magen-Yang sowie des mittleren Erwärmers (Jiao) vor. Schwäche des Milz-Pankreas-Yang kann auch zu einer Schwäche des Nieren-Yang führen – Westliche Diagnosen: Maldigestion, Malabsorption, Anämie, akute und chronische Gastroenteritis, irritables Kolon, Colitis ulcerosa, Morbus Crohn, Adipositas, Bulimie, Allergiebereitschaft
Kälte und Feuchtigkeit im Milz-Pankreas Han Shi Kun Pi 寒湿困脾	– Eindringen von Kälte und Feuchtigkeit in das Milz-Pankreas-System meist über die Nahrung – Aufnahme von kalter oder roher bzw. unverdaulicher Nahrung, bei vorhandener Störung (Schwäche) des Magen- und Milz-Pankreas-Qi, z. B. übermäßige Aufnahme von eisgekühlten Getränken – Auch feuchte Räume gerade zur Nachtzeit und bei Schwäche des Magen- und Milz-Pankreas-Qi, oder feuchte Kleidung bzw. feuchtes Schuhwerk, weil die Feuchtigkeit vornehmlich über die unteren Extremitäten eindringt – Äußere Kälte bzw. Feuchtigkeit verwandelt sich in innere Kälte bzw. zu übermäßiger Ansammlung von Flüssigkeiten (Jin Ye) im Körper – Bedeutung: Auftreten bei bestehender Schwäche des Milz-Pankreas-Qi oder Milz-Pankreas-Yang – Westliche Diagnosen: akute und chronische Gastroenteritis
Hitze und Feuchtigkeit im Milz-Pankreas Pi Yun Shi Re 脾蕴湿热	– Zuviel süße und fette Speisen, Alkoholabusus – Äußere Feuchtigkeit und Hitze – Feuchtigkeit zeigt Yin-Charakter und Hitze Yang. Dieses Syndrom ist also eine Kombination von Yin und Yang, bei der meist ein Faktor überwiegt. Anhand der Symptomatik ist dies abzulesen – Bedeutung: Diesem Syndrom liegt meist eine Schwäche des Milz-Pankreas-Yang oder -Qi zugrunde. Kombination mit Lebersyndromen ist häufig. Hitze und Fülle bestimmt oft die Symptomatik – Westliche Diagnosen: chronische febrile Gastroenteritis, Cholangitis, Pankreatitis, Hepatitis

Symptomatik	Therapie
- Blähbeschwerden, Völlegefühl im Abdomen - Kältesymptome: Kältegefühl und Schmerzen im Abdomen, kalte Extremitäten, Frieren; Besserung auf Wärme - Wäßrige Durchfälle mit unverdauter Nahrung - Ödeme der Extremitäten - Ziehende Schmerzen in den Lenden und im Unterbauch - Schwächegefühl, Müdigkeit - Zunge: blaß, dicker schmieriger Belag - Puls: tief, schwach, langsam	Therapieprinzip: Stärken des Milz-Pankreas und des Magens, Kälte eliminieren, Moxibustion im Vordergrund - Ma. 36 Zusanli – Stärkt Magen- und Milz-Pankreas-Qi - MP. 6 Sanyinjiao – Stärkt Milz-Pankreas - Bl. 20 Pishu – Shu des Milz-Pankreas - Bl. 21 Weishu – Shu des Magens - Ren 12 Zhongwan – Mu des Magens, Meisterpunkt der Fu-Organe - Bl. 23 Shenshu – Shu der Niere - Ren 4 Guanyuan – Nährt das Yin
- Völlegefühl - Druckgefühl bis Druckschmerz im Ober- und Mittelbauch - Schweregefühl im Körper, des Bauches, der Glieder und des Kopfes - Übelkeit, Brechreiz, Erbrechen - Appetitmangel - Verlust des Geschmacksinns - Diarrhö - Müdigkeit, Erschöpfungsgefühl - Ödeme - Zunge: blaß, dicker weißer schmieriger Belag - Puls: dünn, gleitend, langsam	Therapieprinzip: Stärken des Milz-Pankreas und des Magens. Eliminieren von Feuchtigkeit und Kälte - MP. 20 Pishu – Shu des Milz-Pankreas - Ren 12 Zhongwan – Meisterpunkt für die Hohlorgane - MP. 6 Sanyinjiao – Stärkt Milz-Pankreas - MP. 9 Yinglinquan – He-Punkt, Eliminiert Feuchtigkeit - Ma. 36 Zusanli – Tonisiert Magen und Milz-Pankreas - Ren 6 Qihai – Tonisiert das Qi - Moxibustion und Nadelung der Punkte
- Völlegefühl und Schmerzen im Ober- und Unterbauch - Appetitmangel, Ekel vor fetten Speisen - Bitterer Mundgeschmack, Durst - Fieber gering - Brechreiz, Erbrechen bei schweren Formen - Müdigkeit, Kraftlosigkeit - Urinausscheidung spärlich - Ikterus bei extremen Fällen - Zunge: gelblicher Belag - Puls: schnell, gleitend	Therapieprinzip: Eliminieren von Hitze und Feuchtigkeit, Tonisieren des Milz-Pankreas - Ma. 40 Fenglong – Eliminiert Feuchtigkeit und Schleim - MP. 9 Yanglingquan – Eliminiert Feuchtigkeit - Ma. 44 Neiting – Eliminiert Hitze - Di. 4 Hegu – Eliminiert Hitze - Di. 11 Quchi – Eliminiert Hitze - MP. 6 Sanyinjiao – Stärkt Milz-Pankreas - MP. 3 Taibai – Stärkt Milz-Pankreas - Ren 12 Zhongwan – Meisterpunkt der Fu-Organe - Bl. 21 Pishu –Shu des Milz-Pankreas - Bl. 20 Weishu – Shu des Magens

	Ätiologie, Pathogenese, Bedeutung, westliche Diagnosen
Schleim stört den Kopf Tan Zhuo Shang Rao 痰浊上扰	- Schleim, also Konzentration von Feuchtigkeit wird hier nicht materiell gesehen, sondern dient der Beschreibung von mehr vegetativen Symptomen - Zu Schleimstörungen kommt es, wenn eine Blockade oder Schwäche des Milz-Pankreas chronisch verläuft - Zu Schleimstörungen kann es auch bei Schwäche des Lungen-Qi (chronische Bronchitis, Asthma) kommen - Westliche Diagnosen: vegetatives Syndrom, Hypertonie, zerebrale Mangeldurchblutung, Morbus Ménière

Magensyndrome

Aufsteigendes Magen-Feuer Wei Huo Shang Sherg 胃火上升	- Übermäßige Emotionen, zuviel Grübeln oder Sorgen - Übermäßiger Genuß von scharfen Speisen - Bedeutung: Eines der häufigsten Störungen des Magens, meist auf übermäßigen Emotionen beruhend, die in Feuer übergehen - Hier werden nur die beiden wichtigsten Magensyndrome dargestellt, daneben kennt man: 1. Kälte im Magen 2. Nahrungsstagnation im Magen 3. Schwäche des Magen-Qi - Westliche Diagnosen: akute und chronische Gastritis, Ulcera ventriculi et duodeni
Schwäche des Magen-Yin Wei Yin Xu 胃阴虚	- Chronische Störungen und Erkrankungen des Magens und anderer Organe - Längeres Bestehen des Syndroms Hitze und Feuchtigkeit im Milz-Pankreas - Alter - Bedeutung: Bei dieser chronischen Störung ist das Qi des Magens erschöpft, so kommt es auch zu „Substanzverlust" - Schwäche des Magen-Yin kann häufig gemeinsam auftreten mit Schwächesyndromen des Milz-Pankreas - Westliche Diagnosen: atonischer, anazider Magen, chronische Gastritis, Magenkarzinom

Symptomatik	Therapie
- Schwindel, Konzentrationsstörung - Dumpfe Benommenheit des Kopfes - Kopfschmerzen, Kopfdruck - Unruhe, Schlafstörung, viele Träume - Emotionsausbrüche - Schwere, Steifheits- oder Taubheitsgefühle der Extremitäten - Übelkeit, Brechreiz - Druckgefühl im Brustkorb - Zunge: rot, dicker schmieriger Belag - Puls: gleitend, gespannt, kräftig	Therapieprinzip: Eliminieren des Schleims, Qi zum Fließen bringen - Gb. 20 Fengchi – Klärt den Kopf - Di. 4 Hegu – Eliminiert Hitze - Di. 11 Quchi – Eliminiert Hitze - Ma. 40 Fenglong – Löst den Schleim - MP. 9 Yinlingquan – Eliminiert Feuchtigkeit - Ma. 36 Zusanli – Bewegt Qi und aktiviert Yang - Le. 3 Taichong – Yuan der Leber, bewegt das Qi - Pe. 6 Neiguan – Wirkt auf den Thorax
- Brennen und Schmerzen im Epigastrium - Viel Durst - Verlangen nach kalten Getränken - Übelkeit und Brechreiz bei extremen Verlauf - Vermehrter Appetit - Erbrechen nach dem Essen möglich, dann saures Erbrechen - Zunge: rötlich, mit dickem gelbem Belag - Puls: gleitend, kräftig schnell	Therapieprinzip: Eliminieren des Magen-Feuers - Bl. 21 Weishu – Shu des Magens - Ren 12 Zhongwan – Mu des Magens - Ma. 44 Neiting – Eliminiert Feuer - Ma. 36 Zusanli – Harmonisiert den Magen - Di. 11 Quchi – Eliminiert Feuer - Di. 4 Hegu – Eliminiert Feuer - Pe. 6 Neiguan – Harmonisiert den mittleren Jiao - Ma. 34 Liangqiu – Xi-Punkt bei akuter Symptomatik
- Druckgefühl oder geringe Schmerzen im Epigastrium - Völlegefühl nach dem Essen - Appetitlosigkeit - Neigung zu trockenem Mund und Rachen - Übermäßige Müdigkeit, Erschöpfung, Energielosigkeit - Zunge: rot, trocken, ohne Belag - Puls: dünn und schnell	Therapieprinzip: Stärken des Magens und des Yin - Bl. 21 Weishu – Shu des Magens - Ren 12 Zhongwan – Mu des Magens - Ni. 3 Taixi – Stärkt das Nieren-Yin - Ma. 36 Zusanli – Harmonisiert Magen und Milz-Pankreas - Pe. 6 Neiguan – Harmonisiert den mittleren Jiao

Herzsyndrome	Ätiologie, Pathogenese, Bedeutung, westliche Diagnosen
Stagnation des Herz-Blutes Xin Xue Yu 心血郁	- Stagnation des Herz-Blutes beruht auf zwei häufigen Herzschwächesyndromen: Schwäche des Herz-Qi oder Schwäche des Herz-Yang (selten auch Schwäche des Nieren-Yang) - Emotionale Anspannung führt zu Stagnation von Qi und so dann auch des Blutes (Qi und Blut fließen zusammen) - Übermäßige körperliche Aktivität führt zu einer Erschöpfung bzw. Schwäche des Qi und das zu Stase des Blutes - Mangelnde körperliche Aktivität führt zu Stase von Qi und Blut - Durch die „Yang-Schwäche", das Blut adäquat im Herzen und Kreislauf zu bewegen, kommt es so zu Stasen des Blutes - Häufig besteht ein Zusammenhang auch mit Schleimstörungen - Bedeutung: Dieses Syndrom tritt in engem Zusammenhang mit der Schwäche des Herz-Qi oder Herz-Yang auf. Auf diesen drei Syndromen beruhen die häufigsten Herzerkrankungen - Westliche Diagnosen: Angina pectoris, koronare Herzerkrankung, Myokardinfarkt
Schwäche des Herz-Qi Xin Qi Xu 心气虚	- Konstitution - Hohes Lebensalter - Chronische Erkrankungen, starkes Schwitzen - Übermäßige Erregung - Schwäche des Lungen-Qi kann auch zu Schwäche des Herz-Qi führen - Bei längerem Bestehen kann dieses Syndrom zu Schwäche des Herz-Yang übergehen, dann kommen Kältesymptome dazu - Westliche Diagnosen: vegetative Herzsyndrome, Altersschwäche, Rekonvaleszenz, Herzrhythmusstörungen, koronare Herzerkrankung
Schwäche des Herz-Yang Xin Yang Xu 心阳虚	- Konstitution - Hohes Lebensalter - Chronische Erkrankungen - Übermäßige langanhaltende emotionale Belastung - Schwäche des Herz-Yang entwickelt sich häufig aus der Schwäche des Herz-Qi und hat eine stärker ausgeprägte Symptomatik - Die Schwäche des Herz-Yang gibt es in verschiedenen Ausprägungsgraden, die dann „Herz-Yang erschöpft" oder „Herz-Yang nicht stark" heißen, sowie in Verbindung mit Schwächesyndromen anderer Organe z. B. Lunge, Milz-Pankreas oder Niere auftreten. Traditionelle Diagnostik anderer Organschwächen sowie deren gezielte Behandlung ist für den Erfolg der Therapie von ausschlaggebender Bedeutung - Westliche Diagnosen: vegetative Herzsyndrome, Altersschwäche, Rekonvaleszenz, Herzrhythmusstörungen, koronare Herzerkrankung

Symptomatik	Therapie
- Schmerzen bzw. Stiche des Thorax - Engegefühl oder Spannungsgefühl im Brustkorb - Schmerzen an der Innenseite des rechten Armes - Starkes Herzklopfen, Tachykardie - Kurzatmigkeit, Müdigkeit - Atemnot, Zyanose, kalte Gliedmaßen, in schweren Fällen Lippenzyanose - Zunge: dunkelrot oder violett, Flecken auf der Zunge - Puls: schnell, dünn, fadenförmig	Therapieprinzip: Stagnation auflösen, Qi und Blut zum Fließen bringen Akutphase: - Pe. 4 Ximen - Xi-Punkt des Perikards - He. 6 Yinxi - Xi-Punkt des Herzens - Pe. 6 Neiguan - Harmonisiert das Qi und Yang - Di. 4 Hegu - Fördert das Fließen - Ren 14 Juque - Mu des Herzens - Ren 17 Shanzhong - Mu des Perikards Im Intervall zusätzlich: - Bl. 15 Xinshu - Shu des Herzens - Bl. 17 Geshu - Meisterpunkt des Blutes - He. 7 Shenmen - Beruhigt das Herz - Le. 3 Taichong - Fördert das Fließen - MP. 6 Sanyinjiao - Stärkt das Yin und das Blut - Ma. 36 Zusanli
- Übermäßig empfundenes Herzklopfen, Herzrasen - Kurzatmigkeit - Häufige Müdigkeit, Kraftlosigkeit - Blässe - Übermäßiges Schwitzen auch bei geringen Belastungen - Zunge: blaß, leicht geschwollen, dünner Belag - Puls: dünn schwach oder unregelmäßig	Therapieprinzip: Stärken des Herz-Qi - Bl. 15 Xinshu - Shu des Herzens - Ren 17 Shanzhong - Stärkt das Zhong-Qi, Mu des Perikards - Ren 14 Juque - Mu des Herzens - He. 7 Shenmen - Yuan des Herzens - Pe. 6 Neiguan - Harmonisiert das Herz-Qi - Ren 6 Qihai - Stärkt das Qi - Ma. 36 Zusanli - Stärkt das Qi von Magen und Milz-Pankreas - Nadelung und Moxibustion der Punkte
- Blässe, Frösteln, Kälteempfindlichkeit - Kraftlosigkeit, Erschöpfungsgefühl - Herzrasen, übermäßig empfundenes Herzklopfen - Völle- oder Druckgefühl im Brustkorb - Kurzatmigkeit bei geringer Belastung - Kalte Gliedmaßen - Zunge: blaß, leicht geschwollen - Puls: schwach, unregelmäßig	Therapieprinzip: Stärken des Herz Yang - Bl. 15 Xinshu - Shu des Herzens - Ren 17 Shanzhong - Stärkt das Zhong-Qi, Mu des Perikards - Ren 14 Juque - Mu des Herzens - He. 7 Shenmen - Yuan des Herzens - Pe. 6 Neiguan - Harmonisiert das Herz-Qi - Ren 6 Qihai - Stärkt das Qi - Ma. 36 Zusanli - Stärkt das Qi von Magen und Milz-Pankreas - Nadelung und Moxibustion dieser Punkte Zusätzlich intensive Moxibustion zur Stärkung des Yang-Qi: - Ren 4 Guanyuan - Stärkt Qi - Ren 6 Qihai - Stärkt Qi - Du 4 Mingmen - Stärkt Yang - Bl. 23 Shenshu - Shu der Niere

Ätiologie, Pathogenese, Bedeutung, westliche Diagnosen

Aufsteigendes Herz-Feuer
Xin Huo Shang Yang
心火上阳

- Psychische Erregungszustände und Belastungen
- Scharfe Speisen
- Übermäßige Hitze
- Übermäßiger Gebrauch von wärmenden Heilkräutern

- Schwäche des Nieren-Yin sowie Schwäche des Herz-Yin können zum überschießenden bzw. Aufsteigen des Herz-Yang bzw. -Feuer führen. Auftreten auch in Verbindung mit Aufsteigendem Leber-Feuer möglich.

- Westliche Diagnosen: Glositis, Hypertonie, vegetative Herzsyndrome

Schwäche des Herz-Blutes
Xin Xue Xu
心血虚

- Blutverlust bei chronischen Erkrankungen
- Febrile Erkrankungen
- Emotionale Dauerbelastung

- Mangel an Blut führt zu Schwäche des Herzens und des Shen, den geistigen Funktionen
- Der Mangel an Blut bzw. des Yin führt zu überschießendem Yang (innere Unruhe, Schlafstörung, Herzklopfen)

- Dieses Syndrom hat einen engen Zusammenhang mit der Schwäche des Herz-Yin
- Es tritt auch in Verbindung mit Schwäche des Milz-Pankreas-Qi oder mit Schwäche des Leber-Blutes auf

- Westliche Diagnosen: Anämie, vegetative Herzsyndrome, Rekonvaleszenz, Erschöpfungszustände

Schwäche des Herz-Yin
Xin Yin Xu
心阴虚

- Emotionale Dauerbelastung
- Fieberhafte Erkrankungen
- Chronische Erkrankungen

- Dauerbelastungen mit hoher Yang-Aktivität verbrauchen Yin

- Dieses Syndrom tritt häufig in Kombination mit Schwäche des Nieren-Yin und Schwäche des Herz-Blutes auf
- Zusätzlich zur Symptomatik der Schwäche des Herz-Blutes treten hier Hitzesymptome in den Vordergrund

- Westliche Diagnosen: Hyperthyreose, Hypertonie, chronische Infekte, Anämie, Herzerkrankungen

Symptomatik	Therapie
- Rotes Gesicht, trockener Mund - Hitzegefühl, Hitzewellen im Oberkörper und Kopf - Innere Unruhe, Rastlosigkeit, leichte Erregbarkeit - Schlafstörung - Angst - Erosionen und Ulzerationen der Zunge und im Mund - Zunge: rote Spitze, Ulzerationen - Puls: schnell, kräftig	Therapieprinzip: Eliminieren der Hitze, Stärken des Herz-Yin - He. 7 Shenmen - Beruhigt das Herz - He. 8 Shaofu - Eliminiert das Feuer - Bl. 15 Xinshu - Shu des Herzens - Pe. 8 Laogang - Eliminiert Feuer - Pe. 7 Daling - Eliminiert Feuer - Le. 2 Xingjian - Eliminiert Hitze aus der Leber - Bl. 15 Xinshu - Shu des Herzens - MP. 6 Sanyinjiao - Stärkt das Yin
- Blässe des Gesichts, glanzlos und Blässe der Lippen - Herzklopfen, Herzrasen - Müdigkeit, Energielosigkeit - Innere Unruhe, Rastlosigkeit - Ängstlichkeit, Angstzustände - Schlafstörung mit vielen Träumen - Schwindel - Vergeßlichkeit - Zunge: blaß - Puls: dünn, schwach	Therapieprinzip: Stärken des Blutes und des Yin, Beruhigen des Herzens und des Shen - Bl. 17 Geshu - Meisterpunkt des Blutes - Bl. 15 Xinshu - Shu des Herzens - Bl. 20 Pishu - Shu des Milz-Pankreas - He. 7 Shenmen - Yuan des Herzens, beruhigt das Shen - Pe. 6 Neiguan - Luo des Perikards, beruhigt - Ren 4 Guanyuan - Stärkt das Yin - MP. 6 Sanyinjiao - Stärkt die Yin-Organe - Ma. 36 Zusanli - Stärkt Magen und Milz-Pankreas - Ren 14 Juque - Mu des Herzens - Bl. 44 Shentang - Bl. 42 Pohu
- Herzrasen, übermäßig empfundenes Herzklopfen - Innere Unruhe, Rastlosigkeit, Erregungszustände - Heiße Handflächen und Fußsohlen - Trockener Mund und Rachen - Schlafstörung mit vielen Träumen - Subfertile Temperaturen - Hitzewellen - Nachtschweiß - Durst - Vergeßlichkeit - Zunge, rot, trocken, wenig Speichel - Puls: dünn, schnell	Therapieprinzip: Stärken des Yin des Herzens und der Niere, Eliminieren der Hitze, Beruhigen des Shen - Bl. 15 Xinshu - Shu des Herzens - Ren 14 Juque - Mu des Herzens - He. 8 Shaofu - Eliminiert das Feuer - He. 7 Shenmen - Yuan des Herzens, beruhigt das Shen - Bl. 23 Shenshu - Shu der Niere - Ni. 3 Taixi - Stärkt das Yin - MP. 6 Sanyinjiao - Stärkt das Yin - Pe. 7 Daling oder - Pe. 8 Laogong - He. 6 Yinxi - Xi-Punkt bei Nachtschweiß

17 Zusätzliche Methoden der Therapie

Neben den klassischen Methoden der chinesischen Medizin wie Akupunktur, Moxibustion, Akupressur und den moderneren Techniken wie Laserakupunktur und Elektrostimulation sind in den letzten Jahren zusätzliche Methoden zur *Intensivierung der Therapie* entwickelt worden. In diesem Kapitel sollen diese neueren Methoden, die meist in Kombination mit den klassischen Techniken angewendet werden, beschrieben werden. Das wichtigste Kennzeichen dieser zusätzlichen Methoden ist ihre „energetische" Ausrichtung, d.h. daß mit ihrer Hilfe die energetische Wirkung, z.B. die der Akupunktur vertieft und folglich auch verstärkt wird [5, 7, 8, 9].
Zunächst wird die Chakrenakupunktur dargestellt, die das indische Chakrasystem in die Akupunkturtherapie integriert. Die Methode der „awareness release technique" (ART), eine neu entwickelte „Energietherapiemethode" und deren Kombination mit Akupunktur werden im zweiten Teil dieses Kapitels aufgezeigt [1, 4, 7, 8, 9].

17.1 Chakrenakupunktur

Chakrenakupunktur ist eine vom Autor in der Praxis entwickelte Ergänzung und Erweiterung der traditionellen chinesischen Akupunktur. Sie wird als eine zusätzliche Möglichkeit der Vertiefung der klassischen Akupunktur durch das Enbeziehen des indischen Systems der Chakren angewendet [7, 8].
Die Chakren der indischen Medizin sind Energiezentren, ähnlich den chinesischen Organen. Man kennt 7 Hauptchakren in der Mittellinie des Körpers vom Damm zum Schädeldach. Daneben gibt es einige Dutzend Nebenchakren von untergeordneter Bedeutung, die meist mit der Lokalisation von Akupunkturpunkten übereinstimmen. Den Chakren werden ähnlich wie den chinesischen Organen bestimmte Funktionen zugeschrieben (s. Tabelle 17.1).
Das Ziel der Therapie in der traditionellen chinesischen Akupunktur ist die Wiederherstellung der Harmonie im Fließen von Qi durch das Auflösen von Blockaden in den Meridianen und Organen. Auch Fülle- und Schwächezustände werden ausgeglichen und so eine ungestörte Funktion der Organe erreicht. Die Chinesen sprechen vom Ausgleichen von Yin und Yang. Diese Vorstellungen bilden die Basis jeder traditionell verstandenen chinesischen Akupunktur.
Die Chakrenakupunktur erweitert die traditionelle Akupunkturanwendung durch die Integration des indischen Chakrasystems in die Diagnostik und Therapie.
Bei der Chakrenakupunktur werden neben den nach chinesischen Gesichtspunkten ausgewählten Akupunkturpunkten weitere Punkte genadelt, die im Bereich der Chakren liegen, und die man auch *„Chakrenpunkte"* nennt. Dadurch kommt es zu einer Aktivierung der Chakren sowie einer Anregung des Energieflusses in ihnen, was man auch *„Öffnen" der Chakren* nennt.
Der am häufigsten verwendete Punkt hier ist Du 20 Baihui, der in der Mitte des Kronenchakras, 7. Chakra, auf dem Schädeldach liegt.

Neben der Nadelung der Chakrenpunkte ist das *Fokussieren des Bewußtseins,* also der Aufmerksamkeit des Patienten, auf diese Region von ausschlaggebender Bedeutung für die Wirksamkeit der Therapie. Nachdem die Akupunkturpunkte mit üblicher Technik genadelt werden, fordert man den Patienten auf, seine Aufmerksamkeit z.B. auf das Schädeldach, den Kronenchakra zu richten, die Region an der z.B. die Punkte Du 20 Baihui und Ex.6 Sishencong genadelt sind.

Der Patient verspürt meist nach kurzer Zeit ein leichtes Kribbeln, oder ein diskretes Fließen. Auch der Therapeut fokussiert - gemeinsam mit dem Patienten - seine Aufmerksamkeit in diese Region und fordert den Patienten auf, dieses Gebiet noch mehr zu „öffnen" und die Energie von oben nach unten fließen zu lassen. Dadurch wird das Öffnen und so auch das Fließen im Kronenchakra intensiviert.

Wenn so durch ein Chakra das Fließen für den Patienten deutlich spürbar wird, wendet man sich dem nächsten Chakra zu, z.B. dem Herzchakra in der Mitte des Brustkorbs. Hier sind die Punkte Ren 17 und Ren 15 bereits genadelt und man fordert den Patienten auf, *in diese Region hineinzuatmen,* die Aufmerksamkeit hier zu konzentrieren und das Herzchakra zu öffnen. Bis der Patient auch hier ein Gefühl von Weite und Fließen verspürt.

Am Anfang der Chakrenakupunktur konzentriert man sich zunächst auf 2–3 Chakren, z.B. auf das Kronen- und Herzchakra. Das Herzchakra als 4.Chakra liegt in der Mitte, darüber und darunter liegen jeweils 3 Chakren. So hat das Herzchakra über seine Mittelstellung eine zentrale harmonisierende Funktion auf die Gesamtenergie des Körpers. Auch über die heilende Qualität der „Herzenergie" wird eine Harmonisierung auf andere Energiezentren ausgeübt.

Nach wenigen Sitzungen, nachdem das Fließen in 2–3 Chakren für den Patienten gut spürbar ist, wendet man sich weiteren Chakren zu, vor allem Chakren, in deren Bereich die Erkrankung des Patienten liegt. Man sollte am Anfang der Therapie nicht mit dem gestörten Bereich anfangen, sondern erst zentrale Chakren (z.B. Herz- und Kronenchakra) aktivieren, um so das Fließen im Gesamtsystem der Chakren zu fördern. Dies erleichtert dann das Lösen von Blockaden in den gestörten Organen bzw. Chakren mit Hilfe der üblichen Akupunkturtherapie.

Die Chakrenakupunktur eignet sich besonders für sensible Patienten, die eine gute Fähigkeit zur Introspektion besitzen. Patienten, die sehr kontrolliert oder zwanghaft sind, sprechen langsamer auf die Chakrenakupunktur an.

Beschreibung der Chakren und ihre Beziehung zu Akupunkturpunkten bzw. chinesischen Organen

1. Chakra: Basischakra Muladhara

Lokalisation: Das 1.Chakra liegt im Bereich des Dammes und öffnet sich nach unten. Seine Lage stimmt mit der des Punktes Ren 1 Huiyin, des Treffpunktes des gesamte Yin, überein.

Funktionen: Das Yin entspricht der Erde, und so stellt das Basischakra die energetische Verbindung des Menschen zur Erde her.

Die Öffnung des Basischakra und somit der energetische Fluß durch das Chakra ist für die Verbindung des Körpers mit der Erde verantwortlich, man spricht von „Erdung". Dieses Chakra entspricht dem Funktionskreis der Niere und speziell des *Nieren-Yin* der chinesischen Medizin.

Akupunkturpunkt des Chakra: Ren 1 Huiyin.

2. Chakra: Polaritätschakra Svadhishthana

Lokalisation: Das 2. Chakra liegt im kleinen Bereich und hat 2 Öffnungen, eine nach vorn zu den Akupunkturpunkten Ren 4 Guanyuan (umschlossene Ursprungsenergie) und nach hinten zum Sakrum, Du 2–Du 4 Mingmen (Tor des Lebens).

Funktionen: Das Polaritätschakra entspricht dem *Nieren-Yang*, der Blase und dem Dickdarm der chinesischen Medizin.
Das Polaritätschakra gleicht die eigene Yin- und Yang-Anteile aus und bildet die Basis für eine ungestörte Sexualität, also dem Yin-Yang-Ausgleich nach außen. Das 1. und 2. Chakra entspricht auch dem unteren Jiao (kleines Becken) des Sanjiao.

Akupunkturpunkte des Chakra: Ren 4 Guanyuan, Du 2 Yaoshu, Du 3 Yaoyangguan, Du 4 Mingmen.

3. Chakra: Solarplexuschakra Manipura

Lokalisation: Das 3. Chakra liegt im Bauchraum, öffnet sich nach vorn zum Nabel und nach hinten zum Bereich von Du 5–Du 6.

Funktionen: Die chinesischen Organe *Milz-Pankreas* und *Leber* entsprechen dem 3. Chakra. Auch eine Zuordnung zum mittleren Jiao des Sanjiao ist gegeben.
Das Manipurachakra reguliert den persönlichen Willen sowie die physische Kraft und ist bei einem Ungleichgewicht verantwortlich für Machtstreben, Zorn, Wut und Suchtverhalten.

Akupunkturpunkte des Chakra: Ren 8 Shenjue, Ren 12 Zhongwan, Du 5 Xuanshu, Du 6 Jizhong.

4. Chakra: Herzchakra Anahata

Lokalisation: Das 4. Chakra liegt im Thorax und öffnet sich nach vorn zum Punkt Ren 17 Shanzhong (Brustkorbmitte) und nach hinten zum Punkt Du 11 Shendao.

Funktionen: Das Anahatachakra entspricht dem Funktionskreis des Herzens und dem oberen Jiao der chinesischen Medizin. Die zugehörigen Funktionen sind Mitgefühl, Freundlichkeit, Verständnis, Ausgleich von Gegensätzen, Harmoniebestreben, innerer Frieden und Liebe. Das Herzchakra als 4. Chakra bildet die energetische Mitte des Menschen und ist das wichtigste Integrationschakra zwischen den 3 darüber und den 3 darunterliegenden Chakren.

Akupunkturpunkte des Chakra: Ren 17 Shanzhong, Du 11 Shendao.

5. Chakra: Halschakra Vishuddha

Lokalisation: Das 5. Chakra liegt im Hals und öffnet sich nach vorn in den Kehlkopf und nach hinten zum Punkt Du 14 Dazhui.

Funktionen: Der Funktionskreis der *Lunge* wird dem Halschakra zugeordnet.
Die Stärke und Ausdruckskraft der Sprache werden vom Halschakra hervorgebracht. Eine weitere zugeordnete Funktion ist Kreativität.

Akupunkturpunkte des Chakra: Ren 22 Tiantu, Du 14 Dazhui.

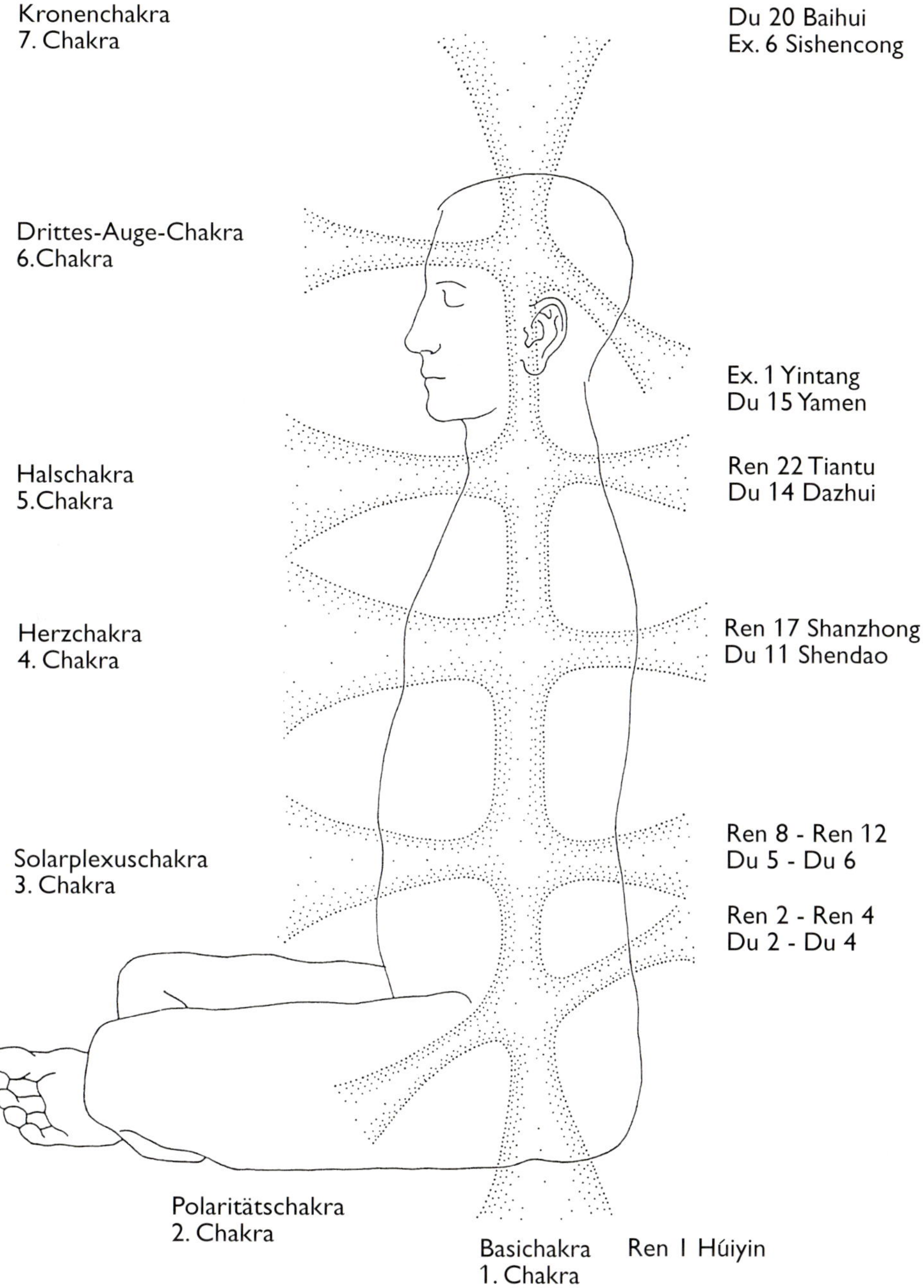

Chakren mit den Chakrenpunkten

6. Chakra: Drittes Auge Ajna

Lokalisation: Das 6. Chakra liegt an der Schädelbasis und öffnet sich nach vorn zum Punkt Extra 1 Yintang und nach hinten zum Punkt Du 15 Yamen.

Funktionen: Die Funktionen des „Dritten Auges“ sind Sehen, Konzentrationsfähigkeit, Verständnis, Erkenntnisfähigkeit, Intuition und Hellsichtigkeit.

Akupunkturpunkte des Chakra: Ex. 1 Yintang, Du 15 Yamen.

7. Chakra: Kronenchakra Sahasrara

Lokalisation: Das 7. Chakra liegt auf dem Schädeldach und entspricht den Punkten Du 20 Baihui (Hundert Zusammenkünfte) und Extra 6 Sishencong und öffnet sich nach oben wie eine Krone.

Funktionen: Das Kronenchakra ist das höchste Yang im Körper im Gegensatz zum Treffpunkt des gesamten Yin im Basischakra. Dem Kronenchakra wird das Verständnis für höhere Aspekte des Daseins zugeschrieben, die Verbindung zur geistigen Welt. Der Punkt Du 20 Baihui sowie der Extrapunkt 6 Sishencong sind außerordentlich wichtige Akupunkturpunkte und dienen der Harmonisierung psychischer Funktionen sowie der Gesamtenergie des Körpers.

Akupunkturpunkte des Chakra: Du 20 Baihui, Ex. 6 Sishencong.

Tabelle 17.1. Beziehung Chakren-Organe-Akupunkturpunkte

Chakren	Chinesisches Organ	Akupunkturpunkte *ventral*	*– dorsal*
7. Chakra Sahasrara	–	Du 20 Baihui	Ex. 6 Sishencong – *kranial*
6. Chakra Ajna	–	Ex. 1 Yintang	Du 15 Yamen
5. Chakra Vishuddha	Lunge	Ren 22 Tiantu	Du 14 Dazhui
4. Chakra Anahata	Herz	Ren 17 Shanzhong	Du 11 Shendao
3. Chakra Manipura	Milz/Pankreas, Leber	Ren 12 Zhongwan	Du 6 Jizhong
	Magen, Dü., Di.,	Ren 8 Shenjue	Du 5 Xuanshu
2. Chakra Svadhishthana	Nieren-Yang	Ren 4 Guanyuan	Du 4 Mingmen
	Blase		Du 2 Yaoshu
1. Chakra Muladhara	Nieren-Yin Dickdarm	Ren 1 Huiyin *kaudal*	

17.2 Awareness Release Technique (ART)

Seit einigen Jahren entwickeln sich in den USA neue Therapierichtungen, die „energetische“ Vorgänge als Wesen von Krankheiten betrachten [1, 3, 5]. Sie greifen auf die Vorstellungen der chinesischen und indischen Medizin zurück, die von der Existenz einer universellen Lebenskraft ausgehen, und verbinden diese mit westlichen Ansätzen, die von C. G. Jung, Wilhelm Reich oder Alexander Lowen entwickelt wurden [2].
Diese neuen Ansätze einer direkten „Energietherapie“ können nach eigener Erfahrung dazu beitragen, die Wirkungen der Akupunktur noch effektiver zu gestalten [4, 6].
Hier wird die Kombination von Akupunktur mit ART dargestellt, einer Energietherapiemethode, die von dem amerikanischen Arzt Robert T. Jaffe [1] entwickelt wurde. Zunächst werden die Akupunkturnadeln beim entspannt liegenden Patienten, wie sonst üblich, gesetzt. Dies erfolgt nach den Regeln der traditionellen chinesischen Medizin und vorangegangener gründlicher Diagnostik nach westlichen und chinesischen Kriterien. Dann wendet man, während die Nadeln liegen, die ART an; diese (am besten wohl mit „Methode des Auflösens durch das Bewußtsein“ übersetzt) besteht aus 4 Schritten bzw. Phasen:

1. Awareness, d.h. das Bewußtwerden des Problems. Man fordert den Patienten auf, seine volle Aufmerksamkeit auf sein „Problem" zu richten; dies kann ein schmerzhafter Bereich des Kopfes sein, ein Leeregefühl im Oberbauch, ein Druckgefühl im Brustkorb, ein Spannungsgefühl, eine diffuse Angst oder ein Unruhezustand.

2. Identification. Bei diesem Schritt erfolgt die Eingrenzung und Präzisierung des Problems, wobei der stetige Prozeß des Bewußtmachens eine weitere Stufe in die Tiefe geht.
Man bittet den Patienten, seine Aufmerksamkeit noch mehr auf das Problem und dessen Lokalisation im Körper zu richten: einen Schmerz, z.B. genauer zu fühlen und dann zu beschreiben, was er bei geschlossenen Augen innerlich sieht bzw. fühlt. Man fragt nach der *Lokalisation,* der *Größe,* den *Grenzen,* nach der *Farbe,* der *Dichte,* der *Temperatur* der Blockade (Schmerz, ein Druckgefühl oder Angst). Auch nach Emotionen oder Gedanken, die mit der Blockade in Zusammenhang stehen, wird gefragt. Ebenso richtet der Therapeut seine Aufmerksamkeit auf die Größe, Farbe, Dichte der Blockade und versucht, diese nach der Beschreibung des Patienten zu visualisieren.

3. Release or Transformation. Bei diesem Schritt wird die Blockade mit Hilfe des Bewußtseins aufgelöst oder deren Energie umgewandelt. Auch diese Phase stellt ein Tiefergehen des Bewußtseins bzw. der Aufmerksamkeit dar, indem man z.B. den Atem zu Hilfe nimmt.
Der Patient wird aufgefordert, *„in die Blockade hineinzuatmen"* und „mit der Aufmerksamkeit tiefer hineinzugehen". Dabei richtet auch der Therapeut seine Aufmerksamkeit auf den Bezirk der Blockade, visualisiert diese und beobachtet Veränderungen beim Patienten. Wenn er das Gefühl hat, daß der Patient nicht tief genug mit seiner Aufmerksamkeit in die Blockade eindringt, läßt er den Patienten tiefer atmen. Auch kann man den Patienten bitten, der Blockade eine Stimme oder einen Ton zu geben, dies am besten in Verbindung mit der Ausatmung von Spannungen aus der Blockade.
Aus dieser ART-Phase kann man immer wieder in die Phase der Identifikation zurückgehen und den Patienten noch einmal die Größe, Begrenzungen, Farbe, Dichte der Blockade beschreiben lassen und die zugehörigen Emotionen zum Ausdruck bringen. In der Regel verändern sich Größe, Farbe und Dichte schon nach wenigen Minuten.
Um jedoch größere Blockaden ganz aufzulösen, ist es meist notwendig, mit dem Bewußtsein in den Kern vorzudringen und auch die Emotionen bzw. Gedanken bewußt zu machen, die hier verborgen sind. Dies erreicht man meist nach einigen Sitzungen.
Bei Blockaden, die besonders dunkel bzw. grau oder gar schwarz erscheinen oder besonders dicht sind, kann man dem Patienten sagen, daß er „Licht in die Blockade senden" soll. Diese Art der Lichtvisualisation verstärkt die Lösungsvorgänge.
Die 3. Phase der ART ist die längste; sie dauert zwischen 5 min bei leichten Blockaden und bis zu 30 oder 40 min bei schweren; sie erreicht meist Plateaus, auf denen – wie bei einer Zwiebel – eine Schale nach der anderen aufgelöst wird. Häufig sind die Blockaden so fest und so vielschichtig, das mehrere Sitzungen zu deren Lösung notwendig werden.
Wie in der chinesischen Medizin gilt hier das Prinzip: *„Beharrlichkeit bringt Erfolg".* Der Prozeß des immer tiefer gehenden Bewußtseins schmilzt langsam die Blockaden, die Schmerzsymptomatik des Patienten wird leichter und löst sich nach einigen Sitzungen ganz auf, und zwar sehr viel schneller als mit der Akupunkturtherapie allein.

4. Integration. In dieser Schlußphase erläutert man dem Patienten, wie die Lösung der Blockade durch das Bewußtsein erfolgte, daß dadurch die Lebensenergien jetzt besser fließen, also Vitalität und Aktivität zunehmen werden.

Wenn der Prozeß der Lösung der Blockade noch nicht abgeschlossen ist, kann der Patient auch zu Hause allein weiterüben, und zwar am besten mehrmals täglich für 10–20 min. Auch im alltäglichen Leben soll der Patient seine Aufmerksamkeit vermehrt auf das Gebiet der Blockade richten oder auf Gefühle, die damit in Zusammenhang stehen, und darauf achten, welche psychischen Vorgänge zu Veränderungen im Bereich der Blockade führen.

Durch die Integration dieser Prozesse des Bewußtmachens in das tägliche Leben wird ein erneutes Entstehen von Blockaden verhindert. So lernt der Patient bewußter mit Gefühlen zu leben, die er sonst durch Nichtbeachtung in den Körper verdrängt.

Auch die ART wird durch die Kombination mit Akupunktur verstärkt, weil durch das Setzen der Nadeln und deren Stimulation nicht nur die Blockaden bewußter werden, sondern durch die Anregung bzw. den Ausgleich der Lebensenergien in den Meridianen und Organgen der Prozeß der Auflösung von Energieblockaden wesentlich unterstützt wird.

Literatur zu Kapitel 17

1. Jaffe RT (1990) Energy mastery seminars, advanced energy healing. (Script)
2. Jung CG (1948) Über psychische Energie und das Wesen der Träume. Rascher, Zürich Stuttgart
3. Krieger D (1979) The therapeutic touch, how to use hands to help to heal. Pentrice Hall Press, New York London Toronto
4. Stux G (1992) Akupunktur und ART Therapeutikon 6/1–2: 42–43
5. Stux G (1992) Was ist Energie-Medizin? Therapeutikon 6/4: 171–172
6. Stux G (1993) Lebensenergie Qi. Therapeutikon 7 (5): 217–218
7. Stux G (1993) Chakrenakupunktur. Therapeutikon 7/3: 110–111
8. Stux G (1994) Chakra Acupuncture. Pacific Journal of Oriental Medicine 2/2: 16–19
9. Stux G (1996) Chakra Flow Meditation. Medical Acupuncture 8/1: 20–23

Anhang

Anhang A
Deutsche Standardnomenklatur der Akupunktur

Grundlagen der Nomenklatur:

1. Deutscher Begriff mit Abkürzung
2. Chinesischer Begriff in Pin Yin Transkription
3. Weitere Begriffe (z. B. engl. lat.)

Deutsche Begriffe	Chinesische Begriffe	
	Yin und Yang	阴 阳
5 Wandlungsphasen	Wu Xing	五 行
Fördernder Zyklus	Sheng	生
Hemmender Zyklus	Ke	克
„Energie“	Qi	气
„Blut“	Xue	血
„Essenz“	Jing	精
„Geist“	Shen	神
Funktionskreise	Zang Fu	脏 腑
Speicherorgane	Zang	脏
Hohlorgane	Fu	腑
Meridian	Jing	经
Netzbahn	Luo	络
Meridianpaare = gekoppelte Meridiane		
Außerordentliches Gefäßpaar		
Meridianachse	Zhou	轴
Meridianumlauf		
Akupunkturpunkt oder Akupunkt	Xue	穴

Deutsche Begriffe	Chinesische Begriffe	
Hauptmeridiane	Jing Mai	
Lungenmeridian, Lu.	Feijing, Shou Taiyin	肺经 手太阴
Dickdarmmeridian, Di.	Dachangjing, Shou Yangming	大肠经 手阳明
Magenmeridian, Ma.	Weijing, Zu Yangming	胃经 足阳明
Milz-Pankreas-Meridian, MP.	Pijing, Zu Taiyin	脾经 足太阴
Herzmeridian, He.	Xinjing, Shou Shaoyin	心经 手少阴
Dünndarmmeridian, Dü.	Xiaochangjing, Shou Taiyang	小肠经 手太阳
Blasenmeridian, Bl.	Pangguangjing, Zu Taiyang	膀胱经 足太阳
Nierenmeridian, Ni.	Shenjing, Zu Shaoying	肾经 足少阴
Kreislaufmeridian, KS.	Xinbaojing, Shou Jueyin	心包经 手厥阴
Drei Erwärmer Meridian, 3 E.	Sanjiaojing, Shou Shaoyang	三焦经 手少阳
Gallenblasenmeridian, Gb.	Danjing, Zu Shaoyang	胆经 足少阳
Lebermeridian, Le.	Ganjing, Zu Jueyin	肝经 足厥阴
Außerordentliche Gefäße	Qi Jing Ba Mai	奇经八脉
Lenkergefäß	Du Mai	督脉
Konzeptionsgefäß	Ren Mai	任脉
Gefäß der breiten Bahn	Chong Mai	冲脉
Gürtelgefäß	Dai Mai	带脉
Aufsteigendes Yang Gefäß	Yangqiao Mai	阳跷脉
Aufsteigendes Yin Gefäß	Yinqiao Mai	阴跷脉
Haltegefäß des Yang	Yangwei Mai	阳维脉
Haltegefäß des Yin	Yinwei Mai	阴维脉
Netzbahn	Luo Mai	络脉
Sondermeridiane	Jingbie	经别
Tendinomuskuläre Meridiane	Jingjin	经筋
Extrapunkte	Jingwai Qixue	经外奇穴
Dorsale Segmentpunkte	Bei Shu Xue	背腧穴
Segmentale Alarmpunkte	Mu Xue	募穴

Deutsche Begriffe	Chinesische Begriffe	
Antike Punkte	Wu Shu Xue	五 输 穴
1. Antiker Punkt (Ursprung)	Jing Xue – Shu I	井
2. Antiker Punkt (Bach)	Xing Xue, Ying Xue – Shu II	荥
3. Antiker Punkt (kleiner Fluß)	Shu Xue – Shu III	输
4. Antiker Punkt (Fluß)	Jing Xue – Shu IV	经
5. Antiker Punkt (Delta, Mündung)	He Xue – Shu V	合
Verbindungspunkt	Luo Xue	络 穴
Quellpunkt (Zuflußpunkt)	Yuan Xue	原 穴
Akutpunkt	Xi Xue	郄 穴
Tonisierungspunkt (Mutterpunkt)	Bu Xue 补穴 (Mu Xue 母 穴)	
Sedierungspunkt (Sohnpunkt)	Xie Xue 泻穴 (Zi Xue 子 穴)	
Meisterpunkt	Hui Xue	会 穴
Kardinalpunkt	Jiaohui Xue	交 会 穴
Schwäche	Xu	虚
Fülle	Shi	实
Stagnation oder Blockade	Zhi	滞
Tonisieren, Auffüllen	Bu	补
Sedieren, Ableiten	Xie	泻
Acht diagnostische Grundkriterien	Ba gang	八 纲
Innen, Außen	Li, Biao	里 表
Schwäche, Fülle	Xu, Shi	虚 实
Kälte, Hitze	Han, Re	寒 热
6 Pathogene Einflüsse	Liu yin	六 淫
Wind	Feng	风
Hitze (Trocken)	Re	热
Sommerhitze (Feucht)	Shu	暑
Feuchtigkeit	Shi	湿
Kälte	Han	寒
Trockenheit	Zao	燥

Arbeitsgemeinschaft der ärztlichen Akupunkturgesellschaften, 1989.

Anhang B
WHO-Indikationsliste für Akupunktur

Respirationstrakt

Akute Sinusitis
Akute Rhinitis
Allgemeine Erkältungskrankheiten
Akute Tonsillitis

Bronchopulmonale Erkrankungen

Akute Bronchitis
Asthma bronchiale
(sehr wirksam bei Kindern und Patienten ohne Begleiterkrankungen)

Augenerkrankungen

Akute Konjunktivitis
Zentrale Retinitis
Myopie (bei Kindern)
Katarakt (ohne Komplikationen)

Erkrankungen der Mundhöhle

Zahnschmerzen
Schmerzen nach Zahnextraktion
Gingivitis
Akute und chronische Pharyngitis

Gastrointestinale Erkrankungen

Ösophagus- und Kardiospasmen
Singultus
Gastroptose
Akute und chronische Gastritis
Hyperazidität des Magens
Chronisches Ulcus duodeni
Akute und chronische Kolitis
Akute bakterielle Dysenterie
Obstipation
Diarrhö
Paralytischer Ileus

Neurologische und orthopädische Erkrankungen

Kopfschmerzen
Migräne
Trigeminusneuralgie
Fazialisparese
Lähmungen nach Schlaganfall
Periphere Neuropathien
Poliomyelitislähmung
Morbus Ménière
Neurogene Blasendysfunktion
Enuresis nocturna
Interkostalneuralgie
Schulter-Arm-Syndrom
Periarthritis humeroscapularis
Tennisellenbogen
Ischialgie, Lumbalgie
Rheumatoide Arthritis

Anhang C
Akupunkturindikationsliste 1997

Erkrankungen des Stütz- und Bewegungsystems

Myofasziales Schmerzsyndrom, radikuläre und pseudoradikuläre Syndrome
Arthralgien, Arthrosen
Arthritis, rheumatoide Arthritis
HWS-Syndrom, zervikale Spondylitis, Tortikollis
BWS-Syndrom, Thorakalsyndrom
LWS-Syndrom, Lumbago, Ischialgie, lumbosakrales Schmerzsyndrom
Kokzygodynie
Schulter-Arm-Syndrom, Periarthritis humeroscapularis, „Frozen shoulder"
Epikondylopathie
Karpaltunnelsyndrom
Koxarthrose, Koxalgie
Gonarthrose, Gonalgie
Achillodynie
Tendinopathie
Morbus Sudeck

Neurologische Erkrankungen

Kopfschmerz, Migräne
Trigeminusneuralgie, atypischer Gesichtsschmerz
Interkostalneuralgie, Zosterneuralgie
Phantomschmerz, Stumpfschmerz
Polyneuropathie, Parästhesie
Lähmungen, Hemiparese, Fazialisparese, Multiple Sklerose
Zerebrale Anfallsleiden
Minimale zerebrale Dysfunktion
Entwicklungsstörungen im Kindesalter
Vegetative Dysfunktion

Psychische und psychosomatische Störungen, Suchterkrankungen

Depression, depressive Verstimmung
Schlafstörung
Erschöpfungszustände
Psychovegetatives Syndrom, Unruhezustände
Entgiftungsbehandlung und Therapiebegleitung bei Suchterkrankungen (z. B. Alkohol, Nikotin, Arzneimittel, illegale Drogen)
Bulimie, Adipositas

Bronchiopulmonale Erkrankungen

Bronchitis, Pseudokrupp, hyperreagibles Bronchialsystem
Asthma bronchiale

Herz-Kreislauf-Erkrankungen

Funktionelle Herzerkrankungen
Herzrhythmusstörungen
Koronare Herzerkrankung, Angina pectoris
Hypertonie
Hypotonie
Durchblutungsstörungen

Gastrointestinale Erkrankungen

Funktionelle Magen-Darmstörungen, Singultus, Hyperemesis
Ösophagitis, Gastritis, Gastroenteritis
Ulcus ventriculi, Ulcus duodeni
Cholangitis, Cholezystitis, Gallenwegsdyskinesie, Hepatitis
Colon irritabile, Obstipation, Diarrhö

Colitis ulcerosa
Morbus Crohn

Urologische Erkrankungen

Zystitis, Prostatitis
Pyelonephritis
Funktionelle Störungen des Urogenitaltraktes, Reizblase, Harninkontinenz
Enuresis nocturna
Impotenz

Gynäkologische Erkrankungen

Dysmenorrhö, prämenstruelles Syndrom, Zyklusstörungen
Klimakterisches Syndrom
Adnexitis, Salpingitis
Mastopathie
Fertilitätsstörungen, Frigidität
Geburtsvorbereitung, Geburtseinleitung, Geburtserleichterung
Laktationsstörungen

Hals-Nasen-Ohren-Erkrankungen

Pollinosis
Rhinitis, Sinusitis, Tonsillitis
Hörsturz, Schwerhörigkeit
Morbus Ménière, Schwindel, Reisekrankheit, Labyrinthitis
Tinnitus, Otitis
Geruchsstörungen, Geschmacksstörungen
Stimmstörungen

Augenerkrankungen

Konjunktivitis, Blepharitis, Uveitis
Visusschwäche
Glaukom
Retinitis pigmentosa, Makuladegeneration

Hauterkrankungen

Neurodermitis, atopisches Ekzem, Urtikaria
Entzündliche Hauterkrankungen, Furunkulose, Acne vulgaris
Psoriasis
Ulcus cruris, schlecht heilende Wunden
Herpes simplex

Sonstiges

Tumorschmerz
Postoperativer Schmerz
Posttraumatischer Schmerz
Zahnschmerz
Kollaps, Schockzustand
Immunstörung

Diese Indikationsliste für Akupunktur wurde 1997 von führenden deutschen Akupunkturgesellschaften erarbeitet.

Anhang D
Vergleich der Nomenklaturen Deutsch-Englisch

Akupunkturbegriffe

Deutsch	Englisch (offizielle chinesische Nomenklatur)
Meridiane	Channels (Jing)
Lungenmeridian, **Lu.**	Lung channel, **Lu.**
Dickdarmmeridian, **Di.**	Large intestine channel, **L. I.**
Magenmeridian, **Ma.**	Stomach channel, **St.**
Milz-Pankreas-Meridian, **MP.**	Spleen channel, **Sp.**
Herzmeridian, **He.**	Heart channel, **H.**
Dünndarmmeridian, **Dü.**	Small intestine channel, **S. I.**
Blasenmeridian, **Bl.**	Urinary bladder channel, **U. B.**
Nierenmeridian, **Ni.**	Kidney channel, **K.**
Perikardmeridian, **Pe.** oder Kreislauf (KS.) oder Meister des Herzens (M. d. H.)	Pericardium channel, **P.**
Sanjiao, **SJ.** oder Drei Erwärmer, 3 E.	Sanjiao channel, **S. J.**
Gallenblasenmeridian, **Gb.**	Gall bladder channel, **G. B.**
Lebermeridian **Le.**	Liver channel, **Liv.**
Ren Mai, **Ren** oder auch Konzeptionsgefäß (KG),	Ren Mai
Du Mai, **Du** Lenkergefäß, **LG**	Du Mai
Verbindungspunkt, **Luo**	Luo connecting point
Quellpunkt **Yuan** oder Yu	Yuan source point
Dorsaler Segmentpunkt, **Shu**	Back Shu point
Segmentaler Alarmpunkt, **Mu**	Mu point
Meisterpunkt	Influential point
Kardinalpunkt Schlüssel- oder Konfluenzpunkt	Confluent point
5 Antike Punkte	Shu 1–5

Anhang E
Übersetzung chinesischer Ideogramme und Punktenamen

Die Übersetzung der Akupunkturpunktenamen ist für das Verständnis der Akupunktur von besonderer Bedeutung.
In der Literatur sind verschiedene Variationen der Punktenamen zu finden. Sie repräsentieren die verschiedenen Transkriptionen der chinesischen Ideogramme. Die Wade-Giles-Transkription war seit dem letzten Jahrhundert in Gebrauch und ist von der Pin-Yin-Transkription ersetzt worden. Die Pin-Yin-Transkription (buchstabierende) wurde 1956 vom Volkskongreß als offiziell verbindliche Transkription verabschiedet. Sie wird in der westlichen Presse benutzt und setzt sich auch in den letzten Jahren in der Akupunkturliteratur durch. Aus diesem Grunde sollte die veraltete Wade-Giles-Transkription keine Verwendung mehr finden.
In den 3 offiziellen chinesischen Lehrbüchern der Akupunktur, die in englischer und französischer Sprache erschienen sind, finden sich die chinesischen Ideogramme sowie die Nomenklatur der Punktekategorien und ihre neue Pin-Yin-Transkription.

Im folgenden werden einige Hinweise zur Aussprache der chinesischen Wörter gegeben:

Vokale:

e wird wie ein offenes o zwischen ö und e gesprochen (Hegu = Högu)
o entspricht dem deutschen u (Tong = Tung)
u wird wie im Deutschen gesprochen, nach Zischlauten jedoch wie ü (Xue = xüe) wie Tschüs
a und i werden werden wie im Deutschen gesprochen.

Konsonanten:

c wird wie ts gesprochen (Cang = Tsang), wie zeigen
ch wie tsch (Chang = Tschang) wie deutsch
h wie ch (Hai = chai) wie acht
j wie dj (Ji = Dji)
q wie tj oder tsch (Qi = Tji oder Tschi) wie Tschüs
sh wird wie sch gesprochen (Shang = Schang) wie schaffen
x entspricht dem ch (Xin = Chin) wie ich
y wie j (Yin = Jin)
z wie stimmhaftes ds (Ze = Dse)
zh wird wie ein stimmhaftes dsch gesprochen (Zhong = Dschong) wie Dschungel

道	dào	Weg, Prinzip, Taoismus
阴	yiñ	Die nördliche Seite eines Berges, negativ, dunkel, weiblich
阳	yáng	Die südliche Seite eines Berges, positiv, hell, männlich
气	qì	Luft, Atem, Lebensenergie
神	shén	Geist, Seele, göttlich, wirksam
精	jiñg	Urstoff, Essenz, Feinstmaterie
穀 气	gǔqì	Nahrungsenergie
大 气	dàqì	kosmische Energie
原 气	yuánqì	Ursprungsenergie
精 气	jiñgqì	Lebenssubstanz
卫 气	weìqì	Abwehrenergie
经 气	jiñgqì	Lebensenergie in den Meridianen
经	jiñg	Kettfaden eines Gewebes, Regel, hindurchgehen
络	luò	Netzwerk
经 络	jiñglùo	Das Netzwerk der Meridiane und Kollateralen durch die Lebensenergie und Blut fließt
督 脉	dūmaì	Meridian in Körpermitte dorsal
任 脉	rènmaì	Meridian in Körpermitte ventral
三 焦	sānjiāo	dreiteiliger Erwärmer
本	běn	Wurzel oder Ursache (einer Krankheit)
標	biāo	Symptom (einer Krankheit)
虚	xū	Leere, Schwäche
实	shí	Fülle
补	bǔ	stärken, tonisieren
泻	xiè	reduzieren, sedieren
阿 是	ah-shi	ist da, locus dolendi Punkt
秉	bǐng	ergreifen, halten, eine Handvoll Korn
白	baí	weiß, klar hell, bekannt machen, einfach, leer
百	baǐ	hundert, viele, alle
不	bù	nein, nicht
藏	cáng	verbergen, Lager, aufbewahren, aufspeichern

肠	cháng	Darm, Eingeweide, Inneres
冲	chōng	spülen, eingießen, zustoßen, verdünnen, überlaufen, jung, Impuls
冲	chòng	tatkräftig, mit voller Tatkraft
窗	chuāng	Fenster
大	dà	groß, ganz, sehr, wichtig
带	daì	Gürtel, Gebiet, tragen, mitführen, Band
胆	dǎn	Galle, Mut, Inneres eines Gegenstandes
地	dì	Erde, Land, Ort
督	dū	überwachen, leiten, ermahnen, lenken
都	dū	Hauptstadt, Großstadt, alle, schön, vornehm
二	èr	zwei, beide
耳	ěr	Ohr, seitlich, Henkel
肺	feì	Lunge
风	feng̃	Wind, Sitte, Gerücht, Benehmen
封	feng̃	schließen, versiegeln, Briefumschlag, Hülle
府	fǔ	Präfektur, Amtssitz, Wohnung, Palast, Speicher
肝	gān	Leber
谷	gǔ	Tal, Schlucht, schwierig, beengt, nähren
骨	gǔ	Knochen, Charakter, Gerüst
关	gūan	Paß, schließen, Schranke, Zusammenhang
海	haǐ	Meer
寒	hán	Kälte, kalt, Frost, Armut, arm, furchtsam
后	hoù	hinter, rückwärts, nach, später
户	hù	Tür (einflüglige), Öffnung, Familie
华	húa	prächtig, China, chinesisch, schön, bunt, Ruhm
会	huì	Vereinigung, (sich) versammeln, können, Gesellschaft
疾	jí	Krankheit, Unpäßlichkeit, Eile, ärgerlich
极	jí	Gipfel, Spitze, äußerstes Ende
脊	jǐ	Rückgrat, Rücken, Spitze, Gräte, First
夹	jīa	fassen, pressen, klemmen, bei sich tragen
肩	jiān	Schulter, tragen
交	jiāo	verkehren mit, sich kreuzen, gegenseitig, vereinigen
金	jiñ	Gold, golden, Metall, Geld

经	jiñg	hindurchgehen, Kette (eines Gewebes), Regel, leiten
京	jiñg	Hauptstadt, groß, zahlreich, Peking
井	jiňg	Brunnen, Schacht, Ordnung
孔	kǒng	Loch, sehr, Durchgang, groß, Höhlung
髎	liáo	Knochenspalt, Gelenkspalt
陵	lińg	Hügel, Grab, Kaisergrab
脉	maì	Puls, Ader, Arterie, Vene, Linie, Pulsschlag
门	mén	Tür, Tor, Öffnung, Familie
明	míng	hell, leuchtend, offen, klar, Verstand, morgen
脑	nǎo	Gehirn, Verstand
内	neì	innen, innerhalb, in
脾	pí	Milz, Laune, Wesen
前	qían	vorn, vor, früher, verstorben
曲	quán	Quelle, Geld, Reichtum
泉	qū	krumm, gebogen, Winkel, Biegung, Unrecht
阙	què	Palasttor zwischen zwei Wachtürmen
人	rén	Mensch, Leute, Person
任	rèn	verantwortlich für, Amt, ernennen, lassen
容	róng	Inhalt, Gesicht, erdulden
三	sān	drei, oft
少	shǎo	wenig, selten
上	shàng	oben, auf, über, Gipfel, beste, vorige, Obrigkeit
商	shańg	2. Ton in der antiken chinesischen 5tönigen Skala, entspricht dem Metall
申	shēn	anzeigen, einem Höhergestellten etwas melden
肾	shèn	Niere
神	shén	Geist, Seele, Gott, göttlich, wirksam
水	shǔi	Wasser, Flüssigkeit, flüssig
石	shí	Stein, steinern, Fels, unfruchtbar, unnütz
市	shì	Stadt, Markt, Ortschaft, kaufen, Handel treiben
四	sì	vier, ringsherum, überall
腧	shù	Transportpunkt
太	tài	sehr, höchst, erhaben, größte
太 阳	tài yańg	größtes Yang, Sonne

天	tiān	Himmel, himmlisch, Tag, Natur, Wetter
庭	tíng	Halle, Hof, Haus, Gerichtszimmer, Familie
听	tiñg	hören, horchen, sich erkundigen, verstehen
通	toñg	hindurchgehen, Verkehr, umfassend, allgemein
脘	wǎn	Magenhöhle, Kanal im Körper
胃	wèi	Magen
五	wǔ	fünf
郄	xì	Grenze, Spalt, Trennung, Zwischenraum
膝	xī	Knie, Schoß
溪	xī	Bach, Bergbach
心	xīn	Herz, Innere, Mitte, Mittelpunkt
星	xiñg	Stern, Funke, spärlich
虚	xū	leer, falsch, bescheiden, unecht, Schein
血	xùe	Blut, blutig, blutsverwandt
小	xiǎo	klein, jung
墟	xū	alte Grabstätte, Ruine, wildes und ödes Land
腰	yaō	Niere, Hüfte, Kreuz, Lende, Landenge
哑	yǎ	stumm, heiser
液	yè	Saft, Absonderung, Flüssigkeit, flüssig
医	yī	Arzt, heilen, Medizin
鱼	yú	Fisch, fischartig
玉	yù	Jade, kostbar, erhaben, Edelstein
元	yúan	Anfang, ursprünglich, Führer, groß
泽	zé	Teich, Sumpf, glänzend, Wohltat
渚	zhǔ	Inselchen, Sandbank
注	zhù	Injektion
椎	zhūi	Wirbelsäule, Hammer, hämmern, Keule
中	zhoñg	Mitte, innen, in, Vermittler, chinesisch
中 国	zhōng gúo	Land der Mitte, China
竹	zhú	Bambus

Lungenmeridian

Lu. 1	Zhōngfǔ	Mitten im Verwaltungssitz
Lu. 2	Yúnmén	Wolkentor
Lu. 3	Tiānfǔ	Himmlischer Verwaltungssitz
Lu. 4	Xiábaí	Das edle Weiß
Lu. 5	Chǐzé	Teich der Elle
Lu. 6	Kǒngzuì	Tiefes Loch
Lu. 7	Lìeqūe	Fehler in der Reihe
Lu. 8	Jiñgqú	Hindurchgehender Kanal
Lu. 9	Taìyūan	Tiefes Wasser
Lu. 10	Yújì	Fischähnliche Form
Lu. 11	Shào-shāng	Junge Lunge

Dickdarmmeridian

Di. 1	Shāng-yańg	Yang des Dick-darms
Di. 2	Eřjìan	Der zweite Abschnitt
Di. 3	Sānjìan	Der dritte Abschnitt
Di. 4	Hégǔ	Geschlossenes Tal
Di. 5	Yángxī	Yang-Gebirgsbach
Di. 6	Piānlì	Seitlicher Verlauf
Di. 7	Wēnliū	Warmes Gleiten
Di. 8	Xiàlián	In der unteren Kante
Di. 9	Shānglián	In der oberen Kante
Di. 10	Shoǔsānlǐ	Drei Meilen am Arm
Di. 11	Qūchí	Teich in der Biegung
Di. 12	Zhoǔliáo	Ellenbogen-Knochenspalt
Di. 13	Wǔlǐ	Fünf Meilen
Di. 14	Bìnaò	Oberarm
Di. 15	Jiānyú	Schulter-Schlüssel-bein
Di. 16	Jùgǔ	Großer Knochen
Di. 17	Tiāndiňg	Himmlicher Kessel
Di. 18	Fútù	Das Herausragende unterstützen
Di. 19	Héliáo	Langer senkrechter Knochenspalt
Di. 20	Yíngxiāng	Den Duft empfangen

Magenmeridian

Ma. 1	Cheńgqì	Tränen auffangen
Ma. 2	Sibái	In vier Richtungen klar
Ma. 3	Jùliáo	Großer Knochenspalt
Ma. 4	Dìcańg	Speicher in der Erde
Ma. 5	Dàyíng	Großes Empfangen
Ma. 6	Jiáchē	Wangenmechanik
Ma. 7	Xiàgūan	Unter dem Paß
Ma. 8	Tóuweí	Am Kopf gebunden
Ma. 9	Rényíng	Dem Menschen willkommen
Ma. 10	Shǔitū	Sprudelndes Wasser
Ma. 11	Qìshè	Heim der Lebensenergie
Ma. 12	Qūepén	Becken in der Vertiefung
Ma. 13	Qìhù	Tür der Lebensenergie
Ma. 14	Kùfańg	Vorratskammer
Ma. 15	Wūyì	Raumvorhang
Ma. 16	Yiňg-chuāng	Brustfenster
Ma. 17	Rǔzhōng	Brustmitte
Ma. 18	Rǔgēn	Brustbasis
Ma. 19	Bùróng	Nicht dulden
Ma. 20	Chéngmǎn	Vollständig halten
Ma. 21	Liángmén	Balkentor
Ma. 22	Guānmén	Paßtor
Ma. 23	Taìyǐ	Ursprung des Universums
Ma. 24	Hǔaroù-mén	Glattes Fleischtor
Ma. 25	Tiānshu	Himmlischer Drehpunkt
Ma. 26	Wàilíng	Äußerer Grabhügel
Ma. 27	Dàjù	Sehr groß
Ma. 28	Shǔidaò	Wasserweg
Ma. 29	Gūilaí	Zurückkommen
Ma. 30	Qìchōng	Impuls der Lebensenergie
Ma. 31	Bìguān	Oberschenkelgelenk
Ma. 32	Fútù	Versteckter Hase
Ma. 33	Yiñshì	Yin-Stadt
Ma. 34	Líangqiū	Hügelrücken
Ma. 35	Dúbí	Kalbsnase
Ma. 36	Zúsānlǐ	Drei Meilen am Bein
Ma. 37	Shàngjùxū	Oben in der großen Leere
Ma. 38	Tiáokǒu	Lange Öffnung
Ma. 39	Xiàjùxū	Unten in der großen Leere

Ma. 40	Feñgloñg	Aufblühend
Ma. 41	Jiěxì	Befreit den Gebirgsbach
Ma. 42	Chōngyáng	Yang-Impuls
Ma. 43	Xiàngǔ	In das Tal fallen
Ma. 44	Nèitíng	Innenhof
Ma. 45	Lìduì	Loch am Ende des Beines

Milz-Pankreas-Meridian

MP. 1	Yǐnbaí	Verborgenes Weiß
MP. 2	Dàdū	Große Stadt
MP. 3	Taìbaí	Höchstes weiß
MP. 4	Gōngsūn	Gelber Kaiser
MP. 5	Shāngqiū	Shāng-Hügel
MP. 6	Sānyiñjiāo	Kreuzung der 3 Yin-Meridiane
MP. 7	Lòugǔ	Tropfen ins Tal
MP. 8	Dìjī	Kraft der Erde
MP. 9	Yīnlíng-quán	Quelle am Yin-Hügel
MP. 10	Xuèhǎi	Meer des Blutes
MP. 11	Jīmén	Bogentor
MP. 12	Chōngmén	Tor des Impulses
MP. 13	Fǔshè	Speicherhaus
MP. 14	Fùjíe	Verstopfung (Bauchknoten)
MP. 15	Dàheǹg	Große Horizontale
MP. 16	Fùāi	Bauchweh
MP. 17	Shídòu	Nahrungshöhle
MP. 18	Tiānxī	Himmlischer Bach
MP. 19	Xioñgxiañg	Land der Brust
MP. 20	Zhōuróng	Verhilft zum Aufblühen
MP. 21	Dàbāo	Großes Bündel

Herzmeridian

He. 1	Jíqúan	Höchste Quelle
He. 2	Qiñgliñg	Frischer Geist
He. 3	Shàohǎi	Meer des Herzmeridians
He. 4	Língdào	Weg der Geister
He. 5	Toñglǐ	Verbindung nach innen
He. 6	Yiñxì	Yin-Spalte
He. 7	Shénmén	Tor des Geistes
He. 8	Shàofǔ	Verwaltungssitz des Herzmeridians
He. 9	Shǎochong	Impuls des Herzmeridians

Dünndarmmeridian

Dü. 1	Shàozé	Junge Wasser-ansammlung
Dü. 2	Qíangǔ	Vorderes Tal
Dü. 3	Hoùxī	Hinterer Gebirgsbach
Dü. 4	Wàngǔ	Handgelenk-knochen
Dü. 5	Yañggǔ	Tal des Yang
Dü. 6	Yañglǎo	Das Alter pflegen
Dü. 7	Zhīzhèng	Abzweig vom Hauptmeridian
Dü. 8	Xiǎohǎi	Dünndarm Meer
Dü. 9	Jiānzhēn	Schulter
Dü. 10	Nàoshù	Oberarmmuskel-Transportpunkt
Dü. 11	Tiānzōng	Besuch beim Dünn-darm im Himmel
Dü. 12	Biñgfeñg	Den Wind festhalten
Dü. 13	Qūyúan	Gebogene, niedrige Mauer
Dü. 14	Jiānwàishù	Am Rande des Schulterblatts
Dü. 15	Jiān-zhōngshù	Transportpunkt in der Mitte der Schulter
Dü. 16	Tiān-chūang	Himmelsfenster
Dü. 17	Tiānróng	Gesicht im Himmel
Dü. 18	Quánliáo	Jochbein-Knochen-spalt
Dü. 19	Tiñggōng	Haus des Hörens

Blasenmeridian

Bl. 1	Jiñgmíng	Klares Auge
Bl. 2	Zǎnzhú	Zusammengelegter Bambus
Bl. 3	Meíchōng	Impuls zu der Augenbraue
Bl. 4	Qūchāi	Winkelförmige Abweichung
Bl. 5	Wǔchǔ	Fünfter Ort
Bl. 6	Chéng-guāng	Empfang des Lichtes
Bl. 7	Toñgtiān	Durch den Himmel
Bl. 8	Lùoqùe	Verbindung zur Rückseite
Bl. 9	Yùzhěn	Nackenkissen aus Jade, Okzipitalknochen
Bl. 10	Tiānzhù	Himmelssäule

Bl. 11	Dàshù	Großes Webschiffchen
Bl. 12	Feñgmén	Tor des Windes
Bl. 13	Fèishù	Transportpunkt zur Lunge
Bl. 14	Juéyiñshù	Transportpunkt zum schwindenden Yin
Bl. 15	Xiñshù	Transportpunkt zum Herzen
Bl. 16	Dūshù	Transportpunkt zum Lenkergefäß
Bl. 17	Géshù	Transportpunkt zum Diaphragma
Bl. 18	Gānshù	Transportpunkt zur Leber
Bl. 19	Dañshù	Transportpunkt zur Gallenblase
Bl. 20	Píshù	Transportpunkt zur Milz
Bl. 21	Wèishù	Transportpunkt zum Magen
Bl. 22	Sānjiāoshù	Transportpunkt zum dreiteiligen Erwärmer
Bl. 23	Shènshù	Transportpunkt zu den Nieren
Bl. 24	Qìhaĭshù	Transportpunkt zum Meer der Lebensenergie
Bl. 25	Dàchañg-shù	Transportpunkt zum Dickdarm
Bl. 26	Gūan-yúanshù	Transportpunkt zur umschlossenen Ursprungsenergie
Bl. 27	Xiǎo chángshù	Transportpunkt zum Dünndarm
Bl. 28	Pañg-gūanshù	Transportpunkt zur Harnblase
Bl. 29	Zhōng-lǜshù	Transportpunkt am Rückgrat
Bl. 30	Baíhúan-shù	Transportpunkt zum weißen Ring
Bl. 31	Shàngliáo	Oberer Knochenspalt
Bl. 32	Cìliáo	Zweiter Knochenspalt
Bl. 33	Zhōngliáo	Mittlerer Knochenspalt
Bl. 34	Xiàliáo	Unterer Knochenspalt
Bl. 35	Huìyáng	Vereinigtes Yang
Bl. 36	Cheñgfú	Unterstützung
Bl. 37	Yiñmén	Prächtiges Tor
Bl. 38	Fúxì	Oberflächlicher Spalt
Bl. 39	Wěiyáng	Außen in der Biegung
Bl. 40	Wěizhoñg	Mitten in der Biegung
Bl. 41	Fùfēn	Nebenliegender Punkt
Bl. 42	Pòhù	Tür der Körperseele
Bl. 43	Gāohu āngshu	Sitz der edlen Organe
Bl. 44	Shéntañg	Halle des Geistes
Bl. 45	Yīxī	Vokativ
Bl. 46	Gégūan	Tor des Zwerchfell
Bl. 47	Húnmén	Tor der Geistseele
Bl. 48	Yánggañg	Hauptverbindung der Yang-Meridiane
Bl. 49	Yìshè	Hütter der Gedanken
Bl. 50	Wèicañg	Magenspeicher
Bl. 51	Hūangmén	Tor in der Hülle der Organe
Bl. 52	Zhìshì	Raum des Willens
Bl. 53	Bāohuāng	Hülle der Blase
Bl. 54	Zhìbiān	Seitliche Reihenfolge
Bl. 55	Héyáng	Gemeinsames Yang
Bl. 56	Chengjiñ	Muskel halten
Bl. 57	Chéng-shān	Berg stützen
Bl. 58	Fēiyáng	Hochfliegen
Bl. 59	Fūyáng	Yang Seite des Fußknochens
Bl. 60	Kūnlún	Kunlun-Gebirge
Bl. 61	Pūshēn	Kniende Verbeugung
Bl. 62	Shēnmài	Aufsteigendes Gefäß
Bl. 63	Jiñmén	Goldenes Tor
Bl. 64	Jiñggǔ	Großer Knochen
Bl. 65	Shùgǔ	Knochenbündel
Bl. 66	Toñggǔ	Durchgangstal am Fuß
Bl. 67	Zhìyīn	Yin erreichen

Nierenmeridian

Ni. 1	Yoñgqúan	Sprudelnde Quelle
Ni. 2	Rángǔ	Brennendes Tal
Ni. 3	Taìxī	Großer Bach
Ni. 4	Dàzhōng	Großer Zusammenfluß
Ni. 5	Shǔiquán	Wasserquelle
Ni. 6	Zhàohǎi	Blick zum Meer
Ni. 7	Fùliū	Wiederherstellung des Fließens
Ni. 8	Jiāoxìn	Übergibt die Botschaft

Ni. 9	Zhúbin̄	Gebaut für den Gast
Ni. 10	Yin̄gǔ	Yin-Tal
Ni. 11	Heńggǔ	Waagerechte Knochen
Ni. 12	Dàhè	Große Fülle
Ni. 13	Qìxúe	Höhle der Lebensenergie
Ni. 14	Sìmǎn	Der 4. Volle
Ni. 15	Zhōngzhǔ	Hineinfließen
Ni. 16	Hūangshù	Transport zum Zwerchfell
Ni. 17	Shāngqū	Dickdarm-Bogen
Ni. 18	Shígūan	Steinpaß
Ni. 19	Yin̄dū	Yin-Ansammlung
Ni. 20	Ton̄ggǔ	Nahrungsdurchgang im Bauch
Ni. 21	Yoūmén	Geheimes Tor
Ni. 22	Bùláng	Korridor durchschreiten
Ni. 23	Shénfen̄g	Geschlossener Geist (Herz)
Ni. 24	Língxū	Geist-Hügel
Ni. 25	Sheńcáng	Verborgener Geist
Ni. 26	Yùzhōng	In der vielfältigen Farbenpracht
Ni. 27	Shùfǔ	Transport zum Verwaltungssitz

Perikardmeridian

Pe. 1	Tiānchí	Himmlischer Teich
Pe. 2	Tiānqúan	Himmlische Quelle
Pe. 3	Qūzé	Teich in der Biegung
Pe. 4	Xìmén	Spalt-Tor
Pe. 5	Jiànshě	Zwischenbote
Pe. 6	Neìgūan	Innerer Paß
Pe. 7	Dàlíng	Großer Hügel
Pe. 8	Láogon̄g	Im Zentrum der Arbeit
Pe. 9	Zhōng-chōng	Impuls am Mittelfinger

Dreiteiliger Erwärmer-Meridian Sanjìao

SJ. 1	Guān-chòng	Impuls vom Grenztor
SJ. 2	Yèmén	Flüssigkeitstor
SJ. 3	Zhōngzhǔ	Kleine Insel in der Mitte
SJ. 4	Yángchí	Yang-Teich
SJ. 5	Waìguān	Äußerer Paß
SJ. 6	Zhīgōu	Abzweigung aus der Rinne
SJ. 7	Hìzōng	Zahlreiches Zusammentreffen
SJ. 8	Sānyańg-luò	Verbindung der 3 Yang
SJ. 9	Sìdú	Vier Abflüsse
SJ. 10	Tiānjiňg	Himmlischer Brunnen
SJ. 11	Qin̄gleňg-yūan	Kühles tiefes Wasser
SJ. 12	Xiāolùo	Auseinandergehendes Wasser
SJ. 13	Naòhuí	Zusammentreffen im Oberarmmuskel
SJ. 14	Jiánliáo	Schulter-Knochenspalt
SJ. 15	Tiānliáo	Knochenspalt im Himmel
SJ. 16	Tiānyǒu	Himmlisches Fenster
SJ. 17	Yīfēng	Bedecken gegen den Wind
SJ. 18	Qìmaì	Krämpfe
SJ. 19	Lúxī	Schädel ausruhen
SJ. 20	Jiǎosūn	Ecke der netzartigen Seitengefäße
SJ. 21	Eřmén	Ohrtor
SJ. 22	Héliáo	Sanfter Knochenspalt
SJ. 23	Sīzhúkōng	Frei von feinem Bambus

Gallenblasenmeridian

Gb. 1	Tońgzǐliáo	Pupillenknochenspalt
Gb. 2	Tin̄ghuì	Hören können
Gb. 3	Shànggūan	Auf dem Paß
Gb. 4	Haǹyàn	Ermüdeter Unterkiefer
Gb. 5	Xúanlú	Hängt am Schädel
Gb. 6	Xuánlí	Nur wenig aufhängen
Gb. 7	Qūbìn	Bogen am Schläfenhaar
Gb. 8	Shùaigǔ	Ins Tal führen
Gb. 9	Tiānchoǹg	Himmlischer Impuls
Gb. 10	Fúbaí	Dahinziehendes Weiß
Gb. 11	Qiaoyin	Yin-Öffnung am Kopf

Gb. 12	Wańgǔ	Ende der Schädelknochen
Gb. 13	Běnshén	Ursprung des Geistes
Gb. 14	Yańgbaí	Klares Yang
Gb. 15	Tóulínqì	Dem Tränen nahe
Gb. 16	Mùchuāng	Augenfenster
Gb. 17	Zhèngyíng	Geordnetes Lager
Gb. 18	Chénglíng	Seele empfangen
Gb. 19	Naǒkoňg	Gehirngewölbe
Gb. 20	Feňgchí	Windteich
Gb. 21	Jiaňjing̃	Schulterbrunnen
Gb. 22	Yuānyè	Vertiefung an der Achselhöhle
Gb. 23	Zhéyīn	Seitlich des Muskels
Gb. 24	Rìyuè	Sonne und Mond
Gb. 25	Jiňgmén	Großes Tor
Gb. 26	Daìmaì	Gürtelgefäß
Gb. 27	Wǔshū	Fünfte Drehpunkt
Gb. 28	Weídaò	Weg verbinden
Gb. 29	Jūliáo	Liegt im Knochenspalt
Gb. 30	Huántiào	Zurückspringen
Gb. 31	Feňgshì	Wind Ansammlung
Gb. 32	Zhōngdú	Mitten im Graben
Gb. 33	Xīyańg-guán	Kniegelenk Yangseite
Gb. 34	Yańg-língqúan	Yang-Hügel-Quelle
Gb. 35	Yańgjiāo	Kreuzung des Yang
Gb. 36	Waìqiū	Äußerer Hügel
Gb. 37	Guāng-míng	Licht
Gb. 38	Yańgfǔ	Yang hilft
Gb. 39	Xuán-zhōng	Aufhängung der Glocke
Gb. 40	Qiūxū	Großer Hügel
Gb. 41	Zúlínqì	Am Fuß dem Tränen nahe
Gb. 42	Dìwǔhuì	Fünf Zusammenkünfte auf der Erde
Gb. 43	Xiáxì	Dazwischenliegender Bach
Gb. 44	Qìaoyīn	Yin-Öffnung am Fuß

Lebermeridian

Le. 1	Dàdūn	Großer Dicke
Le. 2	Xíngjiàn	Zirkuliert im Zwischenraum
Le. 3	Taìchōng	Großer Impuls
Le. 4	Zhōngfeňg	Mitten auf dem Altar
Le. 5	Lígōu	Muschelrinne
Le. 6	Zhōngdū	Sammelort in der Mitte
Le. 7	Xīgūan	Kniepaß
Le. 8	Qūquán	Quelle in der Biegung
Le. 9	Yīnbāo	Yin-Hülle
Le. 10	Wǔlǐ	Fünf Meilen
Le. 11	Yīňlián	Yin-Ecke
Le. 12	Jímaì	Schneller Puls
Le. 13	Zhāngmén	Zum Tor am Ende
Le. 14	Qìmén	Tor am Ende

Lenkergefäß Du Mai

Du. 1	Cháng-gíang	Lang und kraftvoll
Du. 2	Yāoshù	Transportpunkt zur Lende
Du. 3	Yāoyańg-guān	Yang-Paß der Lende
Du. 4	Mìngmén	Lebenspforte
Du. 5	Xuánshū	Hängender Drehpunkt
Du. 6	Jǐzhōng	In der Mitte der Wirbelsäule
Du. 7	Zhōngshū	Mitten in der Zentrale
Du. 8	Jiňsūo	Muskel zieht sich zusammen
Du. 9	Zhìyáng	Zum Yang hin
Du. 10	Língtaí	Seelenhügel
Du. 11	Shéndào	Weg des Geistes
Du. 12	Shénzhù	Körpersäule
Du. 13	Táodào	Weg zwischen den Hügeln
Du. 14	Dàzhūi	Großer Wirbel
Du. 15	Yǎmén	Stummes Tor
Du. 16	Feňgfǔ	Windansammlung
Du. 17	Naǒhù	Gehirntür
Du. 18	Qíangjìan	Kräftiger Zwischenraum
Du. 19	Hoùdiňg	Rückwärtiger Scheitel
Du. 20	Bǎihuì	Hundert Zusammenkünfte
Du. 21	Qíandiňg	Vorderer Scheitel
Du. 22	Xìnhuì	Zusammentreffen an der vorderen Fontanelle
Du. 23	Shàngxiňg	Oberer Stern
Du. 24	Shéntíng	Hof des Geistes

Du. 25	Sùliáo	Einfacher Knochenspalt
Du. 26	Rénzhōng	Mitte der Oberlippe
Du. 27	Duìduān	Am Rand der Höhle
Du. 28	Yínjiāo	Zahnfleisch-übergang

Konzeptionsgefäß Ren Mai

Ren 1	Huìyiñ	Zusammentreffen des Yin
Ren 2	Qūgǔ	Gebogener Knochen
Ren 3	Zhoñgjí	In der Mitte zwischen den Polen
Ren 4	Guānyuán	Umschlossene Ursprungsenergie
Ren 5	Shímén	Steinernes Tor
Ren 6	Qìhǎi	Meer der Lebensenergie
Ren 7	Yiñjiāo	Yin-Kreuzung
Ren 8	Shénjúe	Palasttor des Geistes
Ren 9	Shǔifēn	Wasser abtrennen
Ren 10	Xiàwǎn	Untere Magengrube
Ren 11	Jiànlǐ	Inneres aufbauen
Ren 12	Zhōngwǎn	In der Mitte der Magengrube
Ren 13	Shāngwǎn	Obere Magengrube
Ren 14	Jùqúe	Großes Palasttor
Ren 15	Jiūweǐ	Wildtauben-schwanz
Ren 16	Zhōngtíng	Mitten in der Halle
Ren 17	Shānzhōng	Brustkorbmitte
Ren 18	Yùtańg	Jadehalle
Ren 19	Zǐgōng	Purpurpalast
Ren 20	Húagài	Prächtige Decke
Ren 21	Xúanjī	Astronomisches Instrument
Ren 22	Tiāntū	Aus dem Himmel herausragen
Ren 23	Liánquán	Quelle in der Biegung
Ren 24	Chéng-jiāng	Brei empfangen

Extrapunkte

Ex. 1	Yiǹtańg	Stempelhalle (Der Punkt zwischen den Augenbrauen)
Ex. 2	Taìyáng	Schläfe
Ex. 3	Yúyāo	Fischrücken
Ex. 4	Qiúhoù	Hinter dem Augenball
Ex. 5	Jiācheńg-jiāng	Den Punkt „Brei empfangen" einfassen
Ex. 6	Sìshéncōng	Vier geistige Weisen
Ex. 7	Yīmíng	Heilung zum Hellen
Ex. 8	Añmián I	Ruhiger Schlaf 1
Ex. 9	Añmián II	Ruhiger Schlaf 2
Ex. 10	Jìnjiñ, Yùyè	Goldgelber Speichel, Jadesaft
Ex. 11	Zeǹgyín	Lager ordnen
Ex. 12	Shaǹg-liánquán	Oberhalb der bescheidenen Quelle
Ex. 13	Jiǹgbì	Zwischen Nacken und Oberarm
Ex. 14	Weìshàng	Oberhalb des Magens
Ex. 15	Weíbāo	Gebärmutter festhalten
Ex. 16	Zǐgōng	Gebärmutter
Ex. 17	Dìngchuǎn	Asthma beruhigen
Ex. 18	Wúmíng	Ohne Namen
Ex. 19	Shíqīzhuī	17. Wirbel
Ex. 20	Yāoqí	Wunderpunkt am Kreuzbein
Ex. 21	Húatúo-jiājǐ	Huatuo-Punkte fassen die Wirbelsäule ein
Ex. 22	Jiānzhōng	Transportpunkt auf der Schultermitte
Ex. 23	Bìzhōng	Armmitte
Ex. 24	Eȓbaí	Zwei im Weiß
Ex. 25	Zhoñgquán	Mitten in der Quelle
Ex. 26	Lùozheň	Steifer Nacken
Ex. 27	Yátoǹg	Zahnschmerz
Ex. 28	Bāxié	Acht Schrägen
Ex. 29	Sìfeǹg	Vier Falten
Ex. 30	Shíxūan	Zehn Fingerspitzen
Ex. 31	Hèdiǹg	Kranichkamm
Ex. 32	Xīyǎn	Knielücke
Ex. 33	Lańweǐ	Blinddarm
Ex. 34	Línghoù	Hinter dem Fibulaköpfchen
Ex. 35	Daňnańg	Gallenblase
Ex. 36	Bāfeňg	Acht Winde

Anhang F
Chinesische Punktenamen in alphabetischer Reihenfolge

Anmian I	Ex.	8
Anmian II	Ex.	9
Bafeng	Ex.	36
Baihuanshu	Bl.	30
Baihui	Du	20
Baohuang	Bl.	53
Baxie	Ex.	28
Benshen	Gb.	13
Biguan	Ma.	31
Binao	Di.	14
Bingfeng	Dü.	12
Bizhong	Ex.	23
Bulang	Ni.	22
Burong	Ma.	19
Changqiang	Du	1
Chengfu	Bl.	36
Chengguang	Bl.	6
Chengjiang	Ren	24
Chengjin	Bl.	56
Chengling	Gb.	18
Chengman	Ma.	20
Chengqi	Ma.	1
Chengshan	Bl.	57
Chize	Lu.	5
Chongmen	MP.	12
Chongyang	Ma.	42
Ciliao	Bl.	32
Dabao	MP.	21
Dachangshu	Bl.	25
Dadu	MP.	2
Dadun	Le.	1
Dahe	Ni.	12
Daheng	MP.	15
Daimai	Gb.	26
Daju	Ma.	27
Daling	Pe.	7
Dannang	Ex.	35
Danshu	Bl.	19
Dashu	Bl.	11
Daying	Ma.	5
Dazhong	Ni.	4
Dazhui	Du	14
Dicang	Ma.	4
Diji	MP.	8
Dingchuan	Ex.	17
Diwuhui	Gb.	42
Dubi	Ma.	35
Duiduan	Du	27
Dushu	Bl.	16
Erbai	Ex.	24
Erjian	Di.	2
Ermen	SJ.	21
Feishu	Bl.	13
Feiyang	Bl.	58
Fengchi	Gb.	20
Fengfu	Du	16
Fenglong	Ma.	40
Fengmen	Bl.	12
Fengshi	Gb.	31
Fuai	MP.	16
Fubai	Gb.	10
Fufen	Bl.	41
Fujie	MP.	14
Fuliu	Ni.	7
Fushe	MP.	13
Fuxi	Bl.	38
Futu (Femur)	Ma.	32
Futu (Hals)	Di.	18
Fuyang	Bl.	59
Ganshu	Bl.	18
Gaohuangshu	Bl.	43
Geguan	Bl.	46
Geshu	Bl.	17
Gongsun	MP.	4
Guanchong	SJ	1
Guangming	Gb.	37
Guanmen	Ma.	22
Guanyuan	Ren	4
Guanyuanshu	Bl.	26
Guilai	Ma.	29
Hanyan	Gb.	4
Heding	Ex.	31
Hegu	Di.	4
Heliao (Ohr)	SJ.	22
Heliao (Nase)	Di.	19
Henggu	Ni.	11
Heyang	Bl.	55
Houding	Du	19
Houxi	Dü.	3
Huagai	Ren	20
Huangmen	Bl.	51
Huangshu	Ni.	16
Huantiao	Gb.	30
Huaroumen	Ma.	24
Huatuo Jiaji	Ex.	21
Huiyang	Bl.	35
Huiyin	Ren	1
Huizong	SJ.	7
Hunmen	Bl.	47
Jiache	Ma.	6
Jiachengjiang	Ex.	5
Jianjing	Gb.	21
Jianli	Ren	11
Jianliao	SJ.	14
Jianshi	Pe.	5
Jianwaishu	Dü.	14
Jianyu	Di.	15
Jianzhen	Dü.	9
Jianzhong	Ex.	22
Jianzhongshu	Dü.	15
Jiaosun	SJ.	20
Jiaoxin	Ni.	8
Jiexi	Ma.	41
Jimai	Le.	12
Jimen	MP.	11
Jingbi	Ex.	13
Jinggu	Bl.	64
Jingmen	Gb.	25
Jingming	Bl.	1
Jingqu	Lu.	8
Jinjin, Yuye	Ex.	10
Jinmen	Bl.	63

Jinsuo	Du	8
Jiquan	He.	1
Jiuwei	Ren	15
Jizhong	Du	6
Jueyinshu	Bl.	14
Juliao (Femur)	Gb.	29
Juliao (Nase)	Ma.	3
Jugu	Di.	16
Juque	Ren	14
Kongzui	Lu.	6
Kufang	Ma.	14
Kunlun	Bl.	60
Lanwei	Ex.	33
Laogong	Pe.	8
Liangmen	Ma.	21
Liangqiu	Ma.	34
Lianquan	Ren.	23
Lidui	Ma.	45
Lieque	Lu.	7
Ligou	Le.	5
Lingdao	He.	4
Linghou	Ex.	34
Lingtai	Du	10
Lingxu	Ni.	24
Linqi (Fuß)	Gb.	41
Linqi (Kopf)	Gb.	15
Lougu	MP.	7
Luoque	Bl.	8
Luozhen	Ex.	26
Luxi	SJ.	19
Meichong	Bl.	3
Mingmen	Du	4
Muchuang	Gb.	16
Naohu	Du	17
Naohui	SJ.	13
Naokong	Gb.	19
Naoshu	Dü.	10
Neiguan	Pe.	6
Neiting	Ma.	44
Pangguanshu	Bl.	28
Pianli	Di.	6
Pishu	Bl.	20
Pohu	Bl.	42
Pushen	Bl.	61
Qianding	Du	21
Qiangjian	Du	18
Qiangu	Dü.	2
Qiaoyin (Fuß)	Gb.	44
Qiaoyin (Kopf)	Gb.	11
Qichong	Ma.	30
Qihai	Ren	6
Qihaishu	Bl.	24
Qihu	Ma.	13
Qimai	SJ.	18
Qimen	Le.	14
Qinglengyuan	SJ.	11
Qingling	He.	2
Qishe	Ma.	11
Qiuhou	Ex.	4
Qiuxu	Gb.	40
Qixue	Ni.	13
Quanliao	Dü.	18
Qubin	Gb.	7
Quchai	Bl.	4
Quchi	Di.	11
Quepen	Ma.	12
Qugu	Ren	2
Ququan	Le.	8
Quyuan	Dü.	13
Quze	Pe.	3
Rangu	Ni.	2
Renying	Ma.	9
Renzhog	Du	26
Riyue	Gb.	24
Rugen	Ma.	18
Ruzhong	Ma.	17
Sanjian	Di.	3
Sanjiaoshu	Bl.	22
Sanyangluo	SJ.	8
Sanyinjiao	MP.	6
Shangguan	Gb.	3
Shangjuxu	Ma.	37
Shanglian	Di.	9
Shanglianquan	Ex.	12
Shangliao	Bl.	31
Shangqiu	MP.	5
Shangqu	Ni.	17
Shangwan	Ren	13
Shangxing	Du	23
Shangyang	Di.	1
Shanzhong	Ren	17
Shaochong	He.	9
Shaofu	He.	8
Shaohai	He.	3
Shaoshang	Lu.	11
Shaoze	Dü.	1
Shencang	Ni.	25
Shendao	Du	11
Shenfeng	Ni.	23
Shenmai	Bl.	62
Shenmen	He.	7
Shenque	Ren	8
Shenshu	Bl.	23
Shentang	Bl.	44
Shenting	Du	24
Shenzhu	Du	12
Shidou	MP.	17
Shiqizhui	Ex.	19
Shiguan	Ni.	18
Shimen	Ren	5
Shixuan	Ex.	30
Shousanli	Di.	10
Shuaigu	Gb.	8
Shufu	Ni.	27
Shugu	Bl.	65
Shuidao	Ma.	28
Shuifen	Ren	9
Shuiquan	Ni.	5
Shuitu	Ma.	10
Sibai	Ma.	2
Sidu	SJ.	9
Sifeng	Ex.	29
Siman	Ni.	14
Sishencong	Ex.	6
Sizhukong	SJ.	23
Suliao	Du	25
Taibai	MP.	3
Taichong	Le.	3
Taixi	Ni.	3
Taiyang	Ex.	2
Taiyi	Ma.	23
Taiyuan	Lu.	9
Taodao	Du	13
Tianchi	Pe.	1
Tianchong	Gb.	9
Tianchuang	Dü.	16
Tianding	Di.	17
Tianfu	Lu.	3
Tianjing	SJ.	10
Tianliao	SJ.	15
Tianquan	Pe.	2
Tianrong	Dü.	17
Tianshu	Ma.	25
Tiantu	Ren	22
Tianxi	Ma.	18
Tianyou	SJ.	16
Tianzhu	Bl.	10
Tianzong	Dü.	11
Tiaokou	Ma.	38
Tinggong	Dü.	19
Tinghui	Gb.	2
Tonggu (Fuß)	Bl.	66
Tonggu (Thorax)	Ni.	20
Tongli	He.	5
Tongtian	Bl.	7

Tongziliao	Gb.	1
Touwei	Ma.	8
Waiguan	Sj.	5
Wailing	Ma.	26
Waiqiu	Gb.	36
Wangu (Hand)	Dü.	4
Wangu (Kopf)	Gb.	12
Weicang	Bl.	50
Weibao	Ex.	15
Weidao	Gb.	28
Weishang	Ex.	14
Weishu	Bl.	21
Weiyang	Bl.	39
Weizhong	Bl.	40
Wenliu	Di.	7
Wuchu	Bl.	5
Wuli (Hand)	Di.	13
Wuli (Femur)	Le.	10
Wuming	Ex.	18
Wushu	Gb.	27
Wuyi	Ma.	15
Xiabai	Lu.	4
Xiaguan	Ma.	7
Xiajuxu	Ma.	39
Xialian	Di.	8
Xialiao	Bl.	34
Xiangu	Ma.	43
Xiaochangshu	Bl.	27
Xiaohai	Dü.	8
Xiaoluo	SJ.	12
Xiawan	Ren	10
Xiaxi	Gb.	43
Xiguan	Le.	7
Ximen	Pe.	4
Xingjian	Le.	2
Xinhui	Du	22
Xinshu	Bl.	15
Xiongxiang	MP.	19
Xiyan	Ex.	32
Xiyangguan	Gb.	33
Xuanji	Ren	21
Xuanli	Gb.	6
Xuanlu	Gb.	5
Xuanshu	Du	5
Xuanzhong	Gb.	39
Xuehai	MP.	10
Yamen	Du	15
Yangbai	Gb.	14
Yangchi	SJ.	4
Yangfu	Gb.	38
Yanggang	B.	48
Yanggu	Dü.	5
Yangjiao	Gb.	35
Yanglao	Dü.	6
Yanglingquan	Gb.	34
Yangxi	Di.	5
Yaoqi	Ex.	20
Yaoshu	Du	2
Yaoyangguan	Du	3
Yatong	Ex.	27
Yemen	SJ.	2
Yifeng	SJ.	17
Yinbai	MP.	1
Yinbao	Le.	9
Yindu	Ni.	19
Yingchuang	Ma.	16
Yingu	Ni.	10
Yingxiang	Di.	20
Yinjiao (Abdomen)	Ren	7
Yinjiao (Mund)	Du	28
Yinlian	Le.	11
Yinlingquan	MP.	9
Yinmen	Bl.	37
Yinshi	Ma.	33
Yintang	Ex.	1
Yinxi	He.	6
Yishe	Bl.	49
Yixi	Bl.	45
Yongquan	Ni.	1
Youmen	Ni.	21
Yuanye	Gb.	22
Yuji	Lu.	10
Yunmen	Lu.	2
Yutang	Ren	18
Yuyao	Ex.	3
Yuzhen	Bl.	9
Yuzhong	Ni.	26
Zanzhu	Bl.	2
Zengyin	Ex.	11
Zhangmen	Le.	13
Zhaohai	Ni.	6
Zhenjin	Gb.	23
Zhengying	Gb.	17
Zhibian	Bl.	54
Zhigou	SJ.	6
Zhishi	Bl.	52
Zhiyang	Du	9
Zhiyin	Bl.	67
Zhizheng	Dü.	7
Zhongchong	Pe.	9
Zhongdu (Femur)	Gb.	32
Zhongdu (Fuß)	Le.	6
Zhongfeng	Le.	4
Zhongfu	Lu.	1
Zhongji	Ren	3
Zhongliao	Bl.	33
Zhonglushu	Bl.	29
Zongquan	Ex.	25
Zongshu	Du	7
Zhongting	Ren	16
Zhongwan	Ren	12
Zhongzhu (Abdomen)	Ni.	15
Zhongzhu (Hand)	SJ.	3
Zhouliao	Di.	12
Zhourong	MP.	20
Zhubi	Ni.	9
Zigong (Abdomen)	Ex.	16
Zigong (Thorax)	Ren	19
Zusanli	Ma.	36

Anhang G
Index der Akupunkturindikationen

Anhang H
Historische Abbildungen aus dem „Goldenen Spiegel der Medizin"

Der Goldene Spiegel der Medizin wurde in der Qianlong-Ära 1736–1796 herausgegeben. Die Regierung ließ das damalige Wissen der traditionellen chinesischen Medizin in diesem Werk zusammenstellen.

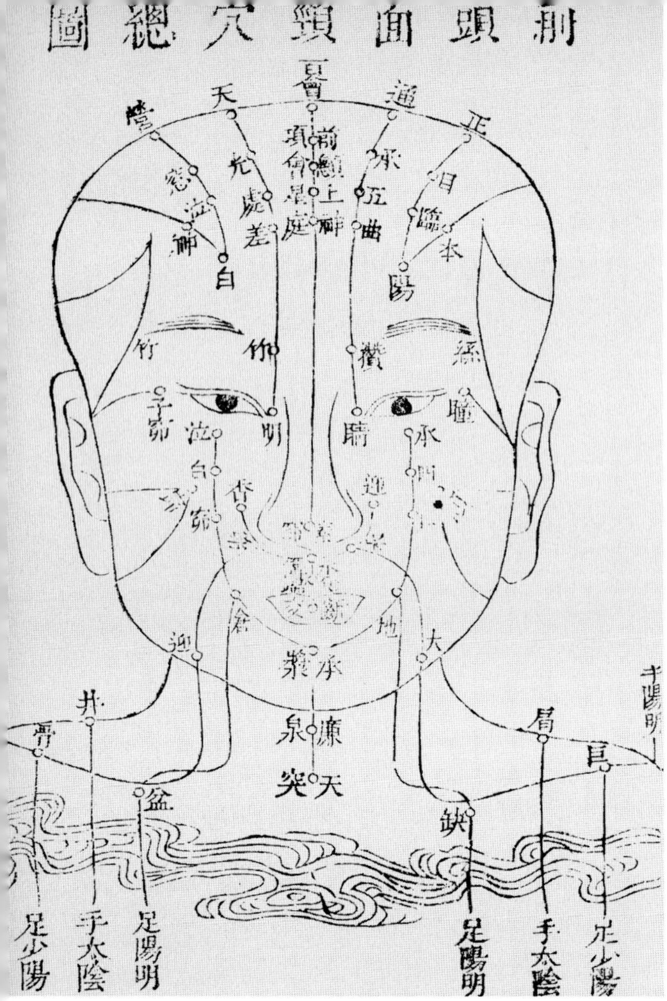

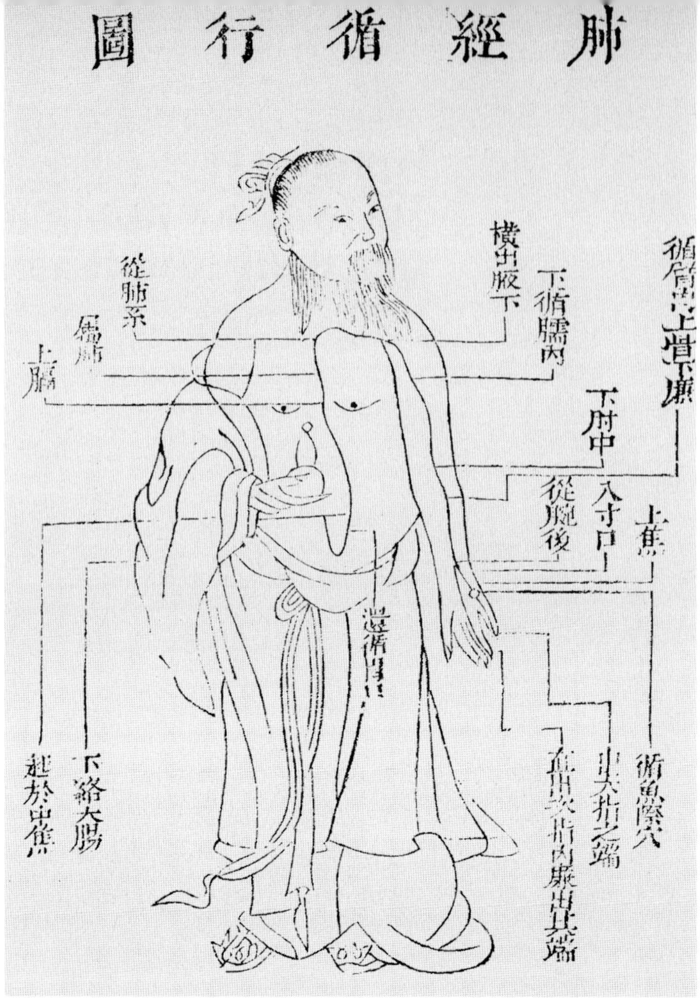

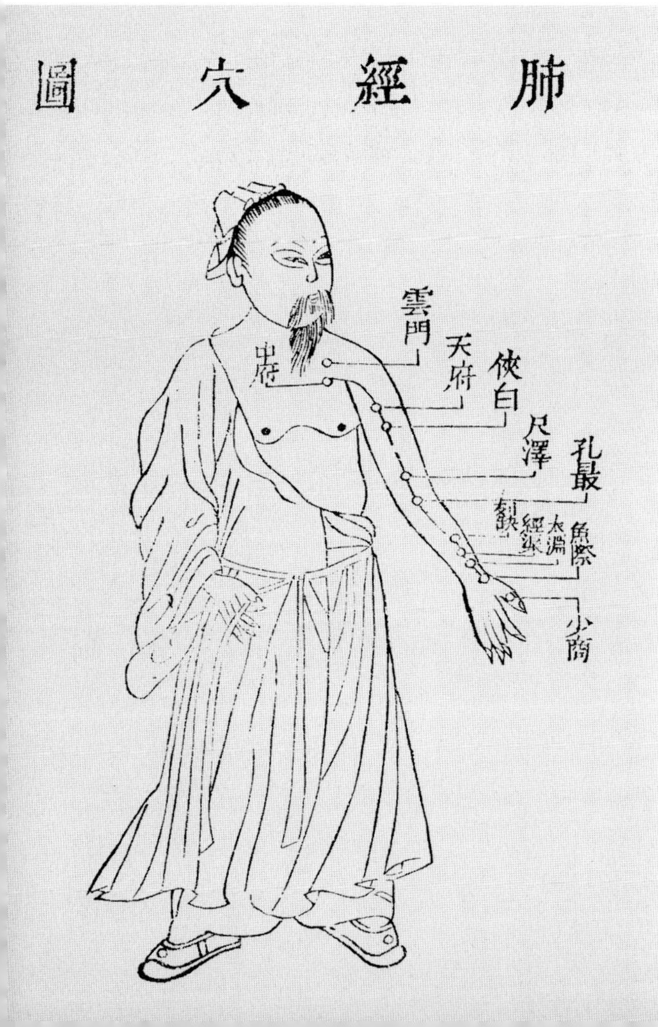

Oben links:	Historische Abbildung der Meridiane im Gesicht
Oben rechts:	Der Lungenmeridian mit seinem inneren Verlauf
Unten links:	Die Punkte des Lungenmeridians

Rechte Seite

Oben links:	Der Milz-Pankreas-Meridian
Oben rechts:	Der Sanjìaomeridian
Unten links:	Die 3 Yang-Meridiane am Arm: Dickdarm, Sanjìao und Dünndarm
Unten rechts:	Die 3 Yang-Meridiane am Bein: Magen, Gallenblase und Blase

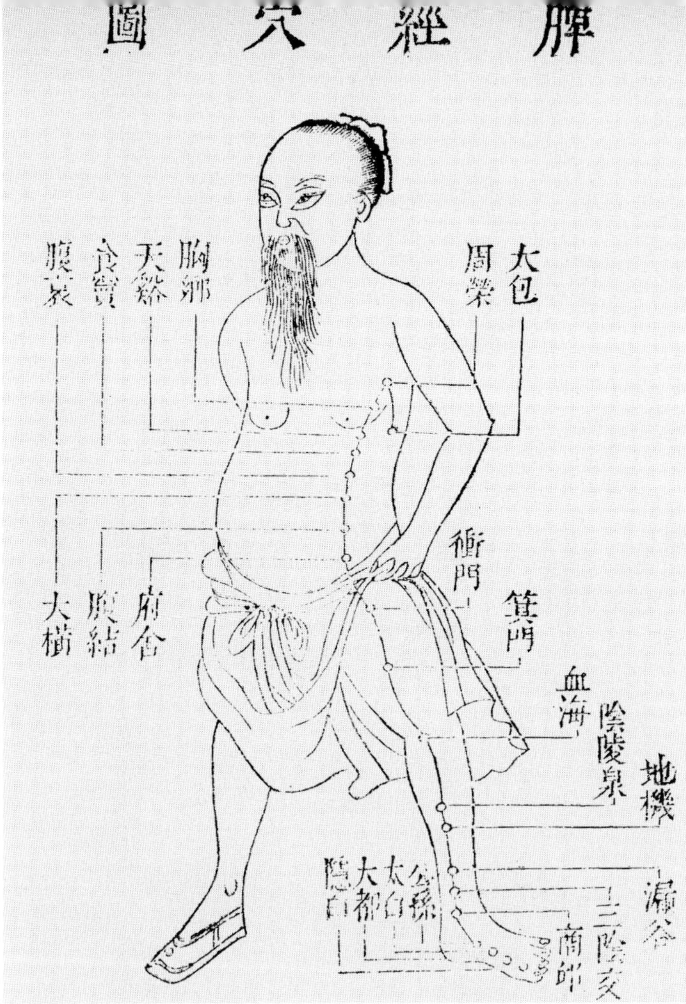
脾經穴圖
大包
周榮
胸鄉
天谿
食竇
腹哀
衝門
箕門
府舍
腹結
大橫
血海
陰陵泉
地機
漏谷
三陰交
商邱
公孫
太白
大都
隱白

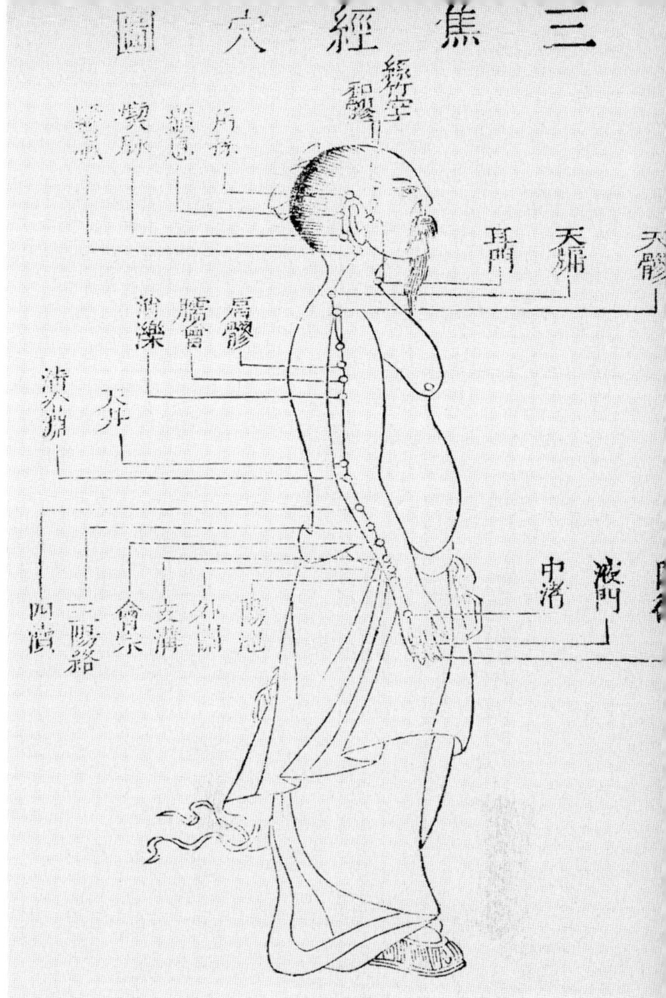
三焦經穴圖
絲竹空
和髎
角孫
顱息
瘈脈
翳風
天髎
天牖
耳門
肩髎
臑會
消濼
清冷淵
天井
液門
中渚
陽池
外關
支溝
會宗
三陽絡
四瀆

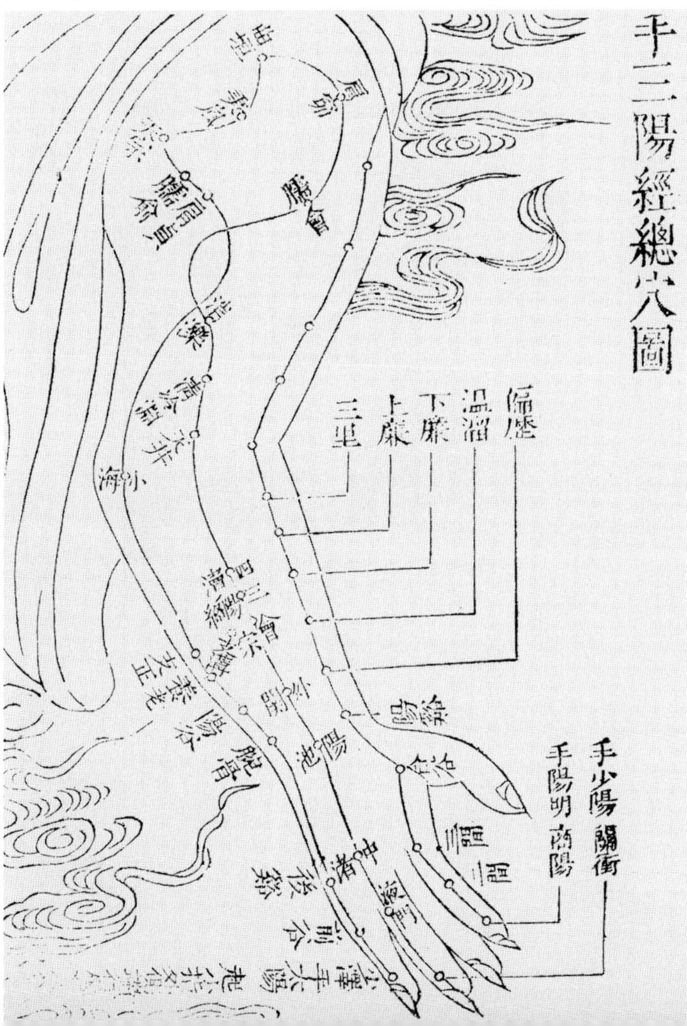
手三陽經總穴圖

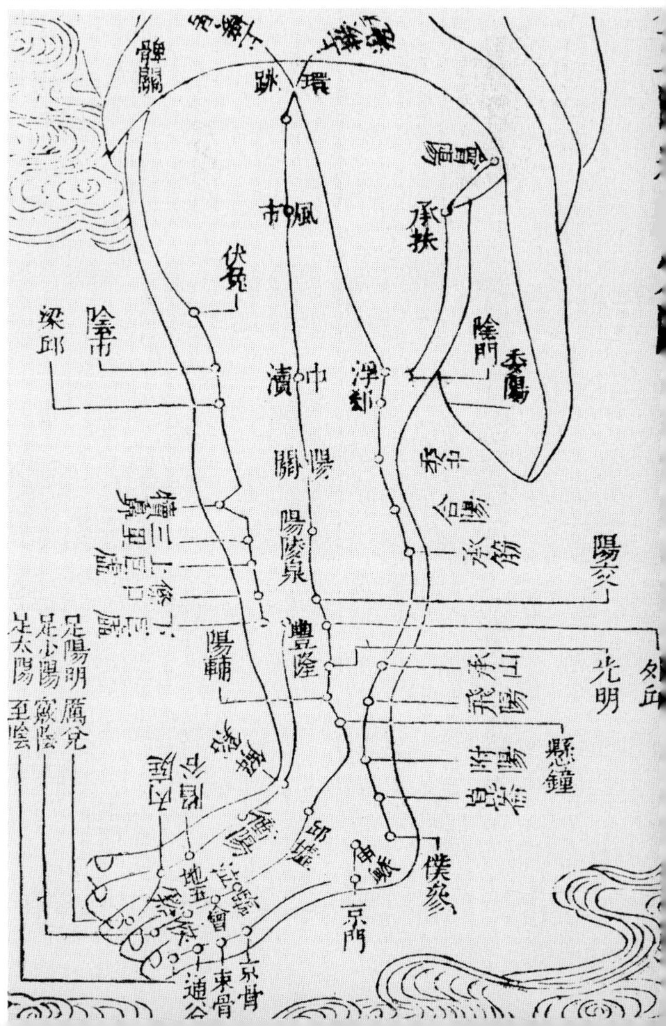

Anhang I. Entsprechungssystem der 5 Wandlungsphasen

Klassifizierung nach den 5 Wandlungsphasen 五行归类表 wǔ xíng guī leì biǎo

	Der menschliche Körper 人体 réntǐ						Die Natur 自然界 zìránjìe						Ordnungs-systeme	
	Innere Organe 脏 zàng	Hohlorgan 腑 fǔ	Sinnes-Organ 官 guān	Körperschicht 体 tǐ	Gefühl 情志 qíng zhì	Geschmack 味 wei	Jahreszeit 季节 jì jié	Witterung 气候 qì hòu	Wachstum 生长 shōng zhǎng	Farben 颜 yán	Himmelsrichtungen 方位 fāng wei	Planeten 星 xīng	Töne 音 yīn	Himmlische Stämme 天干 tiāngān
Holz 木 mù	Leber 肝 gān	Galle 胆 dǎn	Auge 目 mù	Muskel 筋 jīn	Zorn 怒 nù	sauer 酸 suān	Frühling 春 chūn	Wind 风 fēng	geboren werden 生 shēng	blau 青 qīng	Osten 东 dōng	Jupiter 木星 mù xīng	角 júe	甲乙 jiǎ yǐ
Feuer 火 hǔo	Herz 心 xīn	Dünndarm 小肠 xiǎo cháng	Zunge 舌 shé	Blutgefäße 脉 maì	Freude 喜 xǐ	bitter 苦 kǔ	Sommer 夏 xìa	Hitze 热 rè	wachsen 长 cháng	rot 赤 chì	Süden 南 nán	Mars 火星 hǔo xīng	徵 zhēng	丙丁 bǐng dīng
Erde 土 tǔ	Milz 脾 pí	Magen 胃 weì	Mund 口 koǔ	Fleisch 肉 ròu	Besorgnis 思 sī	süß 甘 gān	Spätsommer 长夏 cháng chūn	Feuchtigkeit 湿 shī	entwickeln 化 hùa	gelb 黄 huáng	Mitte 中 zhōng	Saturn 土星 tǔxīng	宫 gōng	戊己 wù jǐ
Metall 金 jīn	Lunge 肺 feì	Dickdarm 大肠 dá cháng	Nase 鼻 bí	Haut 皮毛 pímáo	Traurigkeit 悲忧 bēi, yōu	scharf 辛 xīn	Herbst 秋 qiū	Trockenheit 燥 zào	ernten 收 shoū	weiß 白 baí	Westen 西 xī	Venus 金星 jīn xīng	商 shāng	庚辛 gēng xīn
Wasser 水 shuǐ	Niere 肾 shèn	Harnblase 膀胱 páng-guān	Ohr 耳 eř	Knochen 骨 gǔ	Angst 惊恐 jīng, kong	salzig 咸 xián	Winter 冬 dōng	Kälte 寒 hán	aufspeichern 藏 cáng	schwarz 黑 hēi	Norden 北 bēi	Merkur 水星 shuǐ xīng	羽 yǔ	壬癸 rén guǐ

Literatur

1. Academy of Traditional Chinese Medicine (1975) An outline of chinese acupuncture. Foreign Language Press, Peking.
2. Agrawal AL, Sharma GN (1980) Clinical practice of acupuncture. Acupuncture Foundation of India, Raipure
3. Ahonen E, Hakumaki M, Malamaki S, Partanen J, Riekkinen P, Sivenius J (1983) Acupuncture and physiotherapy in the treatment of myogenic headache patients: pain relief and EMG activity. Adv Pain Res Ther 5: 571–576
4. Arnold HJ (1968) Die Geschichte der Akupunktur in Deutschland. Haug, Heidelberg
5. Auerswald W, König GK (1982) Die neurochemische Basis der Akupunkturanalgesie. Maudrich, Wien, München, Bern
6. Bachmann G (1959) Die Akupunktur – eine Ordnungstherapie. Haug, Heidelberg
7. Bannermann RH (1979) Akupunktur: Die Ansicht der WHO. Weltgesundheit-Magazin der WHO, 12
8. Baum J (1982) Die Akupunktur in der Schmerzbehandlung. Dtsch Med Wschr 107/9: 348–352
9. Becker R (1976) Electrophysiological correlation of acupuncture points and meridians. Psychoenerg Systems 1: 105–112
10. Bensky D, Gamble A (1986) Chinese Herbal Medicine. Materia Medica. Eastland Press, Seattle
11. Berger D, Nolte D (1977) Acupuncture in bronchial asthma: bodyplethysmographic measurements of acute bronchospasmolytic effects. Comp Med East West 5: 265–269
12. Bischko J (1968) Akupunktur für mäßig Fortgeschrittene. Haug, Heidelberg
13. Bischko J (1978) Akupunktur für Fortgeschrittene. Haug, Heidelberg
14. Bischko J (1979) Einführung in die Akupunktur. Haug, Heidelberg
15. Bonica JJ (1974) Therapeutical acupuncture in the P.R. China, implications for American medicine. JAMA 228: 1544–1551
16. Chang H-T (1978) Neurophysiological basis of acupuncture analgesia. Sci Sin 216: 829–846
17. Cheng RSS, Pomeranz B (1979) Electroacupuncture analgesia could be mediated by at least 2 pain relieve mechanism – Endorphins and Non Endorphin systems. Life Sci 25/23: 1957–1962
18. Cheng X (1987) Chinese Acupuncture and Moxibustion. Foreign Languages Press, Beijing
19. China Association of Acupuncture and Moxibustion (1986) Brief explanation of point names of 14 meridians. Journal of Traditional Chinese Medicine 6/1: 57–68, 6/2
20. Clement-Jones V, McLoughlin L, Lowry PJ, Besser GM, Reess LH (1979) Acupuncture in heroin addicts: Changes in met-enkephaline and β-endorphin in blood and cerebrospinal fluid. Lancet 25: 380–382
21. Danielzyk W (1976) EEG, 5 HTP-Metabolism and acupuncture. J Neural Transm 38/3–4: 303–311
22. Dinstl K, Fischer PL (1981) Der Laser. Grundlagen der klinischen Anwendung. Springer, Berlin Heidelberg New York
23. Dowson DI, Lewith GT, Machin D (1984) The effects of acupuncture versus placebo in the treatment of headache. Pain 21: 35–42
24. Duke M (1980) Akupunktur. Suhrkamp, Frankfurt
25. Dykes RW (1975) Nociception. Brain Res 99: 229–245
26. Ellis A, Wiseman N, Boss K (1988) Fundamentals of Chinese Acupuncture. Paradigm Publications, Brookline, Massachusetts
27. Essentials of Chinese Acupuncture (1980) Foreign Languages Press, Beijing, China
28. Fernando F, Fernando L (1979) Theory and practice of traditional chinese acupuncture. Acupuncture Foundation of Sri Lanka, Colombo
29. Fisch G (1979) Akupunktur. Goldmann, München
30. Fischer MV (1982) Akupunkturtherapie an der Anaesthesieambulanz des Universitätsklinikums Heidelberg. Anaesthesist 31: 25–32
31. Fischl F (1984) Geburtshilfe und Frauenheilkunde 44: 510–512
32. Fleck FG (1977) Sekundärphänomen Akupunktur. Münks, Krefeld
33. Fliedner M (1989) Akupunktur zur Geburtserleichterung. Gynäkologie 2: 128–131
34. Fliedner M (1989) Geburtserleichterung durch Akupunktur. Kursskript, Deutsche Akupunktur Gesellschaft Düsseldorf
35. Godfrey CM, Morgan P (1978) A controlled trial of the theory of acupuncture in musculosceletal pain. J Rheumatol 5/2: 121–124
36. Grabow L, Rachold U (1979) Schmerzbehandlung durch afferente Stimulation. Intensivmed Prax 1: 75–78

37. Granet M (1971) Das chinesische Denken – Inhalt, Form, Charakter. Pieper, München
38. Han JS, Terenius L (1982) Neurochemical basis of acupuncture analgesia. Ann Rev Pharmacol Toxicol 22: 193–220
39. Han JS, Xuan YT (1986) A mesolimbic neuronal loop of analgesia: I. activation by morphine of a serotonergic pathway from periaqueductal gray to nucleus accumbens. Inter J Neuroscience 29: 109–117
40. Han JS (ed) (1987) The neurochemical basis of pain relief by acupuncture. A collection of papers 1973–1987 Beijing Medical University. China Publishing House, Beijing
41. Hastings AC, Fadiman J, Gordon JS (1980) Health for the whole person. Westview Press, Boulder, Colorado
42. Haug HU, Robben H (1986) Die Akupunktur als Objekt allgemeinmedizinischer Forschung. Z Allg Med 62: 607–612
43. Heine H (1988) Akupunkturpunkte – Perforationen der oberflächlichen Körperfaszie durch kutane Gefäß-Nervenbündel. Therapeutikon 2: 238–244
44. Heine H (1988) Anatomical structure of acupoints. Journal of Traditional Chinese Medicine 8/3: 207–212
45. Herget HF (1976) Akupunktur zur Schmerztherapie. Dtsch Ärzteblatt 73: 2373–2377
46. Herget HF, L Allemand H, Kalweit K (1976) Klinische Erfahrungen und erste Ergebnisse mit kombinierter Akupunktur-Analgesie bei offenen Herzoperationen am Zentrum für Chirurgie der Justus-Liebig-Universität Gießen. Anaesthesist 25: 223–230
47. Herget HF, Vogelsberger (1983) Die Therapie des Kopfschmerzes – Alternative Behandlungsmöglichkeiten. Ärztezeitschrift für Naturheilverfahren 24/3: 115–132
48. Hu Bing (1982) A brief introduction of the science of breathing exercise. Hai Teng Publishing Company, Hong Kong
49. Jayasuriya A (1979) Clinical acupuncture. Acupuncture Foundation of Sri Lanka, Colombo
50. Jayasuriya A (1980) Anatomy of acupuncture. Acupuncture Foundation of Sri Lanka, Colombo
51. Jayasuriya A, Fernando F (1978) Theory and practise of scientific acupuncture. Lake House, Colombo
52. Jayasuriya A (1981) Textbook of acupuncture science. Acupuncture Foundation of Sri Lanka, Colombo
53. Jayaweera B (1981) Auriculotherapy. Acupuncture Fondation of Sri Lanka, Colombo
54. Jensen LB, Tallgren A, Troest T, Jensen SB (1977) Effect of acupuncture on myogenic headache. Scand J Dent Res 85/6: 456–470
55. Jensen LB, Melsen B, Jensen SB (1979) Effect of acupuncture on headache measured by reduction in number of attacks and use of drugs. Scand J Dent 87: 373–380
55a. Jung I (1991) Akupunktur als Behandlungsmethode bei männlicher Sterilität. Inauguraldissertation, Universität Heidelberg
56. Kampik G (1988) Propädeutik der Akupunktur. Hippokrates, Stuttgart
57. Kaptchuk TJ (1983) Chinese Medicine, the web that has no weaver. Hutchinos Publishing Group, London
58. Kaslof LJ (1978) Wholistic dimensions in healing. A resource guide. Doubleday & Company, Inc., New York
59. Keidel WD (1975) Elektronarkose und Akupunktur aus der Sicht der Neurophysiologie. Klinikarzt 4/6: 224–231; 4/7: 277–285
60. Kenyon JN (1983) Modern Techniques of Acupuncture. Vol 1 and 2. Thorsons Publishers, Rochester, Vermont
61. Kleinkort JA, Foley RA (1984) Laser Acupuncture, its use in physical therapy. Am J Acupuncture 12/1: 5156
62. Knorring L von, Almay BGL, Johanson F, Terenius L (1978) Pain perception and endorphin levels in cerebrospinal fluids. Pan 5/4: 359–365
63. Knox VJ, Hardfield-Jones CE, Shum K (1979) Subject expectance and reduction of cold pressure pain with acupuncture and placebo acupuncture. Psychosom Med 41/6: 477–485
64. König G, Wancura I (1979) Praxis und Theorie der neuen Chinesischen Akupunktur, Bd. I. Maudrich, Wien München Bern
65. König G, Wancura I (1984) Praxis und Theorie der neuen chinesischen Akupunktur, Bd. II Maudrich, Wien München Bern
66. König G, Wancura I (1978) Einführung in die chinesische Ohrakupunktur. Haug, Heidelberg
67. Kubiena G (1985) Akupunktur bei Migräne. Fortschr Med 103/25: 669
68. Kwong LC (1976) Nose, hand and foot acupuncture. Commercial Press, Hong Kong
69. Lewith GT, Lewith NR (1983) Modern Chinese Acupuncture. Thorsons Publishers, Wellingborough, Northamtonshire
70. Lewith GT, Machin D (1983) On the evaluation of the clinical effects of acupuncture. Pain 16: 111–127
71. Li SZ (1981) Pulse Diagnosis. Paradigm Publications, Brookline, Massachusetts
72. Liao SR (1978) Recent advances in the understanding of acupuncture. Yale J Biol Med 51/1: 55–65
73. Loh L, Nathan PW, Schott GD, Zilkha KJ (1983) Acupuncture versus medical treatment for migraine and muscle tension headaches. Journal of Neurology, Neurosurgery, and Psychiatry 47: 333–337
73a. Maciocia G (1994) Die Grundlagen der Chinesischen Medizin. Verlag für TCM, Kötzting
73b. Maciocia G (1994) The practice of chinese medicine. Churchill Livingstone, Edinburgh London
74. MacLennan H (1977) Some pharmacological observations on the analgesia induced by acupuncture in rabbits. Pain 3/3: 229–238
75. Mann F (1976) The meridians of acupuncture. Heinemann, London

76. Mann F (1978) Acupuncture. Heinemann, London
77. Marx HG (1979) Anwendung der Akupunktur in einer Fachklinik für Suchtkranke. Wien Z Suchtforsch 2/3: 45–46
78. Matsumoto K, Birch S (1986) Extraordinary Vessels. Paradigm Publications, Brookline, Massachusetts
79. Mayer DJ, Price DD, Barber J, Raffii A (1976) Acupuncture analgesia: Evidences of activation of pain inhibitory systems as a mechanism of action. In: Boncia JJ, Albe-Fessard D (eds) Advances in pain research and therapy, vol 1
80. Mayer DJ, Price DD, Raffii A (1977) Antagonism of acupuncture analgesia in man by the narcotic anatoginist Naloxone. Brain Res 121: 368–372
81. McDonald J (1985) Zang Fu Syndromes. Sidney
82. McDonald J (1986) Acupuncture Point Dynamics. Sidney
83. Mehta M (1978) Alternative methods of treating pain. Anaesthesia 33/3: 258–263
84. Melzack R (1978) Das Rätsel des Schmerzes. Hippokrates, Stuttgart
85. Melzack R, Wall PD (1965) Pain mechanism: A new theory. Science 150: 971–979
86. Mendelson G (1977) Acupunctur analgesia. Review of clinical studies. Aust NZ J Med 7: 642–648
87. Mendelson G, Selwood TS, Kranz H, Loh TS, Kidson M, Scott DS (1983) Acupuncture treatment of chronic back pain. A double-blind placebo-controlled trial. The American Journal of Medicine 74: 49–55
88. Mester E, Bacsy E, Korenyi-Both A, Kovacs I, Spiry T (1974) Klinische, elektronenoptische und enzymhistochemische Untersuchungen über die Wirkung der Laserstrahlen auf die Wundheilung. Langenbecks Arch Chir [Suppl Chir Forum] 1974–261
89. Mester E, Jaszsagi-Nagy E, Hamar M (1974) Der Einfluß von Laserstrahlung auf stimulierte menschliche Lymphozyten. Radiobiol Radiother 15–767
90. Mester E, Korenyi-Both, Spiry T, Scher A, Tisza S (1974) Neuere Untersuchungen über die Laserstrahlen auf die Wundheilung. Z Exp Chir (Sonderdruck) 7: 9–17
91. Mester E, Ludany G, Frenyo V, Sellyei M, Szende B (1971) Experimental and clinical observations with laser. Panminerva Med 13: 538
92. Mester E (1975) Clinical results of wound-healing stimulation with laser and experimental studies of the action mechanism. Laser' 75 Opto-Electronics Conf Proceed. IPC Sci. and Technology Press. Guildford, Surrey
93. Mester E (1977) Neuere Untersuchungen über die Wirkung der Laserstrahlen auf die Wundheilung. Laser' 77 Opto-Electronics Conf. Proceed. Press Limited Guildford, Surrey
94. Mester E, Nagylucskay S, Mester A (1977) Wirkungen der direkten Laserbestrahlung auf menschliche immunkomponente Zellen. Laser + Elektro-Optik 1: 40
95. Molsberger A (1988) Die Therapie der akuten und chronischen Epicondylitis humeri lateralis (Tennisarm) mit Akupunktur. Schmerz und Sport, Springer Verlag, Heidelberg
96. Molsberger A (1988) Was leistet die Akupunktur. Hippokrates Ratgeber, Stuttgart
97. National Symposium of Acupuncture, Moxibustion and Acupuncture Anaesthesia (1979) Collection of 534 abstracts of latest research papers. Foreign Language Press, Beijing
98. Needham J (1956) Science and Civilization in China. History of Scientific Thought. Cambridge University Press, Cambridge
99. Needham J (1984) Wissenschaft und Zivilisation in China. Bd. 1 Suhrkamp, Frankfurt/Main
100. Needham J, Gwei-Djen L (1980) Celestial Lancets – A history and rationale of acupuncture and moxibustion. Cambridge University Press, Cambridge
101. Negro F, Rinaldi R (1986) L'Agopuntura Nella Terapia del Dolore. Fratelli Palombi, Rom
102. O Connor J, Bensky D (1981) Acupuncture. A comprehensive text. Shanghai College of Traditional Medicine. Eastland Press, Chicago
103. Palos S (1984) Consilium cedip. acupunturae. Therapie in Wort und Bild. CEDIP, München
104. Parker GB, Tupling H, Pryor DS (1978) A controlled trial of cervical manipulation for migraine. Aust NZ J Med 8: 589–593
105. Pischinger A (1988) Das System der Grundregulation. 6. Auflage. Haug, Heidelberg
106. Pomeranz B (1977) Acupuncture reduces electrophysiological und behavioral responses to noxious stimuli: Pituitary is implicated. Exp Neurol 54/1: 172–178
107. Pomeranz B (1978) Do endorphins mediate acupuncture analgesia? Adv Biochem Psychopharmacol 18: 351–359
108. Pomeranz B (1979) Electroacupuncture hypalgesia is mediated by afferent nerve impulses: An electrophysiological study in mice. Exp Neurol 66/2: 398–402
109. Pomeranz B, Stux G (eds) (1989) Scientific Bases of Acupuncture. Springer, Berlin Heidelberg New York
110. Pongratz W, Linke W, Baum M, Richter JA (1977) Elektroakupunktur-Analgesie bei 500 herzchirurgischen Eingriffen. Tierärztl Prax 5/4: 545–558
111. Popp FA, Becker G, König HL, Peschka W (1979) Electromagnetic Bio-Information. Proceedings of the Symposium. Urban & Schwarzenberg, München Wien Baltimore
112. Porkert E (1976) Lehrbuch der chinesischen Diagnostik. Fischer, Heidelberg
113. Pothmann R, Stux G, Weigel A (1978) Periarthritis humero-scapularis – Wirkungsweise der Akupunkturbehandlung. Akupunktur – Theorie und Praxis 7/4: 158–162
114. Pothmann R, Stux G, Weigel A (1980) Frozen shoulder: Differential acupuncture therapy with point St. 38. American Journal of Acupuncture 8/1: 65–69
115. Pothmann R, Yeh HL (1982) The effects of treatment with antibiotics, laser and acupuncture upon chronic maxillary sinusitis in children. Am Chin Med 10: 55–58
116. Pothmann R, Stux G (1982) Zur Behandlung der spastischen Bewegungsstörung mit Akupunktur unter besonderer Berücksichtigung des Kindesalters. Orthopädische Praxis 18/6: 457–458

117. Rabl V, Bochdansky T, Hertz H, Kern H, Meng A (1983) Prüfung zur Wirkung der Akupunktur bei Unfallpatienten mittels Hauttemperaturmessung. Unfallchirurgie 9/6: 303–307
118. Reid D (1988) Chinesische Naturheilkunde. Orac, Wien
119. Richardson PH, Vincent CA (1986) Acupuncture for the treatment of pain: a review of evaluative research. Pain 24: 15–40
120. Riederer P, Tenk H, Werner H, Bischko J, Rett A, Krisper H (1975) Manipulation of neurotransmitters by acupuncture? J Neural Transm 37: 81–94
120a. Römer A, Weigel M, Zieger W, Melchert F (1998) Veränderungen der Zervixreife und Geburtsdauer nach geburtsvorbereitender Akupunkturtherapie. In Römer A (Hrsg) Akupunkturtherapie in der Geburtshilfe und Frauenheilkunde. Hippokrates, Stuttgart
121. Ross J (1985) Zang fu. Churchill Livingstone, Edinburgh, New York
122. Schmidt H (1979) Akupunkturtherapie nach der chinesischen Typenlehre. Hippokrates, Stuttgart
123. Schnorrenberger CC (1976) Stechen und Brennen. Hippokrates, Stuttgart
124. Schnorrenberger CC (1979) Lehrbuch der chinesischen Medizin für westliche Ärzte. Hippokrates, Stuttgart
125. Schnorrenberger CC, Ching-Lien K (1974) Klassische Akupunktur Chinas Ling Kü King. Hippokrates, Stuttgart
126. Second National Symposium of Acupuncture and Moxibustion and Acupuncture Anaestesia (1984). All-China Society of Acupuncture and Moxibustion. Beijing, China
127. Sjölund B, Eriksson M (1976) Electro-acupuncture and endogenous morphins. Lancet 2/7994: 1085
128. Sjölund B, Eriksson M (1979) The influence of naloxone on analgesia produced by peripheral conditionary stimulation. Brain Res 173/2: 295–301
129. Sjölund B, Terenius L, Eriksson M (1977) Increased cerebrospinal fluid levels of endorphins after electro-acupuncture. Acta Physiol Scand 100/3: 382–384
130. Stiefvater EW (1978) Praxis der Akupunktur. Fischer, Heidelberg
131. Stux G (1983) Akupressur zur Selbsthilfe. Videolehrprogramm in 3 Lektionen. Lange Verlag, Düsseldorf (zu beziehen direkt über den Autor)
132. Stux G (1984) Acupressure and Moxibustion. Video Teaching Film in 2 Lectures. Eigenverlag, Düsseldorf
133. Stux G (1984) Treatment of migrane with acupuncture and moxibustion, pilot study on 50 patients. Second National Symposium, Beijing
134. Stux G (1985) Akupressur und Moxibustion. J.F. Bergmann, München
135. Stux G (1986) Grundlagen der Akupunktur. Springer, Berlin Heidelberg New York
136. Stux G (1987) Acupuncture Treatment of Locomotor Disorders. Clinical und Catamnestic Study. World Federation of Acupuncture Societies WFAS, Beijing
137. Stux G (1987) Akupunkturtherapie der Migräne. Der Schmerz 1: 40–44
138. Stux G (1987) Akupunktur – Stellenwert heute. Therapiewoche 37: 3727–3728
139. Stux G (1987) Erwiderung auf den Diskussionsbeitrag von W. Baust. Der Schmerz 1: 128–129
140. Stux G (1987) Bericht über das Düsseldorfer Akupunktur Symposium. Der Schmerz 1: 145–146
141. Stux G (1988) Akupunkturtherapie der Migräne. Therapeutikon 2: 89–93
142. Stux G (1988) Akupunktur. Wissenschaftliche Grundlagen – Schmerztherapie. Therapeutikon 3: 131–132
143. Stux G (1988) Akupunktur in der Praxis. Wissenschaftliche Grundlagen. Therapeutikon 4: 255–256
144. Stux G (1988) Akupunktur in der Praxis. Erkrankungen des Bewegungsapparates. Therapeutikon 5: 322–323
145. Stux G (1988) Erkrankungen des Bewegungsapparates (II). Spezielle Therapie, Punktauswahl, Prinzipien der Therapie. Schulter-Arm-Syndrom, Tennisellbogen, Lumboischialgie. Therapeutikon 6: 388–390
146. Stux G (1988) Akupunktur zur Geburtserleichterung. Therapeutikon 9: 520–521
147. Stux G (1988) Düsseldorf Acupuncture Symposium Report: The Scientific Bases of Acupuncture. American Journal of Acupuncture 16/4: 362–365
148. Stux G (1988) Wirkmechanismen der Akupunktur. Bild der Wissenschaften 9: 92
149. Stux G (1992) Grundlagen der Akupunktur. 3. Auflage. Springer, Berlin Heidelberg New York
150. Stux G (1989) Moxibustion. Therapeutikon 4: 247–248
151. Stux G (1989) Syndrome der chinesischen Medizin. Kursskript. Eigenverlag, Düsseldorf
151a. Stux G (1995) Kompetente Akupunkturtherapie. Therapiewoche 45/5: 268–270
151b. Stux G (1995) Im Einklang mit den Lebenskräften. Therapiewoche 45/31: 1806–1807
151c. Stux G (1996) Akupunktur. Grundlagen Techniken Anwendungsgebiete. Beck, München
151d. Stux G (1996) Standards zur klinischen Anwendung der Akupunktur. Therapiewoche 46/11: 594–595
151e. Stux G (1997) Leitlinien zur Akupunktur bei chronischen Schmerzen. Schmerz 11/2: 126–127
151f. Stux G (1998) Einführung in die Akupunktur, 5. Auflage. Springer, Berlin, Heidelberg New York Tokyo
152. Stux G, Fernando F, Pothmann R, Jayasuriya A (1979) Verminderung des Muskeltonus durch Akupunktur bei spastischen Erkrankungen und bei Operationen. Akupunktur – Theorie und Praxis 7/3: 127–131
153. Stux G, Fernando F, Jayasuriya A (1979) Efficacy of acupuncture in spastic disorders of skeletal muscle. American Journal of Acupuncture 7/2: 167–169
154. Stux G, Jayasuriya A (1981) Grundlagen der Akupunktur. Video-Lehrfilmprogramm in 8 Lektionen, Akumed, München
155. Stux G, Stiller N, Pothmann R, Jayasuriya A (1981) Lehrbuch der klinischen Akupunktur. Springer, Berlin Heidelberg New York

156. Stux G, Jayasuriya A (1982) Atlas der Akupunktur. Springer, Berlin Heidelberg New York
157. Stux G, Mannheimer JS (1982) Therapie-Atlas Tenzcare. Optimale Stimulationsstellen für TENS-Elektroden. 3M Deutschland GmbH, Neuss
158. Stux G, Pomeranz B (1987) Acupuncture – Textbook and Atlas. Springer, Berlin Heidelberg New York
159. Stux G, Pomeranz B (1998) Basics of Acupuncture. 4th edn. Springer, Berlin Heidelberg New York
160. Stux G, Stiller N, Pothmann R, Jayasuriya A (1985) Akupunktur – Lehrbuch und Atlas, 2. Auflage. Springer, Berlin Heidelberg New York
161. Tashkin DP, Bresler DE, Kroeming RJ, Kerschner H, Katz RL, Coulson A (1977) Comparison of real and simulated acupuncture and Isoproterenol in Metacholine-induced Asthma. (ULCA Acupunctur Projekt.) Ann Allergy 39/6: 379–387
162. Tenk H (1978) Problematik der Akupunktur in der Kinderheilkunde. Haug, Heidelberg
163. Toda K (1979) Effects of electroacupuncture on thalamic evoked responses. Exp Neurol 66/2: 419–422
164. Travell JG, Simons DG (1983) Myofascial Pain and Dysfunction. The trigger point manual. Williams & Wilkins, Baltimore
165. Turner RN, Low RH (1981) The Principles and Practice of Moxibustion. A guide to the therapeutic application of heat to acupuncture points. Thorsons Publishers, Wellingborough, Northamptonshire
166. Unschuld PU (1980) Medizin in China. Eine Ideengeschichte. Beck, München
167. Unschuld PU (1986) Medicine in China. A history of pharmaceutics. University of California Press. Berkeley, Los Angeles, London
168. Unschuld PU (1986) Nan-Ching. The classic of difficult issues. University of California Press, Berkeley, Los Angeles, London
169. Unschuld PU (1988) Introductory Readings in Classical Chinese Medicine. Kluwer Academic Publishers, Dordrecht
170. Van Nghi N (1975) Pathogenese und Pathologie der Energetik in der chinesischen Medizin. M.L. Verlag, Uelzen
171. Vincent CA, Richardson PH (1986) The evaluation of therapeutic acupuncture: concepts and methods. Pain 24: 1–13
172. Vinnemeier M (1978) Arbeitsmaterial zur Akupunktur. Eigenverlag, Velbert
173. Wall PD (1978) The gate control theory of pain mechanism, a reexamination and re-statement. Brain 101: 1–18
174. Wiseman N, Ellis A (1985) Fundamentals of Chinese medicine. Paradigm Publications, Brookline, Massachusetts
174a. Wiseman N, Ye F (1998) A practical dictionary of chinese medicine. Paradigm Publications, Brookline/MA
175. Wu CC (1976) Preliminary report on effects of acupuncture on hyperlipidemia in man. Artery 2/2: 181–195
176. Su CC, Hsu CJ (1979) Neurogenetic regulation of lipid metabolism in rabbits: A mechanism for cholesterol-lowering effect of acupuncture. Atherosclerosis 33/2: 153–164
177. Yau PS (1975) Scalp-needling therapy. Medicine & Health, Hong Kong
178. Zhang Xiangtong, Chang HT (1986) Research on Acupuncture, Moxibustion, and Acupuncture Anestesia. Science Press, Beijing, Springer, Berlin Heidelberg New York Tokyo
179. Zhang Zhongjing (1986) Treatise on febrile diseases caused by cold. New World Press, Beijing
180. Zhang Zhongjing (1987) Synopsis of prescriptions of the golden chamber. New World Press, Beijing

Sachverzeichnis

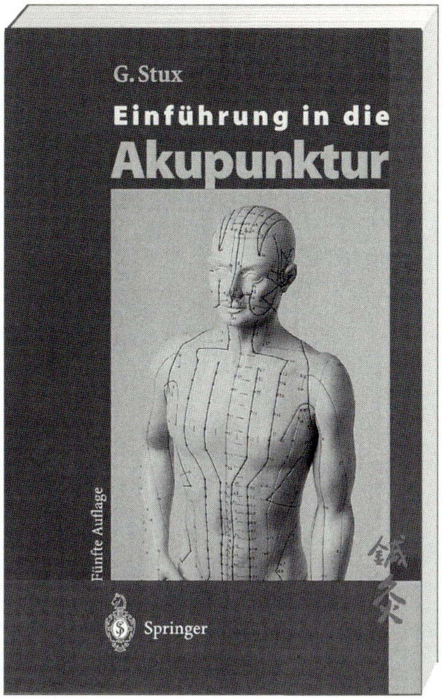

Gabriel Stux

Einführung in die Akupunktur

5. Aufl. 1998. Etwa 350 S. 64 Abb., 18 Tab. Brosch. **DM 39,90**; öS 292,-; sFr 37,-
ISBN 3-540-64568-3

Die Grundlagen der Akupunktur werden in diesem Taschenbuch in prägnanter und anschaulicher Form dargestellt. In übersichtlicher Weise informiert das Buch über die Materie der Akupunktur und verwandter Gebiete der chinesischen Medizin.

Der philosophische und theoretische Hintergrund der chinesischen Medizin wird kurz dargestellt, um die Herleitung der Systematik aus den traditionellen Akupunkturregeln verständlich zu machen. Neben dem aktuellen Stand der wissenschaftlichen Erklärung der Akupunkturwirkung wird auf den Stellenwert der Akupunktur im Rahmen der heutigen Medizin eingegangen.

Eine systematische und anschauliche Darstellung erfahren die Meridiane, Organe und Akupunkturpunkte. Trotz der Kürze des Buches werden die 120 wichtigsten Akupunkturpunkte beschrieben und in klaren Abbildungen dargestellt.

Die therapeutischen Prinzipien sowie die Punktauswahl bei den 60 wichtigsten Erkrankungen werden übersichtlich abgehandelt.

„Empfehlenswert ... für jene Leser, die sich sowohl einen Einstieg in die theoretischen Hintergründe, Techniken und Anwendungsgebiete der Akupunktur verschaffen als auch ihre Möglichkeiten und Grenzen kennenlernen wollen. Das Buch besticht durch übersichtliche, anschauliche sowie knappe Gliederung und ist auch ohne spezielle Vorkenntnisse gut zu verstehen ...“

Therapiewoche

Auch als Set:

G. Stux
Einführung in die Akupunktur.
Tafeln und Selektor

2. Aufl. 1998. Etwa 350 S. 3 Tab. Brosch.
DM 48,-; öS 351,-; sFr 44,50 ISBN 3-540-65226-4

Springer

Preisänderungen (auch bei Irrtümern) vorbehalten.

Springer-Verlag, Postfach 14 02 01, D-14302 Berlin, Fax 0 30 / 827 87 - 3 01/4 48 e-mail: orders@springer.de d&p.BA.64997/SF

Springer und Umwelt

Als internationaler wissenschaftlicher Verlag sind wir uns unserer besonderen Verpflichtung der Umwelt gegenüber bewußt und beziehen umweltorientierte Grundsätze in Unternehmensentscheidungen mit ein. Von unseren Geschäftspartnern (Druckereien, Papierfabriken, Verpackungsherstellern usw.) verlangen wir, daß sie sowohl beim Herstellungsprozess selbst als auch beim Einsatz der zur Verwendung kommenden Materialien ökologische Gesichtspunkte berücksichtigen.
Das für dieses Buch verwendete Papier ist aus chlorfrei bzw. chlorarm hergestelltem Zellstoff gefertigt und im pH-Wert neutral.

Springer